超声危急值判读与处理

INTERPRETATION AND MANAGEMENT OF ULTRASONIC CRITICAL VALUE

主 审　李胜利
主 编　吴长君　陈　明　周显礼　王顺章

科学出版社
北京

内 容 简 介

本书包括心脏血管系统、妇产科、腹部、儿科及浅表器官五部分68种超声危急值，700余幅典型图像，主要分为"提示和强调""分析与说明""病例展示"及"测试"四个部分。其中，"提示和强调"部分用一句话阐述该疾病的超声危急值评价标准、危急值颜色分级及上报时限，使读者快速知晓判读和处理方式；而后，在"分析与说明"中，融入国内外相关指南解读及前沿进展，讲述该危急值状态的病因病理、症状体征、超声检查、其他检查方法、诊断及鉴别诊断等相关内容。本书不是危急值结果的简单罗列，而是将与危急值相关的纵向知识一并阐述，为读者提供有价值的参考。

本书适合不同年资、不同科室的临床医生阅读参考。

图书在版编目（CIP）数据

超声危急值判读与处理 / 吴长君等主编 . —北京：科学出版社，2023.3
ISBN 978-7-03-075286-4

Ⅰ . ①超… Ⅱ . ①吴… Ⅲ . ①超声波诊断 Ⅳ . ① R445.1

中国国家版本馆 CIP 数据核字（2023）第 048773 号

责任编辑：高玉婷　郭　威 / 责任校对：郭瑞芝
责任印制：赵　博 / 封面设计：龙　岩

科 学 出 版 社 出版
北京东黄城根北街 16 号
邮政编码：100717
http://www.sciencep.com

三河市春园印刷有限公司　印刷
科学出版社发行　各地新华书店经销
*

2023 年 3 月第 一 版　开本：787×1092　1/16
2023 年 3 月第一次印刷　印张：26 1/2
字数：710 000

定价：268.00 元
（如有印装质量问题，我社负责调换）

编者名单

主　　审　李胜利

主　　编　吴长君　陈　明　周显礼　王顺章

编　　委　（按姓氏笔画排序）

万　明　哈尔滨医科大学附属第二医院

王思琪　哈尔滨医科大学附属第一医院

王顺章　哈尔滨市第四医院

王晶波　哈尔滨市第四医院

韦　虹　哈尔滨医科大学附属第二医院

巴　黎　哈尔滨医科大学附属第一医院

付　瑶　哈尔滨医科大学附属第一医院

吕成倩　哈尔滨医科大学附属第二医院

朱春玲　哈尔滨市第四医院

刘　群　哈尔滨市红十字中心医院

刘千琪　哈尔滨医科大学附属第一医院

刘春波　哈尔滨医科大学附属第一医院

孙云凤　哈尔滨医科大学附属第一医院

孙佳威　哈尔滨医科大学附属第二医院

孙重阳　哈尔滨医科大学附属第一医院

苏　虹　哈尔滨市红十字中心医院

李　楠　哈尔滨医科大学附属第一医院

李世杰　哈尔滨医科大学附属第三医院

李胜利　南方医科大学附属深圳妇幼保健院

吴长君　哈尔滨医科大学附属第一医院
吴文馨　哈尔滨医科大学附属第一医院
张　娜　哈尔滨市红十字中心医院
张　聪　哈尔滨医科大学附属第一医院
张　磊　哈尔滨医科大学附属第四医院
张玉娟　深圳市人民医院
张光晨　哈尔滨医科大学附属第一医院
张春梅　哈尔滨医科大学附属第一医院
张婷婷　哈尔滨市第四医院
张靖琦　哈尔滨医科大学附属第一医院
陈　明　哈尔滨市红十字中心医院
陈小雅　哈尔滨医科大学附属第六医院
周显礼　哈尔滨医科大学附属第二医院
修春红　哈尔滨医科大学附属第一医院
姚　烨　哈尔滨医科大学附属第一医院
郭彬彬　哈尔滨医科大学附属第六医院
董雪迎　哈尔滨医科大学附属第二医院
廖伊梅　南方医科大学附属深圳妇幼保健院
薛伟力　哈尔滨医科大学附属第二医院

编写秘书：张　聪　王思琪（兼）

　　国家"十四五"规划把保障人民健康放在优先发展的战略位置，坚持预防为主的方针，深入实施健康中国行动，完善国民健康促进政策，织牢国家公共卫生防护网，为人民提供全方位全生命周期健康服务。显然，医疗卫生的重心逐步从注重治疗转变到预防和治疗并重。制订危急值报告制度、明确超声危急值状态有助于迅速给予患者有效的干预措施及治疗，预防危重后果的发生，这与构建高质量健康中国同向而行。

　　1972年，美国洛杉矶南加州大学医学中心Lundberg教授首次提出"危急值"概念，用以报告和交流危急的异常实验室检查结果。而后，该"危急值"报告体系逐渐从临床检验科室推广至其他医技科室，包括超声医学科。这一举措可有效地预防临床危急后果的发生，挽救众多患者的健康与生命。不同于检验科室危急值系统中的量化指标，超声危急值结果多描述为定性或半定量指标。由此，国内外各医疗机构制订的超声危急值项目呈现差异性，缺乏内容相对完整，并覆盖各级、各类医疗机构的超声危急值列表。同时，国内或国际上鲜见"超声危急值判读和处理"的相关专著。

　　经过大量超声危急值的搜集、归纳、分析、整理，大量病例的逐步积累和诊断经验的不断丰富，吴长君教授及其合作者认为有必要将以往工作进行系统总结，为广大超声及临床工作者奉献这本很有学术价值的专著。《超声危急值判读与处理》系统地总结了危急值报告工作流程，详述门诊、急诊、住院处及体检中心多种环境下危急值的报告流程；并且充分考虑临床需求，将以往所忽略的危急值项目补充进本书推荐列表，从心脏血管系统、妇产科、腹部、儿科及浅表器官五大板块论述共计68种超声危急值，以便各科室医师充分了解临床危急值状态，并进一步加强辅助科室与临床科室之间的交流和联系，尽可能地保证患者的生命安全，减少医疗事故与纠纷。同时，每个章节分为提示和强调、分析与说明、病例展示（含超声报告）及测试4个部分，深入浅出、精略得当，对不同年资、不同科室的医师均有所裨益。该书是一部内容全面、水平很高的专著，也是编者多年临床实践经验的总结和心血的结晶。

　　该书选题新颖，创新性强，具有许多独到之处；可读性强，图文并茂，条理清晰，使读者一目了然。确信该书的出版发行，将对我国超声危急值判读和处理产生不可或缺的推动作用。

中华医学会重症医学分会第四届主任委员

哈尔滨医科大学附属第一医院院长

2022年11月

前　言

近几年，超声危急值及报告制度正逐步引入我国超声医学领域，尽管目前还处于有限的起步阶段，但已守护了不少患者的健康与生命。为使我国超声医学领域超声危急值及报告制度更有效、更广泛地推广与应用，我们邀请了国内多名超声医学与临床医学的专家和教授，提出并制订适合国内广泛应用的超声危急值及报告程序，经过编委的多次讨论、修订，本着"精略得当、实用易记"的原则，精选700余幅典型图像，整合出涵盖"心脏血管系统、妇产科、腹部、儿科及浅表器官"五部分共计68种超声危急值。

我们广泛调研超声医学及临床医学领域各个年资的读者需求。经分析发现，青年医师在超声危急值判读与处理方面的意识和技能略显薄弱。此外，青年读者们更倾向于在了解危急值结果的同时，了解其背后的原因。这需要我们将跨学科的基础知识补充进来，让青年医师知其然，并知其所以然。

因而，《超声危急值判读与处理》每个章节的撰写结构均为"提示和强调""分析与说明""病例展示（含超声报告）"及"测试"4个部分。其中，"提示和强调"部分用一句话阐述该疾病的超声危急值评价标准、危急值颜色分级及上报时限，使读者快速知晓判读和处理方式；而后，在"分析与说明"中，融入国内外相关指南解读及前沿进展，讲述该危急值状态的病理生理、症状体征、超声检查、其他检查方法、诊断及鉴别诊断等相关内容。"病例展示"环节不同于常见病例展示的枯燥无味，编者将长期临床实践中积累的经验和临床诊断思路呈现给读者，读者将跟随编者一同诊断并书写超声危急值报告。最终的"测试"则是对本章内容吸收程度的检阅。本书不是危急值结果的简单罗列，而是将与危急值相关的纵向知识一并阐述，我们期望这本书可以成为读者手边的一盏灯，伴随读者渐入佳境。

我们希望传递一种鱼渔双授的理念，引导超声医学及临床医学青年医师形成可拓展的知识导向。即在学习超声危急值的过程中，掌握临床诊断的思路和自主探究的方法，从而构建自己的学习模式，不断补充和夯实超声医学诊断能力。

相比较而言，高年资读者们的感兴趣点体现在危急值制度管理上。经过对国内外诸多医疗机构起草及施行的超声危急值制度的反复充分的讨论，本书系统地总结了危急值报告工作流程，详述门诊、急诊，住院处及体检中心多种环境下危急值的报告流程。此外，本书依据国内医疗机构危急值项目和范围制订惯例，尽量全面地整合各省市不同医疗机构的危急值列表项目，以便各单位在此列表中只进行删减即可生成自己的危急值范围，从而减少各单位工作复杂性。

这是一部内容全面，对不同年资、不同科室的医师均有所裨益的专著。在本书的编写过程中，感谢哈尔滨医科大学附属第一医院院长、长江学者特岗教授、中华医学会重症医学分会第四届主任委员于凯江教授于百忙之中给予编写意见并为本书作序，感谢南方医科大学附属深圳妇幼保健院李胜利教授给予本书的细致指导和修改，以及上海电气康达医疗器械有限公司汪勇医生的大力支持！最后，本书经过初稿与终稿的多次讨论和修订，但难免仍有疏漏之处，诚望前辈及同道批评、指正。对于一些尚存疑惑的问题，我们也真诚地希望一起探讨。

2022 年 11 月

目　录

第一章

超声危急值的概念、制订原则及临床意义

第一节　超声危急值概念溯源

一、"危急值"的定义及报告的临床意义

危急值（critical value）：是指某项或某类实验室或影像检查结果出现异常，此异常表明患者正处于生命危险的临界状态，临床医生需要及时得到这种信息，并迅速给予患者有效的医学干预或治疗，从而避免出现严重后果及丧失最佳治疗时机，这类实验室检查和影像检查的结果称为危急值。

危急值报告制度的制订和实施，可以有效地增强实验室和影像诊断科室工作人员的主动性和责任心，促进临床科室与实验室和影像科室之间的有效沟通与合作。实现首诊负责，做到精准诊断和精准治疗，最大限度地保证患者的生命安全。

二、危急值概念的起源

"危急值"这一概念最早出现于20世纪70年代，美国洛杉矶南加州大学医学中心检验科的伦德伯格（George Lundberg）教授及其同事一起创建了一个系统性的方法，用来报告和交流危险的异常实验室检查结果。并在此后的临床医疗实践中，使用了这项"危急值"报告体系，此报告系统要求实验室人员认识危急值，并在核实后，积极寻找一位临床医生确保其采取有效的行动。此报告系统在临床日常工作中取得了良好的效果，并受到了广泛的赞誉。他们最初使用的术语是"临界恐慌值"（critical panic value），定义为"一种与正常值相差很大的病理生理状态，但可以采取纠正措施，如若不及时采取措施则会危及生命"。"危急值"这一术语属于中文翻译的结果，"critical"有危急的意思，也有临界的意思。以检验学的数据，使用"临界恐慌值"可能更加贴切，但由于"危急值"这一翻译术语已经使用几十年，已被众多医务工作者所接受，成为一个专业的共识名词。

伦德伯格"危急值"报告系统包括建立实验室危急值列表，实验室检查人员识别危急值，实验室检查人员将危急值结果即刻报告给临床接收人员，临床责任人需要及时采取干预措施以挽救患者的生命，整个过程需要全程记录和存档等一系列制度和政策。如今，美国多个医疗行业协会，如美国医疗机构认证联合委员会（Joint Commission on Accreditation of Health Care Organizations，JCAHO）、美国病理学家协会（College of American Pathologists，CAP）、

国际标准化组织ISO 15189：2007、美国医疗机构评审联合委员会（The Joint Commission，TJC）发布的国家患者安全目标（National Patients Safety Goals，NPSG）均要求临床实验室建立规范化的危急值报告制度。尽管危急值报告已约有40年历史，但由于检测系统、方法学、临床认知及临床能力的差异，危急值报告程序及步骤一直未能实现标准化。如何选择危急值项目及其界限、如何处置危急值将直接影响到患者的安全。因此，提高对危急值的认知，并规范其临床应用，对于保障患者生命安全具有非常重要的意义。有效的危急值制度和政策取决于一系列医务工作者的合作和努力，包括医院的实验室人员、医技诊断科室工作人员、临床医生、护理人员、医学秘书等。重要的是，所有职责相关者的代表都要参与政策的制订和审查，参与政策执行的所有工作人员都要接受良好的角色教育，并认可相关政策。

伦德伯格强调不应强制使用统一的危急值列表，各医疗中心制订的危急值检查和结果列表应该反映本中心临床科室和医技科室共同的需求，应更尊重本院专家的意见。危急值政策的本质目的是要确保已经由医技科室发现的潜在的危及生命的结果，不要因信息传递的原因耽误及时的治疗。此外，同样要确保宝贵的医疗资源（各科室工作人员的时间）不要浪费在信息传达上。部分检查可能存在严重异常，但并不表明需要立即采取纠正措施。

随着检验科"危急值"报告在临床中的应用，其对临床诊治所带来的价值越来越受到临床医生的重视。因此，其他医技诊断科室也逐渐引入了"危急值"的概念，建立各自相应的危急值报告系统，如X线危急值、CT危急值、内镜危急值及心电图危急值等报告体系。

我们查询了大量文献，未能找到危急值最早是何时被引入到放射科和超声科室的，有关放射危急值研究的文章为数不多，文献关注的是国外各个医疗机构危急值检查和结果列表，以及相关的政策。2009年2月，萨尔瓦特·侯赛因医生发表在《美国放射学学院学报》中的"放射科危急值沟通"的文章中指出，在美国仍没有关于放射科危急值诊断和报告的统一共识，美国医疗机构评审联合委员会的2013年患者安全目标中也仅是要求医务人员遵守危急值沟通政策，提高危急值沟通的有效性。文中统计的92个引入危急值报告制度的影像科室，仅31%的科室达到90%危急值结果沟通率。医疗联合委员会对51个部门的危急值结果沟通政策制订和执行情况的调查显示，42%的部门遵守，58%的部门不遵守，24%的部门没有制订政策，34%的部门不符合联合委员会的要求。有鉴于此，萨尔瓦特推荐使用马萨诸塞州预防医疗差错联盟的建议，对危急值列表进行分类编码，医疗机构自行决定危急值列表。同时可以选择人工沟通和APP软件沟通两种方式，结果表明软件沟通方式成本高，且无法与医生进行直接讨论，且不重要诊断沟通会打扰医生的正常工作，因此接受度差。然而，指定专职的电话接线员从本质上改善了沟通的结果，参与研究的科室在一年内均达到了90%以上的沟通率。故建议使用低成本的人工沟通方式实施危急值报告制度。

第二节　国内超声危急值报告制度

2007年召开的中国医院质量评价标准论坛上，中国医院协会发布了《2007年度患者安全目标》，目的是有效防止和减少医疗不良事件、医疗纠纷和医疗事故的发生，保证患者的医疗质量和医疗安全的需要。目标的内容包括8个重点目标和28项主要措施，其中与危急值制度相关的重点目标为第4点和第8点，即建立临床实验室"危急值"报告制和鼓励主动报告不良事件。国内于2007年开始明确建立危急值报告制度。《三级综合医院评审标准实施细则（2011

年版)》第三章患者安全第六项内容亦为临床"危急值"报告制度，并且说明应根据医院的实际情况确定"危急值"项目，建立相关的危急值管理制度和工作流程。医技科室（含临床实验室、病理、医学影像、电生理检查和内镜、血药浓度监测等）均有相应的危急值列表。2015年卫生部"患者十大安全目标"的第六项，再次提出要建立临床实验室危急值报告制度，"危急值"项目至少要包括血钙、血钾、血糖、血气、白细胞计数、凝血酶原时间、活化部分凝血活酶时间等。因此，我国早期危急值报告制度集中在临床检验领域，随后逐渐推广至其他医技科室。在国外，超声检查危急值归类于放射危急值的范畴之内，而国内则倾向于超声科单独建立超声危急值列表。

国内危急值报告建立的原则是需由医技科室与相应的临床科室共同制订检查的危急值。各医疗单位需要根据服务对象及救治的需要，结合本单位的检查设备和检查能力，辩证地判断和分析，制订适合本单位的危急值检查项目和结果。

危急值报告制度的管理，要求医院的行政和管理部门建立和完善危急值报告的制度和各种相关的文件。危急值管理的制度包括危急值教育制度、危急值培训制度、危急值记录存档制度和危急值检查制度。

1.危急值教育制度　医院在刚开始施行危急值报告时，各科室的医务工作者通常没有完全理解危急值报告的意义和价值，需要通过有效的教育手段来帮助医生更好地理解其意义以便做出有效的应答。

2.危急值培训制度　对涉及危急值报告流程的所有相关医务人员进行训练，包括危急值的识别、传达的方式和礼仪，以及流程、步骤、注意事项等内容。

3.危急值记录存档制度　所有与危急值报告过程相关的记录文档都应填写完整，并由各科室指定专人保管（表1-2-1）。

4.危急值检查制度　按规定危急值报告应定期进行回顾和检查，包括项目设置、报告情况及改进要求；同时要不定期地对患者的医嘱或病程记录进行检查，并对处理的措施进行评价（表1-2-2）。

表1-2-1　危急值记录本

日期	姓名	性别	年龄	科室	检查号	危急值项目	报告医生	告知方式	告知时间	接收者姓名	医生签名

表 1-2-2　危急值报告制度执行情况检查与分析整改

_____年_____季度

（一）存在问题：_____

（二）原因：_____

（三）整改措施：_____

（四）整改效果：_____

危急值报告制度执行情况检查与分析整改	
1.存在问题	
2.问题原因	
3.整改措施	
4.整改效果	
	检查人员签名： 检查报告时间：____年__月__日

第三节　超声危急值检查和结果列表

　　美国卫生组织认证委员会认为，危急值检查和危急值结果二者是有显著区别的。危急值检查是临床医生根据检查列表申请医技科室检查，此种情况下即使检查的结果是正常的，也需要立即将结果传达给申请的临床医生。而危急值结果是指由医技科室检查者发现的危及患者生命的异常结果，根据危急值结果列表（通常简称危急值列表），即使患者只是按普通检查申请的，医技科室人员也需要即时地将检查结果传达给相关负责的临床医生。各医疗机构制订的危急值检查列表和危急值结果列表的项目大致相同，但其工作流程是有所差异的。

　　目前，国内未见类似国外这样区分明显的危急值列表，通常只有一个列表，而报告的流程也多属于第二种类型，即临床医生通常只申请某项检查，并不会强调是危急值检查，而检查者通常是在检查过程中发现危急值的，随后根据国内的报告制度在规定的期限内及时地传达给临床医生。

　　国外以放射危急值列表为例（表 1-3-1），通常根据危急值结果的严重程度，将列表项目按颜色编码分为三类：①红色，多数机构要求结果要在60分钟内报告（美国有些机构对此类报告的时间要求是30分钟）；②橙色，要求结果在6小时内报告；③黄色，结果要求在24小时内或第2天传达。

表 1-3-1　佛罗里达大学尚德医院放射科危急值（编码）分类
（马萨诸塞州预防医疗差错联盟建议）

解剖区域	红色分类（报警）	橙色分类	黄色分类
中枢神经系统	脑出血/血肿		脑肿瘤
	疝综合征		
	急性卒中		
	颅内感染/脓肿		
	复杂颅骨骨折		
	不稳定脊柱骨折		
	脊髓压迫症		
颈部	气道损伤（如会厌炎）		
	颈动脉夹层		
	颈动脉重度狭窄		
乳腺			乳腺X线(钼靶)建议活检
胸部	张力性气胸/主动脉夹层		
	肺栓塞		
	动脉瘤破裂或即将破裂		
	纵隔气肿		
腹部	腹部游离空气（无近期手术）		
	肠缺血（气肿）		
	阑尾炎		
	门静脉空气栓塞		
	肠扭转		
	外伤性内脏损伤		
	腹膜后出血		
	严重肠梗阻/完全性		
泌尿生殖	异位妊娠		
	胎盘早剥		
	前置胎盘（近期）		
	睾丸或卵巢扭转		
	胎儿死亡		

续表

解剖区域	红色分类（报警）	橙色分类	黄色分类
骨科			新发现的骨折迹象
一般性（介入）	显著的导丝/导管移位		新发现的高度可疑的恶性肿瘤

国内各医技科室依据科室特点，制订了不同的项目和报告的范围，没有程度分类及编码，对于报告传达时间限制很少给予说明，并且也不统一。

一、放射科危急值项目和范围

1. 中枢神经系统　①严重的颅内血肿、挫裂伤、蛛网膜下腔出血的急性期；②硬膜下/外血肿急性期；③脑疝、急性脑积水；④颅脑CT或MRI扫描诊断为颅内急性大面积脑梗死（范围达到一个脑叶或全脑干范围或以上）；⑤脑出血或脑梗死复查CT或MRI，出血或梗死程度加重，与近期影像片对比超过15%以上。

2. 脊柱、脊髓疾病　X线检查诊断为脊柱骨折、脊柱长轴成角畸形、椎体粉碎性骨折压迫硬膜囊。

3. 呼吸系统　①气管、支气管异物；②液气胸，尤其是张力性气胸；③肺栓塞、肺梗死。

4. 循环系统　①心脏压塞、纵隔摆动；②急性主动脉夹层动脉瘤。

5. 消化系统　①食管异物；②消化道穿孔、急性肠梗阻；③急性胆道梗阻；④急性出血坏死性胰腺炎；⑤肝胰脾肾等腹腔器官出血。

6. 颌面部五官急症　①眼眶内异物；②眼眶内容物破裂、骨折；③颌面部、颅底骨折。

二、功能科危急值报告项目和范围

1. 心搏骤停。

2. 急性心肌缺血。

3. 急性心肌损伤。

4. 急性心肌梗死。

5. 致命性心律失常。

6. 心室扑动、心室颤动。

7. 室性心动过速。

8. 多源性、R on T型室性期前收缩（室性期前收缩的R波落在前一心搏的T波上）。

9. 频发室性期前收缩并QT间期延长。

10. 预激综合征伴快速心室率心房颤动。

11. 心室率大于180次/分的心动过速。

12. 二度Ⅱ型及二度Ⅱ型以上房室传导阻滞。

13. 心室率小于40次/分的心动过缓。

14. 大于2秒的心室停搏。

三、超声科危急值项目和范围

1.急诊外伤，见腹水，疑似肝脏、脾脏或肾脏等内脏器官破裂出血的危重患者。

2.考虑急性胆囊炎化脓穿孔的患者。

3.可疑坏死性胰腺炎的患者。

4.可疑急性胃肠道穿孔的患者。

5.大量心包积液合并心脏压塞。

6.急性心肌梗死并发室间隔穿孔的患者。

7.全心扩大并急性心力衰竭的患者。

8.怀疑异位妊娠破裂并腹腔内出血的患者。

9.四肢动脉及静脉急性栓塞。

第四节　超声危急值报告工作流程

危急值报告的工作流程遵循全程负责制，即谁检查、谁报告、谁记录的原则。检查人员发现患者的检查结果属于危急值列表范畴时，首先要确定检查设备、检查过程、操作是否正常，必要时进行再次检查确认；核实检查结果是危急值后，应立即将结果传达给临床相关的医务人员，通常采用电话通知的方式，然后再发出正式的检查结果。电话传达时，一定要记录报告的时间、报告人姓名、患者的姓名、检查的项目、接收报告人的姓名等，并要求接听者复述检查结果，防止发生错误。并在本科室的危急值登记本上详细地记录。临床医生在接到危急值电话报告后，需要复述报告结果，并认真记录报告时间、检查结果、报告人姓名等，如果需要通知上级医生，同时需要记录汇报时间和汇报医生姓名。责任医生需根据患者的病情，结合危急值报告结果对患者进行进一步的评估，并采取相应的抢救措施，随后需在病程记录中详细地记录危急值报告的结果、主治医生分析、处理的情况和处理的时间。当前各家医院都有自己的医院信息管理系统（hospital information system，即HIS系统），危急值信息可以通过HIS系统进行报告，但最可靠的报告途径是口头报告和电话通知。

一、门诊或急诊危急值的报告流程

门诊或急诊科医生在诊疗过程中，若怀疑患者可能存在"危急值"时，需要详细地记录患者联系方式；在采取相关救治措施之前，应结合临床的实际情况，向上级医生或科室主任汇报，并与相关人员确认检查的结果以确定是否需要再次检查。

医技科室人员若检测过程中发现患者出现"危急值"情况，应及时（电话）通知门诊、急诊医生并记录危急值相关信息；门诊、急诊医生在接听通知时要确认收到危急值信息并记录（可由专人记录），并且门诊、急诊医生应立即告知患者或家属取报告并及时就诊；一时无法通知患者时，应及时向门诊部、医务科汇报（下班期间向总值班报告）。必要时，门诊部需要帮助寻找该患者，并负责跟踪落实，同样需要做好相关记录。门诊、急诊医生须将相关的诊疗措施记录在门诊病历中（图1-4-1）。

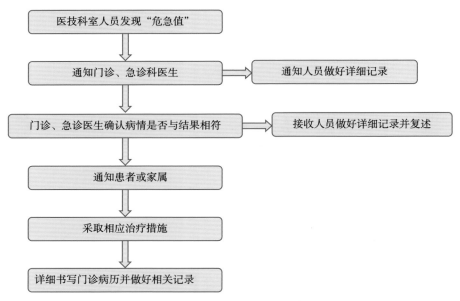

图1-4-1　门诊、急诊患者危急值报告工作流程

二、住院患者"危急值"报告流程

1.检查过程中发现"危急值"情况，检查人员快速确认整个检查过程无异常后，立即将"危急值"结果电话通知病区负责危急值报告的相关人员，同时通知本科室的负责人或相关人员，并在本科室的危急值登记本上详细记录相关信息。电话报告结果后应立即将检查结果存入电脑，以便临床科室及时查询。

2.临床病区的医生或护士在接到"危急值"电话报告后，应立即核实检查结果与患者的实际情况是否相符，如果不相符，必要时要立即进行复检。

3.主管医生或值班医生接到"危急值"报告后，10分钟内应立即报告上级医生或科主任，并结合临床的实际情况采取相应的治疗措施，并在危急值登记本上详细记录，记录内容包括：检查日期（具体到分钟）、患者姓名、住院号、危急值内容、报告人员、处理人员、处理结果、报告人签字等。主管医生或值班医生需要在规定时间（红色10分钟内，橙色6小时内尽早）内在病程中记录接收到的危急值报告结果和诊治措施。接收人员负责跟踪落实并做好相应的记录（图1-4-2）。

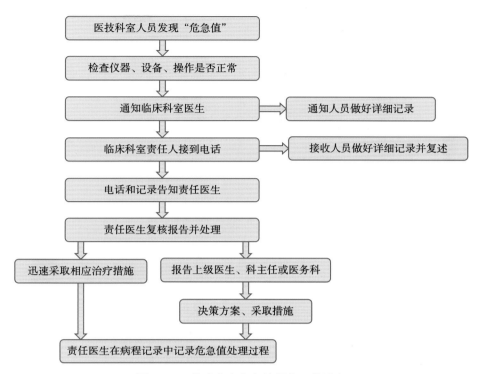

图1-4-2　住院患者危急值报告工作流程

三、体检中心"危急值"报告流程

1.医技科室工作人员在体检过程中发现"危急值"情况时，应立即电话通知体检中心主任或体检中心相关负责人员，并在危急值登记本上详细记录相关信息。

2.体检中心的危急值负责人要立即通知患者速来医院接受紧急诊治，并帮助患者联系合适的科室和医生，临床科室医生在了解情况之后，应先行给予患者必要的诊治。

3.体检中心负责人负责跟踪落实并做好相应的记录（图1-4-3）。

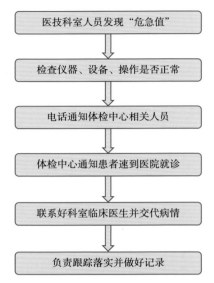

图1-4-3　体检中心危急值报告工作流程

第五节　超声危急值概念与分类

一、超声危急值定义

当某些超声检查结果出现时，提示患者可能处于危险的边缘，需要将检查信息及时传达给相关的临床医生，迅速给予有效的干预或治疗，挽救患者的生命，否则会危及患者的生命。此种可能危及患者生命安全的超声检查结果称为"超声危急值"。

二、制订和审查超声危急值报告（制度）的相关政策问题

在制订和审查超声危急值报告制度时需要解决以下相关问题：

1.制订的超声危急值检查列表（项目和范围）要符合"危急值"这一术语，即超声检查的异常结果表明如果不立即采取干预措施，有危及生命的可能。

2.超声检查过程要确保能够发现超声"危急值"并确认检测（值）的准确性，即检查者熟知各类超声危急值的特征。

3.超声科检查人员有责任将危急值结果迅速地传达给临床科室责任人。

4.传达方式包括固定电话、手机和计算机网络等，其中通话是最可靠的通信方式。

5.临床科室要有负责接收危急值报告的责任人。

6.具有确保准确地接收到危急值信息的流程，即接收者需复述危急值结果。

7.危急值信息从超声科传达到临床责任人要有一定的时间限制。这需要咨询临床医生来确定最晚通知危急值的时间，即医生能挽救生命的最后时间。

8.如果超声科检查人员无法联系到合适的临床负责人员，应采取补救措施和流程。

9.超声科室人员与临床责任人的沟通过程要记录存档，从而监督政策的有效性。

三、超声危急值分类列表（参考）

本书的编者们在撰写之前查阅了大量国内外资料，如前所述，国外有危急值列表，并以

颜色编码分类来区分不同严重程度的危急值。而国内并没有按照此方法分类，通常给出了各自医疗机构的超声危急值项目和范围，且不同级别的医院，以及综合和专科医院的项目都不相同。因此，我们撰写本书的目的之一就是力争给出一个内容相对完整的、覆盖各级与各类医疗机构的危急值列表。本项目列表依据国内医疗机构危急值项目和范围制订的惯例，没有采用国外的分类方式，而是根据我国多数机构超声检查后即刻出具报告特点，参考《超声诊断专业医疗质量控制指标（2022年版）》相关规定，取消了黄色危急值分类（24小时或第二天报告），只选择了红色和橙色两种危急值分类，并尽量全面地整合了各省市不同医疗机构的不同危急值列表的项目，以便各单位在此列表中只进行删减即可生成自己的危急值范围，减少大家的工作复杂性。表1-5-1是本书推荐的超声危急值详细列表。

红色危急值：需出具报告后10分钟内通报临床医生。
橙色危急值：需出具报告后尽快通报临床医生。

表1-5-1　超声危急值分类列表

临床科室	超声危急值	
	红色	橙色
心脏血管	急性大面积心肌梗死	
	急性二尖瓣腱索断裂	
		室间隔穿孔
	心脏破裂及假性室壁瘤形成	
	人工瓣膜卡瓣	
	心腔内部血栓	心腔内部血栓
	·心腔游离血栓	·心脏附壁血栓
	心脏扩大并急性心力衰竭	
	大量心包积液合并心脏压塞	
	急性肺栓塞	
	急性主动脉夹层	
	假性动脉瘤伴游离液体	
	腹主动脉瘤破裂	
	急性主动脉综合征	急性主动脉综合征
	·夹层、壁内血肿、穿通性溃疡、动脉瘤破裂	·动脉瘤破裂风险
	移植肝动静脉血栓	
	移植肾动静脉血栓	
	急性下肢动脉栓塞	
妇产科	输卵管异位妊娠（破裂、盆腔积血）	输卵管异位妊娠（无破裂、盆腔积血征象）
		宫颈妊娠
	特殊部位及类型的妊娠（破裂征象、盆腹腔积血、失血性休克）	特殊部位及类型的妊娠（无破裂征象、盆腹腔积血、失血性休克）

续表

临床科室	超声危急值	
	红色	橙色
	·盆腹腔妊娠	·盆腹腔妊娠
	·子宫肌壁间妊娠	·子宫肌壁间妊娠
	·残角子宫妊娠	·残角子宫妊娠
	·剖宫产瘢痕妊娠	·剖宫产瘢痕妊娠
	·宫内外复合妊娠	·宫内外复合妊娠
	附件扭转	
	卵巢破裂（出血量大、休克、贫血）	卵巢破裂（卵泡、黄体破裂）
	积脓性盆腔炎性疾病	
	外伤性子宫破裂及医源性子宫穿孔	
	剖宫产子宫切口出血	
	子宫内翻	
	脐带血肿	
	脐带脱垂	
	胎盘早剥	
		胎盘植入
	前置胎盘	
	血管前置（合并以下几种情形之一时：①妊娠≥37周；②阴道流血；③先兆早产；④胎膜破裂）	
	妊娠中期宫颈管长度缩短、宫颈管全程开放（外口已开）	妊娠中期宫颈管长度缩短、宫颈管全程开放（内口开放外口未开）
	妊娠合并子宫破裂	
	卵圆孔早闭-妊娠晚期胎儿水肿	
	动脉导管早闭或收缩-娠晚期胎儿水肿	
	胎儿心律失常	
	胎儿心力衰竭	
腹部	肝破裂	
	脾破裂	
	胰腺损伤	
	急性胆囊炎并发胆囊穿孔	
	急性胰腺炎	
	急性梗阻性化脓性胆管炎	
	胆道蛔虫	
	急性胃肠道穿孔	
	急性肠梗阻	

续表

临床科室	超声危急值	
	红色	**橙色**
	肝内门静脉积气	
	急性胃肠道扭转	
	肾外伤	
	膀胱破裂	
	急性肾动脉血栓或栓塞	
	胃肠道嵌顿性疝和绞窄性疝	
	急性肠系膜缺血	
儿科	小儿出血性休克	
	小儿消化道穿孔	
	小儿绞窄性肠梗阻	
	小儿先天性胆总管囊肿合并破裂	
		小儿急性胰腺炎
	小儿卵巢畸胎瘤合并蒂扭转	
	小儿黄体破裂（腹腔大量积血或活动性出血）	
		小儿急性阑尾炎
	小儿睾丸扭转	
	新生儿心脏病危急值	
	·室间隔完整型肺动脉闭锁	
	·主动脉弓离断	
	·完全型肺静脉异位引流	
	·完全型大动脉转位	
	新生儿颅脑超声危急值	
	·新生儿Ⅲ、Ⅳ级脑室出血	
浅表	急性睾丸扭转	
	睾丸破裂	
	坏死性筋膜炎	
	横纹肌溶解综合征	

注：红色危急值：需出具报告后10分钟内通报临床医生；橙色危急值：需出具报告后尽快通报临床医生。

第六节　展望与思考

危急值系统在检验领域应用最为广泛，最为临床科室所接受，其检查结果是量化指标，是实实在在的数据和数值。相比之下，影像科室危急值结果多是定性的描述或半定量指标，常表示为某种疾病、疾病的某个阶段的诊断或描述，缺乏定量指标作为危急值项目。因此，对影像科室来说，制订项目列表的难度高于检验科室。同时，不同于检验科的量化指标，使用定性描述对影像诊断危急值分类同样具有难度。故国内外各医疗机构制订的影像危急值项目差异较大。同时，现存危急值列表项目不全面，许多临床医生认可的危急值并未出现在影像科的危急值列表当中。产科领域妊娠晚期部分病理状态未出现在国内外推荐的危急值列表中，该类病理状态危及胎儿生命，但临床积极干预可以纠正，应考虑纳入危急值项目列表。同时，国外危急值项目主要针对母体而设定，缺乏针对胎儿的危急值项目陈述。

在国内著名妇产科超声专家李胜利教授的建议下，编者充分考虑临床需求，将以往所忽略的危急值项目补充进本书推荐列表，以便各科室医生充分了解临床危急值状态，并进一步加强辅助科室与临床科室之间的交流和联系，尽可能地保证患者的生命安全，减少医疗事故与纠纷。

危急值报告制度可能产生的法律问题。在美国，因未能及时地传达危急值报告，或者没有遵守危急值报告的相关政策而产生的对医疗机构的诉讼案例正逐渐增多。国内医疗环境严峻的情况下，制订危急值政策时更需要考虑相关的法律影响。

（吴长君　李胜利）

主要参考文献

［1］Piva E，Plebani M．Interpretative reports and critical values．Clin Chim Acta，2009，404（1）：52-58.

［2］Lippi G，Mattiuzzi C．Critical laboratory values communication：summary recommendations from available guidelines．Ann Transl Med，2016，4（20）：400.

［3］Emancipatior K．Critical value ASCP practice parameter．Am J Clin Pathol，1997，108（3）：247-253.

［4］Catrou P G．How critical are critical values? Am J Clin Pathol，1997，108（3）：245-246.

［5］Piva E，Sciacovelli L，Zaninotto M，et al．Evaluation of effectiveness of a computerized notification system for reporting critical values．Am J Clin Pathol，2009，131（3）：432-441.

［6］中国医师协会．2007年度患者安全目标暨主要措施．中国医院，2007，11（1）：31.

［7］中国医院协会．三级综合医院评审标准实施指南（2011年版）．北京：人民卫生出版社，2011：31.

［8］王宏，何志明，李捷，等．放射科危急值的设立及报告流程分析．医药卫生产业，2016，13（20）：156-157.

［9］王戏丹．超声危急值报告对提高医疗安全的作用．中医药管理杂志，2016，24（12）：110-111.

［10］杨玲，齐姗．危急值登记质量分析及整改措施．中国现代医药杂志，2020，22（3）：92-93.

［11］金建敏，赵彩莲，金雯．门急诊、住院危急值报告流程的专项调查与管理．浙江医学，2016，38（13）：1129-1132.

第二章

心脏血管超声危急值

第一节　急性大面积心肌梗死

第一部分：提示和强调

急性大面积心肌梗死（acute massive myocardial infarction，AMMI）危急值分类为"红色"，需出具报告后10分钟内通报临床医生。

急性大面积心肌梗死是由于冠状动脉供血中断，而侧支循环未充分建立，致心肌供血区持续缺血而导致的大范围的心肌坏死，死亡率达30%以上，为临床常见的急危重症。

本病起病急，进展快，既往有糖尿病、高血压及心绞痛病史的患者，因冠状动脉病变较弥漫，狭窄程度重，易并发急性左心衰竭、心源性休克、循环衰竭、猝死。据统计，因循环系统疾病急诊入院占比为21%，其中急性心肌梗死占比为47%，病死人数占比为4%。近年来，发病有趋于年轻化趋势，45岁以下急性心肌梗死患者有6%～10%，急性心肌梗死后心脏破裂的发生率为2%，心脏破裂患者30小时内的死亡率为86%。急诊入院患者中，对于主诉突发心前区疼痛，既往有冠心病史者，务必排查AMMI。

早诊断、早治疗可挽救患者濒死的心肌，防止梗死面积的进一步扩大。早期缺血心肌即可出现运动失调。超声检查能无创、实时、动态地反映心肌缺血后的运动和解剖形态变化，不但可以评价心肌梗死的部位及范围、左心室功能，进行鉴别诊断，判断预后，还能及时发现有无室壁瘤、心脏破裂等并发症的存在。目前，超声检查已经成为急诊诊治急性大面积心肌梗死的一线检查手段。

第二部分：分析与说明

【概述】　急性大面积心肌梗死是指冠状动脉主干或多个分支急性狭窄、闭塞导致心肌细胞严重而持久的缺血性坏死，心肌梗死面积占40%以上，随即发生的心室病理性重构，极易导致室壁瘤形成、心脏破裂等的发生，危及患者生命安全。基本病因是冠状动脉粥样硬化及其血栓形成。临床上多表现为剧烈而持久的胸骨后疼痛，伴有血清心肌损伤标志物水平增高及进行性心电图变化，属于急性冠状动脉综合征的严重类型，也是引起剧烈胸痛及心功能急剧下降的急性致命性疾病。

【病因病理】

1.病因　冠状动脉粥样硬化是急性大面积心肌梗死的最常见病因，动脉粥样硬化主要与血脂异常、高血压、吸烟、性别和年龄、遗传因素、糖尿病和糖耐量异常、肥胖相关。诱因可以是剧烈运动、情绪激动、饱食、寒冷等，部分患者没有明确的诱因。

2.病理 通常是在冠状动脉粥样硬化不稳定斑块病变的基础上继发血栓形成导致冠状动脉持续、完全的阻塞，冠状动脉发生急性闭塞后，心肌因严重缺血1～2小时后发生凝固性坏死、心肌间质充血及水肿，24小时后伴有炎性细胞浸润，3～7日后出现肉芽组织，1～2周后梗死灶可发生坏死，导致心脏破裂（图2-1-1）。

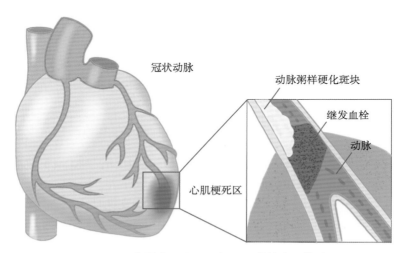

图2-1-1　急性大面积心肌梗死形成的病理基础

【症状体征】

1.疼痛 常见的是胸骨后疼痛伴有咽部紧缩感或心前区疼痛，延伸至左肩臂的放射痛。疼痛持续时间可以超过30分钟，含服硝酸甘油不缓解或缓解不明显。疼痛的性质是患者会感觉到明显的压迫感。

2.消化道症状 疼痛剧烈时常伴有频繁的恶心、呕吐和上腹胀痛，下壁心肌梗死时更为常见，与迷走神经受坏死心肌刺激、心排血量降低、组织灌注不足等有关。肠胀气亦不少见，重症者可发生呃逆。

3.心律失常 可见于75%～95%的患者，发生在起病的1～2周，以24小时内多见，心律失常常见的是室性期前收缩。部分患者也可表现为急性的心力衰竭、低血压、休克、猝死。

4.全身症状 除疼痛外，患者常出现烦躁不安、出汗、恐惧、胸闷或有濒死感。少部分患者在疼痛发生后24～48小时出现发热、心动过速、白细胞计数增高和红细胞沉降率增快等，体温一般≤38℃，持续约1周。

【超声检查】

1.二维超声

（1）直接征象：3个或3个以上节段的梗死部位室壁厚度变薄，回声减低，心内膜可见，心肌三层结构存在，相应的室壁节段性运动减低（运动幅度＜5mm）甚至消失（运动幅度＜2mm）、矛盾运动（收缩期室壁向外膨出，舒张期向内运动）（图2-1-2A）。

（2）间接征象：左心室扩大，心腔形态失常，左心室收缩功能减低。

2.M型超声 受累节段室壁运动幅度减低（室间隔运动幅度＜5mm，左心室后壁

＜7mm），收缩期室壁增厚率明显减低或消失（＜25%）。

3.彩色多普勒超声　可见收缩期二尖瓣反流，呈中度以上（图2-1-2B）。

4.心肌梗死严重并发症表现

（1）心脏破裂：最常见于心室游离壁，超声可见破损的心肌回声中断，破口相对应的心包腔内，可见不同程度的液性暗区。彩色多普勒可见心包腔内液性暗区中红或蓝色血流束，由穿孔处至心包腔，穿孔处的血流速度多较低。

（2）二尖瓣乳头肌断裂：超声可见二尖瓣前、后叶对合关系消失，断裂的乳头肌呈连枷样回声，随心脏的运动而摆动在房、室之间，收缩期脱入左心房，舒张期甩向左心室，瓣尖部可见连于腱索的断裂乳头肌残端；彩色多普勒可于左心房内检出明显的收缩期五彩状二尖瓣反流束（图2-1-2C）。

（3）室间隔穿孔：超声可见室间隔呈瘤样突向右心室侧，并可见回声中断，断端极不规则且回声不增强，此处室间隔运动消失；多普勒可于右心室侧探及穿过室间隔的分流血流频谱，分流以收缩期为主（图2-1-2D）。

（4）左心室室壁瘤：超声可见局部室壁明显变薄，收缩功能消失，室壁在心室收缩期和舒张期均向外膨出，尤其在收缩期向外突出更明显，与其他部位的室壁形成明显的反向运动（图2-1-2E）。

（5）心室附壁血栓：超声可见凸向左心室腔的形状不规则的团块状回声，基底较宽，团块回声不均，多数较邻近心肌的密度大，与心内膜有明确界限（图2-1-2F）。

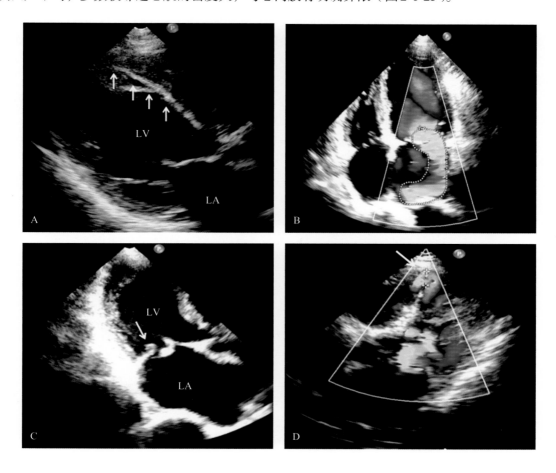

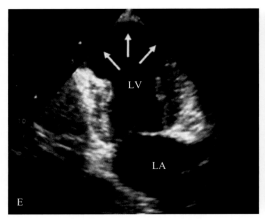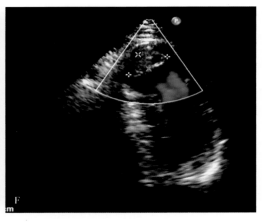

图2-1-2　急性心肌梗死的超声声像图

A.胸骨旁左心室长轴切面二维超声声像图：梗死区域心肌变薄（白箭所示）；B.心尖四腔心切面彩色多普勒声像图；C.心尖左心室长轴切面二维超声声像图：二尖瓣后乳头肌断裂（白箭所示）；D.心尖四腔心切面彩色多普勒声像图：左心室近心尖部室水平左向右分流（白箭所示）；E.心尖左心室长轴切面二维超声声像图：左心室心尖部心尖向外瘤样膨出（白箭所示）LV.左心室；LA.左心房；F.二腔心切面彩色多普勒声像图：左心室心尖部附壁血栓。

【其他检查方法】

1.心电图　判断心肌大面积梗死的部位和范围（图2-1-3）。

急性ST段抬高型心肌梗死心电图特征性改变：在面向坏死区周围心肌损伤区的导联上ST段抬高呈弓背向上型，T波倒置，在面向透壁心肌坏死区的导联上出现宽而深的Q波（病理性Q波）。在背向心肌坏死区的导联则出现相反的改变，即R波增高、ST段压低和T波直立并增高。

急性非ST段抬高型心肌梗死心电图表现：即心内膜下心肌梗死，无病理性Q波，普遍性的ST段压低≥0.1mV，但aVR导联（有时还有V_1导联）ST段抬高，对称性T波倒置。

2.实验室检查　血清心肌坏死标志物水平升高，血清肌酸激酶同工酶、心肌肌钙蛋白超过正常上限的两倍以上。

3.心脏磁共振（CMR）　对心肌纤维化、心肌梗死进行定性诊断，评价心肌梗死的范围和程度、心脏功能及预后分层。

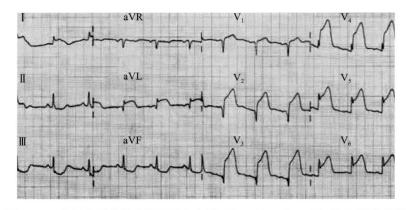

图2-1-3　急性广泛前壁心肌梗死心电图：V_1～V_6、Ⅰ、aVL出现ST段抬高

4.放射性核素检查　观察心肌的代谢变化，是目前唯一能直接评价心肌存活性的影像技术，通过观察室壁的运动和左心室射血分数，缺血的范围、部位和程度，判断心室功能、梗死后的室壁运动失调和室壁瘤。

5.单光子发射计算机断层显像（SPECT）　评估心肌灌注情况、定量分析心肌室壁运动和心室功能。

【诊断及鉴别诊断】

1.诊断　依据胸痛程度重，持续时间长（＞30分钟），服用硝酸酯类药物不缓解，同时有ST-T的动态演变及相应心肌坏死标志物水平升高超过正常值上限两倍，超声心动图发现3个或3个以上节段的室壁厚度变薄、室壁运动减低、消失进行诊断。

2.鉴别诊断

（1）急性主动脉夹层：起病较急性心肌梗死更为突然，疼痛迅速达到高峰、范围广泛，疼痛多持续不缓解，发生胸痛的位置常较高，近胸的出口处为撕裂状。超声心动图检查时发现主动脉明显增宽，可见带状或线状、漂浮的撕裂的内膜回声，即可诊断。

（2）急性肺栓塞：肺栓塞起病突然，有胸痛、气急、咯血及休克等表现，超声心动图提示右心室扩张，右心室功能受损征象，如发现右心系统血栓，结合临床表现即可做出诊断，进一步进行CT肺动脉造影、核素肺通气灌注显像或磁共振肺动脉造影检查确诊。

（3）急性心包炎：本病伴有剧烈而持久的心前区疼痛，同时常有发热，白细胞计数增高，胸痛与体位有关，在坐位并身体前倾时减轻。超声心动图可观察到心包积液情况，无室壁运动异常征象。

（4）急性心肌炎：常发生于有感染病史的年轻人。超声心动图可见室壁节段性运动异常，但与冠状动脉血管供应节段无相关性，结合病史及心电图可以鉴别。

第三部分：病例展示

男性患者，65岁，突发胸痛3小时，较剧烈，伴胸闷、乏力、大汗淋漓，症状持续不缓解。既往高血压病史10余年，最高血压190/100mmHg，查体：叩诊心腔浊音界向左下扩大，心音弱，未闻及杂音。

心电图：$V_1 \sim V_6$导联呈QS型，ST段弓背向上抬高，室性期前收缩，提示急性广泛前壁心肌梗死合并心律失常。

实验室检查：血清磷酸激酶同工酶118U/L，血清磷酸肌酸激酶3056U/L，N端B型钠尿肽原5282pg/ml。超声心动图：左心室中度增大，室间隔中下段、左心室心尖部室壁变薄，回声增强，运动消失，心尖圆钝，扩张，收缩期向外膨隆，其余左室壁呈矛盾运动，左心室心尖部可见等回声附着，呈宽基底，余左室壁运动代偿不良，左心室收缩功能减退（LVEF：32%）（图2-1-4）。

冠状动脉造影诊断：左前降支血栓。

超声诊断：节段性室壁运动异常；左心室心尖部室壁瘤形成；左心室心尖部附壁血栓；左心室增大，左心室收缩功能减退。

病例分析：患者为老年男性，有高血压病史，是发生心血管疾病的危险因素，发病时出现典型的心绞痛、胸闷症状、持续不缓解，血压持续增高，心电图具有急性广泛前壁心肌梗死的特征性表现、前后都没有交代清楚，并且具体哪个酶增高，进行超声心动图检查发现左

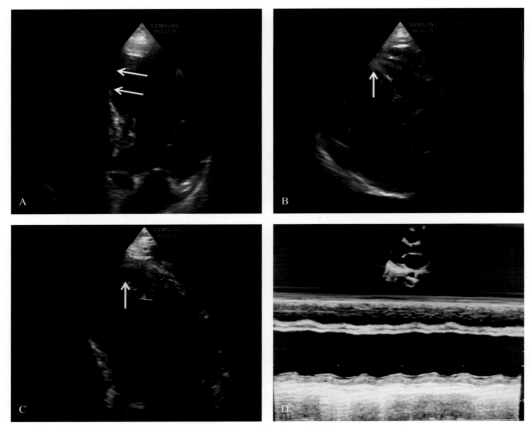

图2-1-4 超声心动图

A.心尖五腔心切面二维超声声像图：室间隔中下段室壁变薄（白箭所示）；B.胸骨旁左心室长轴切面二维超声声像图：左心室心尖部室壁变薄（白箭所示）；C.心尖二腔心切面二维超声声像图：左心室心尖部室壁变薄、室壁瘤形成合并心尖部附壁血栓（白箭所示）；D.左室壁运动幅度减低

室壁多节段运动异常，心肌变薄，心腔增大，其范围与冠状动脉血管供应节段相一致，故临床诊断明确。

左心室附壁血栓常见于大面积前壁心肌梗死，起病隐匿，血栓易脱落形成体循环栓子，病死率高。超声心动图是检查大面积心肌梗死并发附壁血栓的最快速、直观的首选检查方法，超声报告需明确提示血栓附着部位、形态、大小和活动度。但较为新鲜、回声较弱的血栓，不易诊断，而且普通经胸超声心动图在慢性肺源性心脏病及肥胖患者中很难区别血栓和正常的小梁结构，这就极大地限制了超声心动图对左心室附壁血栓的诊断，因此超声检查时不能仅局限于3个心尖标准切面，一定要多切面扫查，包括心尖部短轴及非标准切面。

在心肌梗死的急性期，超声检查能发现早于心电图及血清酶学的改变，能观察到心肌缺血后立即发生的室壁运动异常，并能检测出是否有并发症，对于心肌梗死的诊断具有较高的敏感度和特异度，对判断预后有很高的价值。

第四部分：测试

患者女性，76岁，因反复胸痛1个月，加重1天急诊入院。有高血压病史12年，糖尿病病史10年。入院查体：心率98次/分，呼吸频率22次/分，血压90/55 mmHg，双下肺可闻及少量湿啰音，胸骨左缘第3、4肋间可闻及4/6级粗糙的全收缩期杂音，向心尖部传导，双下肢无水肿。

心电图：窦性心律，$V_1 \sim V_6$导联QS波、ST段弓背向上抬高，Ⅲ、aVF导联T波倒置。

心肌酶：肌酸激酶120U/L，肌酸激酶同工酶15U/L，乳酸脱氢酶924U/L。

超声检查：左心增大，各瓣膜结构未见异常，前室间隔、左心室前壁，侧壁运动幅度减弱，室壁变薄，回声减低，室间隔靠近心尖部见连续性中断。CDFI：室水平可见左向分流信号，二尖瓣可见中量反流信号（图2-1-5）。

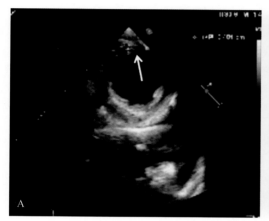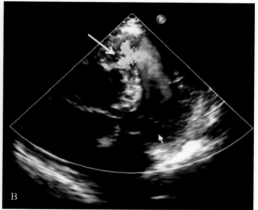

图2-1-5　测试超声图像

A.左室短轴切面二维超声声像图：广泛前壁心肌变薄（白箭所示）；B.心尖四腔心切面彩色多普勒声像图：室间隔心尖段可见连续性中断，室水平见左向右分流信号（白箭所示）

超声诊断：急性广泛前壁心肌梗死、室间隔穿孔。

问题：该病的诊断思路如何？

答：该病例为老年女性，有高血压、糖尿病病史，为心血管病危险因素，入院急诊心电图、实验室检查及超声检查即能确诊为急性广泛前壁心肌梗死。临床听诊：胸骨左缘第3、4肋间可闻及4/6级粗糙的全收缩期杂音，向心尖部传导，通过超声仔细检查，经胸骨旁非常规四腔心切面发现近心尖区室间隔心肌结构杂乱，故怀疑有室间隔穿孔可能。通过彩色血流显示：自左心室向右心室的红色血流信号，确诊为室间隔穿孔。急性大面积心肌梗死并发室间隔穿孔是临床上少见但预后凶险的一种情况，需与乳头肌梗死、断裂引致的二尖瓣关闭不全相鉴别，二者的病史、临床症状和体征相似，但急性二尖瓣关闭不全常引起肺水肿的临床症状，产生的杂音常从心尖区传导到腋部，很少伴有震颤。

超声心动图是检测急性心肌梗死并发室间隔穿孔敏感而准确的方法，无创、简便，能快速确定室间隔穿孔部位、破口大小、分流量，评价心功能，有无合并室壁瘤，可为内外科治疗及选择手术治疗方案提供重要可靠资料，有效降低病死率，评估患者的预后情况，为诊断急性心肌梗死并发室间隔穿孔的首选影像学检查方法。

（孙云凤　王晶波　张春梅）

主要参考文献

［1］Zeymer U，Bueno H，Granger C B，et al. Acute Cardiovascular Care Association position statement for the diagnosis and treatment of patients with acute myocardial infarction complicated by cardiogenic shock：A document of the Acute Cardiovascular Care Association of the European Society of Cardiology. Eur Heart J Acute Cardiovasc Care，2020，9（2）：183-197.

［2］Park J H，Moon S W，Kim T Y，et al. Sensitivity，specificity，and predictive value of cardiac symptoms assessed by emergency medical services providers in the diagnosis of acute myocardial infarction：a multi-center observational study. Clin Exp Emerg Med，2018，5（4）：264-271.

［3］Bergmark B A，Mathenge N，Merlini P A，et al. Acute coronary syndromes. Lancet，2022，399（10332）：1347-1358.

［4］Qian G，Jin R J，Fu Z H，et al. Development and validation of clinical risk score to predict the cardiac rupture in patients with STEMI. Am J Emerg Med，2017，35（4）：589-593.

［5］Zalewski J，Nowak K，Furczynska P，et al. Complicating acute myocardial infarction. Current status and unresolved targets for subsequent research. J Clin Med，2021，10（24）：5904.

［6］Alekhin M N，Sidorenko B A. Significance of echocardiography in acute coronary syndrome . Kardiologiia，2013，53（1）：4-13.

［7］Abdelmoneim S S，Pellikka P A，Mulvagh S L. Contrast echocardiography for assessment of left ventricular thrombi. J Ultrasound Med，2014，33（8）：1337-1344.

［8］Choi I J，Lim S，Choo E H，et al. Impact of intravascular ultrasound on long-term clinical outcomes in patients with acute myocardial infarction. JACC Cardiovasc Interv，2021，14（22）：2431-2443.

［9］Edvardsen T，Asch F M，Davidson B，et al. Non-invasive imaging in coronary syndromes：recommendations of the European Association of Cardiovascular Imaging and the American Society of Echocardiography，in collaboration with the American Society of Nuclear Cardiology，Society of Cardiovascular Computed Tomography，and Society for Cardiovascular Magnetic Resonance. Eur Heart J Cardiovasc Imaging，2022，23（2）：e6-e33.

［10］Wu J，Gale C P，Hall M，et al. Editor's Choice - Impact of initial hospital diagnosis on mortality for acute myocardial infarction：A national cohort study. Eur Heart J Acute Cardiovasc Care，2018，7（2）：139-148.

第二节　急性二尖瓣腱索断裂

第一部分：提示和强调

　　急性二尖瓣腱索或乳头肌断裂合并重度二尖瓣关闭不全的危急值分类为"红色"，需出具报告后10分钟内通报临床医生。

　　当患者突然出现急性左心衰竭，常规经胸超声发现二尖瓣出现中重度偏心性反流时，应多切面对瓣叶、瓣环、腱索、乳头肌和左室壁的结构和功能进行扫查，一定要注意对合不良

（包括脱垂）处的瓣缘是否有纤细的条索样断端，以明确是否存在二尖瓣腱索或乳头肌的断裂。除此以外，还要注意是否有赘生物附着、瓣膜穿孔和节段性室壁运动异常，以便能尽快找出原因，为临床决策提供有力的证据。

二尖瓣腱索断裂和（或）乳头肌断裂并重度二尖瓣关闭不全一经诊断，常需要手术来解决。如果没有及时做出诊断，临床医生只能针对二尖瓣的严重关闭不全对症处理，单纯的药物治疗通常很难控制住心力衰竭的恶化，最终导致患者死亡。因此，及时发现病因及病理机制，对于选择恰当的急诊手术治疗方式具有重要的意义。

随着心脏外科介入技术的发展，二尖瓣腱索断裂所致的二尖瓣脱垂在很多情况下可以通过介入手术来治疗，如二尖瓣钳夹术、经皮二尖瓣人工腱索置换术等。超声心动图不仅在病因的诊断方面发挥了重要的作用，在瓣膜介入治疗过程中还起到了不可或缺的可视化引导作用。例如，在二尖瓣钳夹术中需要借助三维经食管超声进行定位，引导二尖瓣的夹子进入指定部位，并在收缩期夹住二尖瓣前后叶脱垂最严重的区域，夹子释放后即时评价二尖瓣反流的情况，如果效果不理想，则重新调整。因此，超声心动图在瓣膜病的诊断和治疗中具有举足轻重的地位。

第二部分：分析与说明

【概述】　二尖瓣的正常功能依赖于瓣叶、瓣环、腱索、乳头肌及乳头肌附着点附近的心肌的协调运动，上述任何结构的异常均可导致关闭不全，急性二尖瓣腱索和（或）乳头肌断裂是其中导致病情危重的常见原因。该病通常急性发病，可以单独存在，也可以与其他心脏病合并存在，由于常引起急性左心衰竭和血流动力学的损害而成为致命性的心脏急危重症之一。

因此，当临床出现突发的呼吸困难考虑急性左心衰竭时，二尖瓣的结构和功能异常通常是重要的排查内容之一。如果患者出现较为严重的二尖瓣关闭不全，二尖瓣腱索及乳头肌的结构和功能是首要关注的，因为一旦明确病因，患者通常需要急诊手术以挽救生命。

【病因病理】　急性二尖瓣腱索/乳头肌断裂的常见原因是急性心肌梗死和感染性心内膜炎，除此以外还包括风湿性心瓣膜病，突发的高血压危象，搬重物，胸背部的撞击或心脏穿透伤等（表2-2-1）。

表2-2-1　急性二尖瓣腱索/乳头肌断裂的病因

常见原因	其他原因
急性心肌梗死	风湿性心瓣膜病
感染性心内膜炎	突发的高血压危象
	搬重物
	胸背部的撞击
	心脏穿透伤

如果仅为单纯的腱索断裂或乳头肌断裂，如外伤（撞击伤）、抬重物所致，通常心脏的其他结构正常，仅可见断裂的腱索或乳头肌。此时心腔大小多正常，可以有不等量的心包积液。如果合并有其他的心脏病，如风湿性心瓣膜病、感染性心内膜炎，则二尖瓣可有不同程

度的增厚，瓣叶卷曲，或者有赘生物形成及瓣叶的穿孔。如果是由于急性心肌梗死累及二尖瓣乳头肌或腱索所致者还可见乳头肌及其附着处心肌的坏死，心肌变薄，纤维化，向外膨胀，运动功能减退。此时受累的乳头肌多为后内侧乳头肌，因为它是由单一的右冠状动脉或左回旋支的小分支供血，而前外侧乳头肌有来自左前降支、对角支和左回旋支的多重供血，因此前外侧乳头肌的断裂不常见。乳头肌坏死后可变细，纤维化，收缩能力受损，严重者可断裂。

急性二尖瓣乳头肌断裂，尤其是整组乳头肌的断裂，常导致非常严重的二尖瓣关闭不全，会引起左心房内压力迅速升高，从而导致肺静脉回流受阻，引起急性肺水肿和心力衰竭，甚至出现心源性休克，这类患者如果不做急诊手术预后极差。

【**症状体征**】 患者通常会突然出现不明原因的呼吸困难，严重者可出现端坐呼吸，咳粉红色泡沫样痰，心率增快，血氧饱和度及血压降低。

二尖瓣听诊区可出现不同程度的收缩期杂音，反流量过大时杂音有时反而不明显，因此不可因心尖部的收缩期杂音不明显而排除此病，双侧肺底可闻及湿啰音。

除了急性二尖瓣关闭不全本身引起的临床表现外，还可同时伴有原发病的临床表现，如急性心肌梗死患者会出现突发的压榨性胸痛，感染性心内膜炎会出现反复发热，肝脾大，贫血等。

【**超声检查**】

1.二维超声 二尖瓣腱索断裂合并二尖瓣关闭不全时可见收缩期二尖瓣的瓣叶对合不良，腱索断裂处的瓣叶脱入左心房侧出现脱垂，存在关闭的裂隙。瓣缘可见纤细线样的腱索断端随瓣叶启闭而甩动，合并乳头肌断裂时甩动的腱索远端有低回声团附着并摆动，二尖瓣乳头肌可部分撕裂、单头断裂或全部断裂，急性心肌梗死中后内侧乳头肌更易发生断裂，多伴发下壁心肌梗死；脱垂的瓣叶活动度明显增大，呈"挥鞭样"运动，收缩期脱入左心房，舒张期返回左心室。合并感染性心内膜炎时可见赘生物形成和瓣叶的穿孔。

2.彩色及频谱多普勒 彩色多普勒超声在收缩期可见在二尖瓣口左心房侧出现异常的偏心性反流信号。根据受累瓣叶分区的不同，反流束走行的方向也不同，通常情况下反流束起自脱垂部位，向与脱垂瓣叶相反的方向冲击，如二尖瓣后叶的脱垂则血流会向前叶方向冲击，需要注意的是位于二尖瓣前后叶交界区附近的腱索断裂所致的瓣叶脱垂反流方向较为复杂，需结合多个切面进行观察从而准确定位瓣叶受累的位置。由于二尖瓣反流量较多会导致二尖瓣口前向血流增加，速度增快（图2-2-1）。

【**其他检查方法**】 对于急性二尖瓣腱索/乳头肌断裂的诊断超声包括经胸和经食管超声，是目前最理想的检查方法，尤其是经食管超声，在临床怀疑而经胸超声不能明确者应做经食管超声来确诊或排除诊断。

除此以外，心脏磁共振（CMR）组织分辨率高，可以显示乳头肌的结构和功能异常，如乳头肌梗死，可在一组或两组乳头肌内看见延迟增强，同时可有相关节段的心肌梗死。二尖瓣的活动度增大可提示乳头肌断裂。由于乳头肌断裂发病急，典型的患者超声心动图即可诊断，且CMR检查时间较长，患者由于严重的心力衰竭，很难长时间平卧，因此临床应用较少。

【**诊断及鉴别诊断**】

1.诊断 当二维及彩色多普勒超声提示存在收缩期二尖瓣的反流，尤其当出现中重度偏心性反流时，超声心动图通过观察二尖瓣的瓣叶、瓣环、腱索、乳头肌的结构及活动情况来明确是否存在腱索/乳头肌的断裂，尤其是当发现脱垂的瓣叶连接了较长的腱索断端时，一定

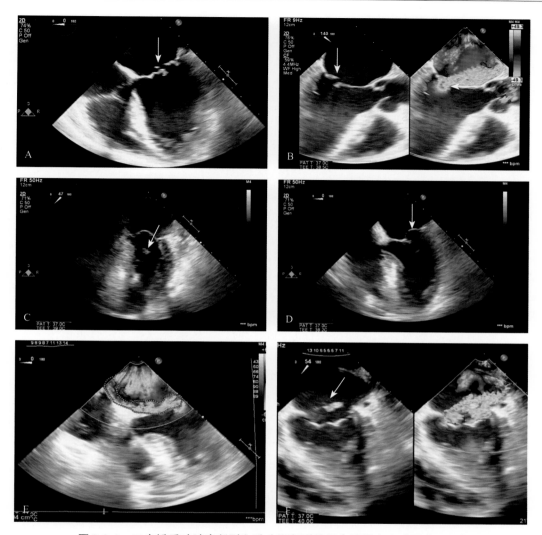

图 2-2-1　二尖瓣后叶腱索断裂和乳头肌断裂的经食管超声心动图（TEE）

A.二尖瓣后叶腱索断裂的经食管超声心动图（TEE），箭头所指为断裂的腱索断端；B.彩色多普勒超声显示的腱索断裂引起的二尖瓣脱垂并偏心性反流。C.二尖瓣后内侧乳头肌断裂，箭头所指为断裂的乳头肌断端，在左心室收缩期脱离原附着点游离于左心室内。D.二尖瓣明显脱入左心房侧（箭头所指）。E.乳头肌断裂导致二尖瓣脱垂和偏心性反流。F.二尖瓣后内侧乳头肌断裂并二尖瓣脱垂，TEE左图显示收缩期可见乳头肌断端脱入左心房内，右图可见二尖瓣大量偏心性反流信号

要注意是否有乳头肌的断端连在腱索的末梢。

　　在明确诊断后还要进行定位诊断，即明确断裂的腱索累及二尖瓣的哪个区，以及其他合并的心脏病变，如赘生物、瓣叶穿孔、节段性室壁运动异常等。彩色多普勒超声能显示血液的反流方向，从而辅助判断腱索断裂累及的瓣叶区域，并能进行定量分析，确定反流量的大小。

　　2.鉴别诊断

　　（1）巴洛（Barlow）综合征：二尖瓣脱垂综合征或瓣膜松弛综合征，多见于青年男性，瓣叶增厚，皱褶增多，呈黏液样改变，瓣下腱索有时也可呈黏液样改变，松弛并延长，导致二尖瓣脱垂，有时松弛的腱索易与腱索的断端相混淆导致误判（图2-2-2）。

　　（2）左室流出道动力性梗阻（LVOTO）：虽然我们最早是在肥厚型梗阻性心肌病中认识

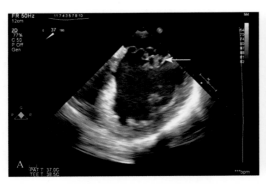
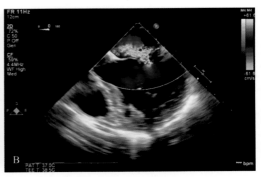

图 2-2-2 Barlow 综合征超声图像

A.二尖瓣皱褶较多（箭头所指），瓣叶呈黏液性改变，可见瓣叶脱垂。B.彩色多普勒显示二尖瓣偏心性反流信号

LVOTO，但它可以存在于很多情况下，如伴有室间隔基底段增厚的高血压患者，应激性心肌病患者，急性心肌梗死患者等，这些患者中常伴有二尖瓣偏心性反流，彩色多普勒超声通常表现为源自二尖瓣前叶，向后叶冲击的偏心性彩色血流信号。这种偏心性反流是由于 LVOTO 导致二尖瓣腱索及前叶被牵拉向左心室流出道而引起的二尖瓣对合不良（图 2-2-3）。

（3）感染性心内膜炎：二尖瓣感染性心内膜炎时，二尖瓣体或瓣缘会有条索样赘生物形成，有时易与断裂的二尖瓣腱索断端相混淆。这类患者通常有慢性发热病史，贫血、脾大等临床表现，且二尖瓣赘生物较腱索粗糙，形状不规则，有时可以合并瓣膜穿孔（图 2-2-4）。

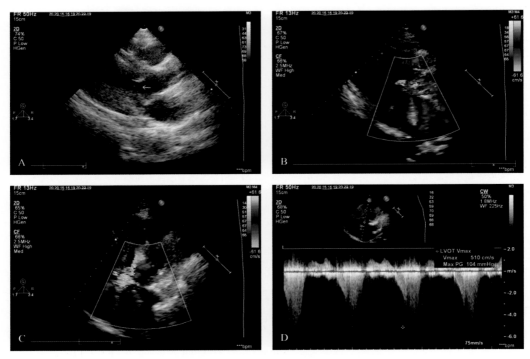

图 2-2-3 肥厚型梗阻性心肌病声像图

A.收缩期二尖瓣前叶前移即 SAM 征（SAM，收缩期前向移动）（箭头所示）。B.左心室流出道血流呈花彩，二尖瓣反流朝向左心房后壁。C.收缩期左心室流出道可见花彩血流信号，左心房侧可见二尖瓣偏心性反流信号。此种反流是由于 SAM 征导致的二尖瓣关闭不全。D.左心室流出道流速明显增快

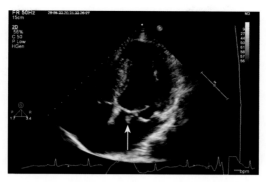

图2-2-4 感染性心内膜炎瓣膜损害声像图。脱垂瓣叶的边缘可见条索样赘生物形成（箭头所示），通常比断裂的腱索更粗大，形状不规则

第三部分：病例展示

患者为老年女性，6个月前曾诊断为急性后侧壁心肌梗死。此后逐渐出现劳累性呼吸困难，因近日突发夜间端坐呼吸困难而就诊，急诊以"陈旧性心肌梗死，心力衰竭"收入院。听诊发现心前区粗糙的收缩期杂音，故临床医生申请急诊心脏超声检查（图2-2-5）。

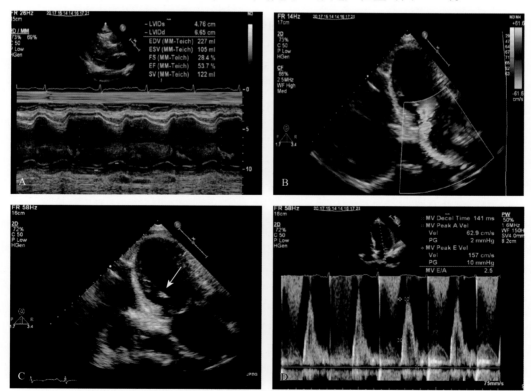

图2-2-5 病例展示超声图像

A.胸骨旁长轴左心室的M型超声图，从该图中可得知左心室增大，左心室后壁运动幅度减低，左心室射血分数略减低（53.7%）。B.心尖长轴二尖瓣彩色多普勒超声，显示二尖瓣口存在大量偏心性反流。C.心尖长轴二维成像显示二尖瓣前叶A2区收缩期脱入左心房侧，二尖瓣前外侧乳头肌部分断裂，仅与乳头肌附着点保留了较细的连接（箭头所示）。D.二尖瓣口血流频谱，提示舒张早期血流速度增快，左心房压力升高

思路分析1—检查前的知识和思维准备：收到这种急诊心脏超声申请的时候，首先要思考心肌梗死后可导致心前区收缩期杂音的常见并发症，如二尖瓣腱索、乳头肌断裂，室间隔穿孔，心脏游离壁破裂，LVOTO等。

其次，急性后侧壁心肌梗死更容易出现哪些并发症，如更容易发生心脏游离壁破裂、前外侧乳头肌或腱索断裂等。对需要重点排查的内容心中有数后，在进行经胸超声检查时除了常规的扫查和测量外，需要格外注意以上结构和血流的异常，这样可以很快找到问题的所在，在危急情况下迅速明确诊断，为临床治疗和挽救生命争取时间。

思路分析2—发现问题、深究机制：当我们发现存在某一个并发症时，需进行有针对性的全面深入检查以明确真正的原因。例如，在本病例中，常规经胸超声发现左心室后壁运动幅度减低，左心室增大，二尖瓣存在大量偏心性反流。那么进一步需要明确具体的发病机制，即是什么原因导致二尖瓣重度关闭不全呢？前面我们讲过二尖瓣的正常功能依赖于瓣环、瓣叶、腱索、乳头肌及乳头肌附着点附近的心肌的协调运动，上述任何结构的异常均可导致关闭不全。

针对此例患者，第一，左心室增大，二尖瓣环增大，是导致关闭不全的可能原因，但瓣环的增大引起的关闭不全多为中心性反流而不是如此明显的偏心性反流，因此瓣环增大不是主要机制。第二，二尖瓣本身没有明显的增厚、钙化，也没有赘生物或者穿孔，不存在二尖瓣叶本身的结构性病变。第三，脱垂的A2区瓣缘未探及条索样的断端附着并摆动，基本上排除了腱索的断裂，下一个便是要观察乳头肌的位置和功能。该患者前外侧乳头肌本应该位于左心室的中段，但在图2-2-6的C图中收缩期却有部分乳头肌脱离原位进入左心室基底段，与该乳头肌附着点存在纤细的连接，说明该乳头肌发生了部分断裂，已经无法牵拉住A2区致其脱入左心房。第四，该乳头肌附着点为心肌梗死的区域，存在明确的节段性室壁运动异常，可见该区域的缺血是导致局部心肌和附着于此的乳头肌坏死并断裂的主要机制。

在明确了二尖瓣反流机制后可以解释患者发病时听诊发现的收缩期杂音，那么是否足够解释呼吸困难？

思路3—哪种异常是罪魁祸首：该患者的超声发现了节段性室壁运动异常、左心扩大，收缩功能受损，二尖瓣脱垂并重度关闭不全，那么这些异常发现在临床过程中哪些是临床发病的主要原因，哪些是需要急诊处理的呢？

该病例由于有陈旧性心肌梗死，可以导致左心扩大和收缩功能受损，是诱发呼吸困难的可能原因，但从测量的数据看，左心室仅是轻度增大，左心室射血分数略减低，很难解释严重的呼吸困难。

二尖瓣的大量反流导致舒张早期二尖瓣口血流明显加速，峰值流速为1.57m/s，提示左心房压力明显升高，而左心房压力的升高意味着肺静脉的回流受阻，肺静脉压力升高，必然会导致肺水肿和呼吸困难。因此，二尖瓣乳头肌缺血性坏死并断裂所引起的二尖瓣重度关闭不全是导致该患者发生严重呼吸困难的首要原因，而这种情况急需心外科手术治疗。在经过一系列的分析后明确诊断及发病机制，才可能及时进行有效的干预。

需要注意的是，这一类患者的诊断即使你已经驾轻就熟，也应该逐一排查。不可因为发现一个并发症而忽略其他，导致漏诊而延误治疗的最佳时机。

超声报告的描述：左心房、室内径增大。左室壁厚度在正常范围，左心室后侧壁运动幅度减低，余室壁运动代偿尚可。二尖瓣前外侧乳头肌收缩期部分脱离附着点进入左心室基底段，仅通过纤细连接与附着点乳头肌残端相连，二尖瓣开放尚可，闭合时A2区脱入左心房侧致二尖瓣对合不拢，CDFI：收缩期二尖瓣口可探及大量偏心性反流信号，缩流颈宽度为8mm，反流面积约11cm²。

诊断提示：节段性室壁运动异常；二尖瓣乳头肌部分断裂；二尖瓣重度关闭不全；左心扩大；左心室收缩功能略减低。

第四部分：测试

中年男性患者，因呼吸困难就诊，否认既往心肺疾病史、高血压及糖尿病史。心电图未发现明显异常。常规经胸心脏超声发现二尖瓣脱垂并重度关闭不全，左心增大。故以"瓣膜病，二尖瓣脱垂"收入院。术前冠脉造影结果显示对角支和回旋支中段50%狭窄（图2-2-6）。

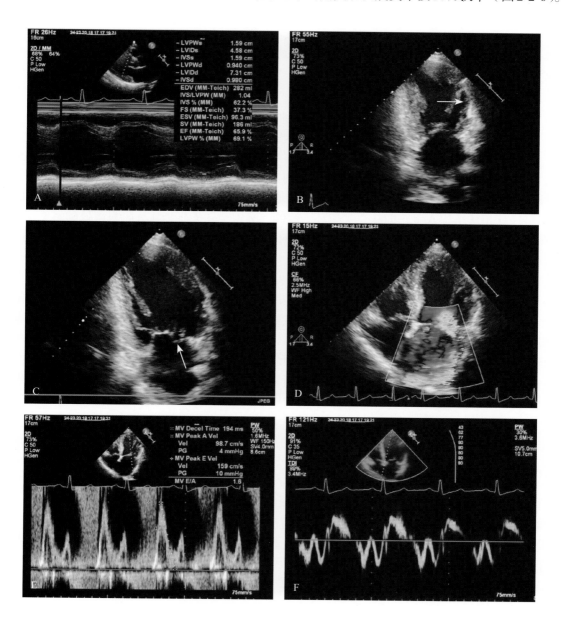

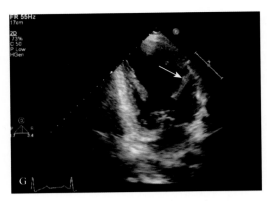

图2-2-6　测试病例超声图像

A.左心室M型超声，可见左心室增大，左心室射血分数正常；B.收缩期左心室前壁中段呈矛盾运动（箭头所示），该处也是前外侧乳头肌附着点；C.二尖瓣A1及P1区（箭头所示）脱入左心房侧；D.二尖瓣口收缩期可探及大量偏心性反流信号；E.二尖瓣口舒张期血流速度频谱；F.二尖瓣环室间隔位点组织速度频谱；G.心尖两腔心显示的二尖瓣两组乳头肌长轴结构，前外侧乳头肌收缩期增厚减少（箭头所示）

诊断：节段性室壁运动异常；二尖瓣乳头肌功能不良；二尖瓣脱垂并重度关闭不全。

问题1：对于既往无明确心脏病史患者如何着手快速筛选二尖瓣脱垂的原因和机制？

答：对于既往没有明确心脏病史的患者，导致二尖瓣脱垂的原因范围较宽。我们前面对于二尖瓣腱索或乳头肌断裂的病因及发病机制进行了较为详细的介绍，加上需要鉴别诊断的几种疾病基本上构成了二尖瓣脱垂的常见临床原因。如何从中快速筛出最可能的原因和机制，最佳路径就是从结构入手，即从二尖瓣环—瓣叶—腱索—乳头肌—乳头肌附着处的室壁这5个结构层次逐步入手筛查。当确定了结构损害的部位，在此基础上筛选病因会明显缩小范围，提高效率。

问题2：如何评估超声发现与二尖瓣脱垂的因果关系？

答：根据上述的5个结构层次逐步排查，发现该患者左心室扩大，二尖瓣环会增大，但不会是导致二尖瓣脱垂的主因，更有可能是二尖瓣脱垂并重度关闭不全的结果。二尖瓣叶本身也没有发现明显的增厚、钙化、赘生物等异常改变，提示二尖瓣叶本身没有明显病变。二尖瓣缘也没有发现腱索的断端，说明不存在腱索的断裂。

在排除了前三层较常见的损害部位后，就剩下乳头肌和乳头肌附着处的室壁了。该患者的乳头肌长轴观发现前外侧乳头肌在收缩期增厚减少，而且该乳头肌牵拉的腱索正好支配A1和P1区，与脱垂的部位相符。同时发现该乳头肌附着点的室壁存在矛盾运动，提示存在节段性室壁运动异常。据此基本可以明确乳头肌功能不良是导致二尖瓣脱垂的主要机制，而这很有可能与节段性室壁运动异常有关。

问题3：导致本病例二尖瓣脱垂的是心肌梗死吗？是否需要其他的影像手段来明确？

答：心肌梗死通常是导致单侧乳头肌功能不良和节段性室壁运动异常的最常见原因。但本例患者否认心肌梗死病史，心电图正常，冠脉造影对角支和回旋支中段仅有50%狭窄均不支持心肌梗死诊断。仅有超声的节段性室壁运动异常不足以令临床信服，此时需要其他的诊断手段证实节段性室壁运动异常与缺血的一致性。本例患者随后进行了负荷超声心脏造影检查，证实了运动异常的室壁存在心肌灌注减低。此外，还可以进行增强心脏磁共振检查，如果局部的心内膜有延迟增强则可证实存在心肌梗死。最终这例患者在心外科进行了二尖瓣成形修复手术，术中打开心脏可见前外侧乳头肌和附着部位室壁有陈旧心肌梗死的改变，证实了我们术前的判断。

　　既往我们熟悉的心肌梗死多是冠状动脉存在中重度狭窄并血栓形成所致。但近年随着对心肌梗死认识的加深，我们发现有很多心肌梗死患者的冠脉不一定存在严重的病变，其中涉及的机制较多。至少有一点可以明确的是冠脉造影的结果不再是诊断心肌梗死的必要参考。现在的影像诊断手段如增强磁共振、负荷超声造影更关注心肌本身，对于病史不明确的可疑心肌梗死的诊断价值更大。

（修春红　张春梅　吴长君）

主要参考文献

［1］Bhardwaj B，Sidhu G，Balla S，et al. Outcomes and hospital utilization in patients with papillary muscle rupture associated with acute myocardial infarction. Am J Cardiol，2020，125（7）：1020-1025.

［2］Sawhney V，Murugan S，Iqbal F，et al. Rupture of mitral valve papillary muscle：a rare complication following myocardial infarction. BMJ Case Rep，2020，13（1）：e232626.

［3］Leroux É，Chauvette V，Voisine P，et al. Clinical and echocardiographic presentation of postmyocardial infarction papillary muscle rupture. Echocardiography，2019，36（7）：1322-1329.

［4］Nishimura R A，Schaff H V，Shub C，et al. Papillary muscle rupture complicating acute myocardial infarction：analysis of 17 patients. Am J Cardiol，1983，51（3）：373-377.

［5］Savic V，Pozzoli A，Gülmez G，et al. Transcatheter mitral valve chord repair. Ann Cardiothorac Surg，2018，7（6）：731-740.

第三节　室间隔穿孔

第一部分：提示和强调

　　室间隔穿孔的危急值分类为"橙色"，需出具报告后尽快通报临床医生。

　　通常临床医生在急性心肌梗死患者中突然发现心前区收缩期杂音时会申请床旁心脏超声以明确原因。作为超声医生应当熟知常见的原因并逐一排查，不可因找到其一而忽略其他。对于可疑室间隔穿孔者应结合左心室长轴及短轴切面，同时结合彩色多普勒超声，从室间隔肌部基底段至心尖段仔细扫查，一旦发现室水平存在异常分流，分流口位于坏死区边缘即应考虑穿孔。

　　明确诊断后需评估穿孔的大小、数目、分流情况及左右心室功能和肺动脉压力。如果室间隔缺损较小（直径<10mm），左向右分流较少且右心室功能正常时可以非手术治疗，但是如果缺损较大，左向右有大量分流同时伴有右心功能减低、肺动脉高压、甚至休克则预后较差，常需急诊手术修补。随着现代心脏介入技术的发展，室间隔穿孔可以通过介入封堵而得到治愈，时机通常是在急性心肌梗死后1个月左右。心脏超声不仅对室间隔穿孔具有明确的诊断价值，在室间隔穿孔的介入封堵术中可引导监测，术后可评估治疗效果。

第二部分：分析与说明

【概述】 室间隔穿孔是急性心肌梗死较为常见的严重并发症，通常在心肌梗死发病后的3～6天发生。室间隔穿孔的部位与心肌梗死的位置有关，通常前壁心肌梗死多引起心尖段室间隔穿孔，下壁心肌梗死多引起基底段下间隔的穿孔，且穿孔的大小决定了室水平分流量的大小，最终影响了心力衰竭的进展速度。由于室间隔穿孔是急性心肌梗死突发心前区收缩期杂音的主要原因之一，故当临床医生查体发现心前区杂音时，需首先明确或排除室间隔穿孔的存在，为以后选择外科修补手术还是介入治疗提供重要依据。

【病因病理】 急性心肌梗死室间隔穿孔多与高龄（年龄＞65岁）、女性、高血压、初次心肌梗死有关。此外，既往无心绞痛病史且为单支病变者，由于没有足够的侧支循环，单支冠脉的突然阻塞极易造成室间隔穿孔。室间隔穿孔只发生于透壁性心肌梗死，通常是由于坏死区的出血导致的。及时的溶栓或介入治疗能明显减少室间隔穿孔的发病率，但溶栓能使室间隔穿孔的发生时间提前，通常多发生在溶栓后的24小时内。且在胸痛发生12小时后的溶栓治疗更易诱发室间隔穿孔。由于梗死灶失去弹性，坏死的心肌细胞尤其是坏死的中性粒细胞和单核细胞会释放大量蛋白水解酶，导致心肌溶解。

室间隔穿孔主要发生于两个部位：下间隔基底段和室间隔心尖段。下间隔基底段的穿孔常发生于大面积的下壁心肌梗死，室间隔缺损通常较大，可导致右心室功能不全。由于该缺损的位置和大小，通常很难通过外科手术来修补，这类患者的预后较差。室间隔心尖段的破裂发生于前壁心肌梗死，这种室间隔缺损通常有一个蜿性通道，左向右分流的程度多不严重，较适合手术修补，多在急性心肌梗死3～4周后进行，因为此时炎症已吸收并出现一定程度的纤维化。

【症状体征】 室间隔穿孔的患者通常会再次发生胸痛，呼吸困难。出现突发低血压或休克。几乎50%的患者可出现心前区响亮的全收缩期杂音，有时与急性的二尖瓣关闭不全很难鉴别。此外，当发生心力衰竭或肺动脉高压时杂音会相对柔和。

【超声检查】

1.二维超声　床旁的经胸超声心动图对于室间隔穿孔的诊断即具有很高的敏感度和特异度。右冠状动脉阻塞引起的室间隔穿孔多位于下间隔的基底段，而急性前壁心肌梗死多引起室间隔下1/3处的穿孔。二维超声可见室间隔连续性中断，穿孔可为单孔，也可以为多孔或筛孔样。有时左心室入口和右心室出口不在同一水平，在室间隔内形成夹层或隧道样结构。

如果有经胸三维超声探头，则可以直接将穿孔处的形态结构显示出来，并可准确测量缺损的大小，观察与邻近结构的关系。

除了室间隔的结构改变，由于室水平分流导致的右心室容量负荷增加会使右心室增大，右心室收缩功能减弱，室间隔出现矛盾运动。随着病情进展，右心房压力升高，右心房也会扩大，房间隔向左侧膨出，下腔静脉增宽。

2.彩色及频谱多普勒　当临床怀疑室间隔穿孔时通常我们会先用彩色多普勒超声来寻找是否存在室水平分流来定位穿孔的位置，然后再用二维超声来观察室间隔局部的结构变化。室水平的分流可以仅是收缩期左向右分流，也可以是双期双向分流，取决于不同时期左右心室之间的压力差。我们通常用连续多普勒测量穿孔处的峰值压差来估测右心室收缩压（图2-3-1）。

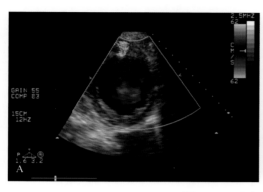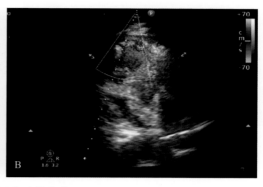

图2-3-1　室间隔穿孔的声像图

A.一例急性前壁心肌梗死的患者，突然出现心前区收缩期杂音并呼吸困难，经胸心脏超声在左心室心尖部短轴切面显示跨室间隔心尖段的收缩期左向右分流信号，提示室间隔穿孔。B.前壁急性心肌梗死患者，心尖长轴非标准切面显示室间隔心尖段穿孔，CDFI显示室水平左向右分流

【其他检查方法】

1.心室造影　有创检查，可发现室水平的左向右分流，有助于了解室间隔穿孔的部位和数目，不能精确测量穿孔的大小。

2.右心导管检查　可在右心室水平发现血氧水平增高，肺循环血流量超过体循环血流量1倍以上，肺动脉高压，提示心室水平存在分流。

3.心脏磁共振　能提供有关室间隔穿孔的部位和大小的详细信息，同时还能提示发生心肌梗死的部位。心肌梗死后的室间隔穿孔是严重的致命性并发症，由于心率较快和血流动力学的不稳定性限制了心脏磁共振在重症患者中的应用。

【诊断及鉴别诊断】

1.诊断　急性心肌梗死患者当出现室间隔的连续性中断并室水平的异常分流信号时即应高度怀疑室间隔穿孔的可能，再结合穿孔的常见部位，如果相符合，基本即可明确诊断。

在明确室间隔穿孔的同时还需要多切面扫查，以明确穿孔的数量，单孔还是多孔，是否存在室间隔夹层或隧道，附近的结构如乳头肌结构及功能是否受影响，心尖部是否有室壁瘤形成等其他机械性并发症。同时要注意右心大小及右心室压力，评估其对血流动力学影响的程度。

2.鉴别诊断

（1）先天性室间隔缺损：室间隔缺损多位于膜周部和漏斗部，缺损的边缘回声增强，有时会形成膜部瘤。成人室间隔缺损罕见肌部缺损，室间隔肌部缺损多见于新生儿或婴幼儿。而且缺损处附近的心肌运动正常，没有节段性室壁运动异常（图2-3-2，图2-3-3）。

（2）创伤性室间隔缺损：多由于心脏的穿透伤导致，如利器刺入心脏，常伴有心室游离壁的破裂和心包积液，患者的临床表现和血流动力学状态取决于破口的大小和心包积液的程度。

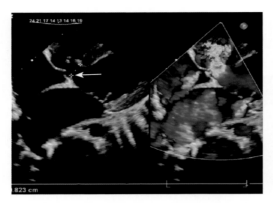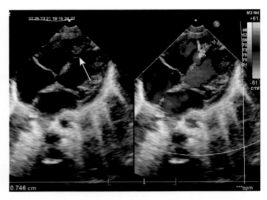

图2-3-2 室间隔膜周部缺损，可见室间隔膜周部连续性中断（箭头所示），断端回声稍强，彩色多普勒显示存在室水平左向右分流

图2-3-3 室间隔肌部缺损，可见室间隔肌部连续性中断（箭头所示），断端回声稍强，彩色多普勒显示存在室水平左向右分流

第三部分：病例展示

　　该患者为老年女性患者，因突发胸痛来急诊就诊，以"急性前壁心肌梗死"收入院。患者拒绝再灌注治疗，入院后第3天医生听诊发现新出现的心前区收缩期杂音，申请床旁心脏超声检查，具体见图2-3-4。

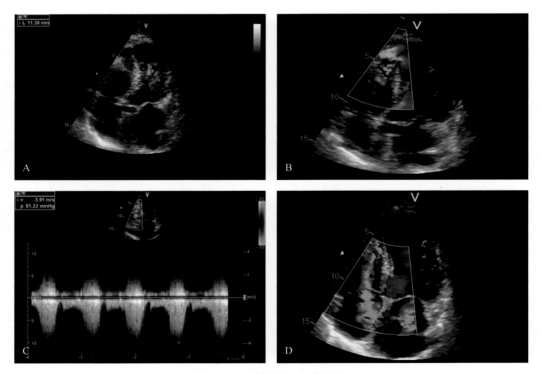

图2-3-4 病例展示超声图像

A.心尖五腔心发现室间隔心尖段连续中断；B.彩色多普勒显示室水平左向右分流；C.CW显示左向右高速分流信号；D.室水平左向右分流可经三尖瓣反流入右心房

　　思路分析1—检查前的知识和思维准备：首先要思考心肌梗死后可导致心前区收缩期杂音的常见的并发症，如二尖瓣腱索、乳头肌断裂、室间隔穿孔，心脏游离壁破裂，LVOTO等。其次，急性前壁心肌梗死更容易出现并发症，如更容易发生心尖段室间隔穿孔，LVOTO，左心室心尖部室壁瘤破裂或血栓形成等。对需要重点排查的内容心中有数后，在进行经胸超声检查时除了常规的扫查和测量外，需要格外注意以上结构和血流的异常，这样可以帮助你很快找到问题的所在。

　　思路分析2—发现问题，深究机制：从上述A图中可见左心室心尖部圆隆，向外膨出，形成了心尖部室壁瘤，与前壁心肌梗死相符。在室间隔心尖段可见连续性中断约11.4mm，提示存在室间隔穿孔，穿孔的位置位于梗死区域边缘。彩色多普勒及频谱多普勒超声显示室水平存在左向右的高速分流。而且室水平的高速分流经三尖瓣口进入右心房。由此需注意如果采用三尖瓣反流压差来估测肺动脉压力，很容易将室水平的分流压差混淆为三尖瓣反流压差而造成误判，此时推荐采用室水平分流压差法来进行评估。

　　通过常规检查明确了前壁心肌梗死，左心室心尖部室壁瘤及室间隔穿孔，依据室水平的分流压差估测肺动脉收缩压应该是轻至中度升高。

　　室间隔穿孔多见于老年女性，单支病变。由罪犯血管供血的坏死心肌的最远端与运动呈代偿性增强的正常心肌交界处的心肌最容易发生穿孔。当超声检查发现类似情况时，尤其是老年女性，无既往病史的患者多推荐进行介入治疗，因为出血会增加坏死心肌内出血而增加室间隔穿孔或心脏破裂的风险。

　　思路分析3—对预后影响的判定：急性心肌梗死室间隔穿孔对预后的影响虽不如心脏破裂来得危急，但若处理不当同样危及生命。通常穿孔的范围越大，肺动脉压力越高则预后越差。且室间隔穿孔的手术治疗需等到心肌梗死3～4周以后，早期手术者（包括介入治疗）死亡率高，并不能改善预后。因此，有些穿孔范围较大且肺动脉压力升高较快者有时不能生存至合适的手术时机。本例患者心肌梗死后早期出现室间隔穿孔，内径较大约11mm，彩色多普勒显示左向右分流量较大，且已经出现了肺动脉高压，综合这些不利因素可判断其预后不良。

　　超声报告

　　病变描述：室间隔心尖段连续性中断约11.4mm，CDFI：室水平探及左向右分流，峰值分流速度：3.91m/s，分流压差：61mmHg，据室水平分流压差估测肺动脉收缩压约为50mmHg（收缩压111mmHg）。部分分流经三尖瓣入右心房。

　　超声诊断：室间隔穿孔；室水平左向右分流；肺动脉高压。

第四部分：测试

　　中年女性患者，因劳累后心悸气短就诊，否认既往心血管疾病史，听诊发现胸前区粗糙的收缩期杂音。常规经胸心脏超声检查见图2-3-5。

　　超声诊断：先天性心脏病；室间隔膜部瘤形成；室间隔缺损（膜周部）；室水平左向右分流。

　　问题1：成年人心前区听见收缩期杂音多见于哪些疾病？

　　答：瓣膜性心脏病、肥厚型心肌病、心肌梗死的机械并发症、心包病、先天性心脏病、功能性杂音等。

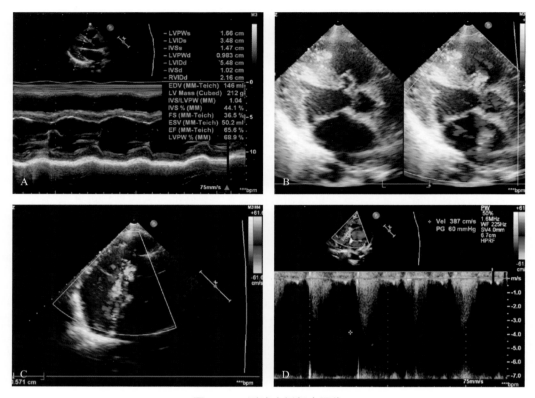

图2-3-5　测试病例超声图像

A.左心室M型超声,可见左心室舒张末期内径增大,但射血分数仍正常;B.可见室间隔膜部发育薄弱,向右心室侧膨出,CDFI:心室水平左向右分流;C.室间隔膜部瘤顶部探及破口,CDFI:心室水平左向右分流;D.心室水平高速左向右分流

问题2:成人室间隔缺损与室间隔穿孔如何鉴别?

答:此二者鉴别点如下:①室间隔穿孔患者有心肌梗死病史,而室间隔缺损则没有;②室间隔缺损位置在成人中多为膜周部,少数为干下型,几乎没有肌部,而室间隔穿孔若位于前间隔则多见于心尖段,若为下间隔则多为基底段-中段;③室间隔缺损局部心肌连续性中断,但不会变薄,不会有节段性室壁运动异常,而室间隔穿孔则通常局部心肌变薄,有节段性室壁运动异常。

(修春红　张春梅　吴长君)

主要参考文献

[1] Leavey S, Galvin J, McCann H, et al. Post-myocardial infarction ventricular septal defect: An angriographic study. Ir J Med Sci, 1994, 163 (4): 182-183.

[2] Lemery R, Smith H C, Giuliani E R, et al. Prognosis in rupture of the ventricular septum after acute myocardial infarction and role of early surgical intervention. Am J Cardiol, 1992, 70 (2): 147-151.

[3] Crenshaw B S, Granger C B, Birnbaum Y, et al. Risk factors, angiographic patterns, and outcomes in patients with ventricular septal defect complicating acute myocardial infarction. GUSTO-I Trial Investigators. Circulation, 2000, 101 (1): 27-32.

[4] Nishimura R A，Tajik A J，Shub C，et al. Role of two-dimentional echocardiography in the prediction of in-hospital complications after acute myocardial infarction. J Am Coll Cardiol，1984，4：1080-1087.

[5] Buda A J. The role of echocardiography in the evaluation of mechanical complications of acute myocardial infarction. Circulation，1991，84（suppl 3）：1109-1121.

[6] Ishiyama M，Kurita T，Ishiura J，et al. Successful percutaneous treatment of recurrent post-infarction ventricular septal rupture using an Amplatzer duct occluder. J Cardiol Cases，2019，25，21（1）：12-15.

第四节　心脏破裂及假性室壁瘤形成

第一部分：提示和强调

心脏破裂及假性室壁瘤形成的危急值分类为"红色"，需出具报告后10分钟内通报临床医生。

当急性心肌梗死突然出现难以解释的低血压、休克时，心脏破裂是首先要排查的原因。心脏超声的作用就是首先明确是否存在心包积液。根据心包积液出现的时间和量的多少，尤其是心包腔内是否出现血栓来诊断心脏破裂。这其中心包腔内的血栓特异性高，且血栓集中的区域通常是心脏破口所在处，需仔细查找，有时由于血栓阻塞破口，局部的异常血流信号常探不到。

如果能早期发现心脏破裂，一方面可对临床提前预警存在高风险，有助于医患沟通；另一方面及时调整治疗策略，如减少甚至暂停抗凝治疗，患者制动，有时部分患者经过调整药物治疗策略即可缓解病情，血压逐步回升，病情逐步稳定而无需手术治疗。少数情况下，患者在急性心肌梗死发病数小时内即发生心脏破裂，如果早期发现，临床医生可根据具体情况排除溶栓治疗，选择冠脉内支架植入或冠状动脉旁路移植术，及时的手术治疗可明显降低病死率。

有时部分急性心肌梗死患者无明显症状或者无典型胸痛，当经胸心脏超声偶然发现左室壁局部的异常膨出时除了要关注是否存在节段性室壁运动异常以明确或排除心肌梗死的存在以外，还要考虑其他一些先天性心脏游离壁的畸形，如憩室，因为这些畸形并不像急性心肌梗死的心脏破裂需要急诊手术。

第二部分：分析与说明

【概述】　左心室游离壁破裂是急性心肌梗死导致死亡最常见的机械性并发症之一，可能发生在梗死后的首个24小时内，而多数发生于心肌梗死后1周内，以4～7天最多见，发生率约为1%。急性严重的游离壁破裂是致命的，患者很难生存，可瞬间发生休克和心搏骤停。而亚急性或慢性的病例会形成假性室壁瘤，为临床诊断和治疗提供了宝贵的时间，使得部分患者能及时得到准确的诊断和恰当的治疗从而挽救生命，因此早期确诊尤为重要。

【病因病理】　心室游离壁破裂的危险因素与室间隔穿孔和乳头肌断裂相似。只是这个并发症更容易发生在由于左回旋支或后降支闭塞导致的下壁或侧壁梗死。在接受溶栓治疗的患者中，70岁以上的老年女性患者更容易发生心脏破裂，尤其是那些溶栓失败的患者中心脏破裂的发生率更高。经皮介入治疗能比溶栓治疗明显减少心脏破裂的发生。

早期破裂是所谓的"夹层血肿"将心肌层劈开所致。这种类型的游离壁破裂在溶栓治疗的患者更常见。在心肌梗死后的4～5天，受累的心肌发生了广泛的坏死，浸润的中性粒细胞脱颗粒，还没有成纤维细胞进入梗死区，此时是室壁最薄弱的时候。

心包是一种纤维性结构，无法急性扩张，因此即使很少的血液进入心包腔也会导致心包内压力急剧上升而引发心脏压塞。游离壁的破裂也可能是渐进的，可导致纤维素性心包炎。

【症状体征】 急性严重的心脏破裂通常表现为突发的低血压、休克，迅速导致死亡。但有些患者可呈现一种亚急性或慢性过程，此时患者多出现持续性或反复的胸痛而心肌标志物水平没有升高，反复的大量呕吐，难以解释的烦躁，低血压和晕厥，这些可能与心脏破裂早期游离壁小的撕裂有关。此时只有少量血液进入心包腔，如果在此阶段能及时手术，患者的生存率会显著提高。

【超声检查】

1.二维超声 通常在生存患者中很少能看见明显的左心室游离壁连续性中断和破口处的双向血流信号，较常见的二维超声表现是心包积液，即心包脏壁层回声分离，心包腔内可见无回声液性暗区。当然，急性心肌梗死出现少量心包积液是比较常见的，但通常出现在心肌梗死3天以后。如果心包积液量短期内明显增加或者在心包腔内看到血栓形成则高度提示心脏破裂（特异度＞98%）。心包腔内如果没有积液基本上可以排除心脏破裂。

心包腔内的新鲜血栓多为低回声，多聚集在破口附近，可随心脏搏动略有摆动。随着时间的推移，血栓的回声会增强，在局部固定形成假性室壁瘤。假性室壁瘤是游离壁破裂的一种限制类型。绝大多数的假性室壁瘤位于下侧壁或下后壁（对应于左回旋支或右冠的闭塞）。二维超声表现为左室壁与心包间有一无回声腔，其瘤壁为心包层与周围组织粘连而成。无回声腔与左心室间有一细长的颈连接，也有宽颈，瘤腔内可有血栓回声。

2.彩色及频谱多普勒 左心室通过游离壁破口向无回声腔射流，双期、双向，收缩期进入，舒张期流出，于穿孔处获得高速湍流频谱。瘤体内血流缓慢，紊乱。

3.超声心脏造影 当临床怀疑心脏破裂，常规经胸心脏超声检查未见到明显的游离壁连续性中断和异常血流信号时，可利用超声造影技术来辅助诊断，即如果在心包腔内发现有造影剂微泡的出现提示心脏破裂。

【其他检查方法】

1.左心室造影 是确诊左心室假性室壁瘤的主要影像学检查手段。左心室造影可显示左心室、假性室壁瘤瘤体和与之相交通的心肌破口，瘤体收缩期可向外膨胀，舒张期则内收，部分瘤体内可见血栓形成。但若瘤体巨大或左心室明显扩大，瘤体内常显示不佳，但可见造影剂排空延迟和造影剂经破口进入瘤体。左心室造影是鉴别真、假性室壁瘤的"金标准"。左心室造影的局限性是在心肌梗死急性期具有一定危险性，高压造影可增加瘤体破裂的概率而低压造影瘤体结构常难于清晰显示。

2.增强CT和磁共振成像（MRI） 具有较高的组织分辨力，可提供清晰的左心室腔、瘤体和破口，当患者有创检查风险较大时可用以作为确诊的检查手段。有报道显示，MRI和增强CT可用于左心室游离壁的破裂和假性室壁瘤的诊断，对外科手术具有指导价值。

【诊断及鉴别诊断】

1.诊断 急性心肌梗死患者在发病前2天即出现心包积液或者突然出现中-大量心包积液便应怀疑心脏破裂的可能，如果心包腔内有血栓形成，则高度提示心脏破裂可能。

虽然假性室壁瘤多是急性心肌梗死的一个并发症，但心外科术后及胸部创伤也可以导致。

根据心包腔内的积液、血栓及心脏游离壁的破口这几个因素加起来形成的局限性的包块可以明确假性室壁瘤的诊断。

2.鉴别诊断

（1）心肌梗死后的心包炎：急性心肌梗死出现心包积液是很常见的，通常出现在心肌梗死后3天。通常为少量积液，多位于左心室后壁和后房室沟，透声佳，没有纤维素渗出和血栓形成。

（2）真性室壁瘤：是由于梗死处心肌延展变薄，向外膨出而形成，故瘤壁为心肌或瘢痕，室壁的连续性完整，瘤体内可有血栓形成（表2-4-1，图2-4-1）。

表2-4-1　假性与真性室壁瘤的鉴别诊断

项目	假性室壁瘤	真性室壁瘤
室壁断裂	有	无
最外层	心包	心外膜
内膜连续性	不	连续

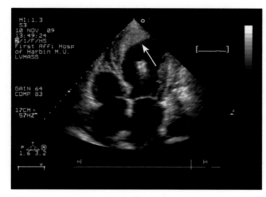

图2-4-1　急性前壁心肌梗死患者心尖部室壁瘤形成，同时室壁瘤内可见较大的等回声团块——血栓形成（箭头所示）

（3）左心室憩室：是一种少见的先天性左室壁畸形。其特征是整个室壁呈手指样向外凸出，通过一个窄颈与心腔相通。有肌性和纤维性憩室两种类型，肌性憩室保留收缩功能，纤维性憩室则没有收缩功能或呈矛盾运动。憩室可单发或多发，多发生在心尖部和瓣周区域，可单独存在或与其他胸腹部畸形并存。憩室附近的心肌功能多正常，不存在节段性室壁运动异常。

第三部分：病例展示

该患者为老年男性，主诉入院前2个月出现胃区疼痛，此后逐渐缓解未去就诊，近日逐渐出现呼吸困难，不能平卧，以"心力衰竭"收入院。常规心脏超声发现左心房室增大，左心室侧壁运动幅度减低，心尖四腔心发现左心室侧壁连续性中断，局部可探及低速双向分流信号。左心室侧壁的壁层心包成为假性室壁瘤的瘤壁。侧壁心包近心尖部可见一连续性中断，局部可探及低速双向分流信号。上述提示假性室壁瘤破裂，在左心室侧壁心尖部的前方形成血肿，局部可见血栓形成（图2-4-2）。

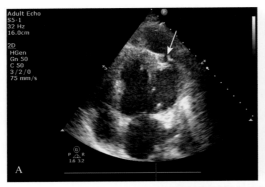
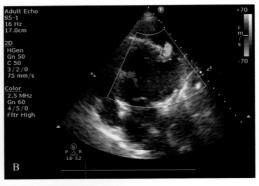
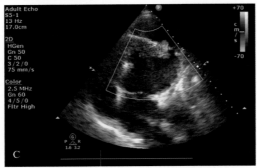

图 2-4-2　病例展示超声图像

A.左心室侧壁心尖段连续中断（箭头所示）；B.收缩期可探及血液经破口进入心包腔；C.舒张期有血液经破口进入左心室

思路分析 1—检查前的思维知识储备：针对以呼吸困难入院的心力衰竭患者，对心脏疾病的筛查应当全面，从心包—心肌—瓣膜—冠脉—大血管—异常分流均应仔细探查。针对病史提供的胃区疼痛，不能除外心肌缺血甚至心肌梗死的可能，因此，在全面筛查中节段性室壁运动异常和可能相关的机械并发症是检查的重点。

思路分析 2—发现问题，深究机制：左心房室增大，左心室侧壁运动幅度减低，高度提示心肌梗死的可能，与病史中的有关信息相符。心尖四腔心发现左心室侧壁连续性中断，局部可探及低速双向分流信号。由此提示出现了机械并发症——心脏破裂，且左心室侧壁心肌梗死更易发生心脏破裂。左心室侧壁的壁层心包成为假性室壁瘤的瘤壁。通常假性室壁瘤内常有血栓形成，而该患者的假性室壁瘤内未发现明确的血栓形成。而在侧壁心包近心尖部可见一连续性中断，局部可探及低速双向分流信号。上述提示假性室壁瘤破裂，在左心室侧壁心尖部的前方形成血肿，血肿内部可见低回声团块，即血栓形成（图 2-4-2A 箭头所示）。由此可基本确定该患者的主要病情是 2 个月前的急性心肌梗死并导致心脏破裂，形成假性室壁瘤，且假性室壁瘤壁层心包破裂在心脏外面近心尖部形成血肿。

思路分析 3—谁是影响预后的罪魁祸首：通常左心室游离壁梗死会对左心室的功能造成较大的负面影响，更容易诱发心力衰竭，因此该患者出现心力衰竭与心肌梗死有明确的关系。尽管如此，不至于影响近期生存。然而心脏破裂形成假性室壁瘤，尤其是假性室壁瘤也发生破裂，如果不尽快手术会危及生命。如果假性室壁瘤没有发生破裂且存在的时间较长，尤其是高龄体弱，很难耐受手术者，也可以不用急诊手术进一步观察，部分患者也可长期生存，但假性室壁瘤一旦发生破裂则会危及生命，需急诊手术。

超声报告

病变描述：左心房室内径增大。左心室侧壁运动幅度减低，余室壁运动代偿尚可。左心室侧壁基底段-中段连续性中断，局部可探及低速双向分流信号。左心室侧壁的壁层心包成为假性室壁瘤的瘤壁。侧壁心包近心尖部可见一连续性中断，局部可探及低速双向分流信号，在左心室侧壁心尖部的前方形成血肿，局部可见血栓形成。

超声提示：节段性室壁运动异常；心脏破裂；假性室壁瘤形成；假性室壁瘤破裂。

第四部分：测试

老年女性患者，1个月前患急性下壁心肌梗死于当地医院就诊，非手术治疗，拒绝溶栓及冠脉介入治疗，症状缓解后出院。近日因再次出现胸痛并呼吸困难入院。常规经胸超声见图2-4-3。

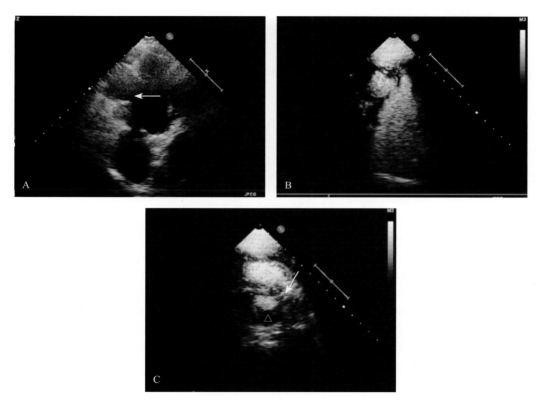

图2-4-3 测试病例超声图像

A.心尖两腔观左心室下壁中段连续中断（箭头所示），局部心包腔内可见囊袋样结构；B.超声造影剂经破口进入该结构；C.左心室短轴显示下壁心肌破口（箭头所示）室壁瘤内可探及无灌注的附壁血栓（三角形所在处）

超声诊断：节段性室壁运动异常；心脏破裂；左心室下壁假性室壁瘤形成；室壁瘤内血栓形成。

问题1：请描述超声阳性所见。

答：这是一例下壁心肌梗死并发心脏破裂、假性室壁瘤形成的患者。图2-4-3A图示下壁中段连续性中断，在左心室与心包之间形成一无回声腔，箭头指处为左室壁破口；图2-4-3B

图示超声心脏造影下能更加清晰地显示破口和假性室壁瘤的轮廓；图2-4-3C图示超声造影下显示假性室壁瘤，箭头所指为破口，三角形所指为没有造影剂灌注的血栓。

问题2：该患者根据哪些特征判定为假性室壁瘤？

答： 首先这例患者有明确的下壁心肌梗死的病史，在下壁中段出现一个向外膨出的囊袋样结构。此时通常多见的主要有3种情况，即假性室壁瘤、真性室壁瘤和憩室。真性室壁瘤是由于梗死处心肌延展变薄，向外膨出而形成，故瘤壁为心肌或瘢痕，室壁的连续性完整，瘤体内可有血栓形成。憩室的特征是整个室壁呈手指样向外凸出，通过一个窄颈与心腔相通，肌性者可保留收缩功能，纤维性者没有收缩功能或呈矛盾运动。

这其中的关键一点是下壁中段的囊袋样结构的出入口是由于室壁破裂还是室壁的向外延展所致。图2-4-3A图对入口的结构显示不清楚，图2-4-3B图在造影剂的衬托下可清楚地看见破裂的心内膜残留结构，局部形成一个比较小的破口。而假性室壁瘤的特点就是口小肚大。

因此根据该结构位于心肌梗死的部位，有心内膜的残存结构，且口小肚大的特点基本上可以确定为心脏破裂，假性室壁瘤形成。

（修春红 张春梅 吴长君）

主要参考文献

［1］Keely E C，de Lemos J A．Free wall rupture in the elderly：deleterious effect of fibrinolytic therapy on the aging heart．Eur Heart J，2005，26（17）：1693-1694．

［2］Bueno H，Martinez-Selles M，Perez-David E，et al．Effect of thrombolytic therapy on the risk of cardiac rupture and mortality in older patients with first acute myocardial infarction．Eur Heart J，2005，26（17）：1705-1711．

［3］Becker R C，Hochman J S，Cannon C P，et al．Fatal cardiac rupture among patients treated with thrombolytic agents and adjunctive thrombin antagonists：observations from the Thrombolysis and Thrombin Inhibition in Myocardial Infarction 9 study．J Am Coll Cardiol，1999，33（2）：479-487．

［4］Oliva P B，Hammill S C，Edwards W D．Cardiac rupture，a clinically predictable complication of acute myocardial infarction：report of 70 cases with clinicopathologic correlations．J Am Coll Cardiol，1993，22（3）：720-726．

［5］Lopez-Sendon J，Gonzalez A，Lopez de Sa E，et al．Diagnosis of subacute ventricular wall rupture after acute myocardial infarction：sensitivity and specificity of clinical，hemodynamic and echocardiographic criteria．J Am Coll Cardiol，1992，19（6）：1145-1153．

［6］Raitt M H，Draft C D，Gardner C J，et al．Subacute ventricular free wall rupture complicating myocardial infarction．Am Heart J，1993，126（4）：946-955．

［7］Vogel-Claussen J，Skrok J，Fishman E K，et al．Cardiac CT and MRI guide surgery in impending left ventricular rupture after acute myocardial infarction．J Cardiothorac Surg，2009，12（4）：42．

第五节 人工瓣膜卡瓣

第一部分：提示和强调

人工瓣膜卡瓣的危急值分类为"红色"，需出具报告后10分钟内通报临床医生。

当人工瓣置换术后的患者突然出现原因不明的低血压、心力衰竭，心前区听诊发现新的杂音，需要仔细检查人工瓣的结构及功能异常，尤其是较长时间没有监测凝血功能或近期有暂停抗凝药物的机械瓣置换者。对于经胸超声不能明确者，需行TEE来提高诊断的敏感度并进行鉴别诊断。

对于人工瓣膜卡瓣的诊断要关注以下几点：①人工瓣叶的活动性是首要关注的内容；②要考虑左心室收缩功能，常规计算每搏输出量和有效瓣口面积并与说明书提供的参考值对比；③优化跨瓣速度：与自体主动脉瓣狭窄相似，人工主动脉瓣的最大流速要从多个声窗去评估，以确保获得最高的速度。

目前对于血栓形成导致的卡瓣，溶栓治疗已经成为不适合手术的高危患者的更佳选择。TEE是监测溶栓疗效的理想影像手段。

随着国内TAVR手术越来越普及，术中生物瓣卡瓣的现象也逐渐增多，有时球囊扩张后主动脉瓣叶单个甚至三个瓣叶均不能关闭，持续处于开放状态，此时可采用瓣中瓣技术在原位再植入一个人工瓣即可解决问题。

第二部分：分析说明

【概述】　人工瓣膜置换是心脏外科治疗严重瓣膜性心脏病常见的手段。人工瓣膜主要分为机械瓣和生物瓣两种。机械瓣的材料是合金，耐用但易形成血栓，需终身抗凝。生物瓣的材料是人体或动物组织，其不如机械瓣耐用，更容易发生结构上的损害，但不需终身抗凝。人工瓣膜置换的患者需要定期进行临床评估和影像学检查，以便能及时发现人工瓣膜的结构异常和功能障碍。

人工瓣膜置换术后并发症并不多见，但是一旦发生，尤其是人工瓣膜卡瓣，是极严重的急性功能障碍，可能带来致命性后果，及时确诊是临床治疗的关键。X线透视、CT、MRI和经胸及经食管心脏超声是临床常用的影像检查模式，它们在不同的人工瓣膜结构和功能异常的判断中具有不同的价值。

【病因病理】　人工瓣膜卡瓣的特征是人工瓣膜的瓣叶活动受限或者不动。单瓣叶的不动可以由于人工瓣膜本身的结构或功能障碍所致，也可能是由于占位性病变导致的。

人工瓣膜急性功能障碍在机械瓣多是因为抗凝药物的疗效不佳或突然中断诱发急性血栓形成引起碟片活动受限，最终导致人工机械瓣严重狭窄和关闭不全而出现严重血流动力学紊乱。

对于生物瓣，则是由于人工瓣膜的退行性变尤其是发生钙化导致瓣叶活动受限，瓣膜狭窄或瓣叶撕裂，关闭不全。生物瓣发生卡瓣情况的较机械瓣少，但随着经皮主动脉瓣置换（TAVR）技术的不断发展，生物瓣发生卡瓣的情况在逐渐增加。生物瓣的卡压可为单叶或多叶，三个瓣膜均没有闭合者虽罕见但也偶尔发生。因此在人工瓣膜置换术后及时观察瓣叶的活动情况是人工瓣膜置换术后首要关注的问题。

【症状体征】　突发低血压，严重者可出现休克甚至死亡。部分患者可出现急性心力衰竭，依据受累人工瓣的位置不同可表现为急性左心衰竭或右心衰竭，同时可伴发心律失常。

置换机械瓣的患者瓣叶闭合时发出清脆的咔嗒声，当发生瓣膜卡压时，这种咔嗒声常减弱或消失而听不到。此外由于人工瓣的开放和闭合受限，听诊时可发现心前区出现新的杂音。

【超声检查】

1.二维超声　人工瓣叶活动度明显减弱，甚至固定不动。在机械瓣碟片的边缘或碟片与瓣架的交界处有时可探及低回声团块（血栓形成/血管翳）。三尖瓣机械瓣由于处于低压系统，血流相对缓慢，更容易形成血栓。

生物瓣可在瓣叶或瓣架上探及多发强回声钙化团，瓣叶增厚，回声增强。在经皮主动脉瓣置换术中，人工瓣释放后，在舒张期人工瓣闭合时会发现缺少1个瓣叶，最多时3个瓣叶均没有闭合而是始终处于开放状态，此时提示生物瓣出现了卡瓣现象。

2.彩色及频谱多普勒超声　人工瓣膜开放时的血流束变细，同时伴有不同程度的反流。瓣口的血流呈花彩射流，跨瓣流速明显增快，压差增大。在排除了高动力状态，人工瓣膜患者不匹配的情况下，当主动脉瓣人工瓣上流速＞3m/s，平均压差＞20mmHg，二尖瓣人工瓣上流速＞1.9m/s，平均压差＞5mmHg时提示人工瓣狭窄。此外，还可通过连续方程式法来估测人工瓣的有效瓣口面积（EOA），通过与瓣膜原本的有效瓣口面积比较判断是否存在人工瓣的开放受限。

【其他检查方法】

1.X线透视　人工机械瓣的瓣叶在X线透视下即有很好的成像效果，可清晰显示瓣叶及瓣架结构，瓣叶的活动情况也可以清楚地看到。在X线透视下，调整投照的角度，便可以清晰地显示瓣叶活动是否受限。但该检查方法无法显示血栓或血管翳，无法探究卡瓣的原因。

2.CT　可以评估人工瓣的形态、结构异常，可估测人工瓣的开口是否狭窄，开放角度是否变小。通过测量瓣叶开放的角度来判定是否存在人工瓣的卡压。

3.磁共振（MR）　也可以用来发现人工瓣的功能障碍，尤其是当经胸超声的结果不能确定，而又不能进行经食管超声和CT时。MR尤其对生物瓣和右心系统的人工瓣的结构和功能评价更有价值。此外，MR的二维和四维血流向量成像及组织定征成像还能评估人工瓣膜卡压的血流动力学变化。

4.实验室检查　提示血液呈高凝状态，凝血时间缩短，国际标准化比值（INR）明显降低。

【诊断及鉴别诊断】

1.诊断　当二维超声提示人工瓣膜的瓣叶活动受限，同时伴有瓣口的高速射流时，在排除了高动力状态和人工瓣膜-患者不匹配后，当主动脉瓣人工瓣膜上流速＞3m/s，平均压差＞20mmHg，二尖瓣人工瓣上流速＞1.9m/s，平均压差＞5mmHg时提示人工瓣开放受限，高度提示卡瓣可能。经食管超声心动图（TEE）对人工瓣叶结构和活动异常显示得更清楚，对急性功能障碍诊断的敏感度要明显优于经胸超声心动图。因此，当经胸超声心动图不能明确诊断时需行TEE检查。

在根据跨瓣流速和压差来判断是否存在人工瓣卡瓣时要注意的是每搏输出量的大小会影响跨瓣压差。如果患者存在左心室收缩功能明显受损，左心室的每搏输出量下降，就会降低跨瓣速度和压差，降低对人工瓣卡瓣诊断的敏感度。同样，如果由于高动力状态等因素导致的每搏输出量增加会明显加大人工瓣的跨瓣流速和压差，从而导致假阳性的判断结果。因此每搏输出量的评估应成为人工瓣膜患者超声检查的必要部分。

2.鉴别诊断

（1）血管翳：多见于主动脉瓣人工瓣膜，为增生的纤维组织，从瓣周向中心呈内向增长，逐渐导致人工瓣膜的开放受限。

（2）人工瓣膜感染性心内膜炎：在换瓣后6个月内出现反复高热，尤其是既往因感染性心内膜炎而换瓣的患者更多见。人工瓣膜结构内可见赘生物形成，生物瓣可引起瓣叶的损毁，容易发生瓣周脓肿和瓣周漏，严重者可致人工瓣架部分脱离瓣环而摆动，需要再次手术。

（3）人工瓣膜-患者不匹配：尽管瓣膜的设计在改进，但是大多数人工瓣膜有固定的狭窄，尤其是较小尺寸的人工瓣膜。对人工瓣膜血流动力学结果的合理解释必须要考虑到类型、型号和人工瓣的大小。当人工瓣膜的有效瓣口面积与正常的自体瓣膜相比明显减小时称为人工瓣膜-患者不匹配。此时人工瓣膜本身的结构和功能是正常的。有研究表明，当体表面积标化的人工主动脉瓣有效瓣口面积≤0.85cm²/m²和人工二尖瓣≤1.2cm²/m²时，跨瓣压差会骤然升高，提示存在人工瓣膜-患者不匹配。

第三部分：病例展示

该患者为中年男性，2年前进行二尖瓣机械瓣置换术，一直口服华法林进行抗凝治疗。近日，因要进行胃镜检查暂停华法林3日后，突然出现呼吸困难，不能平卧，急诊入院，进行了经胸和经食管超声检查（图2-5-1）。

思路分析1—检查前的准备：这次面对的患者是一例二尖瓣机械瓣置换术后2年的中年男性患者。虽然一直状态良好，但由于近日停用抗凝剂后突然出现呼吸困难，首先要排除的即为是否存在机械瓣的卡瓣或者血栓形成（包括瓣上或者左心房内），也不可忽视存在瓣环的部分撕脱或中重度的瓣周漏的可能。需要关注机械瓣的类型（目前主流的机械瓣多为双碟瓣），瓣叶启闭情况，瓣口的血流情况（是否变细、变少，还是增多），瓣口的流速是否增快，瓣叶上是否有异物，瓣周是否有异常血流，以及是否有心包积液，心腔内是否有血栓形成等。

思路分析2—发现问题，深究机制：通常我们会在系统检查前先围绕最大的可疑点进行初步的筛查。然后是有条不紊地进行系统性检查。从常规的经胸心脏超声检查发现舒张期二尖瓣口的血流明显变细（图2-5-1A），提示瓣叶活动可能受限，二尖瓣口的流速证实了跨二尖瓣的血流已经明显加速，峰值流速已经超过1.9m/s，那么此时有以下几种情况：①瓣叶开放受限，可能是血栓或者血管翳；②存在人工瓣膜本身或者瓣周的异常反流或瓣周漏使得舒张期经二尖瓣口的血流量增加所致；③人工瓣膜-患者不匹配：当估测的人工二尖瓣有效瓣口面积≤1.2cm²/m²，或小于人工瓣膜原本设定的瓣口面积，此时瓣叶的启闭功能是良好的。这三者之间的区别主要是要明确瓣叶及瓣周的情况。有时经胸超声心动图不能清晰显示人工瓣膜功能与结构的变化，而经食管超声心动图能更加清晰地显示人工瓣的结构及功能异常，因此该项检查是对不确定的患者的最好影像学手段。该患者经过食管超声检查发现，二尖瓣双碟瓣有一个瓣叶不活动，经过仔细查找发现在这个瓣叶与瓣架之间有血栓形成导致瓣叶活动受限。由此明确该患者的发病机制。

思路分析3—对预后的判定：明确了发病机制之后则需要对治疗策略和预后进行判断。这例患者停止服用抗凝药的时间不长，血栓形成的时间也不长，且经食管超声检查下血栓的回声偏低，也提示是比较新鲜的血栓。通常这种情况下溶栓治疗就能取得很好的疗效，并不需要开胸手术取栓。该患者经过了溶栓治疗后瓣叶的活动恢复正常。但是如果血栓形成的时间较长已经发生机化，或不是由于血栓而是由于血管翳增生等其他原因，则需要进行手术治疗。病情危急时需急诊手术，抢救不及时会危及生命。

超声报告：

病变描述：二尖瓣人工机械瓣瓣叶启闭活动受限，舒张期二尖瓣口血流变细，二尖瓣口

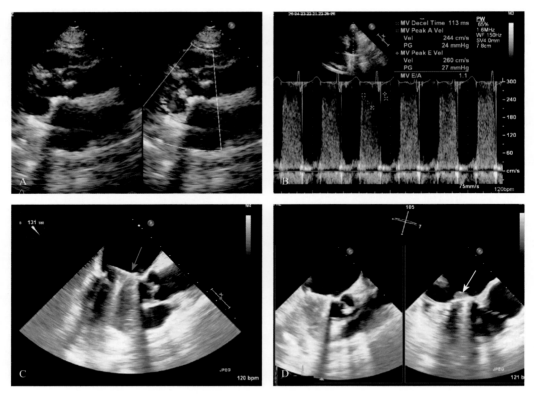

图 2-5-1　病例展示超声图像

A.胸骨旁长轴显示在舒张期，二尖瓣机械瓣口血流变细，变少；B.二尖瓣口频谱多普勒显示舒张期二尖瓣机械瓣口血流速度明显增快，＞1.9m/s；C.经食管超声心动图提示舒张期双碟瓣有一个瓣叶未打开（箭头所示）；D.机械瓣与瓣环交界处有血栓形成（箭头所示）

血流受阻，瓣上流速明显增快，连续方程式法估测二尖瓣有效瓣口面积约为 $0.8cm^2/m^2$。瓣架固定，瓣周未探及明显异常血流信号。

超声诊断：二尖瓣人工机械瓣置换术后；人工机械瓣血栓形成；人工瓣狭窄。

第四部分：测试

该患者为老年男性，于18年前进行了主动脉瓣机械瓣置换手术，一直规律口服抗凝药物，控制良好。近几年逐渐出现呼吸困难且越来越重，故来就诊。由于常规经胸超声估测的主动脉瓣有效瓣口面积缩小，故进行了经食管超声心动图检查（图2-5-2）。

超声诊断：主动脉瓣机械瓣置换术后，人工瓣血管翳形成，人工瓣卡瓣。

问题1：造成人工机械瓣瓣口流速增快的常见原因有哪些？

答：①瓣叶开放受限，可能是血栓或者血管翳；②存在人工瓣本身或瓣周的异常反流或瓣周漏使得经瓣口的正向血流量增加所致；③人工瓣-患者不匹配：当估测的人工二尖瓣有效瓣口面积≤1.2cm²/m²，或者小于人工瓣原本设定的瓣口面积，此时瓣叶的启闭功能是良好的。④高动力状态：由于高热、贫血、正性肌力药物等导致左心室运动增强，会使得人工瓣口流速增快，但瓣叶本身的功能没有异常，不加注意会导致误判。

问题2：该患者主动脉瓣机械瓣发生卡瓣时超声具有哪些特征？

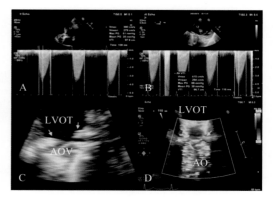

图2-5-2　超声心动图检查

A.心尖五腔心获得的主动脉瓣频谱多普勒,峰值及平均压差均显著升高,估测的有效瓣口面积约0.78cm^2。B.经食管超声获得的主动脉瓣频谱。C.主动脉瓣下左心室流出道增生的血管翳(箭头所示)。D.主动脉人工瓣活动受限,血流变细

摘自 Karaduman A,Balaban I,Keskin B,et al. Evalvation of subralvular pannus formation in mechanical aortic valve by transesophageal echocardiography. Echocardiography,2019,36(9):1783-1786

答：①人工瓣的碟片活动度减低,经瓣口的血流变少变细;②人工瓣口流速增快,利用连续方程式法估测的主动脉瓣口有效面积约0.78cm^2;③人工瓣瓣下可见增生的强回声团为血管翳,血管翳的存在阻挡了主动脉瓣人工瓣的开放,致有效瓣口面积缩小,这是一个缓慢发生的过程,与该患者的发病过程相符。

(修春红　张春梅　吴长君)

主要参考文献

[1] Grunkemeier G L,Starr A. Late ball variance with the Model 1000 Starr-Edwards aortic valve prosthesis: risk analysis and strategy of operative management. J Thorac Cardiovasc Surg,1986,91(6):918-923.

[2] Bansal R C,Morrison D L,Jacobson J G. Echocardiography of porcine aortic prosthesis with flail leaflets due to degeneration and calcification. Am Heart J,1984,107(3):591-593.

[3] Cipriano P R,Billingham M E,Oyer P E,et al. Calcification of porcine prothetic heart valves: a radiographic and light microscopic study. Circulation,1982,66(5):1100-1104.

[4] 陈坤良,约翰·P·维诺特. 超声心动图诊断的解剖学基础与临床. 天津:天津科技翻译出版有限公司,2013.

[5] Bade A S,Shaikh A S A,Khemani H,et al. Thrombolysis is an effective and safe therapy in stuck mitral valves with delayed presentation as well as hemodynamically unstable patients: A single centre study. Cardiol Res,2018,9(3):161-164.

[6] Okuyama K,Izumo M,Akashi Y J. Cardiogenic shock following balloon post-dilatation in transcatheter aortic valve implantation: first case report of all three stuck leaflets. Eur Heart J Case Rep,2018,2(3):1-5.

第六节　心腔内部血栓

第一部分：提示和强调

心腔游离血栓危急值分类为"红色",需出具报告后10分钟内通报临床医生;心脏附壁血栓危急值分类为"橙色",需出具报告后尽快通知临床医生。

心腔内血栓可引起脑卒中、肺栓塞或外周动脉栓塞等危急重症事件,心源性栓塞占缺血性脑卒中的15%～30%。由心源性栓塞引起的脑卒中通常很严重,早期和长期的复发率和病死率都很高。心源性栓塞一旦发生,具有极高的致死率和致残率,因此成为心脏疾病的危急

值。超声检查如发现心腔内有血栓存在，应立即建立危急值报告。临床医生应在30分钟内对患者采取治疗措施，紧急手术清除血栓可能是最好的方法，可使生存率达到90%以上。

心腔内血栓多数较容易检出，而一些小的血栓，特别是心尖或左心耳等部位的血栓容易漏诊。例如，心腔血栓尤其是游离血栓未能及时诊断出来，临床医生仅对局部栓塞的动脉进行治疗，而忽视了对造成栓塞的病因做进一步探究，造成栓塞的根源——心腔血栓可能会再次脱落造成二次栓塞。因此，及时发现心腔内血栓并对其危急程度分层报告，对指导临床采取正确的治疗措施以减少栓塞事件的发生具有重要意义。

第二部分：分析说明

【概述】 心腔内血栓是严重威胁患者生命安全的心脏疾病，以左心房及左心耳血栓最为常见，其次是左心室血栓，右心血栓相对较少见。心腔内血栓完全游离漂浮或大部分游离在心腔内成为游离血栓，可随血流进入体循环或肺循环，造成体、肺循环栓塞。心腔内大的血栓可在脱落后随血液循环迅即造成栓塞，导致危及生命的并发症，亦可阻塞瓣口而致突发循环功能障碍，导致患者猝死，或因脑卒中、肢体缺血坏死而致残，以及其他动脉栓塞引起供血区域梗死而致严重后果，因此早期诊断心腔内血栓，及时采取有效措施进行治疗，对防治血栓脱落，挽救患者生命极为重要。

【病因病理】 血流淤滞是心腔内血栓形成的主要原因，多与原发心脏病相关，左心房血栓好发于风湿性心脏病二尖瓣狭窄及无瓣膜病的心房颤动患者，其次二尖瓣置换术后，抗凝治疗不充分，易导致左心房血栓形成。左心室血栓一般发生于左室壁运动减弱和血流淤滞的患者，常为心肌梗死或扩张型心肌病的并发症。大多数右心血栓起源于深静脉系统，并栓塞到右心。右心房血栓多发生于右心房扩大同时伴有心房颤动患者，或右心内置管患者，右心室血栓见于右心排血量低下的患者。

心腔内血栓多不规则，少部分游离血栓呈规则球形（图2-6-1A、B），这种球形血栓较少见，多发生于有严重二尖瓣狭窄的左心房内，另有少数病例报道右心房游离血栓部分呈钙化球形。心房游离血栓部分呈规则球形的机制尚未完全阐明，有研究认为可能是血栓自房壁脱离后与房壁和二尖瓣多次多面碰撞雕琢的结果，以及由于血栓的旋转运动引起的向心力作用。球形血栓的病理学检查显示特征性的Zahn线——红细胞和血小板交替层与纤维蛋白混合的层叠（图2-6-1C）。

【症状体征】 心脏附壁血栓或血栓脱落游离于心腔内但未形成瓣口阻塞时多无特殊临床表现，或因原心脏疾病的存在而表现为相应症状，因相对隐匿而容易漏诊，通常是因为发生血栓脱落造成相应器官栓塞才诊治。当游离血栓导致瓣口阻塞时，可表现为突然晕厥、端坐呼吸、阵发性呼吸困难、心动过速、咳嗽、出汗等症状。当游离血栓或其脱落的碎片随血流冲击进入血液循环，引起体、肺循环栓塞症状，可表现为偏瘫、失语、突然严重肢体疼痛、肺水肿等。当心腔游离血栓引起冠状动脉栓塞时，可出现心肌梗死症状。

【超声检查】 心腔内血栓的超声表现与原发心脏病相关且不同，左心房血栓常发生在二尖瓣狭窄尤其伴有心房颤动的基础上，常有左心房增大；左心室血栓多发生在心肌梗死、扩张型心肌病等室壁运动减弱的基础上，常有心室增大，节段性室壁运动异常或心室运动弥漫性减弱，部分伴有室壁瘤。原发右心血栓相对较少见，多来源于下腔静脉或下肢深静脉血栓。

1. 附壁血栓 心腔内血栓以附壁血栓常见，左心房血栓多位于左心房后壁、侧壁及左心耳内，置换人工瓣膜者血栓可附着在瓣环或瓣体左心房面。左心房和左心耳血栓可单独存在或

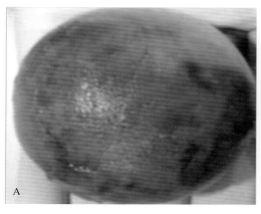
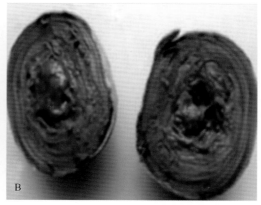
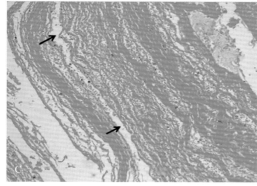

图2-6-1　左心房游离球形血栓

A.大体图像：血栓呈规则球形，表面光滑；B.剖面图像：血栓呈分层同心圆状［摘自 Kharge J，Setty N，Ravindranath N，et al. Cricket ball in the heart? Ball-like thrombus or a thrombus-like mass in the left atrium. Eur Heart J，2016，3729（29）：2384］；C. 病理图像：可见血栓特征性的"Zahn线"（箭头所示，摘自 Garg N，Sharma J. Left atrial ball thrombus. Indian J Med Res，2019，149：801）

合并存在，后者经胸超声心动图不易显示全部。左心室血栓多位于心尖、室间隔、下壁等室壁运动显著减弱的部位，常见于室壁瘤形成的部位。附壁血栓多数基底部较宽，表面平整或不规则；新鲜血栓多呈低回声，有时难显现，陈旧、机化血栓回声较强，边界清楚，附壁血栓无活动性（图2-6-2）。

2.游离血栓　心腔游离血栓多呈不规则形，少数呈规则球形，全脱离者无附着点，可在心腔内自由漂动，活动度大；部分脱离者附着部位较细，呈蛇形样；右心内外源性血栓呈条形低回声在心腔内自由漂动。血栓可呈低回声、等回声或高回声，甚至可出现钙化。较小的血栓脱落后可经房室瓣口及主、肺动脉瓣口进入体、肺循环；而较大的血栓遇有瓣膜狭窄时不能通过狭窄瓣口，游离漂浮于心腔内，往返于房室瓣口与心房之间，可进一步加重瓣口狭窄（图2-6-3）。

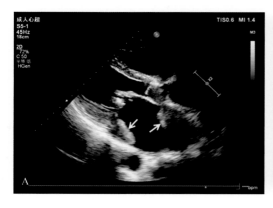
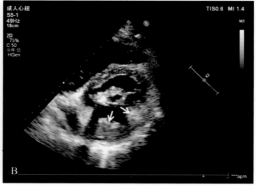

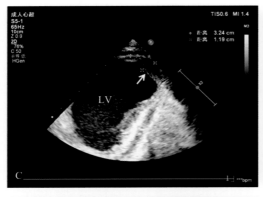

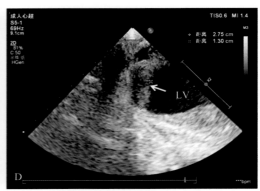

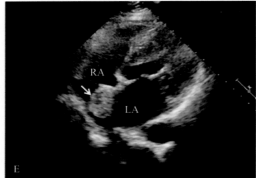

图2-6-2　心腔附壁血栓声像图

A、B.二尖瓣狭窄左心房附壁血栓；C、D.心肌梗死左心室附壁血栓；E.右心房血栓附着于房间隔（箭头所示，摘自Yamane Y，Morimoto H，Okubo S，et al. Right atrial calcified ball thrombus mimicking a myxoma. Heart，Lung and Circulation，2016，25：e21-e23）

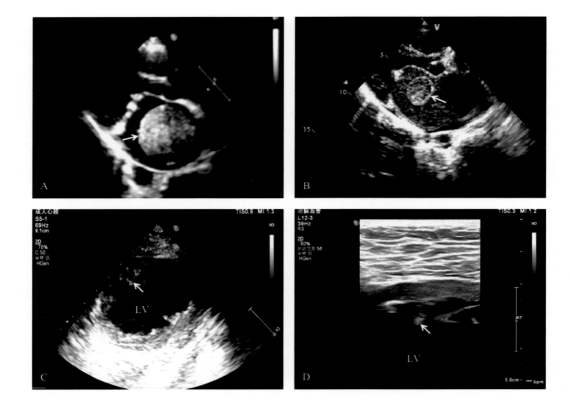

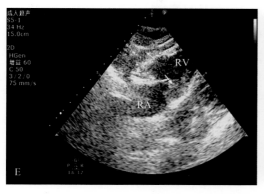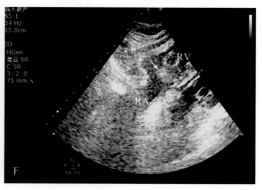

图2-6-3　心腔游离血栓声像图（箭头所示）

A.左心房较大游离球形血栓［摘自Kharge J，Setty N，Ravindranath N，et al. Cricket ball in the heart？ Ball-like thrombus or a thrombus-like mass in the left atrium. Eur Heart J，2016，3729（29）：2384］；B.左心房游离球形血栓活动度较大（摘自Garg N，Sharma J. Left atrial ball thrombus. Indian J Med Res，2019，149：801）；C.左心室心肌致密化不全合并心肌梗死，左心室心尖可见游离血栓；D.左心室心尖游离血栓仅少部分附壁，大部分呈游离状，随血流冲击有较大运动幅度；E.右心游离血栓，呈长条状，有较大幅度运动，箭头示血栓运动至三尖瓣口；F.右心游离血栓，呈长条形高回声，随血流冲击自右心房运动至右心室，患者有下肢深静脉血栓病史

【其他检查方法】

1.其他超声心动图　经胸超声心动图为心腔内血栓确诊的首选检查方法，但其检测左心房和左心耳血栓的敏感度及特异度均明显低于经食管超声心动图。而实时三维超声心动图、谐波成像和超声造影剂的使用增强了经胸超声心动图检测心脏血栓的能力。心腔内超声心动图可作为经食管超声心动图的替代成像方法，用于评估左心耳血栓，但不用于常规检查，仅作为一种补充方法。

2.心脏CT　是公认的、但不广泛使用的心脏血栓成像技术，可用于心腔内血栓的检测，具有较高的诊断准确性。CT成像中心腔内血栓表现为局部的充盈缺损，然而心房颤动时，由于心房功能严重受损，左心耳的血流淤滞可造成类似血栓形成的充盈缺损，会导致假阳性；另外CT存在着假阴性问题，这与CT成像时的图像质量及诊断医生的临床经验有关，目前CT不能完全取代经食管超声心动图作为检测左心房/左心耳血栓的手段。

3.心脏MRI　可用于评估栓子的潜在来源，如左心耳血栓或左心室血栓。其与经食管超声心动图相比具有较高的重现性和较高的检测左心耳血栓的敏感度，但因有限的空间分辨率和对缓慢流动的易感性，可能会形成伪影。

【诊断及鉴别诊断】

1.诊断　心腔内探及团块回声，附壁或呈游离状态，结合心脏原发疾病，如二尖瓣狭窄、人工瓣膜置换、心肌梗死、扩张型心肌病等，或其他原发疾病如下肢深静脉血栓等，首先要高度怀疑血栓的可能性。若心腔内团块回声随血流冲击呈无序运动，或附着点小，摆动幅度大，结构疏松，即可做出心腔游离血栓的诊断。

在明确心腔内血栓诊断后，要进一步评价该血栓的风险等级及危急值分类，如血栓是附壁血栓还是游离血栓，是新鲜血栓还是陈旧血栓，如为附壁血栓其是否有部分或全部脱落的风险，如为游离血栓要测量径线并观察其活动度大小，以评估其是否存在通过瓣口引发栓塞或堵塞瓣口的风险。

2.鉴别诊断　心脏原发肿瘤如黏液瘤、心脏赘生物及心脏转移瘤等也表现为心腔内的实性团块，存在脱落后成为游离栓子而造成栓塞的可能，与心腔内的血栓容易混淆，因而需要进行鉴别。

（1）心脏黏液瘤：多生长在心房，最常发生于左心房，偶发于左心室。多有蒂，多附着于房间隔中部，活动度较大，因有蒂牵拉可随血流在房室之间往返运动（图2-6-4），溶栓治疗无效。心腔游离血栓无蒂，或仅有部分附着于房室壁成为带蒂血栓，大部分游离。游离血栓活动度虽大，但不会在房室之间往返运动，如较大左心房球形血栓合并二尖瓣狭窄时，仅局限于左心房内在瓣膜与心房壁之间往返运动，经抗凝或溶栓治疗后可消失。

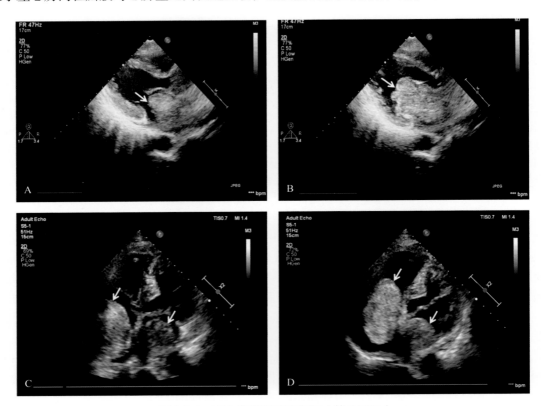

图2-6-4   双心房黏液瘤声像图（箭头所示）

A.左心房可见高回声团块，体积较大，形态规整；B.舒张期左心房内高回声团块经二尖瓣口进入左心室；C.双心房内均可见高回声团块，收缩期位于心房内；D.舒张期双心房内高回声团块部分进入心室

（2）心脏赘生物：一般有明确的发热病史，通常伴有明显的临床症状，血培养有明确的细菌感染，根据发热和化验提示有感染性心内膜炎存在。赘生物多发生于血流冲击或局部产生涡流的部位，以二尖瓣和主动脉瓣赘生物多见。超声表现为附着在瓣膜游离缘，常在低压腔一侧，有蒂或无蒂，可不依赖于瓣叶的活动而活动。

（3）心脏转移瘤：患者一般有原发恶性肿瘤病史，心腔内转移瘤表现为心腔内形态、边界不规则、内部为实性肿块，大部分肿块体积大，肿块基底宽，与心房、心室壁粘连严重，活动度差，可伴有心包积液。

第三部分：病例展示

患者男性，62岁。主诉间断性气短3年，胸痛8小时。既往心房颤动、心力衰竭病史3年，高血压病史6年。8小时前无明显诱因出现心前区闷痛，后扩散至前胸，并转为针刺样疼痛且以胸下最为剧烈，无肩部、颈部及上肢放射痛。患者于当地医院就诊并治疗后疼痛有所缓解，为求诊治来急诊就诊。查体：BP200/125mmHg，双肺呼吸音清，心律齐，未闻及病理性杂音及额外心音，肝脾未触及，无明显双下肢水肿，以"冠心病"申请急查超声心动图，平车推入。

　　思路分析1—心脏急诊超声检查前诊断思路的梳理：根据患者胸痛症状，首先要排查是否存在急性心肌梗死、主动脉夹层、肺栓塞及其他导致胸痛心脏疾病的可能性，结合既往高血压6年的病史，超声检查时要重点观察是否存在节段性室壁运动异常、主动脉夹层、肺动脉栓塞等异常迹象。此外，听诊虽未闻及病理性杂音，但不能完全排除可能由心肌梗死造成的并发症的存在，所以亦需排查。因患者为平车推入，结合既往心力衰竭病史，虽患者无明显喘憋、双下肢水肿症状，亦需注意是否存在心力衰竭及其程度，由此判断患者是否存在心脏的危急值。

　　首先排查引起胸痛且致命的危急值，如主动脉夹层及肺动脉栓塞，本例超声检查主动脉内无明显撕脱内膜回声，初步排除主动脉夹层的可能；肺动脉未见扩张，其内无明显栓子回声，右心轻度增大，三尖瓣少量反流并轻度肺动脉高压，肺动脉频谱亦无明显异常，结合患者无明显呼吸困难，初步排除急性肺栓塞的可能性。进而排查急性心肌梗死的可能性，超声可见全心增大，左心显著，室间隔及左室壁对称性增厚，运动幅度及室壁增厚率普遍减低，以左心室前壁显著，LVEF（左心室射血分数）27%，TAPSE（三尖瓣环收缩期位移）13mm；患者存在心房颤动，双心室舒张功能均减低，由此判定存在节段性室壁运动异常，结合症状考虑为前壁心肌梗死，全心增大并全心衰竭，为心脏的危急值。患者急检ECG示$V_1 \sim V_3$病理性Q波，肌酸激酶同工酶（CKMB）、超敏肌钙蛋白I、脑钠肽（BNP）明显升高，由此验证了本超声诊断的准确性。

　　思路分析2—其他心脏病变及合并症的诊断分析：初步诊断为前壁心肌梗死后，需排查是否存在心肌梗死并发症，本例仅有二尖瓣少量反流，无明显二尖瓣及其附属结构损害的表现，结合听诊无心脏病理性杂音，因此考虑无明显心肌梗死并发症的发生。因患者存在心房颤动，需排查由心房颤动引起心腔血栓的可能性，本例超声显示左心房内可见略高回声团块，大小约34mm×19mm，形态欠规整，无明显附着点，活动度大，舒张期前缘超过二尖瓣口但未脱离瓣口，收缩期返回左心房，类"乒乓球"样弹跳（图2-6-5），结合心房颤动及心力衰竭病史判定此为左心房游离血栓，因二尖瓣无明显病变，但存在相对狭窄，考虑心腔扩大导致，且存在舒张期血栓前缘已超过二尖瓣口迹象（虽相对狭窄有所限制，但不能完全限制血栓的通过），因此随时存在血栓阻塞瓣口，或部分/全部血栓自心腔进入体循环造成栓塞的风险，亦为心脏的危急值。

　　思路分析3—导致心脏病变的可能原因及机制分析：因患者存在左心房游离血栓，且血栓活动度大，因此首先考虑为血栓部分碎片脱落导致冠状动脉急性阻塞而致急性前壁心肌梗死；另因患者有8年高血压病史，存在由高血压导致的心脏改变（左室壁增厚、左心房增大），因此亦不能排除由长期高血压导致冠状动脉粥样硬化，斑块破裂继发血栓形成而致冠状动脉的阻塞；患者心腔扩大，临床考虑心肌缺血所致，多支病变可能，因此，为明确诊断，需进一步行冠状动脉的影像学检查（CTA/DSA），以利于进一步治疗。

　　超声报告描述：全心增大，左心为著。左心房内可见34mm×19mm高回声团，形态欠规整，活动度大，随血流在二尖瓣口与左心房内往返运动，前缘可超过二尖瓣瓣口。左室壁

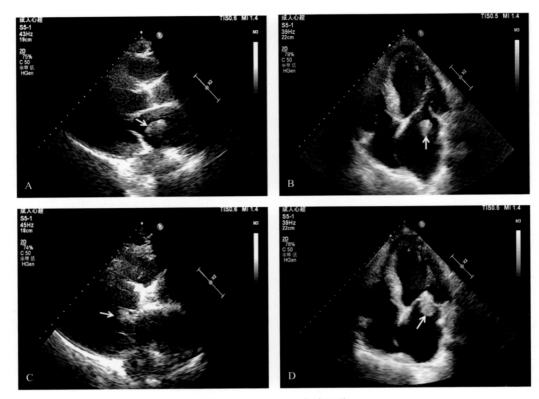

图2-6-5 病例展示超声图像

A、B.左心房内高回声团块（箭头所示）；C、D.左心房高回声团块于舒张期运动至二尖瓣口，但未脱离二尖瓣口（箭头所示）

增厚，运动幅度减低，以前壁为著，LVEF27%，TAPSE13mm。二、三尖瓣可见少量反流信号，估测PASP约44mmHg。舒张期二、三尖瓣血流频谱E-E间距不等，二尖瓣E/e′＞11，三尖瓣E/e′＞6。

超声提示：节段性室壁运动异常（考虑急性前壁心肌梗死）；左心房游离血栓（存在自心腔脱离致栓塞风险）；全心增大（左心为著）；二、三尖瓣少量反流；轻度肺动脉高压；全心功能减低（心房颤动状态下）。

第四部分：测试

患者女性，58岁。因劳累后呼吸不畅、胸闷、乏力就诊。既往高血压病史8年，否认心肺疾病史及糖尿病史。ECG：心房颤动。超声心动图：双房增大，左心房内近房间隔中部可见一54mm×47mm高回声团，有蒂与房间隔相连，活动度小（图2-6-6A～C）。二尖瓣前后叶增厚，回声增强，后叶活动度差，瓣叶开放略受限，闭合不严。Doppler：舒张期二尖瓣口血流呈花色，频谱及流速见图2-6-6D、E；收缩期二、三尖瓣可见中量反流信号，TR压差：68mmHg（图2-6-6F），IVC入右心房处内径13mm，内径随呼吸变化率＞50%。肺动脉及升主动脉轻度扩张。LVEF64%。

问题1：本例左心房内高回声团首先考虑为何种病变，诊断依据是什么？

答：本病例首先考虑为左心房黏液瘤。尽管该患者有二尖瓣的增厚，开放受限，但其仅

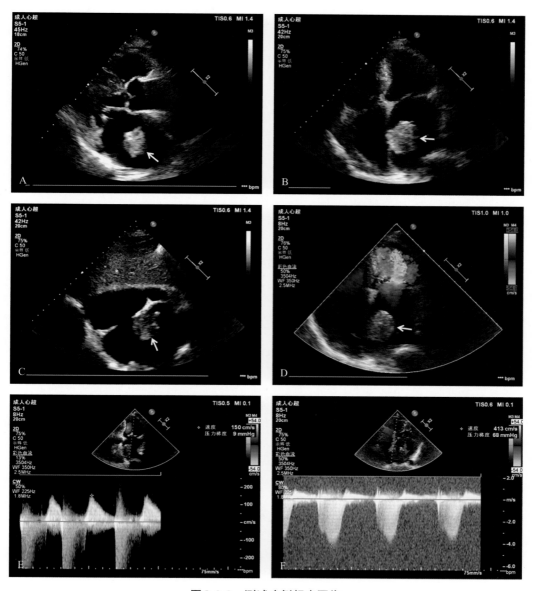

图2-6-6 测试病例超声图像

A.左心房增大，二尖瓣前后叶增厚，开放略受限，左心房内可见高回声团块（箭头所示）；B.高回声团块紧邻房间隔中部（箭头所示）；C.高回声团块有蒂与房间隔相连；D.舒张期二尖瓣口前向血流呈花色；E.舒张期二尖瓣口频谱E-E间距不等，流速略增快；F.二、三尖瓣可见中量反流信号，三尖瓣反流压差68mmHg

为轻度狭窄，因此考虑导致患者出现双房增大的病因可能是心房颤动及二、三尖瓣的关闭不全。患者存在心房颤动时容易引发血栓形成，因此在本病例中特别容易将该实性团块误认为血栓。但需要高度注意的是该团块出现的位置——紧邻房间隔中部，且有蒂附着于房间隔，附着面小，游离面大，有小的活动度，上述特征均符合黏液瘤的表现。而左心房附壁血栓多附着于左心房侧壁、后壁及左心耳，呈宽基底，不随心脏舒缩活动发生形态改变和位移；而左心房游离血栓多完全脱离，活动度大，或即使有附着处，亦相对宽而非蒂样，因此本例不考虑为血栓。

问题2：本病与其他左心房内占位性病变如何鉴别？

答：（1）左心房血栓：鉴别点同前。

（2）二尖瓣赘生物：赘生物呈团块状附着于瓣膜上，位于二尖瓣的左心房侧，无明显活动性，而附壁血栓多附着于房壁或左心耳，如为人工瓣膜置换则血栓附着于人工瓣上，如为游离血栓则活动度大。超声除能直观地显示瓣膜赘生物，还能直观地显示其并发症，如脓肿形成、瓣膜穿孔等。

（3）左心房其他良恶性肿瘤：发病率较低，相对少见，且不易鉴别，需结合其他方法。

本病例诊断：瓣膜病；二尖瓣狭窄（轻度）并关闭不全（中度）；左心房内实性占位（考虑黏液瘤）；三尖瓣中量反流；升主动脉轻度扩张；中度肺动脉高压；左心室舒张功能障碍（心房颤动状态下）。

（张春梅　张靖琦　吴长君）

主要参考文献

［1］Pepi M，Evangelista A，Nihoyannopoulos P，et al．Recommendations for echocardiography use in the diagnosis and management of cardiac sources of embolism：European Association of Echocardiography（EAE）．Eur J Echocardiogr，2010，11（6）：461-476.

［2］Karim F，Sharma P，Bahl A．Left atrial ball valve thrombus in restrictive cardiomyopathy and normal mitral valve：Loose cannon in heart．Indian Heart J，2015，67（Suppl 2）：s58-s61.

［3］Celeste F，Muratori M，Mapelli M，et al．The evolving role and use of echocardiography in the evaluation of cardiac source of embolism．J Cardiovasc Echogr，2017，27（2）：33-44.

［4］Pradhan A，Vankar S G，Vishwakarma P，et al．A ping-pong ball in left atrium．BMJ Case Rep，2018：bcr2017221983.

［5］Garg N，Sharma J．Left atrial ball thrombus．Indian J Med Res，2019，149（6）：801.

［6］Yoshioka T，Mori T，Taniguchi Y，et al．A Case with recurrent free-floating ball thrombi in left atrium．Am J Case Rep，2017，18：324-328.

［7］Kharge J，Setty N，Ravindranath N，et al．Cricket ball in the heart？Ball-like thrombus or a thrombus-like mass in the left atrium．Eur Heart J，2016，3729（29）：2384.

［8］Çelik M，Güner A，Alpay E，et al．A ping pong ball in the left atrium．Turk Kardiyol Dern Ars，2018，46（3）：237.

［9］Yamane Y，Morimoto H，Okubo S，et al．Right atrial calcified ball thrombus mimicking a myxoma．Heart，Lung and Circ，2016，25（2）：e21-e23.

［10］王新房，谢明星．超声心动图学．5版．北京：人民卫生出版社，2016：632-645.

［11］杨斌，孙红光，张丽娟．超声危急值．北京：科学技术文献出版社，2019：8-10.

第七节　心脏扩大并急性心力衰竭

第一部分：提示和强调

心脏扩大并急性心力衰竭的危急值分类为"红色"，需出具报告后10分钟内通报临床医生。

心脏扩大并急性心力衰竭属于心血管疾病的危急重症，常危及生命，死亡率高达50%，超声检查如发现心脏扩大并急性心力衰竭的征象，应立即建立危急值报告。尤其是急性左心衰竭时，缺氧和高度呼吸困难是致命的威胁，临床医生应在准确判断病情的基础上迅速采取紧急抢救措施，尽快使其缓解以挽救患者的生命。

心脏扩大是心脏病的重要征象，心力衰竭是各种心脏疾病的严重表现或终末阶段，病死率和再住院率居高不下。心脏功能走向衰竭，意味着生命逐渐凋亡，如不积极治疗，其生存率比癌症还要低。超声检查时发现患者心腔增大，室壁运动及心脏功能明显减低，要注意进一步检查是否存在心腔附壁/游离血栓，结合患者既往病史、临床症状和体征，可做出危急值的判断，此时，患者的病情可能随时存在变化，因此，须迅速告知临床医生患者存在的危急值情况，以便临床采取紧急救治措施。

第二部分：分析与说明

【概述】　心脏扩大是指心脏各房室均扩大，心脏形状发生改变的病理变化。各种心脏疾病或全身系统疾病等均可导致心肌失代偿，进而出现心脏扩大、心力衰竭。心力衰竭是指各种原因导致心脏泵血功能受损，心排血量不能满足全身组织基本代谢需要的综合征，急性心力衰竭是指心力衰竭急性发作和（或）加重，可表现为急性新发或慢性心力衰竭急性失代偿。绝大多数心脏扩大都是不可逆的，心脏扩大是公认的不良预后指标，可预测心力衰竭的发展。心力衰竭属临床难治性疾病，尤其是出现心脏扩大合并急性心力衰竭时，常危及患者生命，极易猝死，必须紧急实施抢救和治疗。

【病因病理】　各种先天及后天性心脏疾病得不到及时治疗，都可能引起心脏扩大，并导致心力衰竭。根据《中国心力衰竭诊断和治疗指南2018》将心力衰竭的病因简要总结为：①心肌病变：如缺血性心脏病（如心肌梗死等）、心肌炎、心肌病等；②心脏负荷异常：如高血压、瓣膜性心脏病、心包炎等；③心律失常：心动过速和过缓。据近年一项回顾性调查研究显示，我国心力衰竭患者的病因中冠心病居首，其次为高血压，而风湿性心脏病比例则下降。

扩大型心脏常见于双侧心力衰竭、心肌炎、心肌病等，其他心脏疾病如心肌梗死、先天性心脏病（如三尖瓣下移畸形）等，心肌致密化不全、心内膜弹力纤维增生症等也可导致心脏扩大。上述病因可引起心肌损伤，造成心肌结构和功能的变化，最后导致心力衰竭的发生。除上述常见病因，一些罕见的先天性异常如肝动静脉瘘，可引起门静脉高压和肝纤维化，致心脏扩大，最终导致心力衰竭。

心脏扩大时病理主要表现为心脏体积增大，重量增加，心腔扩大，心尖部圆钝，二尖瓣和三尖瓣可有相对性关闭不全，有时可见附壁血栓。镜下可见部分心肌细胞肥大、伸长，核大浓染，可见畸形核。可有心内膜下及心肌间质纤维化，肉柱间隐窝可见附壁血栓。有时可见部分心肌细胞变性。

【症状体征】　在心脏扩大基础上并发急性心力衰竭时，心肌收缩力降低，心脏负荷加重，造成急性心排血量骤降、肺循环压力升高、周围循环阻力增加，引起肺循环充血而出现急性肺淤血、肺水肿，并可伴组织、器官灌注不足和心源性休克的临床综合征，以左心衰竭最为常见。急性心力衰竭可表现为收缩性心力衰竭，也可表现为舒张性心力衰竭。

1.心脏扩大并发急性左心衰竭　心力衰竭患者最危险的阶段，表现为肺循环淤血及心排血量降低综合征，主要表现：①呼吸困难，表现为呼吸急促，端坐呼吸或者夜间阵发性呼吸困难。②急性肺水肿，肺间质水肿期表现为呼吸困难，但无泡沫痰，皮肤苍白，常有发绀，部分患者可见颈静脉怒张，肺部可闻及哮鸣音，有时伴有细湿啰音。肺泡水肿期表现为频繁咳嗽、极度呼吸困难，发绀，咳粉红色泡沫样痰等症状，双肺满布大中水泡音伴哮鸣音。③严重者出现休克症状，甚至出现晕厥或昏迷，肢体抽搐、呼吸暂停，呼吸与心律严重紊乱，濒于死亡。

2. 心脏扩大并发急性右心衰竭　表现为以体循环静脉淤血为主的症状和体征，主要表现：①上腹部胀满，常伴有食欲缺乏、恶心、呕吐及上腹部胀痛，长期慢性肝淤血可最终发展为心源性肝硬化。②颈静脉怒张、肝-颈静脉回流征阳性。③水肿：多先见于下肢，卧床患者腰、背及骶部等低垂部位明显，呈凹陷性水肿，重症者可波及全身。④发绀。⑤心脏体征除基础心脏病的固有体征外，可出现三尖瓣关闭不全的反流性杂音。

3. 心脏扩大合并全心功能衰竭　可同时存在左、右心衰竭的临床症状，也可以左或右心衰竭的临床表现为主。

【超声检查】

1. 二维超声　各心腔均增大，二、三尖瓣环增大，当以左心增大明显时，房、室间隔向右侧膨凸，而以右心增大明显且合并肺动脉高压时，室间隔向左心室侧膨凸，左心室短轴切面可呈"D"字形。心肌厚度正常或相对变薄，回声增强，运动幅度明显减低。心肌致密化不全时，可见无数突出增大的肌小梁错综排列，非致密化心肌厚度是致密层心室肌厚度的2倍以上。可见左心室附壁血栓，多发生于左心室心尖部，心肌致密化不全时可在肌小梁间隙内探及血栓。

2. M型超声　心腔增大，左室壁运动弥漫性减低，搏动幅度减低或平坦，左心室收缩功能减低，左心室射血分数（LVEF）≤30%。三尖瓣环收缩期位移（TAPSE）<15mm。二尖瓣、主动脉瓣波群显示瓣叶开放幅度减小，二尖瓣前后叶开放呈较小的单菱形或双菱形改变，呈"钻石"样，与扩大的心腔形成"大心腔，小开口"的改变。二尖瓣前叶与室间隔之间的距离（EPSS）明显增大，一般>10mm。

3. 彩色多普勒　各瓣口血流色彩暗淡，由于心腔的扩大，各瓣膜均可出现关闭不全，但以二、三尖瓣反流常见。

4. 频谱多普勒　二尖瓣口血流频谱呈"限制性"充盈障碍，E峰呈高耸的尖峰波，A峰减低甚至消失，E/A多大于2（图2-7-1）。

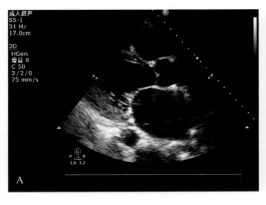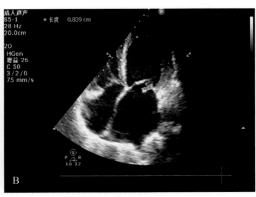

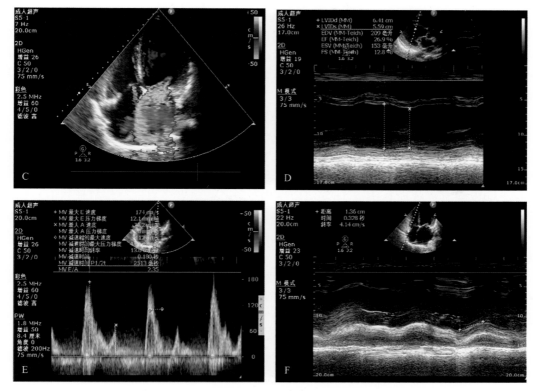

图2-7-1　二尖瓣脱垂，全心增大并全心功能衰竭

A.全心增大；B.二尖瓣后叶脱垂并关闭不全；C.二尖瓣大量偏心反流，三尖瓣中量反流；D.左心室收缩功能明显减低（LVEF27%）；E.二尖瓣口血流频谱E/A＞2，呈"限制性"充盈障碍；F.右心室收缩功能减低（TAPSE14mm）

【其他检查方法】

1.X线　表现为心影向两侧增大，较对称，可显示肺淤血和肺水肿。

2.CT　表现为全心增大，室壁普遍变薄或厚薄不均，腱索和乳头肌相对增粗。

3.MRI　形态结构显示同CT。MRI电影显示心肌所有节段均运动减弱，房室瓣环扩大而出现二尖瓣、三尖瓣关闭不全，射血分数等指标显著下降。增强扫描可出现肌壁内的延迟强化。

4.实验室检查　脑钠肽（BNP）及其N末端脑钠肽原（NT-proBNP）的浓度升高是公认的诊断心力衰竭的客观指标，BNP＞40ng/L或NT-proBNP＞1500ng/L，心力衰竭的可能性很大，其阳性预测值为90%。另有研究发现，心肌梗死瘢痕中骨聚糖表达水平的增加促进了适当的胶原成熟，并保护心肌梗死后的心脏破裂和不良重塑，由此提示骨聚糖是缺血性心力衰竭的一个很有前途的生物标志物。

【诊断及鉴别诊断】

1.诊断　根据基础心脏疾病、诱因及临床表现，结合超声心动图中心腔增大，室壁运动幅度减低、瓣膜反流，以及心脏收缩及舒张功能减弱等表现，并结合其他辅助检查如心电图、胸部X线检查，以及实验室检查如BNP/NT-proBNP，可做出心脏增大并急性心力衰竭的诊断，并做临床评估（包括病情的分级、严重程度和预后）。

2.鉴别诊断　心脏扩大并急性心力衰竭最常见于扩张型心肌病，而超声心动图对扩张型心肌病的诊断无特异性，但在出现扩张型心肌病的超声心动图表现，并排除各种特异性心肌病及各种引起心脏扩大的病因后，可诊断本病。但需要注意的是，其他多种先天性及后天性心脏疾病最终亦可导致心脏扩大及心力衰竭的出现，但由声像图推断导致该图像出现的病因却难度较大，且不具备特征，需结合其原发疾病、诱因及临床表现等进行鉴别。

（1）扩张型心肌病与冠心病的鉴别：冠心病晚期心室扩大，临床和超声心动图表现与扩张型心肌病有相似之处，尤其是心肌长期广泛缺血引起室壁弥漫性纤维化发展而成的"缺血性心肌病"，与扩张型心肌病的鉴别更为困难。两者的鉴别主要应结合病史及临床表现。冠心病患者常有明确的心绞痛、心肌梗死等病史，常伴心电图异常。冠状动脉造影是冠心病确诊的依据，如发现有冠状动脉狭窄/闭塞可资鉴别。冠心病患者还有部分特征性超声心动图表现，如局部室壁运动异常、室壁瘤、局限性心内膜纤维化、室间隔穿孔等。另外，冠心病左心室舒张功能减退出现较早，而扩张型心肌病左心室收缩功能减退出现较早，且节段性室壁运动异常少见。

（2）扩张型心肌病与高血压性心脏病的鉴别：高血压性心脏病患者有明确的高血压病史，早期在声像图上常合并室间隔和左心室后壁对称性肥厚，室壁运动幅度多增强，主动脉扩张，晚期出现心腔扩大，伴有心力衰竭表现，室壁厚度常较扩张型心肌病为厚，结合病史可与扩张型心肌病相鉴别。

（3）扩张型心肌病与肺源性心脏病、原发性肺动脉高压、急性右心衰竭的鉴别：肺源性心脏病、原发性肺动脉高压均表现为右心扩大，右心室前壁增厚，运动增强，肺动脉压力显著升高（常为重度以上），可与侵犯右心的扩张型心肌病相鉴别。急性右心衰竭常见病因为右心室梗死和急性大块肺栓塞。根据病史、临床表现，如突发的呼吸困难、低血压、颈静脉怒张等症状，结合心电图和超声心动图检查，可以做出诊断。

（4）扩张型心肌病与瓣膜性心脏病的鉴别：房室瓣和（或）主、肺动脉瓣关闭不全可引起左、右心增大，晚期心室收缩功能减退，其鉴别要点主要为瓣膜本身的异常声像，如瓣膜增厚、钙化、粘连、瓣下结构增粗、腱索断裂、瓣膜脱垂等。瓣膜病变引起的反流量通常较大，而扩张型心肌病瓣膜的反流量相对较小。

（5）扩张型心肌病与特异性心肌病的鉴别：部分特异性心肌病的超声心动图表现与扩张型心肌病类似，如心肌致密化不全、淀粉样变性、克山病等。如超声所见除心腔扩大、室壁运动幅度减低外，室壁出现过多突起的心肌小梁，小梁样结构明显增厚，肌小梁层心室肌厚度是致密层心室肌厚度的2倍以上，CDFI可见肌小梁间隙内有血流与心腔相通，为心肌致密化不全的表现。其他心肌疾病应结合病史进行鉴别，必要时行组织病理学检查。

第三部分：病例展示

患者男性，28岁。2年前无明显诱因出现胸闷、心悸、气急症状，并逐渐加重，近1个月经常出现夜间阵发性呼吸困难，1日前排便后出现呼吸困难并加重，不能平卧，前来急诊就诊。临床医生查体发现患者心界扩大，S1减低，心尖区可闻及3～4级收缩期杂音，申请急诊超声心动图检查。检查时患者不能平卧，遂采取坐位探查。

思路分析1：患者为年轻男性，根据既往病史和临床症状，结合查体，首先考虑为心脏疾病且为心力衰竭的可能性较大。因此超声检查时应重点对心脏的结构及功能做详细检查和分析，尤其要注意确定是否存在心力衰竭？左心衰竭、右心衰竭还是全心衰竭？收缩性心力衰竭、舒张性心力衰竭还是收缩及舒张功能均衰竭，如为心力衰竭，要注意判定心力衰竭的程度，尤其注意是否为危急值及其分类。

本例患者超声表现为各心腔均增大，以左心增大显著，室壁运动弥漫性减低，LVEF24%，TAPSE13mm，收缩期s′峰速度为6.5cm/s，表明双心室收缩功能均衰竭，且左心室收缩功能为重度减低；患者存在心房颤动，舒张期二尖瓣E峰流速104cm/s，舒张期二尖瓣环e′峰速度3.7cm/s，存在左心室舒张功能减低，舒张期三尖瓣E峰流速52cm/s，舒张期三尖瓣环e′速度9.8cm/s，表明左心功能及右心室收缩功能减低（图2-7-2A～C）。

思路分析2： 除判断心脏扩大及是否存在心力衰竭外，还要探查导致心脏扩大及心力衰竭的可能病因，以及由心力衰竭导致的并发症如心腔血栓等。本例患者左、右室壁均可见过度隆突的肌小梁和深陷其间的隐窝，以左心室侧壁显著，双心室收缩期非致密化心肌/致密化心肌均大于2，由此诊断为心肌致密化不全。因患者存在心肌致密化不全及心力衰竭，还要注意探查是否存在心腔血栓，本例患者无明显血栓。因心腔扩大，存在二、三尖瓣反流，因此需要对肺动脉压进行评估，患者IVC内径24mm，吸气塌陷率＜50%，估测肺动脉收缩压（PASP）约65mmHg，为中度肺动脉高压（图2-7-2D～G）。

超声报告描述： 全心增大，左心显著。双室壁呈过度隆突的肌小梁与深陷隐窝交错排列，以左心室侧壁显著，病变部位致密化心肌变薄，非致密化心肌/致密化心肌均大于2，室壁运动幅度弥漫性减低。CDFI：收缩期二、三尖瓣分别可见中量及大量反流信号，根据TR法估测PASP约65mmHg。

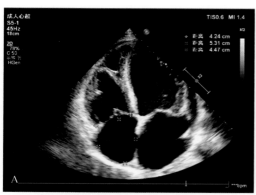

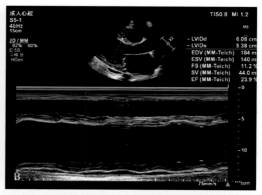

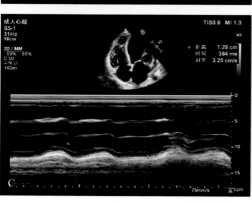

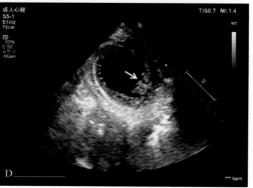

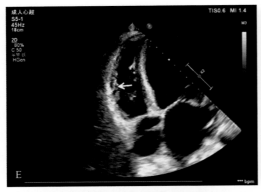
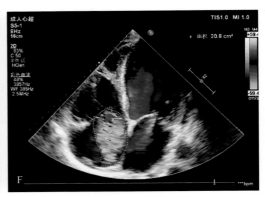

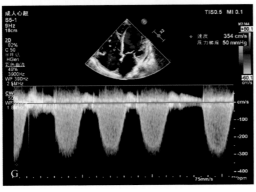

图 2-7-2　病例展示超声图像
A.全心增大；B.左心室收缩功能明显减低（LVEF 24%）；C.右心室收缩功能减低（TAPSE13mm）；D.左室壁可见过度隆突的肌小梁和深陷的隐窝（箭头所示）；E.右室壁可见过度隆突的肌小梁和隐窝（箭头所示）；F.三尖瓣大量反流；G.三尖瓣反流压差 50mmHg，估测为中度肺动脉高压

诊断提示：双心室心肌致密化不全；全心增大；二尖瓣中量反流；三尖瓣大量反流；中度肺动脉高压；左心功能、右心室收缩功能减低。

第四部分：测试

患者男性，65岁。主诉6小时前无明显诱因突发胸闷、气短，伴喘憋、不能平卧1小时，自服速效救心丸症状不缓解，来院急诊。既往糖尿病史10年，5年前患急性广泛前壁心肌梗死住院治疗1个月，出院后病情较平稳。经胸超声心动图：全心增大，左心显著，心尖圆隆。左心室前壁及心尖部室壁变薄，较薄处3.2mm，运动幅度及室壁增厚率减低近消失，余左室壁及右室壁运动幅度减低，LVEF30%，TAPSE14mm。二尖瓣前向血流E/A＞2，三尖瓣E/A＝1.7，E/e′＝6.4。二尖瓣、三尖瓣及主动脉瓣分别可见8.1cm²、10.8cm²和2.0cm²的反流信号，根据TR法估测PASP约60mmHg（图2-7-3）。

诊断提示：节段性室壁运动异常（符合陈旧性心肌梗死）；全心增大（左心显著）；二、三尖瓣中量反流；主动脉瓣少量反流；中度肺动脉高压；全心功能减低。

问题1：该患者发生心力衰竭的病因及主要发病机制是什么？

答：患者5年前罹患广泛前壁心肌梗死，较大面积心肌坏死后病灶部位心肌重塑，心肌发生纤维化，收缩力下降，心脏扩大，最终导致心力衰竭。

问题2：本病例是否需要其他影像手段来明确？

答：本病例根据既往史及现病史，结合经胸超声心动图考虑为心肌梗死，全心增大并全心功能衰竭，然而导致节段性室壁运动异常的病因除冠心病外，还有其他原因，因此需结合

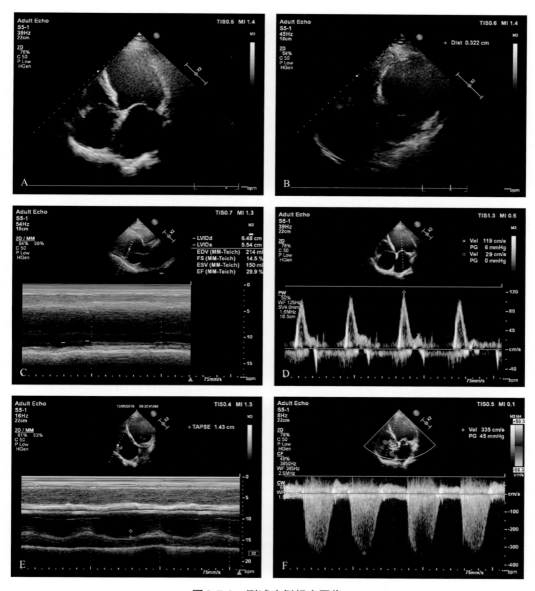

图2-7-3　测试病例超声图像

A.全心增大，心尖圆隆；B.左心室前壁及心尖室壁变薄，较薄3.2mm；C.左心室收缩功能明显减低（LVEF30%）；D.左心室限制性充盈障碍（E/A＞2）；E.右心室收缩功能减低（TAPSE14mm）；F.三尖瓣中量反流，反流压差45mmHg，估测为中度肺动脉高压

其他影像学方法如CTA/DSA、心脏MRI等对冠状动脉和心脏结构及功能做以评价，另尚需结合ECG、X线、心肌酶学及BNP/NT-proBNP检查辅以明确诊断。

（张春梅　修春红　吴长君）

主要参考文献

［1］杨斌，孙红光，张丽娟. 超声危急值. 北京：科学技术文献出版社，2019：11-12.

［2］Cohn J N，Ferrari R，Sharpe N. Cardiac remodeling-concepts and clinical implications：a consensus paper from an international forum on cardiac remodeling. On behalf of an International Forum on Cardiac Remode-ling. J Am Coll Cardiol, 2000, 35（3）: 569-582.

［3］Vasan R S, Larson M G, Benjamin E J, et al. Left ventricular dilation and the risk of congestive heart fail-ure in people without myocardial infarction. N Engl J Med, 1997, 336: 1350-1355.

［4］中华医学会心血管病学分会心力衰竭学组，中国医师协会心力衰竭专业委员会，中华心血管病杂志编辑委员会. 中国心力衰竭诊断和治疗指南2018. 中华心血管病杂志，2018, 46（10）: 760-789.

［5］严毓勤，朱雅琴，周龙女，等. 不同类型心力衰竭合并心房颤动的临床特点及心脏结构变化. 中国临床保健杂志，2019, 22（2）: 247-250.

［6］韩萍，于春水. 医学影像诊断学. 4版. 北京：人民卫生出版社，2017: 294.

［7］Tan Z, Zhang W, Li G, et al. A successful case of liver transplantation in an adult with congenital hepatic arteriovenous fistulae associated cardiac dilatation and heart failure. Transplant Proc, 2018, 5010（10）: 4004-4007.

［8］Van Aelst L N L, Voss S, Carai P, et al. Osteoglycin prevents cardiac dilatation and dysfunction after myo-cardial infarction through infarct collagen strengthening. Circ Res, 2015, 116（3）: 425-436.

第八节　大量心包积液合并心脏压塞

第一部分：提示与强调

　　大量心包积液合并心脏压塞的危急值分类为"红色"，需出具报告后10分钟内通报临床医生。

　　大量心包积液可致心脏压塞，也称为心包填塞，是心包腔内液体骤然积聚、心包腔内压力突然增加导致心脏受压的失代偿状态，患者表现为严重的呼吸困难、低血压休克症状，甚至猝死，因此快速确诊在临床治疗中意义重大，尽早发现和识别是关键。

　　超声心动图检查是诊断大量心包积液所致心脏压塞的首选检查方式，可快速、无创地评估病情，指导医生进行及时有效的治疗，如超声引导下心包穿刺引流，挽救患者生命。

　　对于大量心包积液所致心脏压塞的超声诊断，主要关注以下几点：①评估心包积液量及分布形式；②判断是否发生心脏压塞，当发现右心房壁、右心室游离壁在舒张期出现塌陷，心脏"摆动"征、二尖瓣、三尖瓣血流增加或减少，下腔静脉内径增宽，下腔静脉深吸气时塌陷率小于50%的特点时，高度提示心脏压塞；③为选择引流的方法、心包穿刺的位置、角度和深度提供依据，提高临床操作效率，降低穿刺风险。

第二部分：分析与说明

　　【概述】　心包疾病或其他病因累及心包导致心包渗出和心包积液，心包腔内液体增长的速度过快或积液量过大时，可造成心排血量和回心血量明显下降而产生临床症状。迅速增加的心包积液导致心包无法迅速延展、心包内压力急剧上升，500ml积液即可出现急性心脏压塞，产生致命性后果。当超声检查发现患者大量心包积液，且伴有严重呼吸困难、低血压等临床表现时，心脏压塞是首要排除原因。及时准确的诊断和恰当的治疗操作可挽救患者生命，因此早期确诊尤为重要。

　　【病因】　急性心脏压塞常继发或并发于其他急性疾病，如急性心包渗液、胸部外伤、心肌破裂、主动脉夹层破裂、胸部手术、心导管操作、抗凝治疗等。

【临床表现】

1.症状　呼吸困难是最突出的症状，严重时可出现端坐呼吸、身体前倾、呼吸浅促、面色发白、发绀、休克、濒死感、意识丧失等，还可出现上腹部疼痛、腹胀。

2.体征　典型征象为Beck三联征：低血压、颈静脉怒张、心音遥远。

（1）收缩压降低，是本病的主要表现或唯一的早期表现。脉压小于30mmHg，动脉血压持续下降可呈现休克表现。

（2）体循环静脉压增高出现颈静脉怒张，呈现库斯莫尔征；肝大，肝-颈静脉回流征阳性，腹水及下肢水肿等。

（3）心尖搏动减弱，心脏叩诊浊音界向两侧增大，心音低而遥远。脉搏减弱或出现奇脉。

【超声表现】

1.二维超声

（1）大量心包积液表现为心包脏层、壁层分离，其间可见无回声液性暗区，右心室前壁液体宽度大于15mm，左心室后壁液体宽度大于20mm，可见心脏"摆动"征。

（2）右心室游离壁舒张早期和中期塌陷（胸骨旁左心室长轴切面）（图2-8-1）。

（3）右心房壁舒张晚期和（或）收缩早期出现塌陷（心尖四腔心切面）（图2-8-2）。

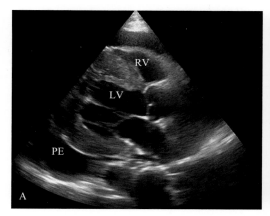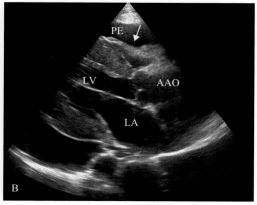

图2-8-1　心包积液伴右心室游离壁塌陷

A.收缩期；B.舒张期（箭头所示处为右心室壁塌陷）。LV.左心室；RV.右心室；LA.左心房；AAO.升主动脉；PE.心包积液

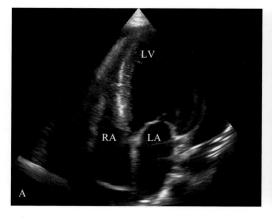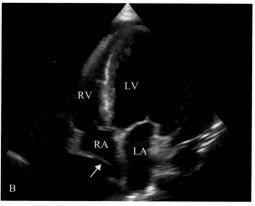

图2-8-2　心包积液伴右心房壁塌陷

A.收缩期；B.舒张期（箭头所示处为右心房壁塌陷）。LV.左心室；LA.左心房；RV.右心室；RA.右心房

（4）左右心室内径随呼吸时相增大或减小，室间隔发生摆动（心尖四腔心切面）。

2. M型超声

（1）右心室前壁、室间隔、左心室后壁呈同向运动，右心室显著受压（图2-8-3）。

（2）剑下切面可见下腔静脉内径增宽，深吸气时塌陷率＜50%。

3. 频谱多普勒超声

（1）二尖瓣E峰、三尖瓣E峰随呼吸搏动幅度发生改变，深吸气时三尖瓣口E峰增高，二尖瓣口E峰减低；深呼气时三尖瓣口E峰减低，二尖瓣口E峰增高（图2-8-4）。

（2）吸气时右心房室瓣口彩色血流信号的宽度、长度及面积相对增大，左心房室瓣口的彩色血流信号面积则明显减小。

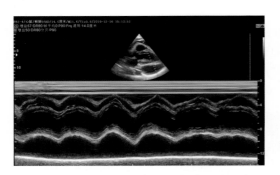

图2-8-3　左心室长轴M型超声图像：右心室前壁、室间隔、左心室后壁呈同向运动

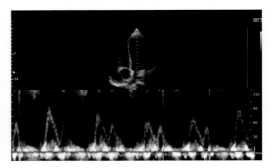

图2-8-4　四腔心切面二尖瓣口频谱多普勒声像图：二尖瓣E峰随呼吸搏动幅度发生改变，吸气时二尖瓣舒张期血流速度下降

【其他检查方法】

1. X线　在X线透视下发现心脏搏动普遍减弱是急性心脏压塞最主要的X线表现。X线检查：可见心影向两侧增大，呈"烧瓶"状，心脏搏动减弱或消失。X线片检查不适宜用于早期诊断，但有助于病因的诊断。

2. 心电图　肢体导联QRS低电压，大量积液时可见P波、QRS波、T波电交替，常伴窦性心动过速，但心电图检查对心脏压塞诊断缺乏特异性。

3. 心脏CT　对于局灶性积液有优势，并可对积液经胸准确定量。利用CT密度（HU）值判断积液性质，有助于确定亚急性心脏压塞的复杂的心包积液，确定穿刺引流及手术的可能性。但对于急性心脏压塞的诊断及时性与灵活性方面，不及心脏超声检查。

4. 心脏MRI　能清晰显示心包积液的位置、范围、容量，并根据心包积液的信号强度推测积液的性质，同时能显示其他病理表现，如心包膜的增厚和心包腔内的肿瘤。

【诊断及鉴别诊断】

1. 诊断　对于呼吸困难的患者查体发现低血压、心音低钝、颈静脉怒张、奇脉等典型表现，超声心动图可见大量心包积液，右心房和（或）右心室塌陷征，吸气时右心室内径增大、左心室内径减小而呼气时相反，下腔静脉增宽，深吸气时塌陷率小于50%等，应考虑此诊断。还应结合实验室检查、心包穿刺液检查等进行病因诊断。

2. 鉴别诊断　主要与引起呼吸困难的疾病相鉴别。在原有心脏疾病的基础上，除鉴别患者的临床症状及体征外，进行超声心动图检查有助于明确诊断。

（1）与发生急性左心衰竭的疾病进行鉴别：其临床表现有相似之处，如呼吸困难、端坐呼吸、血压下降、心源性休克、意识模糊等。应用超声心动图可较好地进行鉴别：超声主要表现为左心增大，左心室收缩功能降低，各种原因所致的急性左心衰竭的表现，如急性大面积心肌梗死所致的心室舒张功能极度降低，乳头肌或腱索断裂致急性二尖瓣重度反流，急性心肌梗死合并室间隔穿孔等心室收缩功能低下，射血功能障碍等。

（2）急性肺栓塞：肺栓塞起病突然，有胸痛、气急、咯血及休克等表现，超声心动图可表现为右心室扩张，右心室功能受损，肺动脉压力升高征象，与心脏压塞时出现的右心房、心室塌陷表现不同。心电图也表现为急性电轴右偏，右心室扩大等特征。若发现右心系统血栓，结合临床表现即可做出诊断。下肢静脉超声检查发现深静脉血栓，也可支持诊断。

第三部分：病例展示

患者女性，69岁，胸闷3天，呼吸困难1小时急诊入院。既往冠心病病史12年，近3天出现胸闷，突发呼吸困难。查体：体温36.8℃，呼吸频率26次/分，脉搏86次/分，血压96/68mmHg，高枕卧位，颈静脉充盈，双肺底少量湿啰音，心率120次/分，心律失常，心音遥远，奇脉，腹部膨隆，双下肢轻度水肿。心电图：电轴左偏，ST段下移。

心脏超声：左心房、左心室内径增大，右心房壁舒张期可见塌陷，右心室前壁、室间隔、左心室后壁呈同向运动，运动幅度减低，收缩期二尖瓣口可见少量反流信号，舒张期二尖瓣血流E峰＜A峰，心包腔可见液性暗区，右心室前壁前宽径15.2mm，左心室后壁后宽径21.6mm。左心室EF48%。下腔静脉内径增宽，深吸气塌陷率小于50%（图2-8-5～图2-8-7）。下肢静脉超声：未见血栓。

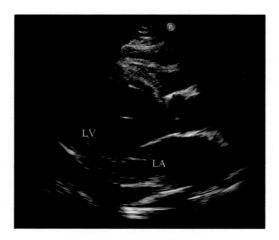

图2-8-5 病例展示超声图像

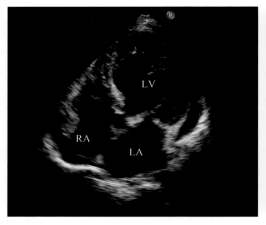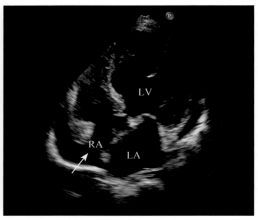

图2-8-6　右心房壁舒张期可见塌陷

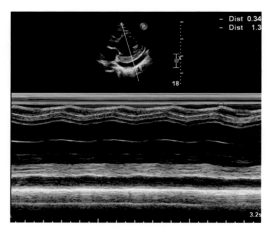

图2-8-7　病例展示超声图像：右心室前壁、室间隔、左心室后壁呈同向运动

超声提示：心包积液；心脏压塞；左心增大；左心功能减低；二尖瓣轻度反流。

思路分析1：分析临床症状，快速寻找超声阳性征象。针对有呼吸困难，血压下降的患者，应首先考虑是否有急性心肌梗死、急性左心衰竭、急性心脏压塞、急性肺动脉栓塞等心脏相关疾病。本病例中，患者既往冠心病史，提示有心肌梗死、左心衰竭的可能；有低血压、颈静脉怒张、心音遥远体征，提示有心脏压塞的可能；相关检查中，心电图仅表现为心肌缺血，未见心肌梗死典型变化；下肢静脉超声未发现血栓，未提供肺栓塞相关证据。这时，心脏超声检查需快速寻找有利于诊断的阳性征象，从心包—心肌—瓣膜—冠脉—大血管—异常分流逐个层面寻找阳性征象。本病例超声阳性所见包括：左心增大，收缩功能减低，EF48%，支持左心衰竭诊断；心包大量积液、右心房壁收缩期塌陷、心脏摆动、下腔静脉深吸气塌陷率小于50%，支持心脏压塞诊断。

思路分析2：确定主要矛盾。发生危重症状的心脏疾病，通常有多病因、多病变共存。因此，在诊治急危重患者时，分清主要矛盾和次要矛盾是极为重要的。此病例患者既往冠心病史12年，EF48%，为轻度收缩功能减低，临床表现也没有如端坐呼吸、咳粉红色泡沫痰等急性左心衰竭表现，因此考虑为慢性左心衰竭；而大量心包积液，右心房壁舒张期出现塌陷、下腔静脉内径增宽等超声表现，结合低血压、颈静脉怒张、心音遥远的典型征象，可确定大量心包积液合并心脏压塞为本病例的首要诊断和急需要反馈给临床医生的危急值诊断。

思路分析3：抢救要点：急性心脏压塞紧急心包穿刺放液减压，迅速解除急性循环障碍，回升血压，缓解患者症状，这是抢救的关键。超声检查操作简便、灵活快捷（如床旁超声），提供诊断可靠，并可指导穿刺定位引导，在此环节中，有着明显的优势。

本病例经超声引导下行心包穿刺术，引出血性心包积液520ml后，患者病情逐渐好转，呼吸逐渐平稳，恢复窦性心律。

第四部分：测试

患者男性，66岁，以"间断胸闷3余年，加重2天"入院，既往甲状腺功能低下病史7年，冠心病病史10余年。近两日出现胸闷、气短、睡觉不能平卧，入院查体：体温36.9℃，呼吸频率24次/分，脉搏96次/分，血压96/76mmHg。

超声图像见图2-8-8～图2-8-10：

问题1： 请叙述此病的临床及超声诊断要点。

答： 急性心脏压塞的临床表现一般有典型的突发呼吸困难、低血压休克、急性循环衰竭、体循环静脉淤血、奇脉等特点。超声检

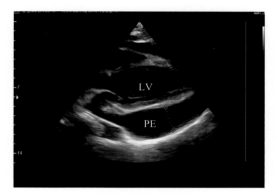

图2-8-8 测试病例超声图像（心尖位于图右侧）：左心室后壁心包积液宽径25mm

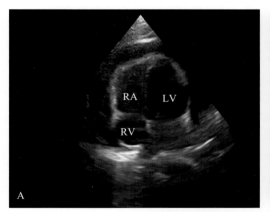

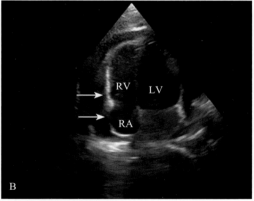

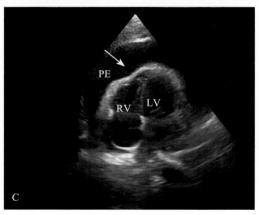

图2-8-9 测试病例超声图像：右心房、右心室扩张受限（A、B），右心室前壁的塌陷（C）

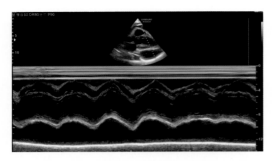

图2-8-10 测试病例超声图像（心尖位于图右侧）：右心室前壁、室间隔、左心室后壁同向运动

查中大量心包积液很容易发现，心脏压塞症状最早出现的征象为右心房收缩期塌陷，右心室舒张期塌陷，室间隔摆动及心脏"摆动"征。还可出现下腔静脉内径增宽，深吸气时塌陷率小于50%的超声表现，可快速做出确定诊断。

问题2：对于该疾病，超声医生的处理原则是什么？

答：大量心包积液合并心脏压塞，超声医生应快速确诊，及时上报危急值，与临床医生沟通并采取经超声引导下心包穿刺的治疗手段，迅速解除急性循环障碍，回升血压，这是抢救的关键。心包穿刺不顺利时，则应及时手术切开，及时缓解休克，使患者转危为安。

（李　楠　王晶波　刘千琪）

主要参考文献

［1］Spodick D H. Current concepts：Acute cardiac tamponade. N Engl J Med，2003，349：684-690.

［2］Grecu L. Cardiac tamponade. Int Anesthesiol Clin，2012，50（2）：59-77.

［3］龚道银，陈雪凌，曹甲甲，等. 致死性心脏压塞38例法医病理学分析. 中国法医学杂志，2018，33（1）：74-77.

［4］Orbach A，Jorge E S，Flugelman M Y，et al. Contemporary evaluation of the causes of cardiac tamponade：Acute and long-term outcomes. Cardiol J，2016，23（1）：57-63.

［5］王骏. 2015欧洲心脏病学会心包疾病诊断和治疗指南解读. 世界临床药物，2016，37（5）：293-299.

［6］Ristić A D，Imazio M，Adler Y，et al. Triage strategy for urgent management of cardiac tamponade：a position statement of the European Society of Cardiology Working Group on Myocardial and Pericardial Diseases，Eur Heart J，2014，35（34）：2279-2284.

［7］Cremer P C，Kwon D K. Multimodality Imaging of Pericardial Disease. Curr Cardiol Rep，2015，17（4）：24.

［8］Ceriani E，Cogliati C. Update on bedside ultrasound diagnosis of pericardial effusion. Intern Emerg Med，2016，11（3）：477-480.

［9］Hoit B D. Pericardial Effusion and Cardiac Tamponade in the New Millennium. Curr Cardiol Rep，2017，19（7）：57.

［10］Verma B R，Banerjee K，Noll A，et al. Pericardial complications and postcardiac injury syndrome after cardiovascular implantable electronic device placement：A meta-analysis and systematic review. Herz，2020，45（Suppl 1）：58-66.

［11］床旁超声在急危重症临床应用专家共识组. 床旁超声在急危重症临床应用的专家共识. 中华急诊医学杂志，2016，25（1）：10-21.

［12］齐欣. 心包压塞的超声心动图表现. 中华心脏与心律电子杂志，2017，5（3）：129-134.

［13］Alerhand S，Carter J M. What echocardiographic findings suggest a pericardial effusion is causing tamponade?. Am J Emerg Med，2019，37（2）：321-326.

第九节　急性肺栓塞

第一部分：提示与强调

急性肺栓塞的危急值分类为"红色"，需出具报告后10分钟内通报临床医生。

急性肺栓塞是常见的致死性心血管疾病之一，突发致命性急性肺栓塞占34%，其中致死性病例中约59%的患者被漏诊，只有7%的患者得到及时正确的诊断和治疗。由于多数急性肺栓塞患者早期症状缺乏特异性，常被忽视，部分患者通常在未得到及时诊断治疗前数小时内死亡，是猝死的重要原因，因此其早期的识别与诊断至关重要。

急诊情况下实时动态超声心动图能直观地显示右心房、右心室和肺动脉内的栓子，从直接征象确诊急性肺栓塞，一旦获得直接征象，结合临床应刻不容缓行溶栓治疗或栓子剥脱术，以及时挽救患者的生命；而间接征象如右心房、右心室增大、室间隔运动异常、三尖瓣反流、肺动脉压力升高等表现多见，为急性肺栓塞诊疗提供重要的诊断依据。当患者出现明显的血流动力学改变，发生右心功能不全时，其病情严重且预后较差。

超声作为第一线的筛选性诊断手段，是急性肺栓塞影像学诊断的重要部分，是急诊情况下最重要、最实用、最及时的诊断工具，有助于治疗决策、溶栓治疗、病情监测及判断预后。同时，超声心动图检查作为急性肺栓塞与急性心肌梗死的重要鉴别诊断手段之一，为急性肺栓塞的正确诊治提供了重要依据。

第二部分：分析与说明

【概述】　肺栓塞是内源性或外源性栓子堵塞肺动脉引起肺循环和右心功能障碍的临床和病理生理综合征的总称，包括肺血栓栓塞症、脂肪栓塞综合征、羊水栓塞、空气栓塞、肿瘤栓塞等。其中肺血栓栓塞症是指来自静脉系统或右心的血栓阻塞肺动脉或其分支所致疾病，以肺循环和呼吸功能障碍为主要临床表现和病理生理特征，占肺栓塞的绝大多数，通常所称肺栓塞即指肺血栓栓塞。

【病因病理】

1.病因　急性肺栓塞主要来源于深静脉血栓的脱落，多发于下肢或盆腔的深静脉，特别是从腘静脉上端到髂静脉段的下肢近端深静脉（占50%～90%）。其他原因有脂肪栓、空气栓、瘤栓、羊水栓塞、异物等。

急性肺栓塞的形成机制是深静脉血栓形成后脱落，随静脉血流移行至肺动脉内，形成肺动脉内血栓栓塞。

2.病理　急性肺栓塞导致肺动脉管腔阻塞，血流减少或中断，引起不同程度的血流动力学和气体交换障碍。

（1）循环系统障碍：肺血管阻塞和缺氧引发的肺血管收缩可导致肺血管阻力增加，急性肺栓塞早期肺动脉压代偿性升高以维持心排血量和血压，但后期随着神经、内分泌系统的过度激活，可引发右心室心肌受损甚至出现右心室梗死，最终导致心排血量明显降低，从而引起休克、死亡。急性肺栓塞引起的血流动力学改变见图2-9-1。

（2）呼吸系统障碍：气体交换障碍继发于血流动力学不稳定和右心室心排血量的降低，引

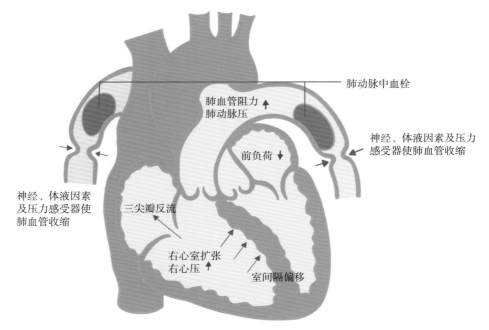

肺动脉中血栓

肺血管阻力↑
肺动脉压

神经、体液因素及压力
感受器使肺血管收缩

前负荷↓

神经、体液因素
及压力感受器使
肺血管收缩

三尖瓣反流

右心室扩张
右心压↑

室间隔偏移

图 2-9-1 急性肺栓塞引起的血流动力学改变

起混合静脉血氧饱和度下降、肺的通气量和血流量比不匹配等，导致机体缺氧、呼吸困难，同时诱发心肌缺氧而加剧心肌损伤，因此呼吸系统与循环系统互为因果，最终引起心肺功能障碍。

【**症状体征**】 急性肺栓塞的临床表现常缺乏特异性，从轻者无症状至重者出现血流动力学不稳定，甚至猝死。

1.症状 急性肺栓塞的临床症状表现取决于栓子的大小、数量、栓塞的部位及患者是否存在心、肺等器官的基础疾病。多数表现为呼吸困难、胸痛、先兆晕厥、晕厥和（或）咯血。呼吸困难是急性肺栓塞最多见的症状，尤以活动后明显；胸痛亦是急性肺栓塞较常见的症状，多为胸膜炎样胸痛，多因远端急性肺栓塞引起的胸膜刺激所致，少数为心绞痛样胸痛，多因右心室缺血所致。

2.体征 主要是呼吸系统和循环系统体征，特别是呼吸频率增加（超过20次/分）、心率加快（超过90次/分）、血压下降及发绀。低血压和休克罕见，但却非常重要，通常提示血流动力学储备严重降低。颈静脉充盈或异常搏动提示右心负荷增加。急性肺栓塞致急性右心负荷加重，可出现肝大、肝颈静脉反流征和下肢水肿等右心衰竭的体征。

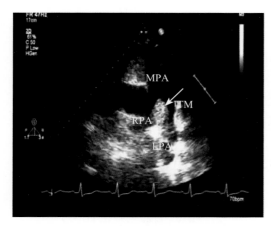

图 2-9-2 肺动脉长轴切面图：肺动脉内血栓（箭头所示）

MPA.主肺动脉；RPA.右肺动脉；LPA.左肺动脉；TM.血栓

【**超声检查**】 超声心动图可提供急性肺栓塞的直接征象和间接征象，在提示诊断、预后评估及除外其他心血管疾病方面有重要价值。

1.直接征象 肺动脉主干及左、右肺动脉近心端或右心房、右心室内血栓回声（图 2-9-2 ）。

2.间接征象（图2-9-3）

（1）右心房、右心室扩大。

（2）胸骨旁左心室短轴切面左心室形态呈"D"形，室间隔运动幅度减低、平直，偏向左心室侧，右心室游离壁运动幅度减低甚至消失，右心室壁不增厚。

（3）肺动脉主干直径增宽或左肺动脉、右肺动脉直径增宽。

（4）下腔静脉增宽伴随吸气塌陷率减小。

（5）卵圆孔重新开放（右向左分流）。

（6）三尖瓣反流和肺动脉高压。

（7）肺动脉前向血流频谱收缩中期出现切迹同时伴有流速明显减低，血流加速时间缩短（＜80ms）（通常所说的"指拳"征）。

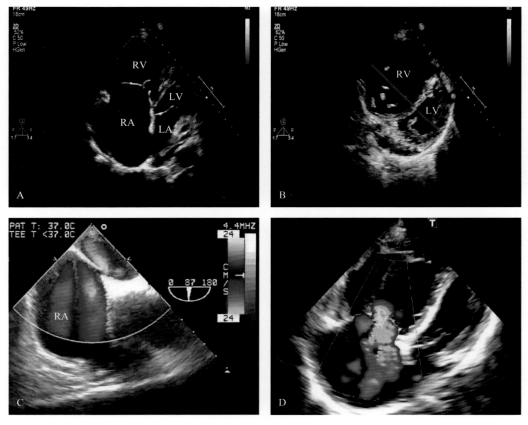

图2-9-3　急性肺栓塞间接征象的声像图

A.四腔心切面图：右心房、右心室扩大；B.左心室短轴切面图：左心室形态呈"D"形；C.双心房切面彩色多普勒图：卵圆孔重新开放；D.四腔心切面彩色多普勒图：三尖瓣反流。RV.右心室；LV.左心室；RA.右心房；LA.左心房

【其他检查方法】　除心脏超声检查外，多种检查方法如CT肺动脉造影（CTPA）、血浆D-二聚体、下肢深静脉超声检查等对急性肺栓塞的诊断和评估发挥着重要的作用。

1.CT肺动脉造影（CTPA）　诊断急性肺栓塞的重要无创检查技术，是急性肺栓塞的确诊手段，能够清晰显示肺栓塞的程度和形态，以及累及的部位和范围（图2-9-4）。

2.血浆D-二聚体 急性肺栓塞时升高，敏感度可达95%，但特异度低，仅作为急性肺栓塞的初步筛查。

3.肺动脉造影 诊断急性肺栓塞的"金标准"，直接征象有肺动脉内造影剂充盈缺损，伴或不伴"轨道"征的血流阻断；间接征象有肺动脉造影剂流动缓慢，局部低灌注，静脉回流延迟。属于有创性检查技术，存在一定的并发症的和风险，故应严格掌握其适应证，目前主要用于介入治疗。

4.下肢深静脉超声检查 超声检查为诊断下肢深静脉血栓最简便的方法，若阳性可以诊断下肢深静脉血栓。由于急性肺栓塞和深静脉血栓关系密切，因此对急性肺栓塞有重要的提示意义，如能及早发现下肢深静脉血栓并进行干预，在一定的程度上可预防或减少急性肺栓塞的发生。下肢深静脉血栓超声表现为管腔内呈低回声，未见明显血流信号或血流呈"轨道"征或点状、断续状，探头加压管腔不被压瘪（图2-9-5）。

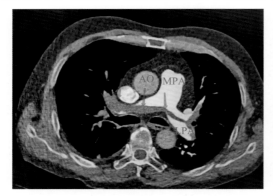

图2-9-4 急性肺栓塞CTPA图像（箭头所示）：肺动脉主干分叉处及左右支可见多发条状密度影

MPA.主肺动脉；RPA.右肺动脉；LPA.左肺动脉；AO.主动脉

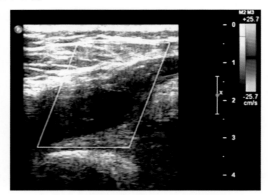

图2-9-5 下肢深静脉血栓超声图像：管腔内呈低回声，未见明显血流信号

【诊断及鉴别诊断】

1.诊断 当患者出现呼吸急促、胸闷、胸痛、咳嗽、咯血、晕厥等临床症状，并排除急性肺部感染、慢性阻塞性肺疾病急性发作或其他原因引起的右心负荷过重所致的肺动脉高压，血浆D-二聚体水平明显增高，甚至出现血压降低，均需高度警惕急性肺栓塞的可能。结合临床症状、实验室检查及影像检查，可及时准确地确诊本病。超声心动图检查时发现右心房、右心室、肺动脉、左右肺动脉内有血栓形成，即可确定诊断急性肺栓塞。超声心动图发现右心系统扩张，功能受损征象，应高度疑诊为急性肺栓塞。因肺血栓栓塞症多数情况下继发于下肢深静脉血栓，如果下肢深静脉血栓患者突然出现呼吸困难、胸痛、心悸，或伴有单侧或双侧不对称下肢肿胀、疼痛等，要警惕是否合并急性肺栓塞。

2.鉴别诊断

（1）急性肺栓塞与急性心肌梗死、主动脉夹层表现为急性胸痛疾病相鉴别：急性心肌梗死的疼痛常为压榨性钝痛，患者多无呼吸系统症状，心电图有ST-T的动态演变及相应心肌坏死标志物水平升高，超声心动图为室壁运动异常即可诊断。冠状动脉造影有助于明确诊断冠状动脉血管病变的位置和范围。主动脉夹层的疼痛多为向背部放射的撕裂样疼痛，患者多有高血压病史，伴有呼吸困难或晕厥，超声心动图检查发现主动脉内撕裂的内膜回声将主动脉管腔分为真腔和假腔的声像，即可诊断。

（2）心脏压塞：呼吸困难是心脏压塞最突出的症状，也是急性肺栓塞最多见的症状，但急性肺栓塞多以活动后明显，心脏压塞患者查体可发现低血压、心音低钝、颈静脉怒张、奇脉等典型表现，超声心动图可见心包积液、右心房和（或）右心室塌陷征、室间隔摆动及心脏"摆动"征等特点应考虑此诊断。

第三部分：病例展示

患者男性，76岁，因咳嗽、咯血伴胸痛9天来医院就诊。既往有胆囊结石、胆囊腺癌病史及胆囊切除史，吸烟史50余年。查体：体温36.2℃，血压127/86mmHg，脉搏91次/分，呼吸频率22次/分，口唇略发绀，双肺无明显干、湿啰音，腹软，肝脾未触及，双足背轻度凹陷性水肿。入院后相关检查如下所示。

肺CT检查：右肺上叶肺气肿、右肺中叶及下叶炎性病灶、右肺中叶支气管扩张。

血浆D-二聚体：1580μg/L。

超声心动图：右心房增大，肺动脉主干增宽，内透声不佳，可见高回声团，延伸至右肺动脉；彩色多普勒：三尖瓣少量反流，右肺动脉内血流变窄（图2-9-6）。

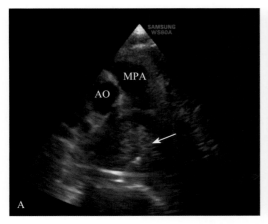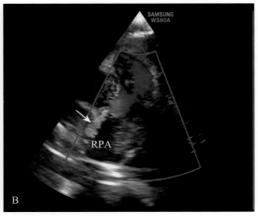

图2-9-6 病例展示超声图像

A.肺动脉长轴切面图：肺动脉主干内高回声团（箭头所示）；B.肺动脉长轴切面彩色多普勒图：右肺动脉内血流变窄（箭头所示）. MPA.主肺动脉；RPA.右肺动脉；AO.主动脉

超声诊断：急性肺栓塞；右心房增大；三尖瓣轻度反流。

诊断分析：本病例为老年男性，因咳嗽、咯血伴胸痛来医院就诊，既往有胆囊腺癌病史，结合患者临床特点及查体首先要排除是否为肺炎、慢性阻塞性肺疾病、肿瘤等，因此首选影像学检查为肺CT，初步诊断为慢性支气管炎急性发作。入院后发现血浆D-二聚体水平明显升高，可见于急性肺栓塞，但也常见于肿瘤、严重感染或炎症、出血、创伤、外科手术等多种情况，特异性较低，遂进行超声心动图检查。本例超声检查患者室壁运动无明显异常，主动脉内未见撕脱内膜回声，因此，可排除急性心肌梗死及主动脉夹层。检查发现肺动脉主干内高回声团，超声诊断为急性肺栓塞。

　　急性肺栓塞的临床症状缺乏特异性，当老年患者只有咳嗽、咯血等症状时，很容易忽视急性肺栓塞，在排除其他肺部疾病后，临床极易考虑为肺炎，当憋气症状加重时，通常会误认为是原有疾病加重。因此，当临床治疗效果欠佳时，要考虑是否有发生急性肺栓塞的可能性，可检测血浆D-二聚体水平，如果水平不升高，可排除急性肺栓塞；如水平升高，则代表机体处于高凝状态、纤维蛋白溶解功能异常，需要进行超声心动图检查，观察右心系统及肺动脉内是否有血栓形成、评价右心功能，如有栓子，可从直接征象确诊肺栓塞，如有右心功能异常，可进一步选择CT肺动脉造影检查，以明确急性肺栓塞的诊断，以免因未及时确诊而延误治疗，引发肺出血、肺梗死等一系列并发症，危及患者生命安全。

第四部分：测试

　　患者男性，57岁，于1周前劳累时出现呼吸困难，伴随喘憋、乏力等症状，近期患者症状进行性加重。临床以"胸闷"收入院。实验室检查：血浆D-二聚体水平1423μg/L，相关检查如下所示（图2-9-7）。

　　超声心动图：右心增大，肺动脉分叉处及左右肺动脉开口可见低回声团，左右肺动脉血流均减少，三尖瓣少量反流。

　　CT肺动脉造影：肺动脉左右支及其分支可见多发条状及斑点状密度影。

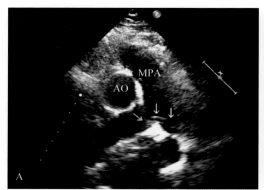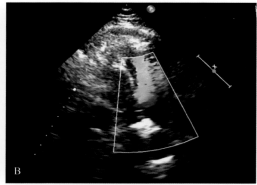
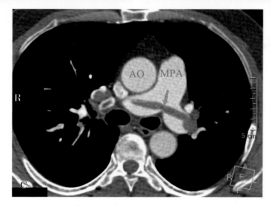

图2-9-7　测试病例影像学图像

AO. 主动脉；MPA. 主肺动脉

　　诊断分析：本病例患者的诊断为急性肺栓塞。诊断依据：①患者既往出现呼吸困难，伴随喘憋、乏力等症状，近期症状进行性加重；②血浆D-二聚体水平升高；③超声检查：肺动脉分叉处及左右肺动脉开口可见低回声团，为急性肺栓塞的超声直接征象；右心增大、三尖瓣少量反流，为急性肺栓塞的超声间接征象；④CT肺动脉造影显示肺动脉左右支及其分支可见血栓。

　　本病例超声显示急性肺栓塞的栓子较小。在临床中较大的栓子并不多见，因为急性期血栓回声较低，或栓子形成在肺动脉外周血管等处。当肺栓塞栓子较小时，超声心动图表现多非常轻微，仅出现右心轻微扩张及三尖瓣轻度反流等间接征象，此情况下超声医生应予以高度重视，综合分析和动态观察右心形态学变化，为临床提供重要的佐证。为进一步确诊，需行CT肺动脉造影以明确诊断。此外还可行双下肢深静脉超声检查，阳性可诊断下肢深静脉血栓，下肢深静脉血栓与急性肺栓塞是同一种疾病在不同阶段、不同部位的两种表现形式，对急性肺栓塞的诊断有重要的提示作用，下肢深静脉超声联合心脏超声可进一步提高急性肺栓塞的诊断。

（姚　烨　王晶波　刘千琪）

主要参考文献

[1] 中华医学会心血管病学分会肺血管病学组. 急性肺栓塞诊断与治疗中国专家共识（2015）. 中华心血管病杂志, 2016, 44（3）: 197-211.

[2] 王辰. 肺血栓栓塞症诊治与预防指南. 中华医学杂志, 2018, 98（14）: 1060-1087.

[3] 国家"十五"攻关"肺栓塞规范化诊治方法的研究"课题组. 急性肺血栓栓塞症患者516例临床表现分析. 中华医学杂志, 2006, 86（31）: 2161-2165.

[4] Konstantinides S V, Meyer G, Becattini C, et al. 2019 ESC Guidelines for the diagnosis and management of acute pulmonary embolism developed in collaboration with the European Respiratory Society（ERS）: The Task Force for the diagnosis and management of acute pulmonary embolism of the European Society of Cardiology（ESC）. Eur Respir J, 2019, 54（3）: 1901647.

[5] Konstantinides S V, Torbicki A, Agnelli G, et al. 2014 ESC Guidelines on the diagnosis and management of acute pulmonary embolism. Eur Heart J, 2014, 35（45）: 3033-3069, 3069a-3069k.

[6] Jimenez D, de Miguel J, Guijarro R, et al. Trends in the Management and Outcomes of Acute Pulmonary Embolism: Analysis From the RIETE Registry. J Am Coll Carxdiol, 2016, 67（2）: 162-170.

[7] Heit J A, Spencer F A, White R H. The epidemiology of venous thromboembolism. J Thromb Thrombolysis, 2016, 41（1）: 3-14.

[8] Heit J A. The epidemiology of venous thromboembolism in the community. Arterioscler Thromb Vasc Biol, 2008, 28（3）: 370-372.

[9] Cohen A T, Agnelli G, Anderson F A, et al. Venous thromboembolism（VET）in Europe. The number of VET events and associated morbidity and mortality. Thromb Haemost, 2007, 98（4）: 756-764.

[10] Heit J A, Silverstein M D, Mohr D N, et al. The epidemiology of venous thromboembolism in the community. Thromb Haemost, 2001, 86（1）: 452-463.

[11] Zöller B, Li X, Sundquist J, et al. Age- and gender-specific familial risks for venous thromboembolism: a nationwide epidemiological study based on hospitalizations in Sweden. Circulation, 2011, 124（9）: 1012-1020.

第十节　急性主动脉夹层

第一部分：提示和强调

急性主动脉夹层的危急值分类为"红色"，需出具报告后10分钟内通报临床医生。

有高血压病史，不明原因突发性胸部或背部持续性剧烈疼痛的患者，应首先考虑此病。虽然常规经胸超声心动图对主动脉全貌评估的能力有限，只能对部分节段进行评价，但相较于其他检查方法，超声检查具有便捷、可移动、无需特殊准备等优点，因此在急诊急救需排查本病时仍具有一定价值。典型的主动脉夹层超声表现为主动脉内活动的线状回声，为撕裂的主动脉内膜，将动脉管腔分为真腔和假腔，收缩期真腔扩张，假腔受压。除心脏超声检查中包括的升主动脉及主动脉弓，还可分别向上、下继续扫查远端动脉累及情况。此外超声心动图还可确定夹层是否累及主动脉瓣，进而指导临床的治疗方法选择。

急性主动脉夹层病情凶险，未经治疗、治疗不及时或不当者病死率较高。一旦怀疑此病应争分夺秒明确诊断和治疗，及时的药物和手术治疗能够有效提高患者的生存率，改善患者的预后。如果发现急性主动脉夹层，首先嘱患者制动，并对临床提前预警，及时调整治疗策略，尽早开始药物治疗，其目的是控制疼痛、降低血压及心室收缩速率，防止夹层进一步扩展或破裂及其他严重并发症的发生。

第二部分：分析与说明

【概述】　主动脉夹层动脉瘤即动脉血流将主动脉内膜撕裂，并进入动脉壁中层形成血肿，进一步撕裂动脉壁向远端延伸，从而造成主动脉真假两腔分离的病理改变。急性主动脉夹层是心血管疾病中的急危重症，进展快、病死率高，未经治疗者预后极差，发病48小时内病死率高达68%。常用的分型有DeBakey分型和Stanford分型两种（图2-10-1）。DeBakey分型分为三型：Ⅰ型，病变累及升主动脉、不同程度的降主动脉；Ⅱ型，病变仅累及升主动脉；Ⅲ型，病变仅累及降主动脉。Stanford分型分为A、B两型：A型，相当于DeBakey Ⅰ型及Ⅱ型，内膜裂口均起始于升主动脉；B型，相当于DeBakey Ⅲ型，病变局限于降主动脉。主动脉夹层的关键因素为是否累及升主动脉（DeBakey Ⅰ/Ⅱ型和Stanford A型），该类型的夹层继发主动脉破裂、心包积液、主动脉瓣反流及累及冠状动脉的可能性较大，均为急性主动脉夹层的致死性并发症。

【病因病理】　高血压及主动脉中层疾病是发生主动脉夹层最重要的因素。①高血压：主动脉夹层因高血压所致者占80%～90%，严重的高血压可使主动脉壁长期处于应激状态，弹性纤维常发生囊性变性或坏死，易被持续高压血流冲破导致夹层形成。②主动脉中层病变：动脉粥样硬化、马方综合征和Ehlers-Danlos综合征等引起主动脉中层囊性变或发育不良、各种血管炎症等均会造成主动脉壁薄弱或结构异常，形成夹层。③外源性损伤。

内膜裂口形成后，夹层将主动脉分为真假两腔，血流穿入内-中膜，在远端某一部位穿回动脉真腔。主动脉夹层发展趋势：①形成主动脉瘤样变，最终破裂；②夹层累及主动脉分支开口引起冠状动脉、头臂动脉、内脏动脉和下肢动脉缺血；③假腔闭合或血栓形成。

【临床表现】　取决于主动脉撕裂开口部位、延伸方向、范围、主动脉分支受累情况及是

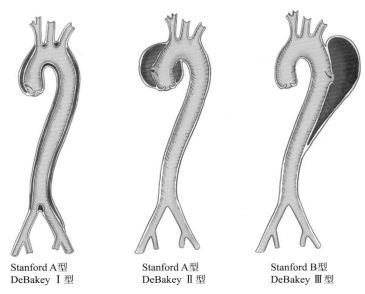

Stanford A型   Stanford A型   Stanford B型
DeBakey Ⅰ型   DeBakey Ⅱ型   DeBakey Ⅲ型

图2-10-1 主动脉夹层分型示意图

否有动脉瘤破裂。常见症状及体征如下所述。

1.疼痛　为本病最主要及突出的表现。90%以上患者出现突发性胸背部持续性剧烈疼痛，疼痛呈"撕裂样"或"刀割样"，可呈放射性。

2.血压异常　大部分病例伴有高血压，如出现心脏压塞、动脉瘤破裂或冠状动脉供血受阻引起的急性心肌梗死时，则出现低血压，或因远端肢体血流减少，导致四肢血压差别较大。

3.心脏并发症表现　累及主动脉根部引起主动脉瓣关闭不全，重者可出现心力衰竭甚至心源性休克；累及冠状动脉开口可导致急性心肌梗死或恶性心律失常，可表现为胸痛、胸闷和呼吸困难。

4.累及主动脉重要分支血管导致器官或肢体缺血表现　主动脉弓三大分支或肋间动脉－腰动脉受累时，出现偏瘫或截瘫等症状，也可表现为一过性意识模糊、昏迷；累及腹腔干、肠系膜上动脉及肾动脉等重要内脏血管，出现急性肠缺血坏死、急性肝功能损害或急性肾功能不全等相应症状；累及肢体动脉时，表现为急性动脉栓塞的"5P"征。

5.主动脉夹层破裂　破入心包或胸腔引起心脏压塞或大量胸腔积血，破入食管、气管或腹腔引起胸痛、呼吸困难、咯血或呕血、休克甚至猝死等表现。

【超声检查】

1.二维超声　直接征象：受累节段主动脉不同程度增宽，多个切面显示管腔内活动的线状内膜回声，并将管腔分为真腔和假腔，真腔于收缩期扩张，假腔内可见云雾影或血栓形成，破口处内膜回声中断，断端呈飘带样运动。可能存在的伴发征象：主动脉瓣脱垂和主动脉瓣收缩中期关闭；主动脉压迫左心房；心包积液、胸腔积液；累及冠状动脉可引起室壁运动异常。

2.多普勒超声　彩色多普勒显示真腔血流速度快，色彩鲜艳，真腔内脉冲多普勒接近于正常相应部位的频谱形态。假腔中血流速度慢，色彩暗淡，脉冲多普勒测得血流速度低于真腔。真、假腔间可见相交通的血流信号，收缩期血流自入口处进入假腔。累及升主动脉的分型可见不同程度的主动脉瓣反流。

3.经食管超声心动图　因食管紧邻胸主动脉，可得到高质量的主动脉图像，可以明确观察主动脉内径、夹层宽度、夹层入口及断端情况、冠状动脉受累情况，对主动脉夹层的诊断、分型及指导治疗起很大的作用。

4. 声学造影　左心声学造影有助于识别主动脉真假腔和内膜撕裂口。

【其他检查方法】

1. 实验室检查

（1）D-二聚体：快速升高时提示发生主动脉夹层的可能性增大。

（2）血浆C反应蛋白：大于15mg/dl，是主动脉夹层患者低氧及预后不良的指标。

（3）心肌酶谱结合心电图有助于与急性心肌梗死相鉴别。

2. 影像学检查

（1）CT及MRI：CT可显示主动脉夹层的各种征象，主要优点为显示内膜钙化灶内移，假腔内血栓，血液外渗、纵隔血肿、心包和胸腔积血等。CTA与MRI相似，综合评价主动脉夹层受累的范围、形态、不同部位动脉的直径及各分支受累情况、与周围组织的关系等，多角度多平面三维重建功能可明确各部位形态学改变，满足分型的诊断要求。

（2）数字减影血管造影（DSA）：动态显示夹层范围和病变全貌，造影剂进入假腔后，在真腔、假腔间可见线样负影，有时见充盈缺损，为附壁血栓。

【诊断及鉴别诊断】

1. 诊断　目前临床首选的诊断方式为主动脉CTA。超声心动图是首选的无创检查方式，可作为急性主动脉夹层必要的初步评估手段，尤其是对于Stanford A型主动脉夹层，明确夹层部位、范围、破口位置，快速评价心功能、主动脉瓣膜功能及主动脉窦受累情况，为制订手术方案提供帮助。经胸超声心动图诊断Stanford B型的敏感度较低，可进行经食管超声心动图检查，能明显提高诊断的准确性。

2. 鉴别诊断　急性主动脉夹层易误诊，累及冠状动脉导致室壁运动异常时应注意与急性心肌梗死相鉴别。主动脉瘤样扩张，并于管腔内出现伪像，与夹层不易区分。夹层内膜活动性大，伪像僵硬且固定，且不影响血流分布。当发现主动脉内有飘动内膜怀疑夹层时，必须有两个切面证实，同时排除来自其他结构的回声。主动脉壁间血肿是主动脉壁内出血导致局限血肿形成，超声表现为局部主动脉壁增厚、回声不均匀（可呈分层状），主动脉腔内无撕裂的内膜回声。此外还应注意与急性心包炎、急性胸膜炎、急腹症及急性下肢动脉栓塞相鉴别。

第三部分：病例展示

患者男性，55岁。因突然胸部剧痛，舌下含硝酸甘油一片无效即刻来医院就诊。既往有高血压病史6年，血压持续升高，最高210/140mmHg，最低140/100mmHg，常服降压药，但不能降至正常范围。

入院时体温36.8℃，血压200/140mmHg，用药后15分钟血压为180/120mmHg，律齐，脉搏140次/分，呼吸急促，神志清，面色苍白，大汗淋漓，颈静脉不怒张，可扪及颈动脉搏动，未闻杂音，心界略向左增大，第一心音减弱，双侧肺底少许湿啰音，腹软，无压痛，肝脾未触及，腹部无血管杂音，双侧肾区无叩痛，四肢脉搏存在，无病理反射。

超声表现：左心室内径增大，室壁运动弥漫性略减低，主动脉窦部及升主动脉增宽，内径47mm，主动脉根部、升主动脉、主动脉弓、腹主动脉均可见漂浮的膜样回声（图2-10-2）。彩色多普勒显示主动脉内双腔血流信号（图2-10-3），主动脉瓣舒张期见大量反流信号。

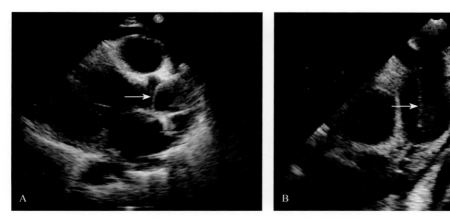

图2-10-2　病例展示超声图像（灰阶）

A.主动脉根部内见撕裂内膜回声；B.主动脉弓降部管腔内见漂浮的撕裂内膜回声

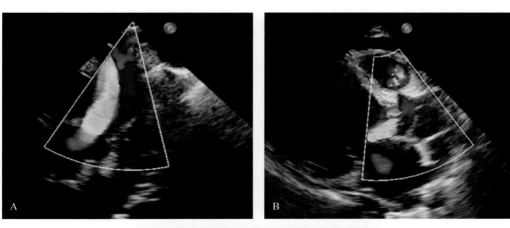

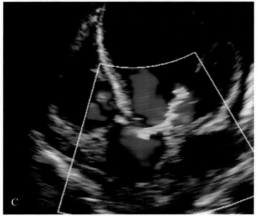

图2-10-3　病例展示超声图像（彩色多普勒）

A.真腔内血流为色彩明亮的高速血流，假腔内为色彩暗淡的低速血流；B、C.主动脉瓣反流超声提示：主动脉夹层（DeBakey I 型）；主动脉瓣关闭不全（重度）。

CTA：主动脉根部及升主动脉增宽，管径为52mm，主动脉升部、弓部及降部可见内膜，并累及主动脉窦，主动脉窦上46.7mm处可见破口，主动脉可见真腔、假腔，真腔受压变窄，假腔管径较宽（图2-10-4）。

诊断：主动脉夹层（DeBakey I 型），累及主动脉窦。

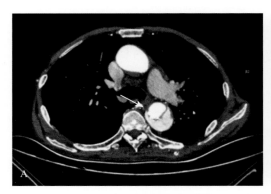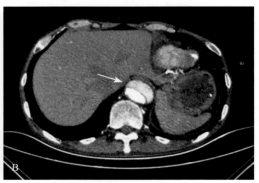

图2-10-4　主动脉CTA图像：显示胸段（A）及腹段（B）降主动脉真腔、假腔

思路分析1—检查前的思路梳理：有突发胸部剧痛的患者，并伴有长期高血压病史，考虑急性主动脉夹层的同时不能除外心肌缺血甚至心肌梗死的可能，应注意是否存在节段性室壁运动异常。若发现主动脉增宽，管腔内见可飘动的带状内膜回声，即可确定诊断，同时可评价冠状动脉情况，是否合并其他心脏疾病。

思路分析2—病变累及范围及所致合并症的诊断分析：初步诊断为主动脉夹层后，应进一步检查是否有并发症发生，如室壁运动状态，心脏瓣膜及冠状动脉有无受累，本例患者夹层累及主动脉瓣，致其关闭不全，主动脉瓣大量反流增加左心室容量负荷，导致左心室增大、左室壁运动幅度减低。室壁运动减低也可能由于冠状动脉受累导致的心肌供血不足引起。夹层向下累及至降主动脉，未累及颈部动脉。心包、胸腔及腹腔内未见积液，表明主动脉夹层动脉瘤未破裂至上述部位。

第四部分：测试

患者男性，46岁，因"腹痛2小时"就诊，既往无高血压、冠心病病史。查体：血压160/110mmHg，脉搏130次/分，律齐。临床初步诊断：腹痛待查，肾结石？

腹部超声检查：双肾、输尿管、膀胱未见异常声像，腹主动脉可见扩张，内壁粗糙，管腔内可见带状强回声漂浮，可见双腔血流信号。

经胸超声心动图检查：升主动脉增宽，降主动脉内可见条带回声漂浮，可见双腔血流信号（图2-10-5）。

急诊主动脉CTA检查：主动脉夹层（Stanford B型），降主动脉、腹主动脉呈双腔改变（图2-10-6）。

诊断：主动脉夹层（Stanford B型）。

诊断思路：主动脉夹层容易误诊为急腹症，进行心脏及主动脉超声扫查，可以发现主动

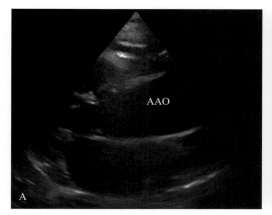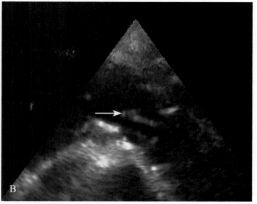

图 2-10-5　测试病例超声图像

A.升主动脉增宽；B.降主动脉内漂浮的撕裂内膜回声

AAO.升主动脉

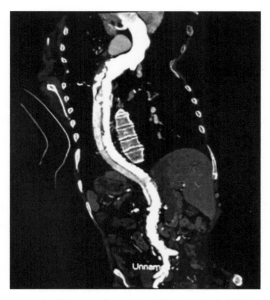

图 2-10-6　主动脉CTA曲面重建图像：降主动脉的双腔改变

脉扩张，血管腔内显示线状、带状剥离的内膜回声，动脉管腔分为真腔和假腔等超声表现。当临床怀疑急腹症或腹痛待查时，如果没有发现阳性征象，要注意检查患者所主诉的疼痛区，扩大检查范围，尤其对于中年以上患者，注意观察腹主动脉及主要分支情况，以除外动脉夹层、狭窄及闭塞等血管疾病的可能性，尤其是伴有长期高血压病史的中老年人，腹部疼痛定位不确切、症状不特异时，更容易漏诊和误诊，目的是尽早明确诊断，及时挽救患者生命，改善患者预后。

（付　瑶　王晶波　刘千琪）

主要参考文献

［1］中国医师协会心血管外科分会大血管外科专业委员会. 主动脉夹层诊断与治疗规范中国专家共识. 中华

胸心血管外科杂志，2017，33（11）：641-654.

[2] 周玲，弓文清，胥盼，等. 主动脉夹层临床发病特征及重要脏器、血管受累分析. 中国介入影像与治疗学，2018，15（9）：548-552.

[3] 中华医学会急诊医学分会，中国医疗保健国际交流促进会胸痛分会. 急性胸痛急诊诊疗专家共识. 中华急诊医学杂志，2019，28（4）：413-420.

[4] 中华医学会，中华医学会杂志社，中华医学会全科医学分会，等. 胸痛基层诊疗指南（2019年）. 中华全科医师杂志，2019，18（10）：913-919.

[5] 孙立忠，李建荣. 我国Stanford A型主动脉夹层诊疗进展与挑战. 中华外科杂志，2017，55（4）：241-244.

[6] Erbel R，Aboyans V，Boileau C，et al. 2014 ESC Guidelines on the diagnosis and treatment of aortic diseases: Document covering acute and chronic aortic diseases of the thoracic and abdominal aorta of the adult. The Task Force for the Diagnosis and Treatment of Aortic Diseases of the European Society of Cardiology（ESC）. Eur Heart J，2014，35（41）：2873-2926.

第十一节　假性动脉瘤伴游离液体

第一部分：提示与强调

假性动脉瘤伴游离液体的危急值分类为"红色"，需出具报告后10分钟内通报临床医生。

假性动脉瘤（pseudoaneurysm）作为动脉瘤的一种，是指动脉壁各种原因（创伤、感染、免疫性、医源性等）导致破裂，使得血液通过动脉壁破裂口进入血管周围组织形成血肿，因其外壁是由血肿机化及周围软组织构成，而非动脉管壁的三层结构，故称其为"假性"动脉瘤，借以从病理学上区别由于动脉管壁局限性扩张引起的"真性"动脉瘤。

一些较小的假性动脉瘤可因瘤内壁血栓形成使瘤体变小甚至自行闭合；然而，瘤体直径大于18 mm时常很难自行闭合。一旦瘤体破裂，其内的血液向周围组织渗出，沿组织间隙向周围扩散，可导致远端组织缺血坏死及缺血性休克等严重并发症。动脉破裂处持续出血将导致假性动脉瘤体积不断增大，有瘤体破裂的风险，据报道，其早期破裂出血的发生率可达30%。假性动脉瘤破裂出血后果常较严重，发生于腹部大动脉的假性动脉瘤一旦破裂会引起大量出血，而发生于腹部重要器官供血动脉的假性动脉瘤破裂则会导致相应器官功能障碍甚至缺血坏死，二者均可危及生命。此外，位于四肢的假性动脉瘤，若瘤体较大难以自行闭合，可导致周围组织缺血改变。据Perez-Cruet等报道，假性动脉瘤首次破裂出血后致残率可达80%，病死率可达32%～40%。因此，假性动脉瘤伴游离液体需及时上报临床医生，以便临床采取及时有效的治疗措施，减少严重并发症的发生。

第二部分：分析与说明

【概述】 假性动脉瘤可发生于各个年龄阶段，以20～63岁多见，性别无明显差异。大多数假性动脉瘤有进行性疼痛，并有扩张性及搏动性肿块，在肿块部位可闻及收缩期吹风样杂音，当合并动静脉瘘时，为持续性隆隆样杂音，压迫和阻断近段血流时杂音减弱或立即消失。

任何部位的假性动脉瘤持续存在都可能对周围组织产生压迫并引发相应临床症状。此外，假性动脉瘤有破裂出血风险，后果常较严重。

【病因】 假性动脉瘤的病因包括介入性操作、创伤、感染、免疫性因素等。动脉壁破裂出血后，由于血管周围有较厚的软组织，在血管破口周围形成血肿，因动脉搏动的持续冲击，血管破口与血肿相通形成搏动性血肿。其中，随着介入性诊断治疗及口径管、鞘的运用，拔鞘后压迫不当，穿刺技术不成熟，以及围手术期抗凝药物和抗血小板药物的应用，使得医源性假性动脉瘤的发生率明显升高。

【症状体征】 根据假性动脉瘤发生部位的不同，临床表现有所差异。

1.腹部大动脉假性动脉瘤：最为凶险，瘤体随时有破裂可能，一旦破裂会引起大出血。这种出血非常凶险，几乎无法止血，可瞬间导致失血性休克，危及患者生命。腹部大动脉假性动脉瘤破裂并短期内大量出血者可表现为"三联征"，即搏动性包块、剧烈腹痛及腰背部疼痛、低血压甚至休克。此外，若假性动脉瘤破入肠管引起动脉肠管瘘，患者可表现为大量呕血。

2.腹部重要器官供血动脉假性动脉瘤：假性动脉瘤破裂会导致重要器官缺血，轻者引起器官功能受损，重者导致器官缺血坏死，进而威胁患者生命。

3.瘤体位置表浅时，可表现为搏动性包块伴震颤，可闻及杂音，并局部疼痛、肿胀，如位于股动脉的假性动脉瘤常表现为大腿上段明显肿胀并搏动性疼痛。但瘤体位置较深或局部软组织肿胀明显时，可无上述征象。此外，感染性假性动脉瘤可能由于周围组织炎性肿胀而掩盖搏动性肿块征象，误诊为软组织水肿。

【超声检查】 超声检查诊断假性动脉瘤通常并不困难。其优势在于可快速判断假性动脉瘤的位置、起源、瘤壁血栓及血流动力学变化情况，并动态观察出血量变化，帮助临床医生迅速拟定治疗方案并观察治疗效果。瘤体位置表浅时，上述优势更加明显。

1.灰阶超声：可见动脉壁连续性中断（动脉壁破口），外周伴随搏动性无回声或混合回声团块，为假性动脉瘤瘤体，二者关系密切。瘤体包膜无明确动脉壁结构，部分瘤体内可见附壁血栓回声。瘤体周围出现游离性液性提示动脉瘤破裂。

2. CDFI表现为动脉内的血流信号通过动脉壁破口进入到假性动脉瘤瘤腔内，呈五彩镶嵌血流信号；对于二维超声不易显示的较小动脉壁破口，CDFI对血流的观察常有较大帮助。此外，当瘤体内壁附壁血栓形成时，可见局部血流充盈缺损。

3. PW可在动脉瘤破口处引出双期双向血流频谱（往返征），是假性动脉瘤的特征性表现（图2-11-1）

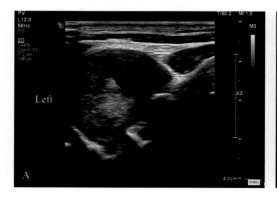
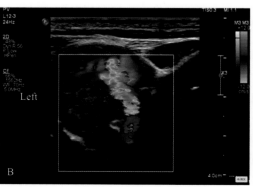

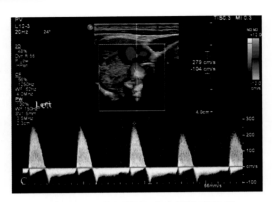

图2-11-1　左侧颈总动脉假性动脉瘤

A. 颈总动脉旁混合回声团，周边见不规则形等回声血栓；B.CDFI显示无回声区内部可见血流与颈总动脉相通；C.PW显示颈总动脉与混合回声团之间探及双向血流频谱

【其他检查方法】

1.CT血管造影检查（CTA）　具有很高的敏感性，可以准确地提示假性动脉瘤性质，包括动脉瘤的大小、位置和瘤颈宽度。针对破口较小、血流信号显示不清、无法判断动脉来源或位置较深的内脏假性动脉瘤，可行CTA检查。

2.血管造影（DSA）　是血管疾病诊断的金标准，有助于规划适宜的手术方式也很有用。但部分血栓形成的假性动脉瘤易被低估，完全血栓形成的假性动脉瘤易被漏诊。

【诊断及鉴别诊断】

1.真性动脉瘤　动脉壁因薄弱或结构破坏而向外膨出，形成囊性、梭形或柱状扩张，可发生在动脉系统的任何部位，以主动脉最为常见。超声表现为动脉管壁的不同形式的扩张，外壁由受损的动脉管壁构成，血液流经扩张部位时呈涡流，内壁可形成附壁血栓。而假性动脉瘤是动脉旁的搏动性包块，与相邻动脉管腔内有血液交通，外壁是由血肿机化及周围软组织构成，内部血流呈涡流，在交通口处可见血流往返于动脉及瘤体之间。

2.夹层动脉瘤　动脉内膜被撕破后，血液进入内、中膜之间，形成真假两腔，彩色多普勒可显示血流分别充盈真假腔，一般情况下，频谱多普勒超声可在真腔内探及流速增快的血流，而假腔内血流信号紊乱，有时可见多处小破口与真腔内血流相通。

第三部分：病例展示

患者男性，72岁，因胆囊炎、胆囊结石行腹腔镜胆囊切除术后1月余。近日右上腹不适，肝区压痛，查体：体温37℃，心率120次／分，血压150/90mmHg。常规腹部超声发现胆囊区可见混合回声团，团块周边可见略高回声，中心呈无回声，彩色多普勒可见血流充盈，与肝动脉相通，频谱多普勒在动脉破口处探及动脉血流信号，频谱为双向血流频谱（图2-11-2）。

超声报告描述：胆囊窝区未探及胆囊回声，可见大小约62.3mm×78.3mm混合回声包块，边界清晰，轮廓不规整，包块周边呈稍高回声（附壁血栓），中心可见无回声区，彩色多普勒可见血流充盈，与肝动脉相通，频谱多普勒在动脉破口处探及动脉血流信号，频谱为双向血流频谱。

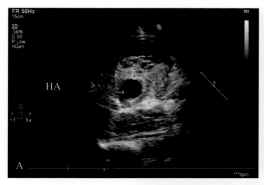
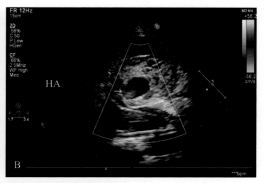
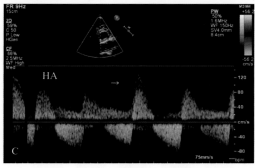

图2-11-2　病例展示超声图像

A. 肝动脉旁可见混合回声团，中心为无回声区；B.CDFI显示无回声区内部可见血流与肝动脉相通（箭头所示）；C. PW显示肝动脉与混合回声团之间探及双向血流频谱

超声提示： 肝动脉假性动脉瘤并瘤体内血栓形成。

诊断思路：

1.患者有腹腔镜下胆囊切除术的病史，胆囊颈部与肝动脉、门静脉、肝总管及胆总管起始部位置相邻，行胆囊切除术时，可能损伤相邻动脉，致假性动脉瘤形成。

2.患者有高血压病史，动脉管壁弹性减低。

3.包块位于肝动脉周围且与肝动脉之间有血流相交通；因此该病例可以给出明确的超声诊断。

第四部分：测试

患者男性，68岁，冠心病病史6年余，行右下肢股动脉穿刺冠状动脉造影术后1日。股总动脉穿刺点处加压包扎解除后下肢肿胀，疼痛，周围皮肤颜色暗淡，可见斑片样淤血区。

超声检查： 右侧股动脉前方可见混合回声团，边界较清，周边为低回声，中心为无回声区，彩色多普勒显示股动脉内的血流信号经破口进出瘤腔，瘤体内为红蓝双色血流信号，频谱多普勒显示破口处双向血流频谱（图2-11-3）。

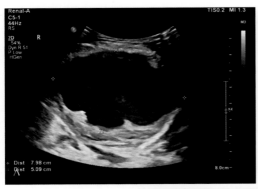
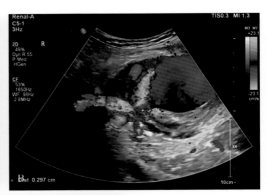
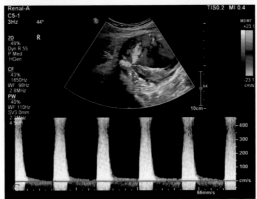

图2-11-3　测试病例超声图像

A.股动脉旁可见以无回声为主的混合回声团；B.混合回声团内可见血流与股动脉相通；C.股动脉与混合回声团之间探及双向血流频谱

超声报告： 右侧股动脉假性动脉瘤并瘤体内血栓形成。

诊断分析： 患者行右侧股动脉穿刺术后，患肢肿胀疼痛，高度怀疑血肿或者假性动脉瘤形成。超声检查显示股动脉周围有混合回声团，内可见血流信号，该血流信号与股动脉相通，考虑为股动脉破裂并周围假性动脉瘤。

（刘春波　刘千琪　李世杰）

主要参考文献

［1］李虹，林云. 彩色多普勒超声诊断四肢动脉假性动脉瘤25例. 临床超声医学杂志，2006，8（3）：147-149.

［2］Kent K C，McArdle C R，Kennedy B，et al. A prospective study of the clinical outcome of femoral pseu-doaneurysms and arteriovenous fistulas induced by arterial puncture. J Vasc Surg，1993，17（1）：125-133.

［3］张东竹，刘学，杜瑛，等. 超声在治疗医源性股动脉假性动脉瘤中的临床价值. 重庆医学，2017，46（28）：3965-3967.

［4］Perez-Cruet M J，Patwardhan R V，Mawad M E，et al. Treatment of dissecting pseudoaneurysm of the cer-vical internal carotid artery using a wall stent and detachable coils：case report. Nurosurgery，1997，40（3）：622-626.

［5］Mishra A，Rao A，Pimpalwar Y. Ultrasound guided percutaneous Injection of thrombin：Effective technique for treatment of iatrogenic femoral pseudoaneurysms. J Clin Diagn Res，2017，11（4）：TC04-TC06.

［6］Harris K，Chalhoub M，Koirala A. Gastroduodenal artery aneurysm rupture in hospitalized patients：An overlooked diagnosis. World J Gastrointest Surg，2010，2（9）：291-294.

［7］田利勋，徐恒. 彩色多普勒血流显像对下肢动脉病变的诊断. 临床超声医学杂志，2006，8（1）：50-51.

［8］Partridge E，Zwirewich C V，Salvian AJ. Facial artery pseudoaneurysm：diagnosis by colour Doppler ultrasonogrphy. Can Assoc Radiol J，1995，46（6）：448-460.

<h1 style="text-align:center">第十二节　腹主动脉瘤破裂</h1>

第一部分：提示和强调

腹主动脉瘤破裂危急值分类为"红色"，需出具报告后10分钟内通报临床医生。

腹主动脉瘤破裂是最凶险的血管外科疾病之一，病情发展迅速，死亡率高达80%，近50%的患者在入院前死亡。手术治疗是挽救患者生命的唯一选择，其至关重要的前提是尽可能缩短术前准备时间。目前对腹主动脉瘤破裂的抢救强调90分钟的时间窗。其中，急诊评估、诊断更应控制在前30分钟内。典型腹主动脉瘤破裂三联征（腹部搏动性包块、腹痛及失血性休克）仅见于不足30%的患者。腹部血管超声尤其适合对危重患者进行快速诊断，常被作为初步评估的第一选择。腹主动脉瘤破裂的直接征象为局部瘤壁连续性中断，间接征象主要为瘤旁或腹膜后血肿和腹水。一旦发现任何破裂征象，需立即对临床预警，以便尽快安排下一步诊治。

未经治疗的腹主动脉瘤越大，破裂风险越高。据报道，其直径达到70mm时，一年内破裂率高达32.5%。腹主动脉瘤的手术指征为外径＞55mm或每年生长速度＞10mm。国人主动脉管径相对较细，手术指征放宽至外径50mm。因此，若腹主动脉瘤直径＞50mm，应在超声报告中给予重点描述，并在结论中再次强调。此外，一些提示腹主动脉瘤稳定性不佳的征象也应在报告中重点强调。例如，局部瘤壁菲薄或突出呈囊袋状；瘤壁内出血；附壁血栓表面粗糙、连续性中断；CDFI发现瘤体血流注入瘤壁等。若患者就诊时无症状，超声医生还应口头嘱咐其疾病的潜在生命威胁，提醒其充分重视，以免酿成惨剧。

腹主动脉瘤的观察受消化道气体干扰很大，破裂患者消化道胀气尤其严重，加之其病情危重、配合度差，破裂征象显示通常不够理想。此种情况下，应注意避免患者体位过多变动，更不能要求其以标准体位配合，可尝试从左侧腹对腹主动脉做冠状切面检查。若受肠气遮挡等影响未能扫查到腹主动脉瘤，仅发现血肿、积液等间接征象，也要考虑到腹主动脉瘤破裂的可能。

必须再次强调，对于怀疑动脉瘤破裂的患者，缩短术前准备时间可以挽救患者的生命。实际上，患者就诊时病情危重，未进行任何影像学检查，急诊医生根据症状做出腹主动脉瘤破裂诊断并紧急手术的例子并不少见。因此，在诊断确实存在困难时，我们要及时终止检查，让临床安排抢救或行其他有效检查。切勿为了看清楚而反复观察，耽误了宝贵的救治时间。

第二部分：分析与说明

【概述】　腹主动脉瘤是指腹主动脉壁发生永久性、局限性扩张，外径增加为相邻未受影响主动脉的1.5倍以上，其最重要的体征为脐周及左上腹膨胀性搏动性肿物。破裂是本病最严重的临床问题和致死原因。伴腹部搏动性肿物患者突发腹痛及失血性休克时，腹主动脉瘤破裂为最重要的排查内容。腹部血管超声可显示瘤体及腹腔状态，有助于评估瘤壁完整性，是否有瘤周或腹膜后血肿、腹腔积血，对确诊具有重要意义，有助于临床采取合理措施，尽快抢救患者生命。

【病因】 腹主动脉瘤绝大多数为伴随动脉硬化而发生的退行性病变，其危险因素包括男性、高龄（大于65岁）、吸烟、高血压、家族史等。外伤、感染、动脉炎症和动脉壁发育不良也可导致腹主动脉瘤。其病理改变主要是内膜消失及诸多因素造成的动脉壁机械完整性破坏。大多数腹主动脉瘤腔内都有血凝块，血凝块可机化、感染和脱落。

吸烟与腹主动脉瘤的进展及破裂密切相关。未经治疗的腹主动脉瘤越大，破裂风险越高。腹主动脉瘤破裂后，血肿首先聚集在大动脉旁，随后经肾旁间隙蔓延至侧腹部或腰大肌内，也可沿髂动脉到达盆腹膜外间隙。血肿突破入腹腔可致死。

【症状体征】 多数腹主动脉瘤在破裂前患者无症状。有症状者表现：①腹部搏动性肿块；②压迫症状：如上腹部饱胀不适、泌尿系梗阻、下肢肿胀等；③疼痛：主要为腹部、腰背部疼痛，突发持续剧痛可能预示瘤体破裂；④瘤体内血栓脱落引起的远端动脉急性栓塞。

破裂是腹主动脉瘤最严重的并发症。突发腹部或腰背部剧烈疼痛、休克、腹部搏动性包块称为腹主动脉瘤破裂三联征，但上述表现通常不同时出现。腹主动脉瘤破裂后，可于腹膜后形成限制性血肿。若血肿破入腹腔或腹主动脉瘤直接破入腹腔，则病死率极高。此外，瘤体还可破入下腔静脉，形成主动脉-腔静脉瘘。偶尔破入十二指肠，引起消化道大出血。

【超声检查】

1.腹主动脉瘤主要累及肾动脉水平以下的腹主动脉。受累动脉呈局限性囊状或梭形扩张，管径增加至相邻未受影响主动脉管径的1.5倍以上。瘤内可有血栓，表现为管腔内中低回声。CDFI显示腹主动脉瘤内呈红蓝相间的涡流信号。

2.腹主动脉瘤破裂最直接的征象为瘤壁破口，但显示率通常不高。

3.腹主动脉瘤破裂的间接征象

（1）瘤旁或腹膜后血肿，表现为主动脉瘤旁、瘤后或肾旁片状、团块状低回声或不均质回声（图2-12-1）。

（2）腹盆腔积血：腹腔和盆腔内游离液性无回声区，伴絮状弱回声。

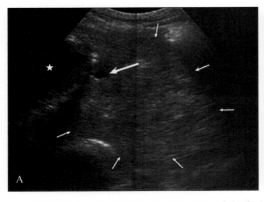 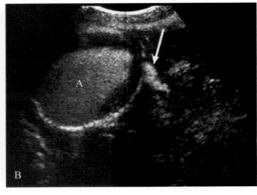

图2-12-1 患者男性，74岁，因上腹部疼痛伴搏动性肿物就诊，诊断为腹主动脉瘤破裂

A.灰阶超声显示腹主动脉瘤（白星）左侧的腹膜后血肿（小箭头所示），其内与瘤体相邻局部可见小无回声区（大箭头所示）。B.超声造影图像显示造影剂外溢（箭头所示），与灰阶超声所示小无回声区相对应

4.超声造影检查比CTA所需时间短，可在条件允许时进行。破裂征象包括主动脉管腔延迟显像，造影剂活动性外溢至瘤体周围（图2-12-1）。

5.一些征象提示腹主动脉瘤稳定性不佳（有学者称其为濒临破裂），也应在报告中给予重点提示。例如，局部瘤壁菲薄或突出呈囊袋状；瘤壁内出血（动脉瘤壁内月牙形无回声区）；附壁血栓表面粗糙、连续性中断；CDFI发现瘤体血流注入瘤壁，呈裂隙征、新月征。

6.测量与扫查的其他注意事项

（1）测量腹主动脉瘤大小时，需找到腹主动脉瘤最大处，记录其位置，并从外壁到外壁，测量其最大前后径和左右径，上下径测量并非必要。

（2）对于走行迂曲的瘤体，测量的切面既不是患者身体的横断面，也不是残余管腔的横切面，而是垂直于瘤体走行长轴的横切面。斜切面的测值会大于瘤体实际大小，应注意避免。

（3）腹主动脉瘤只会增大，不会变小，要注意回顾以往报告。

（4）应注意评估主动脉分支的受累情况。瘤体入口与肾动脉开口的关系对制订式有决定作用，若肠系膜上动脉起始部与动脉瘤入口的距离大于20mm，通常提示肾动脉未受累。另外，要注意扫查腹主动脉瘤是否累及髂动脉分叉。

【其他检查方法】

1.腹主动脉瘤破裂的影像学检查

（1）CT检查在腹主动脉瘤筛查、诊断及术后随访中应用广泛。CTA能立体显示主动脉瘤瘤体及其远近端动脉的形态、明确其与周围组织的关系，对确诊及制订手术方案常有决定意义。

（2）CTA对诊断腹主动脉瘤破裂最为敏感，破裂征象包括主动脉包含征、腹主动脉壁钙化中断征、高密度新月征及活动性造影剂外渗等。但检查耗时较长，且涉及患者转运过程，因此不适用于血流动力学不稳定的危重患者。

（3）MRA的作用与CTA大致相同，但费用较贵，耗时较长，且要求患者体内无金属移植物，应用受到一定限制。

2.腹主动脉瘤破裂风险的评估

（1）腹主动脉瘤最大直径是目前被广泛应用于评估其破裂风险的指标。

（2）基于CTA重建、限定元分析技术获得的参数可用于判断腹主动脉瘤的破裂风险。

（3）PET/CT检查中，局部瘤壁对放射性示踪剂的摄取状况能够反映该处的炎性活动，进而用于评估瘤体的破裂风险，但临床价值仍有待观察。

（4）纤溶酶原激活物抑制剂1（PAI-1）等指标也被报道与腹主动脉瘤破裂有关，但尚未被广泛推荐。

【诊断及鉴别诊断】 腹主动脉局部管腔扩大，最大径达相邻正常段动脉外径1.5倍，可诊断腹主动脉瘤。腹主动脉瘤破裂的直接征象为局部瘤壁连续性中断，间接征象主要为瘤周/腹膜后血肿及腹水。若受条件所限，不能观察到上述典型超声征象，需根据腹部搏动性包块、剧烈腹痛及休克症状综合判断。

其鉴别诊断包括：

1.腹部占位或脓肿 急诊患者胃肠道气体较多，病情危重、配合度差，加之腹膜后血肿位置较深，通常难以发现。部分腹膜后血肿延伸至肾周、腰大肌内，容易误诊为占位或脓肿。扫查中要仔细辨别组织结构，利用CDFI判断可疑血肿的血供情况，避免漏诊、误诊。

2.假性腹主动脉瘤 常有外伤史。病变处腹主动脉管壁连续性中断，并自破裂口处局限性外凸，形成瘤腔，瘤壁为周围纤维结缔组织形成，较厚。瘤口处可探及"双期双向"频谱。

3.夹层动脉瘤　原发于腹主动脉者少见，多为胸主动脉的夹层动脉瘤延续形成。管腔内可见真假腔，内膜片分隔在二者间规律摆动。

4.其他腹部囊性病变　借助多普勒成像容易鉴别。

第三部分：病例展示

患者男性，65岁，9天前无明显诱因出现乏力伴少尿症状，未予系统治疗，病程期间无腹痛，近期未服用导致肝、肾功能损伤的药物。患者既往有高血压病史14年，1年前诊断为腹主动脉瘤，无肝炎病史，无慢性肾病病史，偶有饮酒。体格检查：心率100次/分，血压120/60mmHg，脐右侧扪及搏动性肿块，边界欠清楚，有持续性震颤，听诊闻及明显收缩期杂音；双下肢水肿，左侧足动脉搏动减弱，右侧足背动脉搏动消失。实验室检查：谷丙转氨酶1437U/L，谷草转氨酶779 U/L，总胆红素123.4 μmol/L，直接胆红素70.7 μmol/L，血清肌酐378.9 μmol/L，血尿素氮16.6 mmol/L。相关影像学检查如图2-12-2所示。

超声报告描述： 腹主动脉呈梭形瘤样扩张，最大横截面积86mm×64mm，累及右侧髂总动脉，局部瘤壁回声中断（宽约4.4mm），形成瘘口与下腔静脉相通。CDFI：瘘口处探及自主动脉向下腔静脉的花色血流信号，峰值流速292cm/s。

超声诊断： 考虑腹主动脉瘤破裂合并主动脉下腔静脉瘘。

诊断分析： 本病例诊断为腹主动脉瘤破裂合并主动脉下腔静脉瘘。诊断依据：①患者既往有腹主动脉瘤病史；②腹部触及搏动性包块伴持续性震颤；③超声检查见腹主动脉瘤，其与下腔静脉紧邻处瘤壁中断形成瘘口，CDFI探及自主动脉向下腔静脉的血流信号；④CTA及三维容积重建显示瘤体及其与下腔静脉间的瘘口。

腹主动脉腔静脉瘘是指紧密相邻的腹主动脉和下腔静脉之间形成血流通道，其病因分为自发性、外伤性和医源性，其中，自发性多见于腹主动脉瘤。瘘的存在导致左向右分流，静脉回流量增加。腹主动脉腔静脉瘘临床症状复杂多样，其严重程度主要取决于分流量。大量分流造成血流动力学紊乱，导致心力衰竭、肝硬化、门静脉高压、肾衰竭、远端肢体缺血等表现，而分流量小者可无症状。

本例患者腹主动脉瘤累及右侧髂总动脉，并于髂总动脉水平形成主动脉下腔静脉瘘。患者1年前诊断为腹主动脉瘤，但推测实际病程可能更长，且瘤体较大，下腔静脉管壁因长期压迫而发生缺血坏死，形成瘘口。触诊发现脐右侧震颤是由通过瘘口的湍流引起软组织位移导致的。患者最突出的临床表现为肝、肾功能不全，是分流导致静脉淤血，肝、肾静脉回流受阻的结果。超声检查见主动脉瘤瘤壁中断，形成瘘口，并见血流信号由主动脉经瘘口注入下腔静脉；CTA清晰显示瘤体与瘘口，诊断明确。

2%～4%的破裂性腹主动脉瘤合并主动

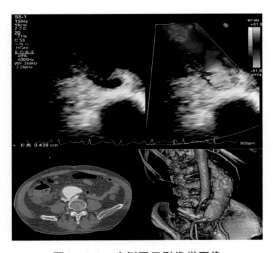

图2-12-2　病例展示影像学图像

感谢广东省人民医院黄道政、覃铁和、王首红医生惠赠病例图片

下腔静脉瘘。其临床表现复杂多样，可能仅为呼吸困难、下肢水肿等非特异性症状，也可能为难治性心力衰竭，腰背疼痛、休克等，我们应仔细扫查，认真查体，避免误诊和漏诊。

第四部分：测试

患者男性，77岁，2日前无明显诱因出现腰部剧痛，伴恶心、呕吐，尿频，于急诊就诊，行相关检查，诊断为"左侧输尿管结石"，拟行手术治疗。住院后经对症治疗，症状略有好转。患者既往有高血压病史20年，血压最高达180/110 mmHg，间断口服降血压药物，血压控制不平稳；腹主动脉瘤病史4年。入院查体：患者一般状态尚可，体温36.4℃，心率69次/分，血压152/93mmHg，呼吸20次/分；上腹部可触及椭圆形肿物，表面光滑，有搏动性，不随体位改变而移动。移动性浊音（-）。血常规：白细胞12.5×10^9/L、血红蛋白135g/L。尿常规：红细胞618/μl。2小时前，患者腰痛突然加剧，频繁呕吐。相关影像学检查如图2-12-3所示。

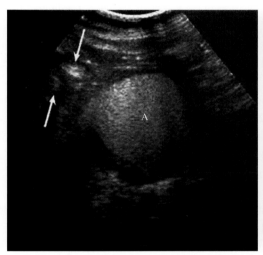 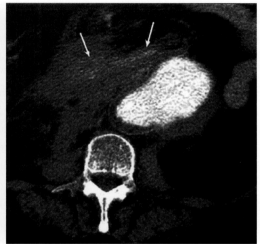

图2-12-3　测试病例影像学图像

诊断分析：本病例患者的诊断为腹主动脉瘤破裂。诊断依据：①患者既往有腹主动脉瘤病史；②超声造影检查显示瘤体及造影剂外渗；③CTA可见瘤体右前方血肿，可见造影剂外渗至血肿内。

该患者既往有腹主动脉瘤病史，此次由于输尿管结石导致呕吐、尿频等症状，频繁改变体位、加大腹压，最终诱发腹主动脉瘤破裂，其病史明确，症状典型，诊断困难不大。然而实际上，很多腹主动脉瘤患者症状隐蔽，在用力排便、搬运重物等日常行为诱发瘤体破裂后，方知罹患此病。因此，在急诊工作中，对于高龄或有高血压、吸烟等其他腹主动脉瘤危险因素的腹痛患者，无论临床医生是否下达相关医嘱，均应尽量扫查腹主动脉，及时排除腹主动脉瘤破裂，挽救患者生命。

（刘千琪　张春梅　吴长君）

主要参考文献

［1］Guideline developed in collaboration with the American College of Radiology；Society of Radiologists in Ultrasound. AIUM Practice Guideline for the Performance of Diagnostic and Screening Ultrasound Examinations of the Abdominal Aorta in Adults. J Ultrasound Med，2015，34（8）：1-6.

［2］Chaikof E L，Dalman R L，Eskandari M K，et al. The Society for Vascular Surgery practice guidelines on the care of patients with an abdominal aortic aneurysm. Journal of vascular surgery：official publication，the Society for Vascular Surgery［and］International Society for Cardiovascular Surgery，North American Chapter，2018，67（1）：2-77. e2.

［3］王慧，陈章颖，李梓伦，等. 濒临破裂腹主动脉瘤诊断中彩色多普勒超声的价值分析. 中华医学杂志，2020，100（32）：2507-2510.

［4］Erbel R，Aboyans V，Boileau C，et al. 2014 ESC Guidelines on the diagnosis and treatment of aortic diseases：Document covering acute and chronic aortic diseases of the thoracic and abdominal aorta of the adult. The Task Force for the Diagnosis and Treatment of Aortic Diseases of the European Society of Cardiology（ESC）. Eur Heart J，2014，（41）：1169-1252.

［5］Groeneveld M E，Meekel J P，Rubinstein S M，et al. Systematic Review of Circulating，Biomechanical，and Genetic Markers for the Prediction of Abdominal Aortic Aneurysm Growth and Rupture. J Am Heart Assoc，2018，7（13）：e007791.

［6］Lederle F A，Johnson G R，Wilson S E，et al. Rupture rate of large abdominal aortic aneurysms in patients refusing or unfit for elective repair. JAMA，2002，287（22）：2968-2972.

［7］Yamamoto Y，Kenzaka T，Kuroki S，et al. Spontaneous arteriovenous fistula of left internal iliac artery aneurysm. Eur Heart J Cardiovasc Imaging，2015，16（7）：817.

［8］Lech C，Swaminathan A. Abdominal Aortic Emergencies. Emerg Med Clin North Am，2017，35（4）：847-867.

［9］Catalano O，Lobianco R，Cusati B，et al. Contrast-enhanced sonography for diagnosis of ruptured abdominal aortic aneurysm. Ajr Am J Roentgenol，2005，184（2）：423-427.

［10］Huang D，Song F，Zhou X，et al. Imminent rupture of abdominal aortic aneurysm complicated by arteriovenous fistulaization and hepatorenal failure：case report and literature review. Rev Cardiovasc Med，2020，21（1）：119-122.

第十三节　急性主动脉综合征

第一部分：提示和强调

急性主动脉综合征中，主动脉夹层、主动脉壁内血肿、穿通性主动脉溃疡、主动脉瘤破裂及创伤性主动脉损伤的危急值分类为"红色"，需出具报告后10分钟内通报临床医生；有破裂风险的主动脉瘤如直径超过50mm或增长迅速者的危急值分类为"橙色"，需出具报告后尽快通报临床医生，并尽早手术治疗。

急性主动脉综合征是胸痛患者最常发生的致命性疾病，起病急，病死率高，严重威胁患者的生命安全，为心血管疾病的危急值。患者多因大动脉破裂、失血性休克、重要器官缺血而致死亡。其中以主动脉夹层最常见，未经治疗者预后极差，发病48小时内病死率高达68%，而治疗不及时或不当者病死率亦较高。主动脉壁内血肿发展迅速或有形成主动脉夹层趋势时，以及主动脉穿通性溃疡较大者（直径＞20mm或深度＞10mm），可迅速发展为主动脉夹层或发生主动脉破裂；或者主动脉瘤有濒临破裂征象，以及存在创伤性主动脉损伤时，这些均导致患者随时处于死亡的边缘，亟需紧急干预。因此超声心动图检查如发现上述征象，应快速诊断并立即建立危急值报告，并及时与临床医生进行沟通，以便采取快速有效的治疗措施挽救患者生命，减少并发症、降低死亡率。

第二部分：分析与说明

【概述】　急性主动脉综合征是发生于主动脉的几种危及生命的疾病统称，由具有相似临床特征并有所关联的急性主动脉疾病组成。经典的主要有主动脉夹层、壁内血肿和穿通性动脉粥样硬化性溃疡，此外还包括主动脉瘤破裂、创伤性主动脉损伤等，以前三者多见，尤以主动脉夹层最为常见（约占80%），其次是主动脉壁内血肿和穿通性主动脉溃疡。急性主动脉综合征的共同特征：相似的临床表现——胸痛，均有主动脉壁完整性受损，以及主动脉破裂的潜在危险，其并发症从主动脉破裂到器官缺血和死亡。

【病因病理】

1.病因　常见的病因包括高血压、动脉粥样硬化、特发性主动脉中膜退变、遗传、先天性主动脉畸形等，此外，部分病例与创伤或主动脉壁炎症反应相关。其中高血压是最主要的危险因素，中重度高血压患者较易出现急性主动脉综合征，有数据显示45% ～ 100%的主动脉夹层患者合并有高血压。另外高龄、吸烟、男性也是急性主动脉综合征的危险因素。

2.病理　急性主动脉综合征为主动脉壁发生病变，主动脉夹层主要累及中层，穿通性主动脉溃疡起源于内膜，而主动脉瘤是三层均被累及，壁内血肿是一种附加现象，适用于三种基本病理中的任何一种。几种病变关系密切，可部分共存、甚至相互演变。穿通性主动脉溃疡向外进展、穿破外膜，可引起主动脉破裂或假性动脉瘤形成；沿中膜进展可形成壁内血肿或夹层；另外由于溃疡破坏弹力板层、粥样硬化斑块促使中膜退变，在动脉压力作用下，可引起局部管腔扩张，形成真性动脉瘤（图2-13-1）。

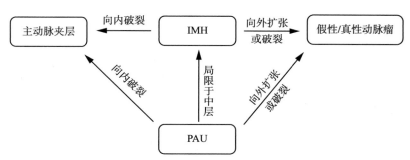

图2-13-1　急性主动脉综合征几种病变的相互转变

IMH.壁内血肿；PAU.穿通性动脉粥样硬化性溃疡

（1）主动脉夹层：是由于主动脉内膜和中膜撕裂形成内膜撕裂口，主动脉腔内血流经内膜撕裂口进入并蓄积于中膜内，致中膜分离并沿主动脉长轴方向扩展形成夹层，撕裂的内膜和部分中膜向主动脉腔内移位形成内膜片，并将主动脉分隔为真假腔，新形成的管腔为假腔，假腔只有一层外膜包裹（图2-13-2），发生主动脉破裂的概率明显升高。

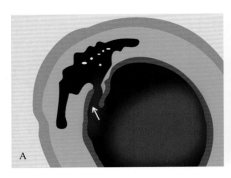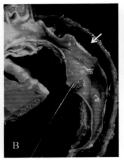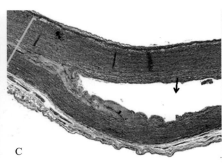

图2-13-2　主动脉夹层

A.主动脉夹层示意图，箭头示内膜破裂；B.主动脉夹层的大体剖面图，箭头示假腔；C.主动脉夹层的组织学，箭头示假腔（HE染色）

（2）主动脉壁内血肿：被认为是主动脉夹层的一种特殊类型或先兆病变。目前关于主动脉壁内血肿的起源和病理生理仍存在争议，多认为是由于固有主动脉滋养血管、中膜营养血管自发破裂或动脉粥样斑块破裂等因素使血液渗入中膜层所致，血肿位于中膜与外膜之间，引起主动脉壁环形或新月形增厚，增厚的主动脉壁内膜完整，没有内膜撕裂或溃疡样病变，无血流交通（图2-13-3）。然而，最近的发现表明，一些壁内血肿可能是由小的内膜撕裂引起的，这些撕裂是目前主动脉成像方式无法检测到的，并且在手术或尸检时对主动脉的大体检查中常被忽略。主动脉壁内血肿约10%可吸收痊愈，30%～50%进展为典型主动脉夹层，

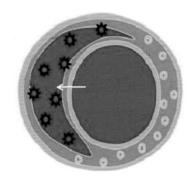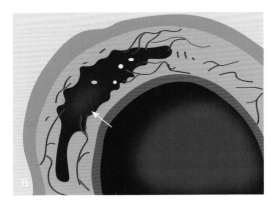

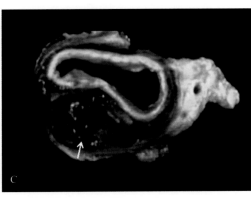

图2-13-3　主动脉壁内血肿

A.主动脉壁内血肿呈新月形（箭头所示）；B.主动脉壁内血肿位于中膜和外膜之间（箭头所示）；C.主动脉壁内血肿大体图像（箭头所示，摘自Goldstein SA，Evangelista A，Abbara S，et al. Multimodality imaging of diseases of the thoracic aorta in adults：From the American Society of Echocardiography and the European Association of Cardiovascular Imaging．J Am Soc Echocardiogr，2015，28：119-182）

20% ～ 45%有发生破裂的风险。

（3）穿通性主动脉溃疡：是一种渐进性动脉粥样硬化溃疡，主动脉粥样硬化斑块破裂部分脱落，溃疡穿透内弹力层并在中层形成血肿，并可穿透中膜乃至外膜，从而形成深浅不一的病变（图2-13-4）。溃疡病程进展可促进壁内血肿的发生，并可发展为动脉瘤、假性动脉瘤、主动脉破裂及主动脉夹层等。其最常发生于降主动脉的中下段，较少发生在腹主动脉，很少发生在升主动脉。

（4）主动脉瘤破裂：是指在原有动脉瘤病变的基础上，随着动脉瘤的不断扩张（图2-13-5），动脉壁通透性增强和出现局部破裂。当破裂的主动脉瘤有周围组织包裹，就形成假性动脉瘤，而当假性动脉瘤内的压力超过周围组织的最小承受张力时，可发生致命性破裂。

（5）创伤性主动脉损伤：主要包括主动脉离断、急性主动脉破裂、假性动脉瘤、主动脉夹层、壁内血肿等，病死率较高。

根据发病部位的不同，采用Stanford分型可将急性主动脉综合征分为A、B两型：A型为病变累及升主动脉，破裂风险高；B型为病变仅累及弓降部以远胸、腹主动脉，破裂风险较A型低。

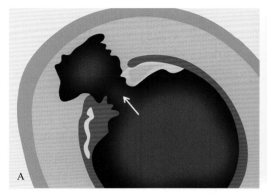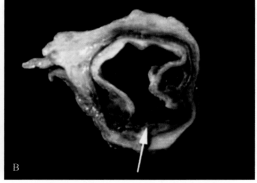

图2-13-4 穿通性主动脉溃疡

A.主动脉溃疡自内膜穿透中膜（箭头所示）；B.主动脉穿通性溃疡大体图像，箭头示溃疡（摘自Goldstein SA，Evangelista A，Abbara S，et al. Multimodality Imaging of diseases of the thoracic aorta in adults：From the American Society of Echocardiography and the European Association of Cardiovascular Imaging. J Am Soc Echocardiogr，2015，28：119-182）

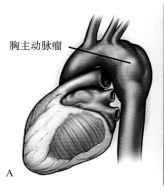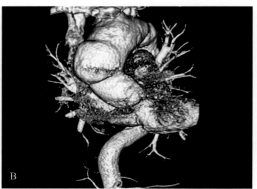

图2-13-5 主动脉瘤

A.胸主动脉瘤示意图；B.升主动脉瘤CTA图像

【症状体征】 急性主动脉综合征患者的临床情况变化很大，表现的症状和体征与动脉分支受累、器官损害和其他相关并发症有关。主要表现为疼痛症状，其中以胸痛最为常见，腰背痛及腹痛其次，部分患者可以心包积液为首发表现，少数患者单独或伴有晕厥、呕吐、下肢疼痛麻木等症状，相对少见的临床症状有声嘶、截瘫、肠系膜缺血、急性肾衰竭等。胸痛多见于Stanford A型，而背痛或腹痛多见于Stanford B型。

急性主动脉综合征胸痛特点为发病较急，剧烈的疼痛，可向颈肩部放射，疼痛呈撕裂样或刀刺样，可沿病变走向逐步向其他部位转移，为本症临床特征之一。疼痛的位置和伴随症状可反映初始内膜撕裂的部位，也可表明是否发生夹层沿主动脉延展或累及分支动脉和器官的可能，并可因压迫部位不同，而呈多种多样。放射至颈部、咽喉和（或）颌部的疼痛，特别是当伴有主动脉瓣反流杂音、心脏压塞的体征时表明累及升主动脉，而发生于背部或腹部的疼痛则提示累及降主动脉。主动脉瘤很大程度上是无症状的，直至突然和灾难性的事件（包括主动脉破裂或夹层）发生，并在很大比例的患者中迅速致命。

【超声检查】 常规经胸超声心动图对主动脉完整评估的能力有限，只能对部分节段进行评价，因而对急性主动脉综合征诊断的敏感度相对较低，特别是对主动脉壁内血肿和穿通性溃疡的诊断准确性低。而经食管超声心动图的敏感度和特异度均提高，且对定位和测量主动脉夹层主要入口撕裂的大小非常有帮助，而由于左主支气管的影响，其在检测远端升主动脉和近端弓可能受限。当临床高度怀疑急性主动脉综合征时，经胸超声心动图阴性不能排除本病的诊断，需行经食管超声心动图或其他影像学检查以明确诊断。

1.主动脉夹层 超声表现为主动脉内波浪状内膜，将动脉管腔分为真假两腔，在假腔内若有血栓可发现主动脉壁增厚。

2.主动脉壁内血肿 多发生于降主动脉，表现为主动脉壁呈新月形增厚（图2-13-6），内膜与中膜之间可见低或无回声区，而经典主动脉夹层的声像图特征——撕脱内膜和双腔结构在壁内血肿患者中均不存在，且通常没有再进入部位。CDFI显示血肿与真腔之间没有血流证据，但血肿内部可能有一些彩色多普勒血流。与典型的主动脉夹层相比，主动脉壁内血肿是一个更局限的过程，它通常沿着整个主动脉传播到髂动脉。主动脉壁内血肿可能会使主动脉壁变得薄弱，或随主动脉扩张和（或）破裂向外进展，或随内膜中层的破坏向内发展，从而

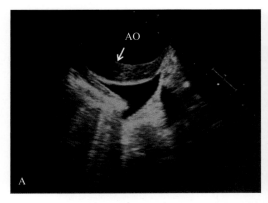
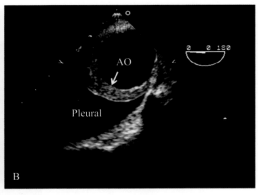

图2-13-6 主动脉壁内血肿声像图

经食管超声心动图可见主动脉壁新月形增厚（摘自Goldstein SA，Evangelista A，Abbara S，et al. Multimodality Imaging of diseases of the thoracic aorta in adults：From the American Society of Echocardiography and the European Association of Cardiovascular Imaging. J Am Soc Echocardiogr，2015，28：119-182）

导致典型的主动脉夹层。

3. 穿通性主动脉溃疡　表现为主动脉壁有粥样硬化斑块，斑块表面不连续，病变处呈环形凹陷，通常有锯齿状的边缘，呈"溃疡样"或"火山口样"（图2-13-7）。

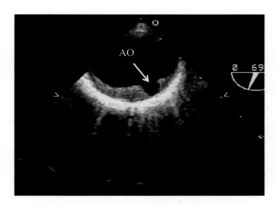

图2-13-7　穿通性主动脉溃疡超声图像

（摘自Goldstein SA，Evangelista A，Abbara S，et al. Multimodality Imaging of diseases of the thoracic aorta in adults：From the American Society of Echocardiography and the European Association of Cardiovascular Imaging. J Am Soc Echocardiogr，2015，28：119-182）

4. 主动脉瘤　主动脉不同程度扩张，升主动脉直径＞45mm或与邻近正常动脉段相比外径增加≥50%，扩张处呈囊状、梭形等形状。主动脉管壁变薄，活动减弱，弹性降低。CDFI可见动脉瘤内血流呈旋涡状，血流速度缓慢，可伴或不伴主动脉狭窄，或关闭不全（图2-13-8）。由粥样动脉硬化引起者，主动脉可见大小不等的斑块，部分动脉瘤内可见血栓形成。对于主动脉直径＞50mm，或者生长迅速者（6个月内直径增长＞5mm，或1年内直径增长＞10mm）存在濒临破裂的风险，需高度注意。

【其他检查方法】　除超声外，多种影像学方法如CT、MRI、DSA等对急性主动脉综合征的诊断和评估发挥着重要的作用，胸部X线也具有一定的辅助诊断作用，每种方式都有其优点和局限性。

1. X线　急性主动脉综合征患者半数胸部X线表现正常，约1/3的患者有纵隔增宽。

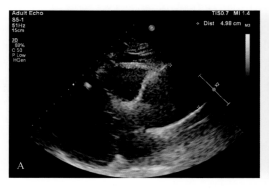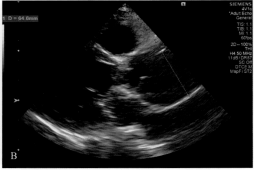

图2-13-8　主动脉瘤超声图像

A. 升主动脉增宽达50mm；B. 升主动脉明显增宽达65mm

2. CT 是急性主动脉综合征最重要的检查方法，CTA是诊断的"金标准"。增强CT对于发现主动脉夹层真假腔十分有效。CT诊断急性主动脉壁内血肿的敏感度近100%，是首选检查方法，其特征表现为主动脉管壁增厚，呈纵向延伸的新月形或环形。急性期的壁内血肿呈高密度，后渐呈等密度甚至低密度，无强化，内缘多较光滑。CTA是诊断穿通性主动脉溃疡的首选方法，主动脉壁内的龛影为其特征性表现（图2-13-9）。

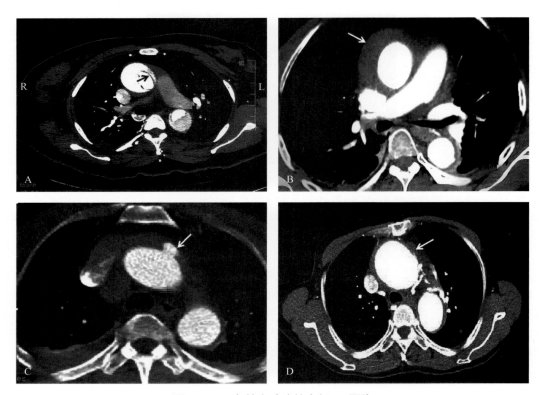

图2-13-9　急性主动脉综合征CT图像

A.主动脉夹层，箭头示撕脱的内膜；B.主动脉壁内血肿，箭头示呈新月形的壁内血肿；C.穿通性主动脉溃疡，箭头示呈龛影样的溃疡；D.升主动脉瘤（箭头所示）

3. MRI 可提供主动脉全程病变的影像，提供了与CTA相似的诊断特征，能够识别解剖入口撕裂、解剖范围和分支血管受累。MRI对壁内血肿的诊断准确性与CT扫描相当，敏感度达100%。

4. DSA 如上述检查仍不能满足需要，可行介入性主动脉造影来观察夹层撕裂的细节，可见假腔延迟充盈，使导管沿移位的主动脉壁移动，判定入口和出口，对介入性治疗有很大帮助。DSA是确诊穿通性主动脉溃疡的金标准，表现为主动脉壁充满造影剂的龛影，而看不到内膜片和主动脉双腔表现。

【诊断及鉴别诊断】

1.诊断 对既往有高血压病史或家族史，起病突然、撕裂样胸痛，特别是心电图缺乏缺血或梗死表现的患者应警惕急性主动脉综合征的可能。结合病史和临床症状、心电图、实验室检查及影像技术，可及时准确地诊断本病，并评估整个主动脉延伸和主动脉分支受累情况，对评估患者预后、选择合适的治疗干预措施有重要帮助。

超声显示主动脉内剥脱的内膜回声，将主动脉分为真假两腔，剥脱内膜可见破口，CDFI可见血流信号穿梭于真腔与假腔之间；CT表现为两个造影剂充盈的腔，增强扫描后假腔呈延迟强化，真腔呈早期强化，真腔与无夹层的主动脉腔相连续，即可诊断主动脉夹层。

超声表现为病变部位的主动脉壁增厚呈新月形或环形，没有内膜撕裂的破口；CT或MRI表现为主动脉壁呈新月形或环形增厚（≥5mm），没有夹层内膜片和内膜撕裂，即可诊断主动脉壁内血肿。

由于X线及经胸超声心动图等常规检查方法对穿通性主动脉溃疡诊断敏感度低，对其检出率并不高。超声表现为主动脉壁可见粥样斑块，斑块表面凸凹不平，形成溃疡，内膜与中膜间可见血肿回声；CT或MRI表现主动脉局限性节段扩张，局部溃疡，壁内可见血肿，可给出穿通性主动脉溃疡的诊断。

2.鉴别诊断

（1）急性主动脉综合征与急性心肌梗死、肺栓塞等表现为急性胸痛的疾病相鉴别。急性心肌梗死的疼痛常为压榨性钝痛，应动态观察心电图、心肌酶谱的变化，并及早行影像学检查，可予以鉴别诊断。而肺动脉栓塞则在影像上可见肺动脉主干或分支内栓子的存在——直接征象，并可结合下肢深静脉血栓，以及超声心动图上右心增大，肺动脉压力增高等间接征象进行鉴别。

（2）影像图像上主动脉壁内血肿与主动脉粥样硬化所致的主动脉壁增厚、附壁血栓及血栓化主动脉夹层等相鉴别。动脉粥样硬化造成的主动脉管壁增厚内缘多欠规整，多伴不同程度的钙化；附壁血栓多局限于主动脉扩张的部位，多覆盖于内膜上，而壁内血肿多位于内膜下，纵向延伸较长，且多不伴主动脉的明显扩张；血栓化主动脉夹层为长新月形沿主动脉管壁旋状延伸，伴有管腔变形。

第三部分：病例展示

患者男性，79岁，1日前无明显诱因出现胸痛，位于心前区，无放射痛，持续10～20分钟，伴有乏力，劳累时加剧，休息或服药可缓解。上述症状反复发作，为系统诊治入院，门诊以"冠心病、心绞痛"收入院。既往高血压病史20余年，有冠心病史及痛风病史，否认糖尿病史。

查体：血压148/87mmHg，听诊心尖区未闻及病理性杂音。心电图：ST-T改变。入院后行超声心动图检查（图2-13-10）。

思路分析1—对胸痛患者行超声心动图检查前的思路梳理：胸痛既常见又复杂，可由多种原因引起，本例为老年男性，有多年高血压病史和冠心病史，结合临床表现、查体及心电图，首先要想到是否存在急性心肌梗死的可能性；同时要考虑到患者的痛阈和感觉不同，尤其个别老年人对痛觉不敏感，结合其高血压病史，亦需排查主动脉夹层的可能性；此外，其他可能导致胸痛的疾病如肺栓塞、主动脉壁内血肿、穿通性溃疡等也应排查。因此，超声检查时要重点观察是否存在室壁运动异常，主动脉内是否有撕裂的内膜回声，肺动脉主干及左右分支内是否有栓子的回声等，条件允许时可采用经食管超声检查是否存在主动脉壁内血肿及穿通性溃疡。本例超声检查患者室壁运动无明显异常，肺动脉内未见明显栓子回声，因此初步排除急性心肌梗死及肺栓塞。检查发现升主动脉、主动脉弓部及降主动脉呈瘤样扩张，最大直径达55mm，其内可见撕脱内膜回声，呈螺旋走行，将管腔分为真假两腔，两腔内血流方向一致，判定为主动脉夹层动脉瘤（Stanford A型），为心脏疾病的危急值，破口位于近端。

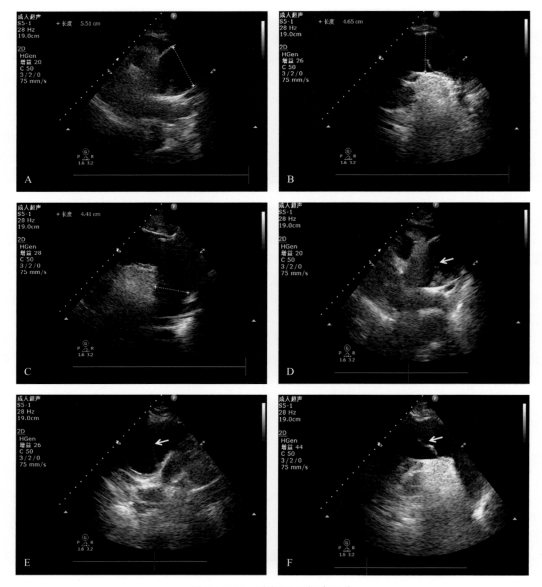

图2-13-10　病例展示超声图像

升主动脉、主动脉弓及降主动脉瘤样扩张，最大直径达55mm（A～C）；升主动脉、主动脉弓及降主动脉内可见膜样回声，呈螺旋走行（D～F）（箭头所示）

　　思路分析2—病变累及范围及所致合并症的诊断分析：初步诊断为主动脉夹层动脉瘤后，需进一步分析主动脉夹层的并发症，其对疾病的全面诊断及临床采取有效措施进行治疗至关重要，并发症主要与夹层累及的范围有关。主动脉夹层的主要并发症：①主动脉夹层破裂，即主动脉夹层动脉瘤可在胸腔、腹腔等部位破裂，引起呕血、咯血、休克，甚至死亡。②心血管系统的并发症，如夹层累及主动脉瓣引起瓣膜关闭不全，累及冠状动脉致心肌梗死，累及的血管在心包腔内破裂致心包腔内出血，造成心脏压塞。③各器官缺血。本例患者夹层累及主动脉瓣，致瓣膜轻度关闭不全，向下累及至降主动脉，未累及颈部动脉、腹主动脉。心包腔内可见少量积液，但未致心脏压塞。胸腔及腹腔内未见积液，表明主动脉夹层动脉瘤未破裂至胸腔和腹腔。

思路分析3—主动脉夹层可能被延误诊断的原因分析：主动脉夹层临床表现多变，大部分患者有突发剧烈胸痛症状，如病情复杂或患者高龄，其症状则多不典型。本例患者既往有冠心病史，胸痛并不十分剧烈，休息及用药后可缓解，临床表现更类似于冠心病、心绞痛，加之心电图有ST-T改变，临床医生首诊倾向于冠心病的诊断，导致初步判断失误。然而综合分析本例患者疑诊为主动脉夹层亦有迹可循，患者有高血压病史20年，高血压是发生主动脉夹层最重要的危险因素，因此存在发生主动脉夹层的高危因素；查体：血压148/87mmHg，收缩压高于正常，存在发生主动脉夹层的高危体征；加之患者有胸痛症状，虽不剧烈，但应考虑到老年患者的症状可能不典型，心电图有ST-T改变，也不能排除在冠心病基础上合并主动脉夹层的可能性，因此应予以急诊超声心动图或CT等影像学检查以排查主动脉夹层等致急性胸痛的病变。

超声报告描述：左心房轻度增大，左心室壁增厚。升主动脉、主动脉弓及降主动脉内径增宽，较宽处55mm，内可见膜样回声漂浮，将管腔分为真假两腔，两腔内血流方向一致（考虑破口在近心端），腹主动脉探查欠清晰。主动脉无冠瓣略增厚，瓣叶开放略受限，流速增快207cm/s，闭合不良，可见中量反流信号。冠状动脉起始处未见明显受累。心包腔内可见少量无回声区。

超声提示：主动脉夹层动脉瘤（Stanford A型）；主动脉瓣狭窄（轻度）并关闭不全（中度）；心包少量积液。

第四部分：测试

患者女性，76岁。因头晕4日由急诊以"急性脑血管病"收治入院。既往高血压病史17年，糖尿病史10年，冠心病史7年，脑梗死病史17年。查体：血压170/100mmHg。

超声所见：腹主动脉远段前壁局限性囊状扩张，累及长度60mm，左右径45mm，前后径42mm，前壁呈新月形增厚，局部内膜可见破口，可见血流自腹主动脉经破口处向壁内灌注（图2-13-11）。

问题1：本例超声诊断为何种病变及其诊断依据？

答：本例超声诊断为腹主动脉真性动脉瘤并壁内血肿及穿通性溃疡。诊断依据为腹主动脉远段呈局限性瘤样扩张，瘤壁为动脉壁，因此为真性动脉瘤；前壁呈新月形增厚，内呈低回声，符合壁内血肿声像图；增厚（血肿）处局部内膜可见破口，且有血流自腹主动脉经过破口向壁内灌注，表明存在溃疡，且溃疡达壁内血肿的1/2深度，因此得出上述诊断。

问题2：本病需要与哪些疾病进行鉴别及其鉴别要点？

本病：需要与主动脉假性动脉瘤及夹层动脉瘤进行鉴别，鉴别要点如下所述。

（1）病因：真性动脉瘤多由动脉粥样硬化引起，假性动脉瘤多由外伤引起，而夹层动脉瘤多由高血压引起。

（2）瘤壁：真性动脉瘤的瘤壁是由动脉内膜、中膜和外膜构成，而假性动脉瘤的瘤壁，则是由纤维组织所构成，夹层动脉瘤仍为动脉壁，但因内膜和部分中膜撕脱，因此壁变薄。

（3）正常主动脉分界及瘤体形态：真性动脉瘤呈囊状扩张者分界明显，而呈梭形扩张者则分界不明显，本例瘤体呈囊袋状向外凸出；假性动脉瘤分界明显，表现为主动脉旁的无回声区；夹层动脉瘤分界明显。

（4）彩色多普勒：本例为囊状真性动脉瘤并壁内血肿及溃疡，内膜虽有破口，但破口并

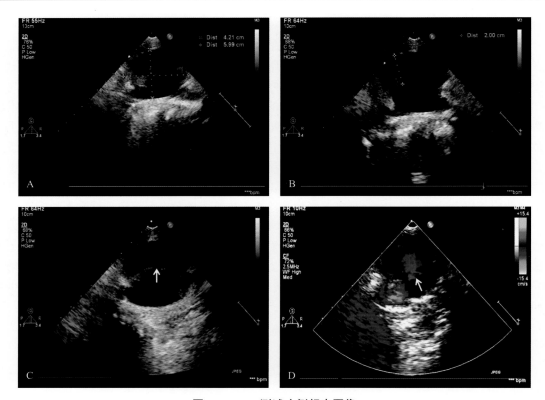

图2-13-11　测试病例超声图像

A.腹主动脉远段前壁囊状扩张；B.扩张处前壁呈新月形增厚，较厚20mm；C.增厚处内膜可见破口；D.可见血流自腹主动脉经破口处向壁内灌注

不大，溃疡亦不大，因此血流填充并不多；假性动脉瘤因瘤口小，可显示有血流自动脉壁破口进入瘤内，入瘤处流速一般增快，而瘤体内血流缓慢，呈漩涡状；夹层动脉瘤腔内可见撕裂的内膜回声，真腔内血流速度快，颜色明亮，假腔内血流速度慢，颜色暗淡。

（张春梅　修春红　吴文馨）

主要参考文献

［1］Expert Panel on Cardiac Imaging，Kicska G A，Hurwitz Koweek L M，et al. ACR appropriateness criteria suspected acute aortic syndrome. J Am Coll Radiol，2021，18（11S）：S474-S481.

［2］Erbel R，Aboyans V，Boileau C，et al. 2014 ESC Guidelines on the diagnosis and treatment aortic diseases：Document covering acute and chronic aortic diseases of the thoracic and abdominal aorta of the adult. Eur Heart J，2014，35（41）：2873-2926.

［3］Goldstein S A，Evangelista A，Abbara S，et al. Multimodality Imaging of diseases of the thoracic aorta in adults：From the American Society of Echocardiography and the European Association of Cardiovascular Imaging. J Am Soc Echocardiogr，2015，28（2）：119-182.

［4］Mussa F F，Horton J D，Moridzadeh R，et al. Acute aortic dissection and intramural hematoma：a systematic review. JAMA，2016，316（7）：754-763.

［5］Grist TM，Rubin GD. Imaging of Acute Aortic Syndromes. Diseases of the Chest，Breast，Heart and Vessels 2019-2022：Diagnostic and Interventional Imaging. Cham（CH）：Springer，2019：207-214.

［6］Corvera J S. Acute aortic syndrome. Ann Cardiothorac Surg，2016，5（3）：188-193.

［7］Ferrera C，Vilacosta I，Cabeza B，et al. Diagnosing aortic intramural hematoma：current perspectives. Vasc Health Risk Manag，2020，16：203-213.

［8］Silaschi M，Byrne J，Wendler O. Aortic dissection：medical，interventional and surgical management. Heart，2017，103（1）：78-87.

［9］Carroll B J，Schermerhorn M L，Manning W J. Imaging for acute aortic syndromes. Heart，2020，106（3）：182-189.

第十四节　移植肝动静脉血栓

第一部分：提示和强调

移植肝动静脉血栓危急值分类为"红色"，需出具报告后10分钟内通报临床医生。

肝移植是治疗终末期肝病最好的临床方法。肝移植术后并发症主要包括移植物无功能、术后出血、血管并发症、胆道并发症和代谢并发症等。其中，血管并发症又包括血栓形成、血管狭窄、动静脉瘘、假性动脉瘤等。超声检查便捷、无创、成像模式丰富，包括造影在内的检查均可在床边进行，是监测重症监护状态下的肝移植术后患者血管状态的首选方法。

随着外科技术的发展，肝移植术后血管并发症的发生率逐渐下降，但一旦发生，后果通常较为凶险，肝移植后血栓形成更是导致移植肝功能丧失和受者死亡的重要原因。肝移植后血栓形成包括肝动脉血栓、门静脉血栓及下腔/肝静脉血栓，其临床表现主要为不同程度的肝功能异常及继发的梗阻性改变（如门静脉血栓导致门静脉高压症状），总体而言缺乏特异性，需借助影像学检查确诊。值得一提的是，肝动脉作为胆道血供的唯一来源，一旦形成血栓，可能导致胆管狭窄、坏死、胆瘘等胆道系统并发症。因此，对于出现前述症状的患者，应格外仔细检查肝动脉。肝移植后血栓形成最主要的超声声像图特征如下：肝动脉血栓表现为CDFI、PW及超声造影均显示肝动脉及其分支动脉血流信号消失；门静脉、下腔静脉及肝静脉血栓表现为管腔内存在血栓回声，CDFI显示血栓处管腔内血流信号部分或完全充盈缺损。

肝移植术后超声评估必须建立在了解术式的基础上（图2-14-1）。肝移植的手术方式包括原位全肝移植和原位部分肝移植。前者术式主要分为经典式原位肝移植和背驮式原位肝移植，

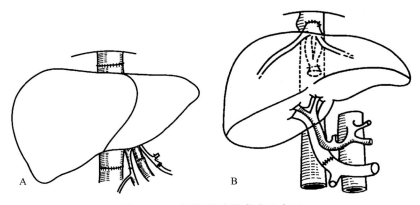

图2-14-1　原位肝移植术式示意图

A.经典式原位肝移植手术示意图；B.背驮式原位肝移植手术示意图

其最常见的吻合方式：肝动脉为供体与受体端端吻合；门静脉为供体与受体端端吻合；下腔静脉在经典式为供体肝上和肝下下腔静脉与受体下腔静脉上下断端分别端端吻合，在背驮式为供体下腔静脉与受体下腔静脉端侧吻合；胆道为供体与受体端端吻合。原位部分肝移植术式复杂，读者可参阅相关专业书籍。

　　肝移植后血栓形成的严重程度、预后情况因人而异。临床情境瞬息万变，延误治疗所带来的后果可能是毁灭性的，因此对于肝移植术后患者，超声检查中一旦发现血栓，均应及时通知主管医生，采取相应诊治措施。

　　需要强调的是，术后早期超声检查受敷料、引流管、局部肿胀等影响很大，扫查时，避开这些障碍并获得最理想图像并不容易。此时，超声医生若发现可疑的血栓征象，但显示不够清晰，应在报告中如实体现，提醒临床结合 CTA、MRA 等检查进一步确诊。

第二部分：分析与说明

（一）肝移植术后肝动脉血栓形成

　　【概述】　肝动脉血栓形成是肝移植术后最常见的血管并发症，成人发生率为 3%～9%，儿童为 8%～19%，通常后果严重，是受者术后早期死亡的主要原因之一。肝动脉血栓形成临床表现缺乏特异性，包括血清氨基转移酶急剧升高，胆道系统病变，肝脓肿，甚至暴发性肝坏死等，但这些临床表现通常在血栓形成后数天才出现。因此肝移植术后行常规超声监测，及时早期检出肝动脉血栓，对改善预后尤为重要。还应注意，肝脏虽然有双重血供，肝动脉却是胆道系统的唯一血供来源，一旦出现血栓，将造成胆管壁缺血，导致胆管狭窄、坏死、胆瘘等并发症。因此，任何不明原因的肝功能及其他异常均应排查肝动脉有无血栓。当患者出现胆道系统并发症（尤其病变位于肝实质内，而非吻合口处），或表现为胆道系统原因而引起的肝功能异常时，应格外仔细检查肝动脉。肝动脉血栓后果严重，重在预防。一旦确诊，需立即采取措施再通移植肝血流。若出现移植肝失功或坏死，应再次行肝移植。

　　【病因】　肝移植术后肝动脉血栓形成与肝动脉本身状态、吻合技术及手术过程等因素有关，如受体肝动脉血管大小不匹配、血管直径较小、肝动脉或腹腔干硬化、急性排斥反应、凝血功能紊乱、血管内膜损伤、手术时间长等。

　　【症状体征】　移植术后 1 个月内，肝动脉血栓的发病率最高，称为早期肝动脉血栓。其临床表现包括肝功能不全，胆道系统病变（如反复胆道感染、胆瘘、胆汁性腹膜炎），肝脓肿甚至暴发性肝衰竭等。早期肝动脉血栓预后差，结局常是移植物功能丧失甚至患者死亡，但也有少数患者的临床症状不严重。术后 1 个月后发生的肝动脉血栓称为晚期肝动脉血栓，通常发生在肝移植 6 个月后，预后稍好。总体而言，移植肝动脉血栓的临床表现个体差异大，缺乏特异性，与其他原因导致的移植肝功能丧失鉴别困难。

　　【超声检查】　显示低速血流对评估移植术后肝动脉状态至关重要。因此，滤波应设置为不产生噪声的最低水平；多普勒增益则应设置为不产生噪声的最高水平；PRF 要调整在最低水平，出现混叠时再适当调高。扫查时，注意减小血管声束夹角。

　　1. 肝动脉及其分支动脉血流消失，这是判断肝动脉血栓形成的最可靠的征象（图 2-14-2）。

　　2. 正常肝动脉频谱加速时间不超过 0.08 秒，RI 为 0.5～0.8。若肝移植术后，肝动脉频谱 RI 值逐渐增高，舒张期血流从正常到消失，具有连续、动态、逐渐异常的变化过程，很可能

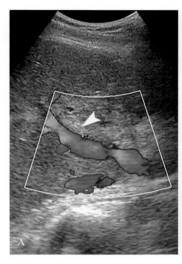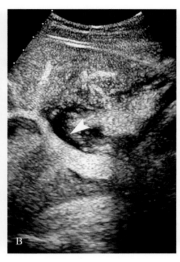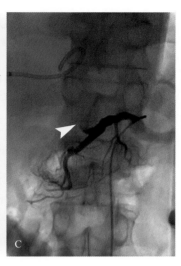

图 2-14-2　43 岁男性患者，肝移植术后肝动脉血栓形成

A.CDFI 见肝门静脉旁本应显示肝动脉血流的区域未见血流显示（白色箭头所示）；B.超声造影未见肝动脉血流显示（白色箭头所示），肝实质强化不均匀；C.血管造影未见肝固有动脉和肝内动脉显示（白色箭头所示）

感谢华西医院卢强医生惠赠图片

提示发生肝动脉血栓。

3.肝动脉血栓形成患者可能形成侧支循环，尤其是儿童，可在两周内形成。侧支血管出现后，肝实质内的肝动脉频谱呈"小慢波"改变，即频谱形态圆钝、加速时间延长（大于 0.08 秒）、阻力指数降低（小于 0.5）。

4.其他继发表现

（1）肝梗死：肝内出现圆形或楔形低回声区，可延伸至肝包膜下，边界清晰，中央可出现液化坏死。

（2）胆道系统并发症：胆管狭窄、扩张，胆瘘等。胆总管狭窄并不总引起胆管扩张，需要与基础测值比对，或借助 MRCP、ERCP 等检查帮助诊断。胆瘘在灰阶超声图像上，可表现为肝内低回声水肿区或不规则无回声区。

（3）肝脓肿：继发于肝梗死、胆道坏死、胆汁淤积的感染。

5.常规检查困难的病例，可借助超声造影改善对肝动脉的观察。

【其他检查方法】

1.血生化检查　以谷草转氨酶和（或）谷丙转氨酶、总胆红素（TBil）升高为主。

2.影像学检查　肝动脉造影是诊断肝动脉血栓形成的金标准，但它是有创检查，且耗时较长，通常仅作为非侵入性检查怀疑而不能确诊时，明确诊断之用。CTA 及 MRA 可清晰显示血栓形成及血管情况，无创，相对快速（尤其 CTA），更适合移植术后患者，其表现为动脉早期血管腔内充盈缺损，可伴有侧支循环形成。

【诊断及鉴别诊断】　肝移植术后肝动脉血栓形成的临床表现及实验室检查结果缺乏特异性。超声检查是肝移植术后监测移植肝血流状况的首选方法，CDFI、PW 及造影均显示肝动脉及其分支动脉血流信号消失即可明确肝动脉血栓形成。超声检查发现异常，可进一步行 CTA 检查，准确了解肝动脉状态和肝内梗死灶范围。

肝移植术后肝动脉血栓的鉴别诊断如下所述。

1.肝动脉狭窄：肝移植术后第二位常见的血管并发症，常见于术后3个月内，多发生于吻合口处。狭窄局部可见高速血流，峰值流速达到2～3 m/s，肝实质内肝动脉呈"小慢波"改变。

2.与其他导致移植肝动脉RI值增高的状况相鉴别，如排斥反应导致肝动脉RI值增高；捐肝者年龄大于50岁，肝动脉RI值常较高；术后24小时内，间质水肿导致肝动脉RI值增高，通常在术后1周左右恢复正常。需密切随访，比对既往报告，与临床医生沟通，综合判断。

（二）肝移植术后门静脉血栓形成

【概述】 肝移植术后门静脉血栓形成的发生率相对较低（1%～2%），更好发于儿童受者，是导致移植物丢失及受者死亡的主要原因之一。临床表现缺乏特异性。超声检查可早期诊断门静脉血栓形成。其治疗方式主要包括抗凝溶栓，介入取栓，外科治疗、再次肝移植和非手术治疗，需根据患者肝功能、门静脉血栓分级、侧支循环建立情况等综合分析，采用个体化治疗方案。

【病因】 发病多与手术操作不当有关，如血管缝合不当导致吻合口狭窄，血管内膜严重受损，门静脉血管过长等。危险因素还包括高龄、男性、术前受者门静脉病变和高凝状态等。门静脉血栓形成通常是多个危险因素协同作用造成的。

【症状体征】 临床表现多样，缺乏特异性。主要为不同程度的肝功能异常及门静脉高压症状，如胃肠道出血、腹水、脾功能亢进等。

【超声检查】

1.灰阶超声显示肝门静脉内存在血栓回声（图2-14-3）。肝内、外门静脉均可受累，肝外段更多见。血栓回声会随时间推移而变化，急性血栓常为无回声，随后血栓回声会逐渐增强。

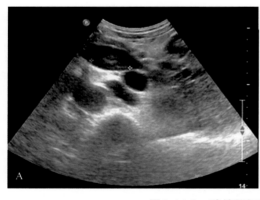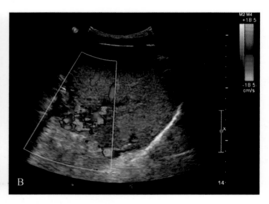

图2-14-3 移植肝门静脉血栓形成超声表现

A.灰阶超声见门静脉起始处内径增宽，管腔内可见实质样弱回声；B.CDFI显示起始处以远、第一肝门处门静脉呈海绵样变

2.CDFI：血栓造成门静脉不完全栓塞时，血栓旁管腔内可见明亮的多彩血流，局部流速升高；造成完全栓塞时，管腔内血流信号消失。

3.门静脉主干梗阻者，随时间推移，可有侧支形成，肝内门静脉通畅。门静脉可能继发狭窄、海绵样变性（图2-14-3）。

4.CEUS：可提高门静脉血栓诊断的准确性。

5.肝实质供血减少可能造成肝动脉继发性改变，表现为舒张期血流增加，RI值降低。

【**其他检查方法**】 血生化检查可发现肝功能异常。CTA及MRA在评价门静脉血栓程度和范围上更具有优势。肠系膜上动脉间接造影和经皮肝穿刺门静脉造影为诊断金标准，可在明确诊断的同时实施介入治疗。

【**诊断及鉴别诊断**】 肝移植后门静脉血栓形成的临床表现及实验室检查结果特异性不强。超声检查于门静脉管腔内发现血栓回声，且CDFI显示管腔内血流信号部分或完全充盈缺损，可诊断门静脉血栓形成。若超声检查受消化道胀气等因素影响不足以确诊，可进一步行CTA检查。

肝移植后门静脉血栓的鉴别诊断如下所述。

1.门静脉狭窄：多发生在吻合口处，狭窄局部测得高速杂乱血流频谱，狭窄处峰值流速大于125cm/s，达狭窄前峰值流速3倍以上。也可伴有门静脉高压表现，如脾大、腹水等。

2.移植术后，供体与受体的门静脉管径通常不完全匹配（尤其是小儿移植患者），造成吻合口处局部湍流。此现象并无病理意义，不要误认为是门静脉狭窄或部分性血栓造成的残余管腔血流速度增快。

（三）肝移植术后下腔静脉及肝静脉血栓形成

肝移植术后下腔静脉及肝静脉血栓形成罕见。主要原因是吻合技术不佳及血液高凝状态。临床症状类似布-加综合征，如肝大，顽固性腹水，双下肢水肿等，随后发生移植肝功能进行性恶化直至丧失。但临床症状差异很大，轻者可无明显症状。超声检查及血管造影可确诊。治疗方法包括手术取栓、溶栓、血管支架置入等。

【**超声检查**】

1.灰阶超声显示门静脉或下腔静脉内存在血栓回声，管腔内血流信号完全或部分消失。其中，肝下下腔静脉吻合口处，声束与血流几乎垂直，频谱多普勒难以评估血流状况，可利用能量多普勒显示下腔静脉血流。

2.血栓远心段的静脉扩张，流速减慢，期相性减低或消失，呈单相波形。

【**其他检查方法**】 CTA和MRA有助于诊断肝移植术后下腔静脉和肝静脉梗阻情况。经颈静脉或股静脉行下腔静脉、肝静脉造影可明确诊断并同时实施介入治疗。

【**诊断及鉴别诊断**】 超声检查显示门静脉或下腔静脉内存在血栓回声，且CDFI显示管腔内血流信号部分或完全充盈缺损，可诊断下腔静脉及肝静脉血栓形成。必要时可行CTA检查进一步确诊。

诊断肝移植术后下腔静脉及肝静脉血栓形成时，肝静脉和（或）下腔静脉频谱期相性减低或消失这一征象缺乏特异性，可继发于除血栓以外多种原因（如狭窄、腹水、肿物等导致的近端梗阻、肝组织水肿、排斥反应等），应结合临床综合分析。

第三部分：病例展示

患者男性，48岁，因原发性胆汁性肝硬化（肝功能失代偿期）行同种异体原位肝移植，术后第3天，患者无明显不适，一般状态良好，生命体征平稳。实验室检查：谷丙转氨酶402 U/L，谷草转氨酶375 U/L，总胆红素89 μmol/L，直接胆红素59 μmol/L。相关超声检查如图2-14-4所示。

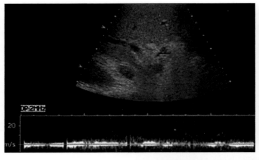
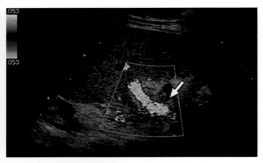
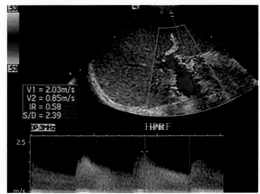

图 2-14-4　病例展示超声图像

超声报告描述：

CDFI：肝动脉内未见明显血流信号；PW：肝动脉内未探及明显血流频谱；脾厚62mm，长径142mm，脾动脉增粗，较宽处管径9mm，CDFI：其内可见花色血流信号，PW：脾动脉血流速度增加为203/85cm/s，频带增宽，频窗充填。

超声诊断：

肝移植术后，目前：

肝动脉未见血流充盈，血栓形成待除外

脾大

脾动脉增粗、流速增快，考虑脾动脉窃血

建议结合临床及其他检查

诊断分析： 本病例的诊断为肝移植术后急性肝动脉血栓形成合并脾动脉盗血。诊断依据：①超声检查见肝动脉内血流消失；②脾动脉增宽，流速明显增快；③肝功能损伤。后行腹腔动脉造影显示肝动脉血流完全中断，脾动脉迂曲、扩张，进一步证实该诊断。

肝移植术后动脉窃血是指腹腔干其他分支与肝动脉争夺血流，造成移植肝肝动脉灌注不足、窃血动脉灌注增加的现象。其中，最常见的窃血动脉为脾动脉，此外还包括胃十二指肠动脉、胃左动脉等。肝移植术后脾动脉窃血的发病率约为5.9%，其机制并不十分清楚，可能与移植肝肝动脉相对狭窄、受者原有脾动脉增粗等因素有关。

肝移植术后，排斥反应、缺血再灌注损伤、感染、病毒性肝炎复发、胆管并发症和血管并发症均可导致患者肝功能异常。本病例中，患者术前因肝硬化，具有脾大、脾动脉增粗的病理基础，术后发生脾动脉盗血，导致肝动脉灌注减少，血流变缓，诱发肝动脉血栓形成。

脾动脉窃血和肝动脉血栓引起并加重肝组织缺氧，造成肝功能异常。该病例超声声像图及临床表现较为典型，我们对肝移植术后患者进行尽可能全面的超声检查，发现肝动脉血栓形成的诱因，有利于制订更合理的治疗方案。

然而，部分肝移植术后存在脾动脉窃血的患者，在超声检查中，虽然肝动脉无血栓形成，但由于向肝血流量明显减少，CDFI同样显示为肝动脉血流消失，进一步应用CEUS或动脉造影检查时，才发现肝动脉内实际存在低速、暗淡血流。以此为例，笔者提醒读者，超声检查是移植器官术后监测的首选影像学方法，但远非金标准，诸多超声征象并不具备绝对的特异性。仅凭常规超声检查手段，很难完全避免误诊漏诊。超声医生的任务是发现异常并尽早报告，而非一定要做出确定诊断。器官移植领域专业性极强，应交由临床医生做出决策。

（刘千琪　张　聪　张春梅）

主要参考文献

［1］李霄，陶开山. 中国肝移植术后并发症诊疗规范（2019版）. 中华移植杂志（电子版），2019，13（04）：269-272.

［2］罗方舟，杨喆，郑树森. 门静脉血栓与肝移植. 中华移植杂志（电子版），2019，13（3）：245-251.

［3］Olthoff K M，Kulik L，Samstein B，et al. Validation of a current definition of early allograft dysfunction in liver transplant recipients and analysis of risk factors. Liver Transpl，2010，16（8）：943-949.

［4］张华，王建华，刘嵘，等. 肝移植术后急性肝动脉血栓形成合并脾动脉窃血综合征的介入治疗. 复旦学报（医学版），2021，48（2）：277-280.

［5］Lu Q，Xiao F Z，Zi X H，et al. Role of contrast-enhanced ultrasound in decision support for diagnosis and treatment of hepatic artery thrombosis after liver transplantation. Eur J Radiol，2012，81（3）：e338-e343.

第十五节　移植肾动静脉血栓

第一部分　提示和强调

移植肾动静脉血栓危急值分类为"红色"，需出具报告后10分钟内通报临床医生。

肾移植是终末期肾病患者最有效的治疗方法。肾移植术后并发症主要包括肾周液体积聚，血管并发症，排斥反应，感染和恶性肿瘤等。其中，血管并发症包括肾动静脉血栓、肾动静脉狭窄、动静脉瘘、假性动脉瘤等。移植肾动静脉血栓形成的临床表现主要为尿量突然减少，实验室检查发现肾功能受损。其临床表现缺乏特异性，很难与其他肾移植术后常见并发症相鉴别，因此确诊需借助影像学检查。超声是肾移植术后重要影像学监测手段，是诊断肾移植血管并发症的首选方法。

肾移植后血栓形成包括肾动脉血栓和肾静脉血栓，其最主要的超声声像图特征如下：肾动脉血栓表现为CDFI及PW显示动脉血栓以远区域动脉和静脉均无血流信号；肾静脉血栓表现为肾静脉管腔内无回声消失，CDFI显示肾静脉管腔内血流充盈消失或减少，伴肾动脉血流阻力指数增高，舒张期血流减低、消失甚至反向。总体而言，超声诊断移植肾动脉血栓的特异度高于肾静脉血栓，可利用CEUS提高诊断准确性。

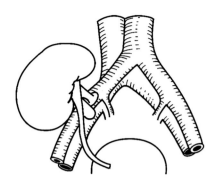

图2-15-1　移植肾手术示意图

肾植术后超声评估需建立在了解术式的基础上（图2-15-1）。移植肾通常位于腹膜后的右髂窝，供体肾动脉与受体髂内或髂外动脉吻合，供体肾静脉与受体髂外静脉吻合。正常移植肾动脉RI值＜0.7，肾实质内血流呈现树枝状，连贯延伸至肾包膜下。由于移植造成血流动力学改变，主肾动脉收缩期峰值流速升高属正常现象，可达200cm/s左右。扫查过程中还需留意：①移植肾位置较表浅，检查时探头要压力适中，避免过分加压导致肾血流减少；②可应用频率高于5MHz的探头对移植肾血流进行观察；③肾动、静脉变异并不少见，应与临床医生沟通，明确移植肾动静脉支数，仔细扫查，防止漏诊单支血管内血栓；④为更好地显示血流，检查时应注意减小血管声束夹角。

　　随着肾移植技术不断提高，血管并发症的发生率略有下降，但诊治不当通常造成严重后果（动脉并发症尤为如此），导致移植肾衰竭，甚至威胁受者生命。移植肾动静脉血栓引起的肾衰竭是可能治愈的，因此及早诊断更值得重视。

第二部分：分析与说明

（一）肾移植后肾动脉血栓

【概述】　移植肾动脉血栓较罕见，发病率为0.5%～3.5%，儿童发病率高于成人，通常预后较差。多在术后早期发生，平均发生时间为术后3.6天。移植肾动脉血栓形成的临床表现缺乏特异性，很难与急性排斥等其他肾移植术后常见并发症相区分。超声检查是首选诊断方法。肾动脉血栓形成是外科急症，必须迅速诊断，迅速挽救移植肾血流。否则，最终结局通常是移植肾切除。

【病因】　肾移植术后动脉血栓形成的原因主要与手术过程有关，如缝合技术不良，内皮损伤，移植肾血管扭曲或成角等。其他原因还有供体肾动脉硬化、急性排斥反应、高凝状态、术后低血压和免疫抑制剂毒性作用等。

【症状体征】　缺乏特异性，主要是移植肾丧失灌注而导致的突发无尿（尤其是恢复排尿后出现无尿），血压升高及肾移植区局部疼痛、压痛等。其严重程度与血栓造成的缺血面积有关。此外，患者若在术前有一定残余肾功能，临床症状可能不典型。

【超声检查】

（1）灰阶超声可能发现移植肾体积缩小，但无特异性。

（2）CDFI、PW及CEUS发现动脉血栓以远区域动脉和静脉血流信号消失。

（3）伴有肾实质局灶性或节段性肾梗死，表现为边界清楚的楔形或圆形的无血供区，回声变化多样，取决于病程及梗死灶是否发生出血。

【其他检查方法】

1.实验室检查　可发现血肌酐（SCr）、血尿素氮（BUN）浓度升高，高钾血症。

2.CTA、MRA　可用于诊断移植肾动脉血栓，且可提供三维图像，其诊断敏感度、特异度均较高。DSA是诊断的"金标准"，但为有创检查，且需使用碘化造影剂，可能影响患者肾功能，仅适用于特定无禁忌证患者。

【诊断及鉴别诊断】　肾移植后肾动脉血栓形成的临床表现缺乏特异性，最主要的超声征象是CDFI显示血栓相关区域内血流消失，但该现象并非仅见于肾动脉血栓一种情况（见后文）。故应综合分析，行CEUS或CTA、MRA进一步确诊。

其主要鉴别诊断如下所述。

（1）移植肾动脉狭窄：通常发生在吻合口处，CDFI显示肾动脉狭窄处血流束变细，色彩明亮呈花色。收缩期峰值流速＞200cm/s，狭窄即后段血流紊乱，狭窄远端肾内动脉呈"小慢波"改变，即收缩期流速缓慢上升，加速时间延长（大于0.07秒），峰值流速降低。灰阶超声可能显示因肾缺血引起的移植肾缩小。

（2）肾移植后肾动脉血栓的超声表现主要是血栓相关区域内血流消失。这一征象特异性较高，但除了肾动脉血栓外，也可见于急性排斥反应，移植肾间隔室综合征等状况。判断移植肾动脉血栓时要考虑到上述情况，综合分析，必要时行CTA或MRA等检查进一步确诊。

（二）肾移植后肾静脉血栓

【概述】　移植肾静脉血栓发生率为0.5%～4%，是肾移植术后早期并发症之一，通常出现在术后1周内，是术后1个月内导致移植肾丧失功能的最主要原因。其临床表现缺乏特异性。超声检查是首选诊断方法，CEUS有助于提高诊断准确性。移植肾静脉血栓需尽快诊断并恢复移植肾血流，阻止肾功能的恶化。

【病因】　其原因可能是手术操作不规范，也可继发于外部受压（如静脉周围大量积液）、患者血液高凝状态等因素。由于左侧髂静脉被髂动脉和主动脉压迫，当移植肾静脉与左髂静脉相吻合，其血栓发生率更高。

【症状体征】　缺乏特异性，主要是突发少尿或无尿，偶有血尿。可伴有移植肾肿大和疼痛，严重者可发生移植肾破裂、出血。

【超声检查】

（1）灰阶超声检查可见肾静脉增宽，管腔内无回声消失，充填血栓回声，CDFI显示肾静脉管腔内血流充盈减少或消失。但这些征象常不能直接观察到。

（2）移植肾体积可增大、实质增厚、皮质回声减低（图2-15-2），但上述征象缺乏特异性。

（3）频谱多普勒显示静脉血栓相关区域内，肾动脉频谱收缩期陡直上升，舒张期快速下降，流速减低、消失，甚至出现反向血流，RI增高（图2-15-2）。

（4）CEUS有助于提高诊断准确性。

【其他检查方法】

（1）实验室检查可发现SCr和BUN升高，D-二聚体升高，血小板减少。

（2）影像学诊断方法同肾移植后肾动脉血栓。

【诊断及鉴别诊断】　肾移植后肾静脉血栓形成的临床表现缺乏特异性，主要超声征象一是肾静脉内发现血栓回声，且管腔内血流信号减少或消失；二是肾动脉血流阻力指数增高，舒张期血流减低、消失甚至反向，但前者并不总能直接观察到，后者特异性不高（见后文）。因此，在初步超声检查难以明确诊断肾静脉血栓时，可行更为灵敏的CEUS、CTA或MRA等检查进一步确诊。

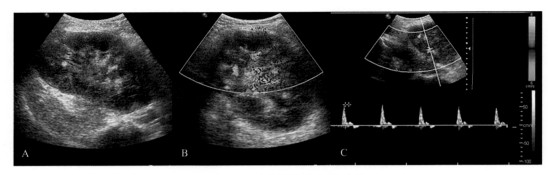

图2-15-2　移植肾静脉血栓形成

A.灰阶超声见移植肾增大，形态饱满，肾内结构模糊，实质增厚、回声减低；B. CDFI显示肾内血流信号分布明显减少；C.多普勒超声显示肾内动脉收缩期流速陡直上升，舒张期出现反向血流信号

其主要鉴别诊断如下所述。

（1）肾静脉内血栓造成管腔不完全梗阻时，需与血管壁病变相鉴别。

（2）肾动脉RI值＞0.8为异常，但RI值增高只是移植肾灌注高阻力的一个超声表现，并非肾静脉血栓形成的特异性征象。急性肾小管坏死、排斥反应、药物毒性导致的肾衰竭均可观察到RI值增高，上述疾病确诊需依靠穿刺活检。肾动脉舒张期血流反向最多见于肾静脉血栓形成，但同样缺乏特异性。急性排斥反应、严重的肾小管坏死、肾周积液压迫肾实质等情况下，也可出现此现象。超声医生要考虑到上述情况。

第三部分：病例展示

患者男性，33岁，因慢性肾功能不全（尿毒症期），行同种异体肾移植术（供者为患者父亲），其中移植肾动脉与患者右侧髂内动脉吻合，移植肾静脉与右侧髂外静脉吻合，术中开放血流后移植肾张力好、色泽红润，3分钟见尿。术后22小时内尿量700～900ml/h，第22小时尿量骤减至50 ml/h，患者自述肾移植区疼痛，体格检查：右侧下肢肿胀，皮肤变硬。相关影像学检查如图2-15-3所示。

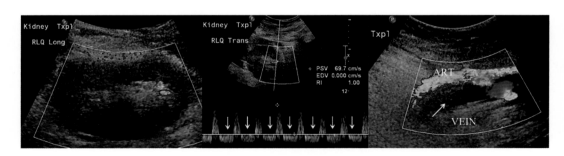

图2-15-3　病例展示超声图像

超声报告描述：移植肾形态饱满，大小126mm×65mm，实质饱满、回声减低，皮髓质界限欠清晰。CDFI：肾实质内血供减少。PW：肾内肾动脉频谱形态异常，舒张期血流反向，RI值增高。右侧髂外静脉管腔内可见实质样低回声充填，未见明显血流信号通过。

超声诊断：

肾移植术后，目前

移植肾形态饱满、肾动脉频谱异常，肾静脉血栓形成可能性大

右侧髂外静脉血栓（完全性）

建议结合临床及其他检查

诊断分析： 本病例在随后的手术中确诊为肾移植术后急性肾静脉血栓形成。诊断依据：①术后多尿期内尿量骤减；②移植肾区疼痛；③移植肾动脉血流频谱舒张期见反向血流。

本病例肾移植术后急性肾静脉血栓形成，发生尿量骤减、移植肾区疼痛，超声检查见移植肾肿胀、肾动脉舒张期血流反向。从静脉血栓形成的结果出发，很容易解释上述表现，但上述表现均不具备特异性。若肾动脉舒张期血流反向可由多种原因造成，其中一部分原因（如肾周积液压迫）可由超声检查发现，另一部分（如急性排斥反应）则只能借助病理学诊断确诊。本病例中，超声检查并未直接观察到肾静脉内的血栓回声，所以只能做出推测性诊断，提醒临床医生结合其他检查。

本例的特殊之处在于，除却移植肾的异常征象外，在患者的髂外静脉内也发现了血栓。结合肾动脉频谱异常可以推测，肾静脉内存在血栓的可能性很大，髂外静脉血栓正是由移植肾静脉血栓延续而来。该病例后续行血管造影并进行手术取栓，证实了这个推断。当然，严谨地讲，此时并不能完全排除髂外静脉完全性血栓未合并肾静脉血栓，或髂外静脉血栓合并其他并发症的情况。因此在报告中，我们仍要给出结合其他检查的建议。

血管造影是诊断移植器官血管并发症的金标准。超声医生通过仔细观察，在诊断过程中多思考，适当扩大扫查范围，同样可以为制订更合理的诊治决策提供帮助。

（刘千琪　张　聪　吴长君）

主要参考文献

[1] 俞能旺，张爱民，孟建中，等. 移植肾血栓超声诊断分析. 中华医学超声杂志（电子版），2012，9（5）：412-415，475.

[2] Shoaib M，Shamsi T S，Naz A. Arteriovenous thrombosis in chronic renal failure patients receiving renal replacement therapy. J Coll Physicians Surg Pak，2008，18（7）：418-423.

[3] Rouvière O，Berger P，Béziat C，et al. Acute thrombosis of renal transplant artery：graft salvage by means of intra-arterial fibrinolysis. Transplantation，2002，73（3）：403-409.

[4] Rodríguez Faba O，Romain B，Klemens B，et al. European Association of Urology Guidelines on Renal Transplantation：Update 2018. Eur Urol Focus，2018，4（2）：208-215.

[5] Ammi M，Daligault M，Sayegh J，et al. Evaluation of the Vascular Surgical Complications of Renal Transplantation. Ann Vasc Surg，2016，33：23-30.

[6] Dimitroulis D，Bokos J，Zavos G，et al. Vascular Complications in Renal Transplantation：A Single-Center Experience in 1367 Renal Transplantations and Review of the Literature. Transplant Proc，2009，41（5）：1609-1614.

[7] Mueller-Peltzer K，Rübenthaler J，Fischereder M，et al. The diagnostic value of contrast-enhanced ultrasound（CEUS）as a new technique for imaging of vascular complications in renal transplants compared to standard imaging modalities. Clin Hemorheol Microcirc，2017，67（3-4）：407-413.

第十六节 急性下肢动脉栓塞

第一部分：提示和强调

急性下肢动脉栓塞的危急值分类为"红色"，需出具报告后10分钟内通报临床医生。

急性下肢缺血是临床常见的急症之一，年发病率为（1～1.5）/10 000，其主要病因是急性下肢动脉栓塞。急性下肢动脉栓塞属于危急重症，其多起病急骤，进展迅速，常在动脉栓塞后0.5～2.0小时即可出现下肢疼痛、皮肤发白、脉搏减弱等相应临床症状，如不能及时处理，下肢会因缺血出现急性坏死，缺血时间超过6小时即有截肢风险，30天截肢率最高可达30%。此外，受累肢体的缺血坏死还会引起以高钾血症和代谢性酸中毒为主的代谢障碍，严重者可引起急性肾衰竭甚至死亡，相关30天死亡率可高达25%。

多个外周动脉疾病诊疗指南均推荐"超声检查"作为外周动脉疾病的首选影像学检查方法。超声检查能够在短时间内显示急性下肢动脉栓塞的栓子位置、大小等直接征象，并获取管腔内血流动力学相关信息，可为临床评估肢体缺血程度提供依据，并为手术治疗提供支持。当灰阶超声示下肢动脉管腔内可见条状或团块状实质样回声充填多普勒超声示管腔内无血流信号，且患者具有急性下肢缺血相关临床表现时，超声医生应予以重视，警惕急性下肢动脉栓塞的发生。超声医生对急性下肢动脉栓塞的准确判断、快速诊断和及时上报有助于临床早期干预，可在一定程度上降低由急性下肢动脉栓塞引发的截肢和死亡率。

第二部分：分析与说明

【概述】 急性下肢动脉栓塞是指多种因素形成的栓子（血栓、空气、脂肪、癌栓等）随血液流动堵塞于血管狭窄及分叉处，致肢体远端动脉机械性梗阻，进而引起肢体病理、生理性改变的一类疾病。任何年龄均可发生，尤以中老年人多见。

【病因病理】 ①心源性：为最常见的栓子来源，约占75%，易继发于心房颤动、近期心肌梗死附壁血栓、心内膜赘生物和心腔黏液瘤等。②血管源性：动脉瘤或人工血管腔内的血栓、脱落的动脉粥样硬化斑块等。③医源性：心脏人工瓣膜置换和人工血管移植、动脉造影、血液透析的动静脉瘘、动脉内留置导管、动脉疾病的腔内治疗等。

【症状体征】 急性下肢动脉栓塞的主要临床表现为"5P"征。

（1）肢体疼痛（pain）：常为最早出现的症状。疼痛多起于栓塞平面处并向肢体远端延伸，可为持续性剧烈痛、进行性加重痛等。

（2）皮色苍白（pallor）：阻塞处动脉痉挛引起皮下静脉丛血液排空，使得栓塞处远心端肢体皮肤最初呈苍白色，随着病情进展，动脉痉挛逐渐缓解，皮肤可出现浅蓝色或紫色斑点，严重者可呈"网格样"，斑点处触压可变白。

（3）动脉搏动减弱或消失（pulselessness）：栓塞平面远心端的动脉搏动明显减弱或消失，近心端动脉搏动剧烈。

（4）感觉异常（paresthesia）：栓塞平面远心端肢体感觉麻木，严重者可有感觉丧失。

（5）麻痹（paralysis）：患侧肢体可出现肌无力、足下垂、足趾无法活动等运动功能障碍。

【实验室检查】　肌酸激酶是骨骼肌损伤的重要标志物之一。既往研究提示，肌酸激酶升高的患者，其截肢风险明显升高（56.3% vs. 4.6%）。然而，目前国内外尚无诊疗指南指出血清学指标与急性下肢动脉栓塞的诊断及预后评估存在明显相关性。

【超声检查】　下肢动脉扫查范围应包括股总动脉、股深动脉、股浅动脉、腘动脉、胫腓动脉干、胫后动脉、腓动脉、胫前动脉及足背动脉，应遵循由近心端至远心端逐级扫查的原则。

灰阶超声：急性下肢动脉栓塞处动脉管径可增宽，管腔内可见条状或团块状实质样回声充填。部分超早期的急性下肢动脉栓塞可见栓子在管腔内随动脉搏动轻度上下移动。

多普勒超声：动脉栓塞处彩色多普勒显示无血流信号，脉冲多普勒不能探及血流频谱；栓塞处近心端血流频谱阻力增高，可能由三相波变为双相波，舒张晚期血流反向，血流频谱形态呈低速高阻改变（图2-16-1）；栓塞处远心端血流收缩期峰值流速减低，频谱形态呈低速低阻单相波（小慢波）。

需要注意的是，下肢动脉斑块及血管壁钙化严重时，受钙化影响会产生声影伪像，受声影遮挡多普勒超声可能不显示血流，造成假阳性的表现。此时应继续扫查钙化近端及远端的动脉，判断血流是否显示。

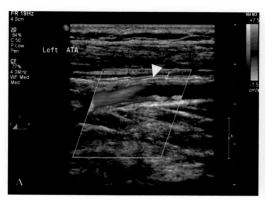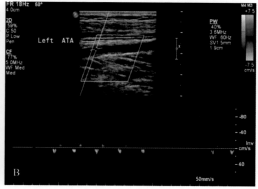

图2-16-1　急性下肢动脉栓塞超声图像

A.左下肢胫前动脉上段管腔内可见低回声（白色箭头所示），彩色多普勒周边可见纤细血流信号（白色三角所示）；B.栓塞的近端血流频谱呈低速高阻改变

【其他检查方法】

1.数字减影血管造影（DSA）　下肢动脉疾病诊断的金标准。栓塞部位早期表现为血管腔内"半月"征，远端动脉可出现栓塞后痉挛表现。作为一种有创性检查，DSA检查在一定程度上有发生出血、感染、血管破裂等并发症的风险，且辐射剂量大、不能用于肾功能不全及对造影剂过敏者。

2.计算机扫描血管造影（CTA）　可反映动脉粥样硬化斑块、侧支循环情况及远端动脉的通畅程度，有助于术前手术方式的选择，已得到广泛应用（图2-16-2）。相较于其他检查，CTA的一项重大优势在于其能够同时对胸腹主动脉进行评估，查找可能的栓塞来源。与DSA相似，CTA也存在肾毒性、致敏性等多种潜在风险。

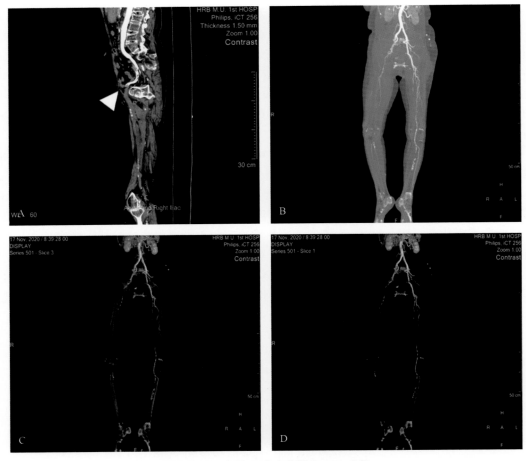

图2-16-2　急性下肢动脉栓塞CTA成像

A、B.显示该患者右下肢股动脉闭塞，CTA可见股动脉以下未显影（白色三角所示）；C、D.VR显示栓塞处以下动脉未显影

3.磁共振血管成像（MRA）　由于检查时间长，且对于体内有金属异物的患者无法进行检查，其通常不用于急性下肢动脉栓塞患者的辅助检查。

【诊断及鉴别诊断】　根据典型的临床表现"5P"征及超声表现可较明确地诊断急性下肢动脉栓塞。急性下肢动脉栓塞还需与以下疾病相鉴别。

1.动脉硬化性闭塞症　常见于中老年人，男性多于女性。为全身性疾病，病程较长，发生在大、中动脉，涉及腹主动脉及其远端主干动脉时，引起下肢慢性缺血。早期患肢出现冷感、苍白，进而出现间歇性跛行；后期患肢皮温明显降低、色泽苍白或发绀，出现静息痛，肢体远端缺血性溃疡或坏疽。超声表现为管壁内-中膜增厚，伴动脉粥样硬化斑块形成，管腔呈不规则狭窄、闭塞。

2.血栓闭塞性脉管炎　常见于男性青壮年，多数有吸烟嗜好，累及中、小动静脉，好发于下肢，为慢性节段性动脉内膜炎及腔内血栓形成。患肢呈现苍白、发绀，随病情进展可出现间歇性跛行或静息痛，患肢末端出现缺血性溃疡或坏疽，发病前或发病过程中出现复发性游走性浅静脉炎。超声表现为管壁内-中膜增厚，管腔呈节段性狭窄、闭塞，并有伴行静脉病变。

第三部分：病例展示

患者女性，58岁，风湿性心脏病二尖瓣狭窄并心房颤动6年，右侧小腿突然剧烈疼痛2小时。查体：患者右小腿皮肤苍白，有冰冷感觉，轻微改变体位则剧烈疼痛，足背动脉搏动消失，并有小腿感觉异常。超声检查：右侧腘动脉中远段管腔内可见等回声充填，彩色多普勒示腘动脉等回声充填处未见血流信号（图2-16-3）。

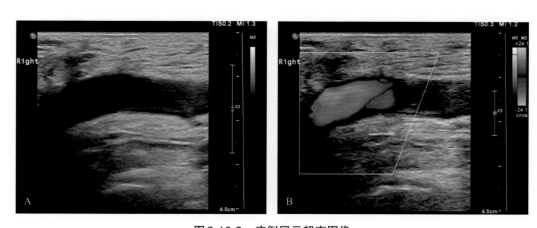

图2-16-3　病例展示超声图像
A.右侧腘动脉中远段可见等回声充填；B.右侧腘动脉中远段管腔内未见明显血流信号

超声报告

超声所见：右侧腘动脉管径正常，内-中膜不厚，光滑，中远段管腔内可见28.0mm×7.0mm等回声充填，多普勒超声：右侧腘动脉中远段管腔内未见血流信号，近段血流频谱形态呈低速高阻改变。

超声提示：右下肢腘动脉栓塞。

诊断分析：①病史分析：该患者患有风湿性心脏病二尖瓣狭窄并心房颤动6年，心房颤动为急性下肢动脉栓塞的常见原因；②临床表现分析：患者右小腿皮肤苍白，有冰冷感觉，轻微改变体位则剧烈疼痛，足背动脉搏动消失，并有小腿感觉异常等，符合急性下肢动脉栓塞典型的临床表现"5P"征；③超声征象分析：右侧腘动脉中远段可见等回声充填，考虑为栓子所致栓塞；多普勒超声示等回声充填处未见血流信号，其近段血流频谱呈低速高阻改变，因此诊断为完全栓塞，可明确右侧腘动脉栓塞的诊断。

第四部分：测试

患者男性，68岁，既往病史：高脂血症13年，双下肢动脉粥样硬化10年，无心脏病史。近日出现右下肢疼痛，以远端疼痛显著，活动时疼痛加重，遂来我院血管外科就诊。查体：右下肢远端皮色苍白，皮温降低，感觉麻木，活动无力，动脉搏动减弱。超声检查如图2-16-4。

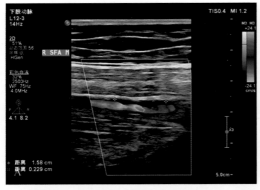
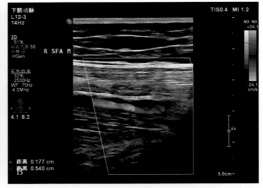
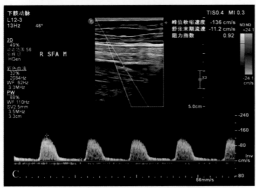
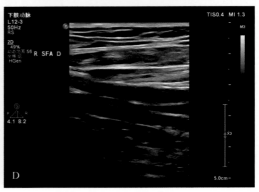
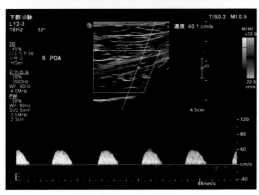

图2-16-4　测试病例超声图像

A～C.右侧股浅动脉中段斑块致管腔狭窄，狭窄处流速并未升高，仅为136/11cm/s；D.右侧股浅动脉远段管腔内可见等回声充填；E.右侧腘动脉低搏动性血流频谱

　　问题1　请规范描述超声所见及超声提示。

　　答：超声见右侧股浅动脉内-中膜增厚，内壁可见多发斑块，较大者位于中段前壁，大小15.8mm×2.3mm不规则等回声斑块，致中段内径变细，残余内径1.8mm，原始管径5.4mm，血流速度136/11 cm/s；远段管径略细，内可见等回声充填，未见血流信号。右侧腘动脉内径正常，血流速度40/0 cm/s，频谱形态呈低搏动性改变。

　　超声提示：右侧股浅动脉中段狭窄（小于50%），远段闭塞。

　　问题2　本病的临床诊断及诊断依据是什么？

　　答：该患者的临床诊断为右下肢动脉硬化性闭塞症，诊断依据：①患者有高脂血症13年，双下肢动脉粥样硬化10年的病史；②患者右下肢缺血的临床表现；③根据患者超声表现为右下肢股浅动脉中段狭窄（小于50%），远段闭塞。

（巴　黎　孙重阳　吴长君）

主要参考文献

［1］Howard D P J, Banerjee A, Fairhead J F, et al. Population-based study of incidence, risk factors, outcome, and prognosis of ischemic peripheral arterial events. Circulation, 2015, 132（19）：1805-1815.

［2］Obara H, Matsubara K, Kitagawa Y. Acute limb ischemia. Ann Vasc Dis, 2018, 11（4）：443-448.

［3］Dag O, Kaygın M A, Erkut B. Analysis of risk factors for amputation in 822 cases with acute arterial emboli. Scientific World Journal, 2012, 6：1-5.

［4］Patel N H, Krishnamurthy V N, Kim S, et al. Quality improvement guidelines for percutaneous management of acute lower-extremity ischemia. J Vasc Interv Radiol, 2013, 24（1）：3-15.

［5］Heiss C, Pitcher A, Belch J J F, et al. The year in cardiology：aorta and peripheral circulation：The year in cardiology 2019. Eur Heart J, 2020, 41（4）：501-508.

［6］Aboyans V, Braekkan S, Mazzolai L, et al. The year 2017 in cardiology：aorta and peripheral circulation. Eur Heart J, 2018, 39（9）：730-738.

［7］赵健. 彩色多普勒超声诊断急性下肢动脉栓塞的价值分析. 实用心脑肺血管病杂志, 2018, 26（S2）：209-211.

［8］Korabathina R, Weintraub A R, Price L L, et al. Twenty-year analysis of trends in the incidence and In-hospital mortality for lower-extremity arterial thromboembolism. Circulation, 2013, 128（2）：115-121.

［9］Santistevan J R. Acute Limb Ischemia：An emergency medicine approach. Emerg Med Clin North Am, 2017, 35（4）：889-909.

［10］Currie I S, Wakelin S J, Lee A J, et al. Plasma creatine kinase indicates major amputation or limb preservation in acute lower limb ischemia. J Vasc Surg, 2007, 45（4）：733-739.

［11］Weiss C R, Azene E M, Majdalany B S, et al. ACR appropriateness criteria sudden onset of cold, painful leg. J Am Coll Radiol, 2017, 14（5S）：S307-S313.

［12］Thomas C, Korn A, Ketelsen D, et al. Automatic lumen segmentation in calcified plaques：dual-energy CT versus standard reconstructions in comparison with digital subtraction angiography. AJR Am J Roentgenol, 2010, 194（6）：1590-1595.

［13］刘浩, 董智慧, 符伟国. 急性下肢缺血诊断和治疗. 中国实用外科杂志, 2020, 40（12）：1381-1384.

第三章

妇产科超声危急值

第一节 输卵管异位妊娠

第一部分：提示和强调

在未发现异位妊娠破裂征象、盆腹腔积血、失血性休克等时，输卵管异位妊娠的危急值归类为"橙色"，需出具报告后尽快通报临床医生。

输卵管异位妊娠破裂、盆腹腔积血的危机值归类为"红色"，需出具报告后10分钟内通报临床医生。

当性生活活跃的育龄期妇女停经后出现腹痛及阴道流血时，均应结合尿或血人绒毛膜促性腺激素（hCG）化验、超声检查帮助明确患者情况，排除异位妊娠的可能。经阴道超声检查已成为可疑异位妊娠患者的首选检查方法。超声检查时若宫腔内未发现妊娠囊结构，超声医生应仔细扫查附件区情况，当于附件区发现异常包块时，应警惕输卵管异位妊娠的可能。

输卵管异位妊娠的结局多样，其中以输卵管破裂最为严重，发病时多伴有剧烈腹痛、大量阴道流血、面色苍白，严重者可出现休克或晕厥等，危及生命。临床工作中急诊接诊该类患者时，若已出现休克，应立即建立静脉通路，在积极补液抢救生命的同时立刻采取手术治疗，对于有生育要求的年轻妇女，特别是对侧输卵管已切除者可采取保守的输卵管手术方法，可以将妊娠囊取出后再进行患处输卵管的缝合术；而对于无生育要求且发生休克的急症患者，可采取患侧输卵管切除术，特别是输卵管损伤严重、手术部位明显出血者应首选输卵管切除术。目前该两种手术方式在患者后续妊娠率及重复异位妊娠率方面的差异说法不一，有研究表明二者无明显差异，亦有研究表明前者可以有更高的后续宫内妊娠率，但同时重复异位妊娠率也增加。输卵管异位妊娠的手术可经腹或经腹腔镜进行，若患者生命体征稳定、腹腔出血少则首选腹腔镜手术。甲氨蝶呤（MTX）治疗可以用于确诊或是临床高度疑似的异位妊娠病例，并且要求患者满足生命体征平稳、包块未破裂、无MTX治疗的绝对禁忌证等条件。MTX治疗的成功率可达70%～95%。MTX治疗失败或者治疗期间包块破裂者均应进行手术干预。

第二部分：分析与说明

【概述】 异位妊娠指受精卵在子宫体腔以外位置着床发育，美国疾病控制与预防中心的数据显示异位妊娠发生率约占所有妊娠的2%。异位妊娠中以输卵管异位妊娠最为常见，占异位妊娠的95%～98%，其中约80%的病例发生在输卵管壶腹部。输卵管是一个中空的解剖结构，起于子宫输卵管开口，止于输卵管伞端开口。妊娠囊可着床于输卵管的任一部位。根据着床的位置，可将输卵管异位妊娠分为间质部、峡部和壶腹部等不同部位的异位妊娠。伞部异位妊娠也有报道，但只能通过手术进行诊断，超声无法将其和壶腹部异位妊娠区分开。输卵管异位妊娠可存在多种结局，包括未破裂型、流产型、破裂型和陈旧型，其中以破裂型病情最为凶险，部分病例常因突然剧烈腹痛并伴有阴道大量流血而就诊，可伴发失血性休克，危及孕妇生命。

输卵管妊娠部位距离子宫越近，继续生长及包含存活胚胎/胎儿的可能性越大，从而导致严重并发症风险升高，因此，尤其需要关注输卵管间质部妊娠。输卵管间质部妊娠是一种特殊部位的输卵管异位妊娠，发病率较低，占异位妊娠的2%～4%。由于输卵管间质部位于子宫肌壁内，该部位输卵管外周均被子宫肌层包绕，若受精卵着床于此处，由于肌层组织较厚，出现异位妊娠时可持续较长时间，通常可维持12～16周，但间质部为子宫和卵巢血管汇集之处，血运极其丰富，异位妊娠一旦破裂，短期内会出现大出血。有研究报道显示，输卵管间质部妊娠的死亡率为2%～2.5%。另外随着妊娠进展，输卵管间质部异位妊娠可逐渐向外侧生长到达输卵管近端，较少见到局限于输卵管间质部的异位妊娠，罕见情况下，间质部妊娠会向内侧生长，最终突入宫腔上外侧角。

【病因病理】　输卵管异位妊娠发病的主要危险因素为输卵管结构及功能异常，包括慢性输卵管炎症（多由淋菌或沙眼衣原体感染、流产或产后感染等引起）、输卵管发育不良或畸形、输卵管及其他盆腔手术、输卵管的子宫内膜异位症、盆腔肿瘤压迫牵拉、输卵管功能异常（受雌孕激素调节或精神因素影响导致输卵管痉挛或蠕动异常）等，除此之外还与宫内节育器、辅助生殖技术、受精卵游走等亦有一定相关性。2018年美国妇产科医师学会提出的输卵管异位妊娠指南指出既往有过1次异位妊娠病史的女性，其重复异位妊娠的概率约为10%；有2次以上者风险增加25%以上。

输卵管异位妊娠流产指受精卵着床于输卵管黏膜皱襞内，因蜕膜形成不完整，发育中的胚泡常向管腔内突出，最终突破包膜出血，胚泡与管壁分离，胚泡可完整或不完整进入管腔内，随输卵管蠕动进入腹腔内；输卵管异位妊娠破裂指受精卵着床于输卵管黏膜皱襞间，滋养层细胞直接侵犯输卵管肌层和血管，由于输卵管管腔狭小、肌层较薄且血管丰富，随着孕周的增加胚囊逐渐增大，导致输卵管管壁变薄，严重者直至破裂，破裂后短期内可发生大量盆腹腔出血；陈旧性输卵管异位妊娠因输卵管异位妊娠破裂或流产长期反复内出血可形成盆腔血肿，血肿机化变硬并与周围组织粘连。

【症状体征】　输卵管异位妊娠的典型临床症状为有停经史、腹痛、阴道流血等，但根据受精卵着床位置的不同及病情进展出现上述临床表现的时间、腹痛的严重程度、阴道流血量均不尽相同。不同结局输卵管异位妊娠的临床症状：①未破裂型，无明显临床症状。②流产型，多见于输卵管壶腹部妊娠8～12周时，该型常伴有阴道不规则出血及不剧烈的腹痛。③破裂型，多见于峡部妊娠6周左右、壶腹部妊娠8周左右及间质部妊娠12～16周，该型大多表现为突然剧烈腹痛并伴有阴道大量流血，严重者出现失血性休克，病情多较急重，可危及生命。④陈旧型，多见于不规则阴道流血时间较长者，曾经有剧烈腹痛，后呈持续性隐痛。

输卵管异位妊娠破裂的典型体征为下腹部或者附件区压痛，部分伴有反跳痛；失血过多者可表现为面色苍白、脉搏细速、心率加快、血压下降等休克体征。

【实验室检查】 血hCG测定能辅助诊断异位妊娠，临床疑似异位妊娠者，需要在第1次血hCG测定后间隔48小时重复测定血hCG。异位妊娠者血hCG水平较宫内妊娠低，且两次连续测定血hCG下降小于50%或者递增小于63%，考虑异位妊娠可能性增大，需严密随诊。异位妊娠破裂伴发大出血时部分患者血常规检查显示血红蛋白持续性下降。

【超声检查】 输卵管异位妊娠的声像图表现：子宫稍增大，子宫内膜增厚，但宫腔内未见明显妊娠囊结构，部分病例宫腔内可见积血，继而出现假妊娠囊声像。附件区出现异常包块，根据输卵管异位妊娠的不同结局可表现为下述几型。①未破裂型：附件区见类妊娠囊样环状高回声结构，壁较厚，中央为无回声，部分病例无回声内可见卵黄囊、胎芽组织及心管搏动，CDFI：类妊娠囊周围可见血流信号。②流产型：附件区见形态不规则的混合回声包块，包块内偶可见类妊娠囊结构，盆腔内可见少量液体。③破裂型：包块内部回声杂乱，大多难以辨认明显妊娠囊结构，盆腹腔内可见大量透声不良的液体。④陈旧型：附件区可见实质性不均匀混合回声包块，边界清晰，包块内不能辨认妊娠囊结构，可有少量盆腔积液。

输卵管间质部妊娠是一种特殊部位的输卵管异位妊娠，其声像图表现：①二维声像图显示子宫横切面宫底两端不对称，宫底一侧可见向外突出的包块，内见妊娠囊结构，妊娠囊内多可见胎芽或胎儿、胎心搏动等。妊娠囊与宫腔不相通，外周被不对称的薄的子宫肌层组织包绕。输卵管间质部妊娠特异性表现为"间质线"征，即子宫角上部区域与肌壁内妊娠囊边缘交界的回声线，其对输卵管间质部妊娠的诊断敏感度可达80%，特异度达98%。此外，至少有部分妊娠囊被子宫肌层包绕。②彩色多普勒显示妊娠囊周边可见较丰富的血流信号。

妊娠位置靠近子宫但无子宫肌层包绕者为输卵峡部妊娠，而远离子宫邻近卵巢的妊娠为输卵管壶腹部妊娠。

输卵管异位妊娠检查过程中可根据病情需求选择腹式或阴式探头扫查。腹式超声可以纵观患者盆腹腔整体情况，包括病灶的大小、盆腹腔积液的量等；阴式超声则可以更清晰地显示包块的内部结构，为异位妊娠患者首选的检查方法，必要时两者联合使用效果更佳。

【其他检查方法】

1.腹腔镜检查 为诊断异位妊娠的金标准，而且在诊断的同时还能进行有效的治疗。但是作为普通检查患者承受费用通常较高，临床中较少采用腹腔镜检查常规诊断异位妊娠。

2.阴道后穹隆穿刺 为较简单容易的方法，穿刺抽出不凝血提示盆腹腔内有活动性出血，但特异度较低。

【诊断及鉴别诊断】 腹腔镜检查为诊断输卵管异位妊娠的金标准。输卵管异位妊娠主要与以下几种疾病相鉴别。

1.黄体破裂 表现为突发腹痛，多发生于月经周期后期，无停经史，hCG检测阴性。超声检查表现为子宫形态正常，患侧卵巢增大，可见混合性包块，同时可伴有盆腹腔积液。

2.流产 停经后下腹部突发阵发性剧烈疼痛，同时伴有阴道流血，hCG检测阳性。超声检查可表现为子宫形态饱满，部分病例于宫腔或阴道内可见变形的妊娠囊结构。双侧附件区多无明显异常。

3.卵巢囊肿扭转 患者有卵巢囊肿病史，改变体位或剧烈活动后突发剧烈腹痛，hCG检测阴性。超声检查表现为子宫形态正常，患侧附件区可见囊性包块，彩色多普勒显示囊壁未见血流信号。

4.宫角妊娠 以往常需对宫角妊娠和输卵管间质部妊娠进行鉴别，但是由于宫角妊娠的定义和诊断标准有争议，2020年欧洲人类生殖和胚胎学会（ESHRE）的专家组一致认为宫角妊娠并非一种临床疾病，而是正常着床于宫腔上部外侧的妊娠。因此专家组共识建议应停止使用宫角妊娠这一术语。输卵管间质部异位妊娠可分为部分性和完全性，部分性输卵管间质部异位妊娠指大部分妊娠囊位于间质部，少部分凸向宫腔，孕周较大时有时很难与正常的宫角部妊娠相鉴别。

第三部分：病例展示

患者女性，23岁，已婚，因"停经7周，下腹部隐痛伴阴道少量流血2小时"急诊就诊。腹部查体：腹部轻度压痛反跳痛。实验室检查：快速血hCG＞5000mIU/ml，血红蛋白125g/L。急诊超声检查：子宫前位，宫腔内未见明显妊娠囊结构，左附件区见混合性包块，包块内可见卵黄囊、胎芽组织，还可探及心管搏动，盆腔内见少量液性暗区（图3-1-1）。临床医生进行急诊手术，术中见左侧输卵管壶腹部增粗膨大。术后诊断：左侧输卵管壶腹部妊娠。

超声报告描述：子宫前位，形态饱满，大小60mm×50mm×43mm，宫壁回声光滑，宫内回声欠均，未见明显妊娠囊结构，内膜厚5.2mm。双侧卵巢大小形态正常。左附件区见40mm×32mm混合性声团，内见囊样声像大小24mm×19mm，囊样声像内见卵黄囊、胎芽组织，CDFI：可探及胎心血流束。盆腔内见液性暗区深径25mm，透声不佳。

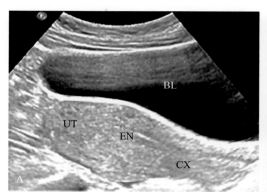
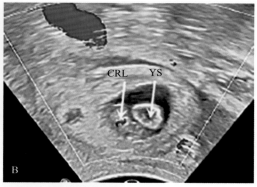
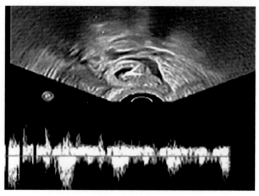

图3-1-1　病例展示超声图像

A.子宫纵切面显示宫腔内无妊娠囊声像；B.左侧附件区见混合性声团，其内可见卵黄囊、胎芽组织（白色箭头所示），盆腔内可见少量液性暗区；C.探及心管搏动（白色无尾箭头所示）。UT.子宫；EN.内膜；CX.宫颈；BL.膀胱；YS.卵黄囊；CRL.头臀径

　　超声诊断：左附件区混合性包块；盆腔积液；考虑：异位妊娠（活胎）。

　　诊断分析：已婚妇女，有明确的停经史，就诊时下腹轻微疼痛伴阴道少量出血，临床医生要求行急诊妇科超声检查，超声检查显示宫腔内未见妊娠囊结构，盆腹腔内少量积液，并于左侧附件区见混合性包块，混合性包块内见囊样声像，囊样声像内见卵黄囊、胎芽组织，可探及心管搏动，实验室检查血hCG升高，可明确诊断为异位妊娠。临床医生进行急诊手术，术后诊断为左侧输卵管壶腹部妊娠。输卵管异位妊娠患者就诊时情况较危急，部分患者伴有失血性休克，超声检查一定要仔细地扫查宫腔及附件区情况，发现异常及时上报，抢救患者生命。

第四部分：测试

　　患者女性，27岁，末次月经2020年11月23日，现因"停经38天，恶心呕吐"门诊就诊。体格检查：呼吸频率20次/分，心率73次/分，血压124/72mmHg，体温37℃。实验室检查：血hCG 2000mIU/ml。超声检查：子宫前位，宫腔内未见明显妊娠囊结构，左宫角外侧见混合性包块，内见囊样回声（图3-1-2）。临床医生将患者收治入院，行MTX药物治疗，两周后复查血hCG水平为490mIU/ml，超声检查混合性包块变小、周边血流信号消失。

　　超声报告描述：子宫前位，形态略饱满，宫内回声欠均，未见明显妊娠囊结构，内

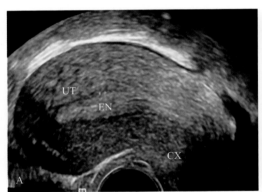
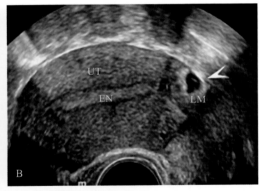
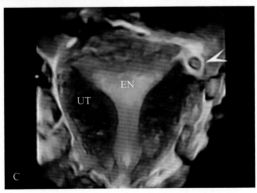

图3-1-2　测试病例超声图像

　　A.二维超声子宫纵切面显示宫腔内未见妊娠囊结构；B、C.二维超声子宫底部横切面（B）及三维超声冠状切面（C）显示两宫角不对称，左侧宫角膨隆向外突起，左侧宫角处见混合性包块，混合性包块内见囊样回声，囊样回声内未见卵黄囊及胎芽（箭头所示）。其外周未见明显肌壁包绕或仅有间断薄层肌壁包绕，该病灶内侧缘与子宫内膜无连续关系；UT.子宫；CX.宫颈；EN.内膜；LM.左侧包块

膜厚7.7mm。左侧宫底横切面稍增宽，宫角不对称，左侧宫角稍向外突，内可见大小23mm×21mm×12mm的混合回声包块，边界尚清，包块内一大小约9mm×6mm囊样回声，内未见卵黄囊及胚芽；其外周未见明显肌壁包绕，该包块与子宫内膜无连续关系。CDFI：包块周边及内部可见血流信号。直肠子宫陷凹内液性暗区，深约30mm，内透声差。

超声诊断： 左侧输卵管间质部妊娠。

诊断分析： 该患者有明确的停经史及血hCG水平升高，临床医生可诊断为早期妊娠，超声检查时发现两宫角不对称，左宫角外侧见混合性包块，病灶偏一侧宫角，宫底部病灶所在一侧宫角膨隆向外突起，其外周未见明显肌壁包绕或仅有间断薄层肌壁包绕，该病灶内侧缘与子宫内膜无连续关系。可明确诊断为左侧输卵管间质部妊娠。超声医生在检查时应注意妊娠囊的位置，当妊娠囊位置偏宫角部时，超声医生应仔细扫查妊娠囊与宫腔内膜的关系，明确输卵管间质部妊娠。

（刘　群　张　娜　廖伊梅　陈　明）

主要参考文献

[1] 姜玉新，王志刚. 医学超声影像学. 北京：人民卫生出版社，2010：302-304.

[2] 解飞琴，李巧珍. 输卵管妊娠125例病理学基础及临床探讨. 基层医学论坛，2010，14（25）：824-825.

[3] 谢幸，苟文丽. 妇产科学. 8版. 北京：人民卫生出版社，2013：51-56.

[4] 钟咏华，王幼玲，张慧. 子宫及输卵管血流参数超声监测在输卵管妊娠诊断中的应用. 现代实用医学，2020，32（1）：46-47，110.

[5] 张书婵. 经腹和阴道超声诊断输卵管妊娠的临床价值分析. 现代诊断与治疗，2014，25（6）：1345-1346.

[6] Tulandi T，Al-Jaroudi D. Interstitial pregnancy：results generated from the Society of Reproductive Surgeons Registry. Obstet Gynecol，2004，103（1）：47-50.

[7] Ross R，Lindheim R S，Olive D L，et al. Cornual gestation：a systematic literature review and two case reports of a novel treatment regimen. J Minim Invasive Gynecol，2006，13（1）：74-78.

[8] 曹泽毅. 中华妇产科学. 北京：人民卫生出版社，2014：1304-1312.

[9] Tinelli A，Malvasi A，Pellegrino M，et al. Laparoscopical management of cornual pregnancies：a report of three cases. Eur J Obstet Gynecol Reprod Biol，2010，151（2）：199-202.

[10] Ross R，Lindheim S R，Olive D L，et al. Cornual gestation：a systematic literature review and two case reports of a novel treatment regimen. J Minim Invasive Gynecol，2006，13（1）：74-78.

[11] Bouyer J，Coste J，Fernandez H，et al. Sites of ectopic pregnancy：a 10 year population-based study of 1800 cases. Hum Reprod，2002，17（2）：3224-3230.

[12] Lau S，Tulandi T. Conservative medical and surgical management of interstitial ectopic pregnancy. Fertil Steril，1999，72（2）：207-215.

[13] Abdelazim I A，Shikanova S，Zhurabekova G，et al. Open cornual resection versus laparoscopic cornual resection in patients with interstitial ectopic pregnancies. Eur J Obstet Gynecol Reprod Biol，2019，232：107-108.

[14] Ackerman T E，Levi C S，Dashefsky S M，et al. Interstitial line：sonographic finding in interstitial（cornual）ectopic pregnancy. Radiology，1993，189（1）：83-87.

[15] Hamouda E S M，Littooij A S，Thia E W H，et al. Ruptured interstitial ectopic pregnancy at 18 weeks gestation diagnosed by MRI：a case report. J Radiol Case Rep，2013，7（10）：34-42.

[16] 杨文秀，孙开凯，连方，等. 经阴道二维和三维超声检查对宫角附近异位妊娠的临床诊断价值. 医学

影像学杂志，2022，32（07）：1204-1206＋1210.

［17］ Kirk E，Ankum P，Jakab A，et al. Terminology for describing normally sited and ectopic pregnancies on ultrasound：ESHRE recommendations for good practice. Hum Reprod Open，2020，2020（4）：hoaa055.

第二节　宫颈妊娠

第一部分：提示和强调

宫颈妊娠无明显出血时的危急值分类为"橙色"，需出具报告后尽快通报临床医生。

若出血量较大危急值分类为"红色"，需出具报告10分钟内通报临床医生。

宫颈妊娠临床中较少见，但随着近年来剖宫产术、人工流产术、辅助生殖技术等宫腔操作的增加，宫颈妊娠的发病率有升高趋势。宫颈主要由纤维结缔组织和少量平滑肌纤维、血管及弹性纤维构成，由于宫颈平滑肌收缩力差，不能闭合局部开放血管，常导致难以控制的大出血，危及患者生命。宫颈妊娠最常见的临床表现为无痛性阴道流血，严重者可出现失血性休克或者宫颈破裂，所以早诊断、早治疗尤为重要。

目前宫颈妊娠确诊后，需根据患者自身情况制订相应的个体化治疗方案。血hCG水平小于1000mIU/ml或自发性降低时，可考虑期待治疗，密切观察。较常用的治疗方法主要包括以下几种：①全身或局部注射MTX：该方案为近年来较常用的保留生育能力的非手术治疗方法，可全身注射MTX或者在超声引导下向妊娠囊内、妊娠囊周围宫颈间质及彩色多普勒显示妊娠囊周边血流区域内注射MTX，可一次或者多次注射，注射后观察血hCG水平的变化，同时通过超声检查观察妊娠囊囊壁溶解的情况，直至血hCG完全恢复至正常。②联合药物治疗、子宫动脉栓塞术、宫颈局部压迫、射频消融等治疗后清宫：亦是一种保留生育能力的非手术治疗方案，同时对于孕周较大或者紧急情况下阴道大流血的孕妇广泛适用。该方案将可吸收明胶海绵通过导管放置于子宫动脉内，于放置后72小时内在超声引导下刮宫清除妊娠囊。术后需要每周复查血hCG，直至其恢复正常。该方法可有效减少术中出血。近年来，在宫腔镜下清宫和射频消融术也取得了较好效果。③手术治疗：对于发现时宫颈妊娠破裂、非手术治疗失败且不需保留生育能力者，为挽救生命，可以采用全子宫切除手术。

超声医生在临床工作中，如孕妇停经后出现阴道无痛性流血且流血量不固定，部分患者出现间歇性大量流血，超声检查若宫腔内未见明显妊娠囊结构时，扫查过程中除观察附件区情况外，还应仔细辨认宫颈管内是否有妊娠囊结构，一定要警惕此病。

第二部分：分析与说明

【概述】　宫颈妊娠是指受精卵种植在子宫颈管内，位于组织学宫颈内口水平以下，宫颈内口闭合。临床中较罕见，占所有异位妊娠的比例不足1%，其发病率为1/（1000～95 000）。近年来宫颈妊娠的发病率有所升高。宫颈妊娠常伴有大量阴道流血，严重者可发生宫颈破裂，对孕产妇的身体健康及生命安全均产生严重威胁，以往往需要行子宫切除，但近年来，随着MTX和子宫动脉栓塞的应用，保留生育能力的治疗变得可行。因此，宫颈妊娠早期明确诊断至关重要，以便早期治疗和预防发生危及生命的大出血。

【病因】 宫颈妊娠的主要发病人群多为经产妇，部分产妇有宫腔手术史。当前宫颈妊娠的病因及发病机制并不明确。有观点认为可能与宫腔创伤及病变有关，包括刮宫术、剖宫产手术、子宫内膜炎症、子宫黏膜下肌瘤、子宫畸形等，造成子宫内膜损伤、缺陷或宫腔粘连、变形，不利于受精卵着床，致使受精卵滋养层细胞着床延迟。同时由于宫颈管狭窄又缺少平滑肌纤维组织，妊娠囊在宫颈管内发育受限，使胎盘绒毛分离而发生出血，妊娠很少维持至20周，因此宫颈妊娠常在早、中孕期流产。亦有观点认为随着辅助生殖技术的应用，胚胎移植过程中宫颈器械的操作也增加了宫颈妊娠发生的风险。此外，也有学者认为宫颈妊娠是因受精卵运行过快，具备种植能力时已到达宫颈管所致。

【症状体征】 育龄期妇女有停经史或早孕反应，主要的临床症状为无痛性阴道流血或血性分泌物，流血量一般由少到多，也可为间歇性阴道大量流血。

妇科查体可触及增大的宫颈，与宫体不成比例，且宫颈质地较软，少数病例还伴有宫颈外口的扩张。宫腔镜检查可发现宫颈肿大，黏膜呈蓝色，黏膜下血管扩张迂曲，伴有宫颈外口扩张者可观察到宫颈内妊娠物。

【实验室检查】 妊娠早期可伴有血hCG及孕酮水平升高，动态监测48小时血hCG水平增高常小于50%。宫颈妊娠患者合并较高的hCG水平通常提示胚胎活性高，血供丰富，预示在治疗过程中可能有较高的出血风险。伴有阴道大流血贫血者血常规检查可有血红蛋白下降。

【超声检查】 宫颈妊娠的声像图表现：①二维超声图像显示子宫稍增大，子宫内膜增厚，宫腔内无妊娠囊结构。但宫颈部扫查时发现宫颈膨大，宫颈管内见妊娠囊结构（胎囊型）或絮乱回声团块（包块型），胎囊型的妊娠囊内有时可见卵黄囊、胎芽组织或胎心搏动，包块型的妊娠囊与宫颈肌壁分界不清，胎物组织局限于宫颈管内，其上缘不越过宫颈内口进入宫腔。②彩色多普勒显示妊娠囊周边有环状滋养血流信号，还可辅助显示胎盘种植的范围。包块型有时因绒毛侵入宫颈肌壁使宫颈局部回声呈蜂窝状，CDFI见较丰富的血流信号。有研究表明，经阴道超声对宫颈妊娠诊断的准确率约为80%，宫颈管内大出血状态和宫腔操作史可干扰超声诊断。

【其他检查方法】 MRI检查：可清晰显示宫颈形态，病灶位置，子宫内无妊娠囊结构，于宫颈管内见妊娠囊或不均质包块，增强扫描时可较好地显示滋养细胞在宫颈肌层的种植情况。

【诊断及鉴别诊断】 根据以上临床表现、体格检查、超声表现及实验室检查可诊断宫颈妊娠。宫颈妊娠还需与以下疾病相鉴别。

1. 难免流产 孕产妇就诊前多伴有剧烈腹痛及阴道流血，超声检查时可见妊娠囊位于宫腔下段或宫颈管内，妊娠囊形态皱缩、张力欠佳，妊娠囊内未见胎心搏动，宫腔内回声不均，多见絮状低-无回声，宫颈外口开放，CDFI妊娠囊周边无明显血流信号。而宫颈妊娠因为宫颈管狭窄且黏膜薄弱，流产时不能刺激宫缩，常表现为无痛性的阴道流血，大部分病例宫颈外口闭合。

2. 瘢痕妊娠 孕妇均有剖宫产手术史，超声检查时可见妊娠囊着床于子宫前壁下段剖宫产瘢痕处，其着床位置明显高于宫颈内口，妊娠组织局限在宫腔下段内，其下缘不越过宫颈内口。

3. 宫颈囊肿 宫颈妊娠早期妊娠囊极小，妊娠囊内卵黄囊及胎芽不明显时，超声声像图上很难与宫颈囊肿相鉴别，此时需仔细询问孕妇病史、结合hCG水平分析，并定期随访，观察超声图像的变化。

第三部分：病例展示

    患者女性，31岁，末次月经2019年2月4日，因"停经6周，阴道少量流血2日"就诊。查体：一般状态良好，无贫血外观，双肺呼吸音清，心脏各瓣膜听诊区未闻及病理性杂音，腹平软，无压痛反跳痛。妇科检查：可触及增大的宫颈，与宫体不成比例，且宫颈质地较软，双侧附件区未探及明显异常。既往史：两年前因胚胎停育行人工流产手术史。实验室检查：hCG1024mIU/ml，孕酮30ng/ml。超声检查：宫腔内未见明显妊娠囊结构，于宫颈管内见妊娠囊样声像（图3-2-1）。临床采取子宫动脉栓塞术＋清宫术，术后病理诊断：宫颈妊娠。

    超声报告描述：子宫前位，形态大小正常，宫壁回声光滑，内膜厚19mm，宫内未见明显妊娠囊声像。宫颈形态饱满，宫颈管内见囊样声像，大小11mm×7.6mm×6.1mm，可见卵黄囊及细小胚芽，未见明显心管搏动。CDFI：周边可见少许血流信号。双侧卵巢大小形态正常。

    超声诊断：宫颈妊娠。

    诊断分析：该患者因停经6周阴道少量流血就诊，实验室检查血hCG及孕酮水平均升高，考虑早孕可能，临床医生要求行超声检查确定是否为宫内妊娠，超声检查显示宫腔内未见妊娠囊结构，而是于宫颈管内见囊样声像，所以明确诊断为宫颈妊娠。超声医生在妊娠早期检

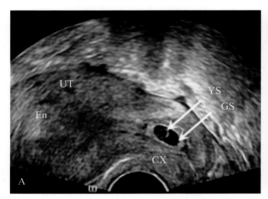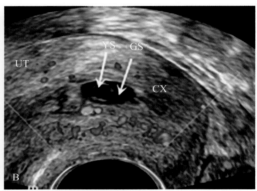

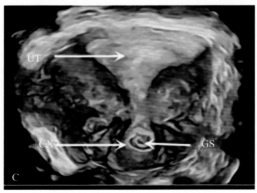

图3-2-1　病例展示超声图像

二维超声子宫纵切面（A）及三维超声子宫冠状切面（C）显示：宫腔内未见妊娠囊结构，于宫颈管内见妊娠囊声像；B.妊娠囊内周边可见血流信号；UT.子宫；CX.宫颈；En.内膜；GS.妊娠囊；YS.卵黄囊

查时要确定妊娠囊着床的位置，如果宫腔内未见妊娠囊结构时，一定要仔细扫查附件区及宫颈管内情况，明确妊娠囊着床位置。

第四部分：测试

　　患者女性，29岁，末次月经2018年9月8日，因"停经7周＋5天，下腹部剧烈疼痛后阴道流血30分钟"就诊。查体：下腹部有明显压痛。既往史：两天前于其他医院产检，超声结果为宫内妊娠7周＋3天，活胎。实验室检查：血hCG12 000mIU/ml，孕酮17ng/ml，因孕酮低口服保胎药物两日。急诊超声检查：宫腔中下段内见囊样声像，张力欠佳，囊样声像周边及宫腔上段内见无回声区，无回声区内透声不佳，其内见少许絮状稍高回声，CDFI：囊样声像与宫壁之间未见明显血流信号（图3-2-2）。

　　超声报告描述：子宫前位，形态饱满，宫壁回声光滑，宫内回声不均，宫腔中下段内见囊样声像，张力欠佳，囊样声像周边及宫腔上段内见无回声区，无回声区内透声不佳，其内见少许絮状稍高回声，CDFI：囊样声像与宫壁之间未见明显血流信号。双侧卵巢大小形态正常。

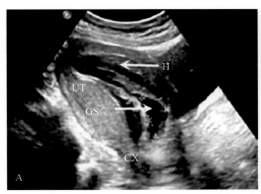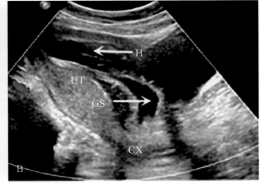

图3-2-2　测试病例超声图像

A.宫腔中下段内见囊样声像，张力欠佳，囊样声像周边及宫腔上段内见无回声区，无回声区内透声不佳；B.囊样声像与宫壁之间未见明显血流信号；UT.子宫；CX.宫颈；GS.妊娠囊；H.积血

　　超声诊断：难免流产。

　　诊断分析：患者于两天前产检发现宫内早孕，因孕酮低口服保胎药物，就诊时出现剧烈下腹痛后阴道流血，超声检查发现妊娠囊位于宫腔中下段，妊娠囊周边及宫腔上段内见无回声区，透声不佳，且妊娠囊与宫壁之间无明显血流信号。超声检查考虑为难免流产并宫内积血。该患者检查后约30分钟，腹痛持续存在，并排出粉红色肉样组织。临床医生诊断为自然流产。超声医生接诊妊娠早期剧烈腹痛的患者时，要观察妊娠囊着床的位置、妊娠囊周围是否有透声不佳的液性暗区、妊娠囊的形态及妊娠囊与宫壁之间的血流情况等。若患者之前做过孕期检查，对比两次检查妊娠囊位置的变化对诊断的意义重大。

（刘　群　苏　虹　张　娜　陈　明）

主要参考文献

［1］Yamaguchi M，Honda R，Erdenebaatar C，et al. Treatment of cervical pregnancy with ultrasound-guided local methotrexate injection．Ultrasound Obstet Gynecol，2017，50（6）：781-787.

［2］Bouyer J，Coste J，Fernandez H，et al. Sites of ectopic pregnancy：a 10 year population-based study of 1800 cases．Hum Reprod，2002，17（12）：3224-3230.

［3］Ferrara L，Belogolovkin V，Gandhi M，et al. Successful management of a consecutive cervical pregnancy by sonographically guided transvaginal local injection：case report and review of the literature．J Ultrasound Med，2007，26（7）：959-965.

［4］Vela G，Tulandi T．Cervical pregnancy：the importance of early diagnosis and treatment．J Minim Invasive Gynecol，2007，14（4）：481-484.

［5］谢幸，苟文丽．妇产科学．8版．北京：人民卫生出版社，2013：57-58.

［6］王雅娟．剖宫产切口瘢痕妊娠与宫颈妊娠的超声声像变化特征．深圳中西医结合杂志，2017，27（23）：82-83.

［7］Drezett J，Marques D，Ottoboni R，et al. Cervical ectopic pregnancy after in vitro fertilization：case report successfully treated with cervical electric aspiration．JBRA Assist Reprod，2019，23（4）：434-438.

［8］徐廷富，朱国珍．382例异位妊娠危险因素分析．浙江预防医学，2002（05）：34-35.

［9］刘宗华．宫颈妊娠的超声诊断分析．当代临床医刊，2015，28（4）：1562.

［10］Karande V C，Flood J T，Heard N，et al. Analysis of ectopic pregnancies resulting from in-vitro fertilization and embryo transfer．Hum Reprod，1991，6（3）：446-449.

［11］Kochi K，Hidaka T，Yasoshima K，et al. Cervical pregnancy：a report of four cases．J Obstet Gynaecol Res，2014，40（2）：603-606.

［12］Stabile G，Mangino F P，Romano F，et al. Ectopic Cervical Pregnancy：Treatment Route．Medicina（Kaunas），2020，56（6）：293.

［13］Hu J，Tao X，Yin L，et al. Successful conservative treatment of cervical pregnancy with uterine artery embolization followed by curettage：a report of 19 cases．BJOG，2016，3：97-102.

［14］Jurkovic D，Hacket E，Campbell S．Diagnosis and treatment of early cervical pregnancy：a review and a report of two cases treated conservatively．Ultrasound Obstet Gynecol，1996，8（6）：373-380.

［15］Albahlol I A．Cervical pregnancy management：An updated stepwise approach and algorithm．J Obstet Gynaecol Res，2021，47（2）：469-475.

［16］Stabile G，Mangino F P，Romano F，et al. Ectopic Cervical Pregnancy：Treatment Route．Medicina（Kaunas），2020，56（6）：293.

［17］汤萍萍，刘欣燕，陈娜，等．宫颈妊娠的诊断和治疗．中国医学科学院学报，2010，32（5）：497-500.

［18］Kirk E，Ankum P，Jakab A，et al. Terminology for describing normally sited and ectopic pregnancies on ultrasound：ESHRE recommendations for good practice．Hum Reprod Open，2020，2020（4）：hoaa055.

第三节　特殊部位及类型的妊娠

本章的特殊部位及类型的妊娠包括盆腹腔妊娠、肌壁间妊娠、残角子宫妊娠、剖宫产瘢痕妊娠、宫内外复合妊娠。

异位妊娠是子宫内异位妊娠和子宫外异位妊娠的统称。受精卵着床于子宫体以外的部位称为子宫外异位妊娠或称宫外孕；当受精卵着床于子宫内的异常部位称为子宫内异位妊娠。

子宫外异位妊娠（宫外孕）：输卵管妊娠（间质部妊娠、峡部妊娠、壶腹部妊娠、伞部妊娠）、卵巢妊娠、盆腹腔妊娠、残角子宫妊娠。子宫内异位妊娠：宫颈妊娠、子宫峡部妊娠、剖宫产术后瘢痕妊娠、子宫肌壁内妊娠。本节主要描述以下特殊部位异位妊娠。

一、盆腹腔妊娠

第一部分：提示和强调

在未发现有盆腹腔妊娠破裂征象、盆腹腔积血、失血性休克等时的危急值分类为"橙色"，需出具报告后尽快通报临床医生。

若发现有盆腹腔妊娠破裂征象、盆腹腔积血、失血性休克时的危急值分类为"红色"，需出具报告后10分钟内通报临床医生。

盆腹腔妊娠确诊后，要求在术前充分准备条件下通过剖腹手术取出胎儿，其术前准备包括血管造影栓塞术、子宫动脉插管、充分备血等。由于术中情况复杂，临床医生取出胎儿后要特别注意胎盘附着的部位，根据孕妇的个人情况及时调整治疗方案，如果胎盘附着于腹膜，则不能轻易剥离胎盘，需根据胎儿情况选择处理方式，若胎儿存活或死亡不久，要在靠近胎盘处结扎脐带，并将胎盘留在腹腔内，等待其逐渐吸收。若胎儿死亡已久，可试行剥离胎盘，剥离困难时仍将胎盘留置于腹腔内等待吸收。由于腹腔妊娠胎盘与周围组织关系复杂，术前常需多学科会诊，并组建多学科专家团队，共同应对术中的突发情况，以确保孕妇的生命安全。

第二部分：分析与说明

【概述】　盆腹腔妊娠是指胚胎或胎儿位于输卵管、卵巢及阔韧带以外的盆腹腔内，其发病部位范围较广，变化较多，早期诊断较困难。腹腔妊娠发病率极低，约为1/15 000，母体死亡率约为5%，胎儿生存率仅为1‰。盆腔异位妊娠相对常见，术前与输卵管异位妊娠鉴别较困难。

【病因病理】　腹腔妊娠分为原发性和继发性两类。原发性腹腔妊娠是指受精卵最初的着床部位是腹腔，直接种植于腹膜、肠系膜、大网膜等处，极少见。促使受精卵原发着床于腹膜的因素可能为腹膜内有子宫内膜异位症。继发性腹腔妊娠通常发生于输卵管妊娠流产或破裂后，偶可继发于卵巢妊娠或子宫内妊娠而子宫存在缺陷破裂后。胚胎落入腹腔后，附着于周围的腹膜或邻近器官表面，发展为继发性腹腔妊娠，继发性腹腔妊娠较原发性腹腔妊娠常见。腹腔妊娠最常见的着床部位是直肠子宫陷凹、子宫膀胱陷凹及输卵管和子宫外表面。早期腹腔妊娠通常难以诊断。

【症状体征】　盆腹腔妊娠的临床表现较为复杂、多变，患者有停经史，且病史中多有输卵管妊娠流产或者破裂史，孕妇曾出现过腹痛及阴道不规则流血，随后逐渐缓解。随着胎儿逐渐长大孕妇腹部逐渐增大，且会出现胎动腹痛等。临床医生腹部检查时可在腹部扪及包块，甚至可以触到胎儿肢体，胎位异常；盆腔检查时发现子宫较妊娠月份小并偏于一侧，包块常位于子宫一侧。

【实验室检查】　血hCG水平及孕酮升高。盆腹腔妊娠破裂伴发大出血时患者血常规检查显示血红蛋白持续性下降。

【超声检查】 超声检查仍为诊断腹腔妊娠的首选检查方法。腹腔妊娠的超声表现主要为：子宫大小正常或稍增大，宫腔内空虚、未见妊娠囊或者胎儿声像，同时于子宫外可见妊娠囊、胎儿，部分可见胎盘组织，胎儿与子宫关系异常。盆腹腔妊娠胎儿的生长空间大，如不定期产检及早发现，妊娠可能维持较长时间。超声作为诊断盆腹腔妊娠的首先检查方法，要求超声医生在检查时首先仔细识别孕妇子宫的位置、观察宫腔的形态，再观察妊娠囊或胎儿与子宫的关系。此外超声医生还要仔细辨别胎盘组织的附着部位，应用彩色多普勒观察胎儿及附属物的情况，为治疗方案的制订提供充分的依据。

【其他检查方法】 MRI：如果怀疑腹腔妊娠但不能明确诊断胎儿与子宫关系时，可借助MRI检查辅助诊断，MRI可帮助检查妊娠囊或胎儿的位置，同时还可帮助识别胎盘的部位及植入情况。

【诊断及鉴别诊断】 腹腔镜检查为诊断盆腹腔妊娠的金标准。超声及MRI检查可以辅助。本病无特殊鉴别诊断。

第三部分：病例展示

患者女性，33岁，停经49天，下腹痛1天，来院就诊。病史无特殊。超声检查见图3-3-1所示。

超声报告：宫腔内未见妊娠囊声像；膀胱前上方可见大小22mm×27mm×21mm的混合回声团，其中央为大小6mm×6mm的无回声区，无回声区内未见卵黄囊及胚芽，边界清晰，

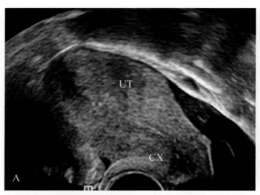
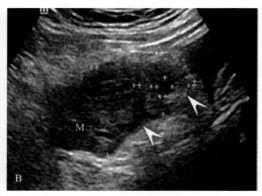
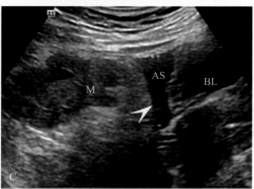

图3-3-1 病例展示超声图像

A.二维超声子宫纵切面显示宫腔内未见妊娠囊结构。B.于膀胱前上方可见大小22mm×27mm×21mm的混合回声团，其中央为大小6mm×6mm的无回声区，无回声区内未见卵黄囊及胚芽（白色箭头所示）。该团块与一不规则低回声区相连，随呼吸运动而改变位置，活动度较大。C.下腹腔内可见不规则液性暗区深径34mm（白色箭头所示）。UT.子宫；CX.宫颈；M.团块；BL.膀胱；AS.腹水

CDFI显示周边可见半环状血流信号。该团块与一不规则低回声区相连，随呼吸运动而改变位置，活动度较大。直肠子宫陷凹见液性暗区深约34mm。

超声诊断：腹腔妊娠。

诊断分析：该病例术前超声提示腹腔妊娠。术后病理诊断为腹腔大网膜妊娠。早期腹腔妊娠诊断标准为子宫体腔内未见妊娠囊，输卵管卵巢等附件区未见包块，妊娠包块被肠袢、大网膜包裹独立于子宫之外，妊娠包块活动度较大。

第四部分：测试

患者女性，32岁，G₃P₁，月经不规律，末次月经未知，自测尿hCG阳性。超声检查显示宫腔内未见妊娠囊声像，于子宫右外侧直肠子宫陷凹内见混合回声团，周围有积液包绕，见图3-3-2所示。

超声报告描述：子宫后位，形态略饱满，宫腔内未见妊娠囊声像，内膜回声欠均匀。于子宫右外侧直肠子宫陷凹内见大小约17mm×14mm的混合回声团，边界清晰，边缘不规则，中央部见一大小约8mm×6mm无回声区，其内未见卵黄囊及胎芽组织，混合回声团周围有积液包绕。

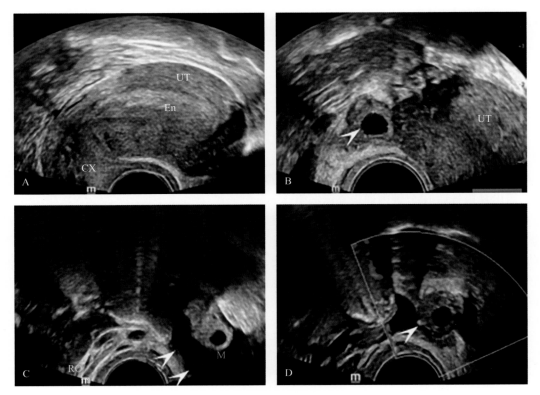

图3-3-2　测试病例超声图像

A.二维超声子宫纵切面显示宫腔内未见妊娠囊声像，内膜回声欠均。B、C.于子宫右外侧直肠子宫陷凹内见大小约17mm×14mm的混合回声团，边界清晰，边缘不规则，中央部见一大小约8mm×6mm无回声区，其内未见卵黄囊及胎芽组织。混合回声团周围有直肠子宫陷凹积液包绕（白色箭头所示）。D.CDFI显示混合回声团内可见少许血流信号（白色箭头所示）。UT.子宫；CX.宫颈；En.内膜；M.团块

术前超声诊断：盆腔偏右混合性包块，考虑异位妊娠。

术后临床诊断：盆腔异位妊娠（位于右输卵管直肠旁，与子宫直肠间腹膜关系密切）。

诊断分析：该病例子宫腔内未见妊娠囊声像，包块位于盆腔偏右，极容易与右侧输卵管异位妊娠混淆。术后临床诊断为盆腔异位妊娠，仔细回顾超声检查图像，发现包块与右侧卵巢及输卵管距离较远，位于直肠子宫陷凹内，周围有直肠子宫陷凹积液包绕。若在超声检查工作中再次遇见类似病例，超声医生应仔细观察包块与周围组织的关系，若包块位置与输卵管、卵巢距离较远，且与二者间无明显延续关系，应考虑是否存在盆腔妊娠的可能。

主要参考文献

［1］欧阳征仁，孟莉娟．经腹部及阴道彩色多普勒超声诊断腹腔妊娠．中国医学影像学杂志，2011，19（3）：206-208.

［2］谢幸，苟文丽．妇产科学．8版．北京：人民卫生出版社，2013：57.

［3］赵淑华，师媛，谭利娜，等．腹腔妊娠的临床诊断和治疗——附5例病例分析．临床医学研究与实践，2020，5（36）：3-4，16.

［4］Isah A Y，Ahmed Y，Nwobodo E I，et al. Abdominal pregnancy with a full term live fetus：case report. Ann Afr Med，2008，7（4）：198-199.

［5］Kirk E，Ankum P，Jakab A，et al. Terminology for describing normally sited and ectopic pregnancies on ultrasound：ESHRE recommendations for good practice. Hum Reprod Open，2020，2020（4）：hoaa055.

二、子宫肌壁间妊娠

第一部分：提示和强调

在未发现有子宫肌壁间妊娠破裂征象、盆腹腔积血、失血性休克等的危急值分类为"橙色"需出具报告后尽快通报临床医生。

若发现有子宫肌壁间妊娠破裂征象、盆腹腔积血、失血性休克时的危急值分类为"红色"，需出具报告后10分钟内通报临床医生。

子宫肌壁间妊娠较为罕见，工作中超声医生对该病的认识程度欠缺、诊断经验不足，在妊娠早期极易造成漏诊或误诊，随其进展可能发生子宫破裂大出血，对孕妇的生命造成严重威胁。这就要求超声医生在进行早孕期检查中，建立系统缜密的诊断思路，如果宫腔内未发现妊娠囊，一定要仔细扫查子宫及附件等其他位置，争取做到不漏诊、不误诊。妇产科医生对确诊的肌壁间妊娠可采取药物治疗或者手术治疗方案，对于妊娠囊较大或胎儿已形成、妊娠组织周围肌壁较薄有破裂可能或已经破裂者应采取手术治疗切除局部病灶，其他情况可先采用局部或者全身甲氨蝶呤治疗。肌壁间妊娠应做到早期诊断、早期治疗，降低对孕妇的危害。

第二部分：分析与说明

【概述】 肌壁间妊娠是指滋养层细胞穿透子宫内膜－肌层交界处，受精卵部分或者全部着床于子宫肌层内，2020年ESHRE专家组建议定义肌壁间妊娠为着床于宫内，但穿过子宫内膜与肌层交界区，侵入宫颈内口以上的子宫肌层的妊娠。子宫肌壁间妊娠可分为完全性或部分性，发病率极低，约占妊娠者的1/30 000，在所有异位妊娠中发病率小于1%，由于该病发病率低且无特异性临床表现，容易延误诊疗时机，导致子宫破裂大出血、危及孕妇生命。

【病因病理】 肌壁间妊娠的发病机制尚不明确，常见病因为肌瘤切除术后。文献报道可能与以下因素有关。①子宫内膜受损或缺陷：是自身或者医源性创伤导致宫腔与肌层间形成微通道，使妊娠囊直接着床或滋养细胞种植于子宫肌层内，常见的损伤包括人工流产术、子宫肌瘤剔除手术等。②子宫腺肌症：子宫肌层深部的异位子宫内膜同样会因雌激素和孕激素作用而发生蜕膜样变，从而成为受精卵种植的潜在部位，胚胎通过异位子宫内膜窦道进入子宫肌层。③子宫浆膜层缺损：如盆腔手术后、子宫浆膜炎等使部分浆膜破坏形成缺损，受精卵由输卵管伞端游离出后，在盆腔内游走，种植在子宫浆膜的缺陷处而植入子宫肌层内。④体外受精-胚胎移植中，若胚胎移植发生困难，可能在子宫肌层形成"假道"，从而使受精卵植入子宫肌层。⑤滋养层细胞活性增强而蜕膜防御能力减弱假说。国内报道大部分符合子宫内膜受损或缺陷假说。

【症状体征】 肌壁间妊娠无特异性临床表现，亦表现为停经或早孕反应，极少数患者可能伴有阴道少量流血，因此在早期极可能被误诊。

【实验室检查】 血hCG水平及孕酮升高。子宫肌壁间妊娠破裂伴发大出血时患者血常规检查显示血红蛋白持续性下降。

【超声检查】 近年来，阴道超声的应用逐渐普及，可帮助超声医生辨别妊娠囊着床位置与宫腔的关系，因此子宫肌壁间妊娠的诊断率也明显提升，其超声声像图表现：①妊娠囊型，即在子宫肌层内可见妊娠囊结构，妊娠囊周边见"双环"征，部分妊娠囊内可见卵黄囊或胎芽及心管搏动。②包块型，即以混合回声为主，其内常见不规则液性暗区。③子宫破裂型，主要表现为盆腹腔大量积液，且透声不佳，可见较大絮状光点，病灶基本难以显示。

【其他检查方法】 MRI：MRI也是当前诊断肌壁间妊娠的重要方法之一，MRI可以清晰地显示软组织层次结构，有利于子宫肌壁间妊娠的早期诊断。

【诊断及鉴别诊断】 子宫肌壁间妊娠临床诊断难度较大，无特异性诊断方法，需多方面考虑、综合判断分析。子宫肌壁间妊娠主要与以下几种疾病相鉴别。

1. 输卵管间质部妊娠　在某些病例中，肌壁间妊娠可发生于子宫腺肌症病灶，通常不累及输卵管间质部，可据此同输卵管间质部妊娠相鉴别。

2. 子宫腺肌症和囊性纤维瘤　子宫腺肌症和囊性纤维瘤的超声表现有时类似于空妊娠囊，但它们的彩色多普勒超声特征并不相同，空妊娠囊周围可见血管增加，而子宫腺肌症和囊性纤维瘤通常无或极少血流信号。

第三部分：病例展示

患者女性，30岁，停经47天，自测尿hCG阳性。自述既往行右宫角楔形切除术及右侧输卵管切除术。超声图像见图3-3-3所示。

超声报告描述：宫腔内未见妊娠囊结构。子宫右侧宫角稍向外膨隆，可见大小14mm×16mm×13mm的混合性包块，其内见大小约7mm×4mm无回声区，内未见明显卵黄囊及胎芽组织，该包块与子宫内膜无明显连续关系，CDFI显示包块周边可见丰富彩色血流信号：V_{max} 46.39cm/s，V_{min} 22.36 cm/s，RI 0.52，S/D 2.07。

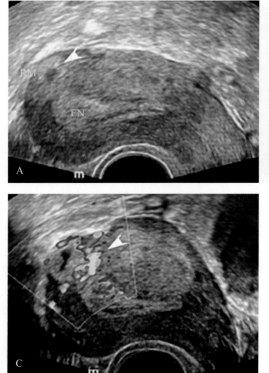

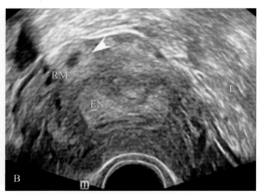

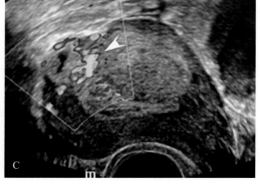

图3-3-3 病例展示超声图像

A、B.二维超声子宫纵切面（A）及横切面（B）显示宫腔内未见妊娠囊结构，于子宫右侧间质部残端区域的宫底肌壁内见妊娠囊声像（白色箭头所示）。C.妊娠囊周边可见丰富血流信号包绕（白色箭头所示）。EN.内膜；RM.右侧肌壁

　　超声诊断：子宫右侧间质部残端区域的宫底肌壁妊娠可能。

　　诊断分析：该病例有停经史，且自测尿妊娠试验阳性，超声检查的目的在于判断是否宫内妊娠、胚胎活性等。患者既往因宫角妊娠行右宫角楔形切除术及右侧输卵管切除术。结合以上病史，排除输卵管间质部妊娠可能。超声图像上显示妊娠囊着床于右宫角残端的肌层内，与内膜无连续性关系，可诊断为位于子宫右侧间质部残端区域的子宫肌壁间妊娠。该病例经手术证实。

第四部分：测试

　　患者女性，28岁，停经44天，血hCG阳性，外院超声怀疑异位妊娠来诊。超声图像见图3-3-4所示。右宫角偏后肌壁间可见大小约25mm×17mm×26mm不均质回声团块，形态不规则，内为迂曲扩张的管状结构，部分切面呈"蜂窝状"，内缘紧贴子宫内膜，与宫腔无明显相通，该处肌壁较薄处2.4～2.9mm。CDFI显示团块周边及内部可见丰富血流信号，频谱为高速低阻的动脉血流，V_{max} 0.81cm/s，V_{min} 0.53cm/s，RI 0.34。宫内膜厚约8mm，宫腔内未见妊娠囊结构。

　　超声报告描述：子宫前位，形态略饱满，内膜厚8mm，回声均匀，宫腔内未见妊娠囊结构。右宫角偏后肌壁间可见大小约25mm×17mm×26mm不均质回声团块，形态不规则，内为迂曲扩张的管状结构，部分切面呈"蜂窝状"，内缘紧贴子宫内膜，与宫腔无明显相通，该处肌壁较薄处2.4～2.9mm。CDFI显示团块周边及内部可见丰富血流信号，频谱为高速低阻的动脉血流，V_{max} 0.81cm/s，V_{min} 0.53cm/s，RI 0.34。

　　术前超声诊断：子宫肌壁内不均质回声团，可疑肌壁间妊娠。

　　术后临床诊断：肌壁间妊娠。

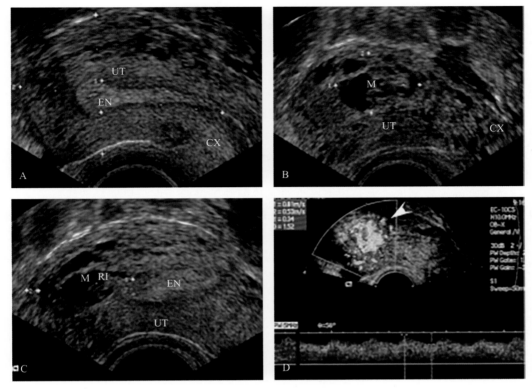

图3-3-4　测试病例超声图像

A.二维超声子宫纵切面显示宫腔内未见妊娠囊结构。B、C.旁矢状切面（B）及横切面（C）显示右宫角偏后肌壁间内见不均质回声团块，大小约25mm×17mm×26mm，部分切面呈"蜂窝状"，内缘紧贴子宫内膜，与宫腔无明显相通。D.CDFI显示团块周边及内部可见丰富血流信号，V_{max} 0.81cm/s，V_{min} 0.53cm/s，RI 0. 34。UT.子宫；CX.宫颈；EN.内膜；M.团块

诊断分析：本病例宫腔内未见妊娠囊结构，超声图像上表现为子宫肌壁内的不均质回声团，且团块内有丰富的高速低阻血流，但未显示明显妊娠囊及胚胎结构，因此超声鉴别诊断困难，属于子宫肌壁间妊娠（包块型）。本例需与子宫肌壁动静脉瘘形成鉴别，后者常发生于宫腔手术创伤（如人工流产术、清宫术）或病理性妊娠后，多普勒可探及典型的动静脉毛刺样频谱。

主要参考文献

［1］Vagg D，Arsala L，Kathurusinghe S，et al. Intramural Ectopic Pregnancy Following Myomectomy. J Investing Med High Impact Case Rep，2018，6（1-4）：2324709618790605.

［2］Lu H F，Sheu B C，Shih J C，et al. Intramural ectopic pregnancy. Sono-graphic picture and its relation with adenomyosis. Acta Obstet Gynecol cand，1997，76（9）：886-889.

［3］陈美群，龚美琴，高雪梅. 子宫肌壁间妊娠的诊治现状. 实用妇产科杂志，2013，29（8）：580-582.

［4］Choi D H，Kwon H，Kim Y S，et al. Intramural pregnancy associated with adenomyosis after in vitro fertilization and embryo transfer：a case report. J Reprod Med，2009，54（4）：255-258.

［5］罗卓琼，周平，高峰，等. 腔内彩色多普勒超声诊断子宫肌壁间妊娠并文献回顾. 南方医科大学学报，2010，30（10）：2343-2346.

［6］Kirk E，Ankum P，Jakab A，et al. Terminology for describing normally sited and ectopic pregnancies on ultrasound：ESHRE recommendations for good practice. Hum Reprod Open，2020，2020（4）：hoaa055.

三、残角子宫妊娠

第一部分：提示和强调

在未发现有残角子宫妊娠破裂征象、盆腹腔积血、失血性休克等时，危急值分类为"橙色"，需出具报告后尽快通报临床医生。

若发现有残角子宫妊娠破裂征象、盆腹腔积血、失血性休克时，危急值分类为"红色"，需出具报告后10分钟内通报临床医生。

残角子宫妊娠较罕见，大多超声医生对其诊断缺乏经验，在孕早期易造成漏诊或误诊。由于残角子宫妊娠与其他类型子宫畸形合并妊娠图像容易混淆，所以要求超声医生全面掌握子宫发育异常的超声图像，以帮助工作中做好鉴别诊断，提高诊断的准确率。残角子宫妊娠一经确诊，应及早采取手术，临床医生大多行残角子宫及同侧输卵管切除术。如孕妇就诊时已经发生破裂，其治疗方式同输卵管妊娠破裂，及时抢救孕妇生命。

第二部分：分析与说明

【概述】 残角子宫妊娠是受精卵着床于子宫残角内并生长发育，多见于初产妇，发病率极低，仅为1/（75 000 ～ 150 000），且临床症状与体征表现不典型，如妊娠早期未及时发现，可顺利进展至妊娠中期，常会引起严重腹痛和子宫破裂。由于残角子宫肌层发育不佳，不能承受胎儿生长发育，多数孕周增大时会发生肌层破裂，危及孕妇生命。

【病因病理】 残角子宫妊娠发生的主要原因为孕妇先天性子宫发育畸形。子宫残角的形成是胚胎期由于一侧副中肾管发育不全所致。常表现为一侧为单角子宫，另一侧为肌性组织，部分肌性组织内可见宫腔及内膜。残角子宫可分为3型（Buttram分型）：Ⅰ型为残角子宫宫腔与正常子宫腔相通；Ⅱ型为残角子宫宫腔与正常子宫腔不相通；Ⅲ型为残角子宫无宫腔。以Ⅱ型多见。临床中残角子宫妊娠多见于Ⅰ型及Ⅱ型残角子宫内。由于Ⅱ型残角子宫宫腔与正常子宫宫腔不相通，其受精方式可能为精子经过对侧输卵管外游走至患侧输卵管内与卵子结合而进入残角子宫，亦可能为受精卵经过对侧输卵管外游走至患侧输卵管而进入残角子宫内着床。由于残角子宫的肌层发育不良，妊娠中期蜕膜层形成较薄，绒毛向蜕膜下侵入，可造成胎盘植入，多数于妊娠3 ～ 6个月发生肌层破裂出血。

【症状体征】 残角子宫妊娠患者无特异性临床表现，均表现为停经、早孕反应及血hCG水平升高等，部分患者可伴有腹痛或阴道流血，单纯依靠临床诊断较困难。

【实验室检查】 血hCG水平及孕酮升高。残角子宫妊娠破裂伴发大出血时患者血常规检查显示血红蛋白持续性下降。

【超声检查】 超声检查具有简单、快捷、方便的优势，依然是诊断残角子宫妊娠的首选检查方法。其超声声像图表现：①二维超声图像显示盆腔内可见子宫声像，但子宫横切面仅显示一侧宫角，宫腔内空虚，部分伴有内膜增厚。同时于单角子宫的另一侧可见妊娠囊声像，妊娠囊内可见卵黄囊、胎芽或胎儿影像，妊娠囊周围可见低回声肌性组织包绕，低回声肌性组织与单角子宫中下段宫体相连。②彩色多普勒可见妊娠囊周边血流信号丰富，部分来源于单角子宫。

【其他检查方法】 MRI：MRI也是当前诊断残角子宫妊娠的重要方法之一，MRI可以清晰地显示软组织层次结构，可根据图像分析子宫形态发育及宫腔内情况，还可帮助分析胎盘植入情况。

【诊断及鉴别诊断】 残角子宫妊娠临床诊断难度较大，无特异性诊断方法，主要通过影像学方法鉴别诊断。残角子宫妊娠主要与以下疾病相鉴别。

双子宫合并一个子宫妊娠 双子宫是在胚胎期中胚层发育异常，双侧的子宫原始管未融合，使其各自发育为两个子宫，其在超声图像上表现为盆腔内见两个正常子宫声像，子宫横切面显示两个子宫均有左右两侧正常宫角；残角子宫也是在胚胎期中胚层发育异常，因一侧子宫管未发育而形成，其在超声图像上（子宫横切面）表现为一侧是正常子宫角，另一侧是不规则团块物，二者合并妊娠时主要通过超声检查可以鉴别诊断。

第三部分：病例展示

患者女性，30岁，既往超声诊断为单角子宫。现停经56天，血hCG阳性，临床诊断早期妊娠。来我科行超声检查（图3-3-5）。

超声报告描述： 盆腔内似见两个子宫声像，右子宫前位，子宫纵切面形态正常，体积不大，横切子宫底内膜偏向右侧宫角，宫腔不呈三角形，内膜厚约9mm，纵切面显示子宫内膜与宫颈线相延续。但于子宫中下段左外侧可见一大小43mm×48mm的类子宫样回声团块，经

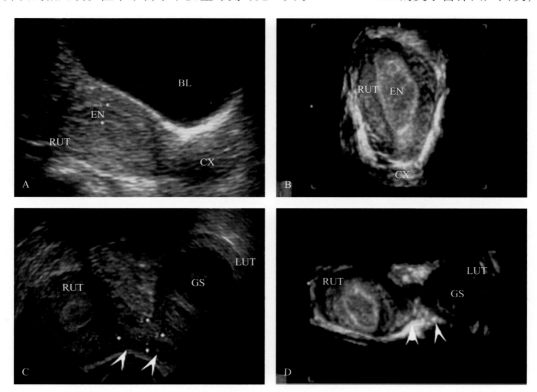

图3-3-5 病例展示超声图像

A.二维超声子宫纵切面显示右侧子宫内膜与宫颈线相延续。B.三维超声显示右侧子宫腔不呈三角形。C、D.二维（C）及三维（D）超声子宫横切面显示盆腔内可见两个子宫图像，于右侧子宫中下段的左外侧可见一大小43mm×48mm的类子宫样回声团块，经范围约17mm×11mm的肌层回声与右子宫相连（白色箭头所示），包膜与右子宫浆膜延续，团块内可见一妊娠囊结构，形态规则，囊壁厚、回声强，囊内未见卵黄囊，可见胎芽组织，未见胎心搏动。与右侧宫腔内膜不相连。RUT.右侧子宫；LUT.左侧子宫；CX.宫颈；EN.内膜；BL.膀胱；GS.妊娠囊

范围约17mm×11mm的肌层回声与右子宫相连,包膜与右子宫浆膜延续,团块内可见一妊娠囊结构,形态规则,囊壁厚、回声强,囊内未见卵黄囊,可见胎芽,未见胎心搏动。与右侧宫腔内膜无明显连续关系。

超声诊断:子宫发育异常(右侧单角子宫并左残角子宫妊娠,胚胎停育)。

诊断分析:本病例术后证实为右侧单角子宫并左残角子宫妊娠(由左输卵管入)。诊断首先要熟悉子宫发育畸形的超声特征,需观察左侧子宫体是否与宫颈相连、浆膜层是否与右侧子宫延续、宫腔内膜是否与右侧子宫或宫颈相连。三维超声辅助可增加对子宫畸形的诊断信心。本例尤其要注意与双子宫之一妊娠鉴别,超声连续扫查显示左侧宫体与宫颈不相连可帮助诊断。

第四部分:测试

患者女性,34岁,停经43天,尿hCG阳性,门诊拟诊早期妊娠,行超声检查。超声图像见图3-3-6。

超声报告描述:子宫前位,形态略饱满,内膜厚14mm,回声欠均匀,宫腔内未见妊娠囊结构。于子宫后方稍偏右、直肠子宫陷凹内见一大小约29mm×17mm×29mm的混合性包块,呈椭圆形,边界尚清,分布不均质,内为不规则的实性团块与液性暗区混杂相间,其内无回

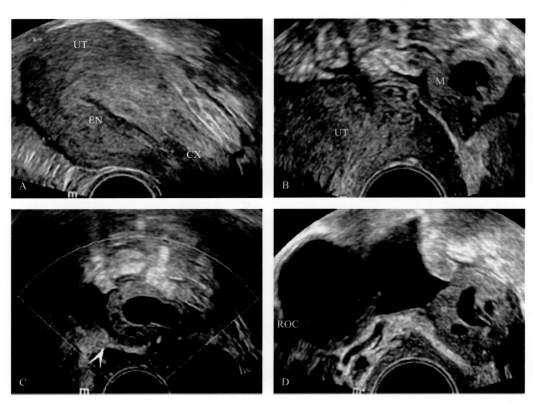

图3-3-6 测试病例超声图像

A.子宫纵切面显示宫腔内未见妊娠囊结构。B.子宫后方稍偏右、直肠子宫陷凹内一大小约29mm×17mm×29mm的混合性包块,呈椭圆形,边界尚清,分布不均质,内为不规则的实性团块与液性暗区混杂相间,其内无回声区大小约15mm×6mm×17mm,内似见卵黄囊,未见胎芽回声。C.CDFI显示包块周边可见少许血流信号(白色箭头所示)。D.包块与右侧卵巢相距较远。UT.子宫;CX.宫颈;EN.内膜;M.包块;ROCY.右卵巢囊肿

声区大小约15mm×6mm×17mm，内似见卵黄囊，未见胎芽回声，CDFI显示包块周边可见少许血流信号。

术前超声诊断：盆腔偏右混合性包块，考虑异位妊娠。

术后临床诊断：盆腔妊娠（异位妊娠包块位于直肠阴道后穹隆之间）。

诊断分析：宫腔内未见妊娠囊时，应对双侧附件区、盆腔等可能存在异位妊娠区域进行仔细探查。本病例于子宫右侧发现混合性包块，但包块周围未见肌层组织与子宫或宫颈相连，且子宫宫腔形态正常，可排除残角子宫妊娠可能。根据其位于直肠子宫陷凹内，与卵巢及输卵管无关，可诊断盆腔异位妊娠。

主要参考文献

［1］Heinonen P K. Unicornuate uterus and rudimentary horn. Fertil Steril，1997，68（2）：224-230.

［2］高金梅，关云萍，宋丹阳. 探讨三维超声在残角子宫妊娠诊断中的价值. 中国实用医药，2020，15（18）：75-77.

［3］谢幸，苟文丽. 妇产科学. 8版. 北京：人民卫生出版社，2013：58.

［4］周怀君，石一复，胡娅莉，等. 残角子宫妊娠32例临床分析. 中华妇产科杂志，2005（3）：58-59.

［5］杨真，徐晓旭，杨岑，等. 残角子宫35例临床分析. 生殖医学杂志，2015，24（4）：272-276.

四、剖宫产瘢痕妊娠

第一部分：提示和强调

在未发现有剖宫产瘢痕妊娠破裂征象、盆腹腔积血、失血性休克等时，危急值分类为"橙色"，需出具报告后尽快通报临床医生。

若发现有剖宫产瘢痕妊娠破裂征象、盆腹腔积血、失血性休克时，危急值分类为"红色"，需出具报告后10分钟内通报临床医生。

剖宫产瘢痕妊娠（cesarean scar pregnancy，CSP）通常于孕早期就诊，鉴于其可能的严重并发症，对于既往有剖宫产史的女性，再次妊娠时应首先排除瘢痕妊娠可能。其临床表现多样且无特异性，从无症状到子宫破裂及腹腔出血。

本病常用的3种治疗方案：期待治疗、内科治疗或外科治疗。但最佳治疗方案未知。总的治疗原则是首先保护孕产妇健康，其次是尽量保留生育功能。药物治疗后包块吸收可能需要数月，应警惕大出血和动静脉瘘形成。指南建议采用经阴道或经腹腔镜瘢痕妊娠病灶切除术治疗CSP，其成功率高、并发症低。子宫动脉栓塞可联合手术治疗应用。尽管指南中提出，超过50%的瘢痕妊娠会在中晚孕期发生严重并发症，因此不推荐期待治疗。但对是否继续妊娠，应根据孕妇意愿、超声表现分型、救治能力、治疗措施等制订个性化方案。对于选择期待治疗的孕妇，建议在孕34～35＋6周之间行剖宫产，且需强调应在有危急重症孕妇救治能力的医疗中心进行。

第二部分：分析与说明

【概述】　剖宫产瘢痕妊娠指有剖宫产史孕妇，受精卵着床于子宫前壁下段剖宫产瘢痕处，妊娠囊部分或完全被子宫下段瘢痕的子宫肌层和纤维组织所包围，是一种特殊部位的异位妊娠，为剖宫产的远期并发症之一。

【病因病理】 剖宫产瘢痕处的子宫肌层菲薄、瘢痕组织收缩力差，由于瘢痕组织的纤维本质，随孕周增大，可能会出现子宫破裂、胎盘植入性病变、大出血等严重并发症，甚至危及生命。妊娠囊位于宫腔内者，可能成功妊娠至妊娠晚期，但发生胎盘植入及凶险性前置胎盘风险较高。世界范围内关于剖宫产术后子宫瘢痕妊娠诊断与处理经验仍有限，尚未确定最佳的诊治方案。为了规范国内对本病的诊治，中华医学会分别于2012年及2016年发布了子宫瘢痕妊娠的专家共识。2020年美国母胎医学会发布了剖宫产瘢痕妊娠的指南。

该病发生率为1∶（1800～2216）。剖宫产瘢痕妊娠与早期胎盘植入有相同的组织学基础，可能为同一疾病的不同时期，两者病理表现均为肌层或瘢痕组织的绒毛浸润，很少或没有蜕膜。其确切的病因和机制尚不完全明确，可能与下面原因有关：剖宫产术使子宫下段内膜基底层损伤，而基底层腺内膜上皮细胞及干细胞是修复内膜功能层所必须的条件，由于着床处底蜕膜发育不良或缺如，绒毛直接种入肌层；受精卵经剖宫产术后瘢痕处微小的通道或缺损进入肌层，并完全植入肌层内；因剖宫产后子宫切口愈合不良、瘢痕宽大或瘢痕上有微小裂孔，受精卵着床于子宫切口瘢痕处周边肌层内；子宫内膜炎使子宫蜕膜发育不良，受精卵着床后供血不足，部分绒毛植入到子宫下段剖宫产术后瘢痕处。目前尚不清楚剖宫产次数是否有增加瘢痕妊娠风险，有文献发现52%的病例发生于单次剖宫产者。

【症状体征】 剖宫产瘢痕妊娠患者无特异性临床表现，均表现为停经、早孕反应及血hCG水平升高等，随孕周增大伴有胎盘植入或子宫破裂时，孕妇可出现腹痛或阴道流血。

【实验室检查】 血hCG水平及孕酮升高。若伴有子宫破裂大出血时可出现血红蛋白持续性下降。

【超声检查】 经阴道超声是剖宫产瘢痕妊娠的首选检查方式。子宫剖宫产术后瘢痕妊娠超声诊断分型尚未达成统一。

2016年国内共识提出分为3型。①Ⅰ型：妊娠囊小部分着床于剖宫产瘢痕内或少量绒毛组织楔形深（嵌）入子宫瘢痕内，妊娠囊大部分或完全位于宫腔内。妊娠囊变形、拉长、下端呈锐角，类"鼠尾"征；妊娠囊与膀胱间子宫肌层厚度＞3mm；CDFI瘢痕处可见滋养层低阻血流信号。②Ⅱ型：与Ⅰ型相似，但妊娠囊或混合性回声团与膀胱间子宫肌层厚度≤3mm；CDFI瘢痕处可见丰富滋养层低阻血流信号。③Ⅲ型：妊娠囊或混合性回声团完全着床于子宫瘢痕处，宫腔及宫颈管内未见妊娠囊或混合性回声团，可见完整的宫腔回声线；妊娠囊与膀胱之间子宫肌层明显变薄＜1mm，或该处肌层缺失、不连续，妊娠囊或混合性回声团向膀胱侧膨隆；CDFI瘢痕处可见丰富滋养层血流信号（低阻血流），少数仅见少许血流信号。

2020年美国母胎医学会发布的剖宫产瘢痕妊娠指南中，仅分为2型：瘢痕上型，即外生型；裂隙内型，即内生型。外生型的妊娠囊向瘢痕内部生长，逐渐侵入膀胱壁和腹腔，内生型的妊娠囊向子宫峡部或宫腔内生长。一项小样本观察研究报道显示，17例（6例外生型、11例内生型）行期待治疗的剖宫产瘢痕妊娠中，内生型的分娩孕周明显小于外生型，外生型中仅1例（1/6）因胎盘植入行子宫切除；而11例内生型中1例因大出血于20周行子宫切除，其余10例均因胎盘植入而行子宫切除。

笔者推荐基于超声表现的一种剖宫产术后子宫瘢痕妊娠亚型，即子宫剖宫产术后瘢痕边缘妊娠：妊娠囊着床于宫腔下段内，其下缘、前侧缘覆盖剖宫产术后瘢痕上或妊娠囊下缘达剖宫产术后瘢痕上缘；CDFI瘢痕处可见低阻血流信号；该类型可以继续妊娠，但有未来胎盘植入、未来胎盘前置、中晚期妊娠大出血、分娩时子宫破裂、切除子宫的高风险。

瘢痕妊娠的超声表现复杂多样。指南中CSP超声诊断标准：①宫腔及宫颈管内未见妊娠囊声像；②胎盘和（或）妊娠囊植入子宫瘢痕处；③三角形（≤8周）或圆形/椭圆形（>8周）的妊娠囊充满瘢痕的"憩室"；④妊娠囊与膀胱之间的肌层变薄（1～3mm）或消失；⑤剖宫产瘢痕处见丰富或显著的滋养层血流信号；⑥伴或不伴心管搏动的胚胎和（或）卵黄囊。但需要注意的是，指南强调并不是每个病例都符合以上所有标准，且有的瘢痕妊娠子宫肌层厚度可大于3mm。

【其他检查方法】 MRI：孕早期剖宫产瘢痕妊娠诊断多依靠超声检查，但随着孕周增大，怀疑发生胎盘植入时应首选MRI检查，MRI检查可以明确诊断胎盘植入及分析植入程度。

【诊断及鉴别诊断】 剖宫产瘢痕妊娠临床诊断难度较大，无特异性诊断方法，主要通过影像学方法鉴别诊断。剖宫产瘢痕妊娠主要与以下疾病相鉴别。

1.妊娠滋养细胞疾病 混合性回声团内部丰富血流信号，血hCG异常升高。而瘢痕妊娠的胎盘着床位置周边见丰富血流信号，血hCG正常或相当于正常水平。

2.流产（先兆、难免、不全流产） 妊娠囊位于宫内正常位置或下移至宫腔下段，妊娠囊周边无血流信号，胚胎无胎心。

3.宫颈妊娠 妊娠囊或混合性回声团位于宫颈内、宫颈膨大、宫颈内口关闭状，子宫峡部肌层结构正常。

第三部分：病例展示

患者女性，38岁，G_2P_1，剖宫产一次。现孕6周＋，行超声检查。超声图像见图3-3-7。

超声报告描述： 子宫后位，轮廓清楚，子宫稍大，形态无明显异常，子宫壁回声均匀，子宫前壁剖宫产切口瘢痕处可见大小约28mm×14mm×30mm的妊娠囊，内可见卵黄囊、胎芽回声、原始胎心搏动。妊娠囊外缘部分切面达浆膜层，但浆膜层连续尚可，内缘紧贴宫腔。CDFI检查妊娠囊周边可见较丰富血流信号。子宫前壁下段稍向膀胱侧膨隆。直肠子宫陷凹内见深约22mm的液体暗区。双侧卵巢可见，双侧附件区未见明显包块声像。

超声诊断： 子宫前壁下段剖宫产切口瘢痕处妊娠（内生型），胚胎存活，大小相当于6周＋5天。直肠子宫陷凹积液。

诊断分析： 该病例妊娠囊位于前壁下段切口瘢痕内，宫腔线不移位，符合典型的内生型瘢痕妊娠图像。

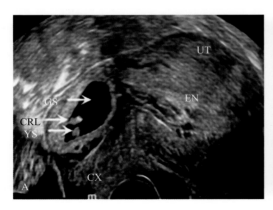
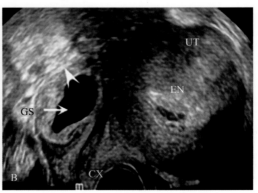

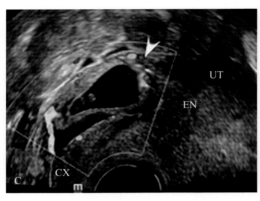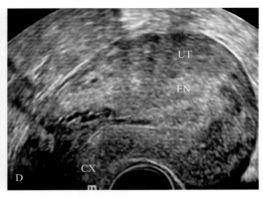

图 3-3-7　病例展示超声图像

A.子宫前壁剖宫产切口瘢痕处可见大小约28mm×14mm×30mm的妊娠囊，内可见卵黄囊、胎芽，可见原始胎心搏动；B.妊娠囊外缘部分切面达浆膜层（白色粗箭头所示），但浆膜层连续尚可，内缘紧贴宫腔。妊娠囊与宫腔相通，但宫腔回声线无明显移位；C.CDFI检查周边可见较丰富血流信号；D.正中矢状切面上宫腔内未见妊娠囊；UT.子宫；CX.宫颈；EN.内膜；GS.妊娠囊；CRL.头臀径；YS.卵黄囊

第四部分：测试

患者女性，33岁，G_2P_1，前一胎为剖宫产，现妊娠8周，外院超声提示瘢痕妊娠，来院就诊。超声检查见图3-3-8。

超声报告描述： 子宫前位，形态饱满，宫内见妊娠囊大小39mm×47mm×19mm，形态规则，囊壁厚、回声强，呈"双环"征，可见卵黄囊、胎芽、心管搏动，妊娠囊下缘达子宫前壁下段切口瘢痕处上缘，CDFI显示剖宫产瘢痕处可见丰富血流信号，频谱多普勒：PSV 12.24cm/s，EDV 6.21cm/s，RI 0.49。

超声诊断： 宫内早孕（妊娠囊下缘达子宫前壁下段切口瘢痕处），胚胎存活，胚芽大小相当于7周5天。未来发生胎盘植入、前置胎盘高风险。

诊断分析： 该病例为子宫剖宫产术后瘢痕边缘妊娠（剖宫产术后子宫瘢痕妊娠亚型）。其妊娠囊位于宫腔下段内，其下缘达剖宫产术后瘢痕上缘但未嵌入瘢痕内。CDFI瘢痕处可见低

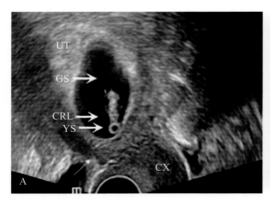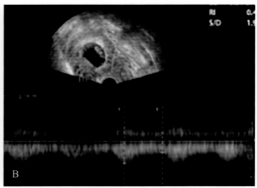

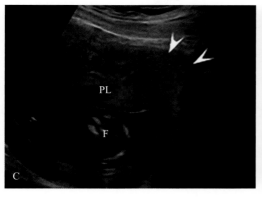
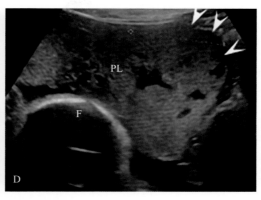

图3-3-8　测试病例超声图像

A.子宫内见1个妊娠囊，形态规则，囊壁厚、回声强，呈"双环"征，可见卵黄囊、胎芽、心管搏动。妊娠囊下缘达达子宫前壁下段切口瘢痕处上缘（白色细箭头所示）；B.剖宫产瘢痕处可见丰富血流信号，频谱多普勒：PSV 12.24 cm/s，EDV 6.21 cm/s，RI 0.49；C.该孕妇于12周4天复查，发现胎盘着床于子宫前壁下段，但胎盘后方与肌层分界尚清晰（白色箭头所示）；D.于孕23周5天超声检查显示子宫下段肌层低回声带明显变薄，与胎盘分界不清，宫壁与胎盘之间可见强回声蜕膜界面消失，该处胎盘实质内可见多个胎盘陷窝，证实为胎盘植入；UT.子宫；CX.宫颈；GS.妊娠囊；CRL.头臀径；YS.卵黄囊；PL.胎盘；F.胎体

阻血流信号。该类型继续妊娠时有未来胎盘植入、未来胎盘前置高风险。该病例妊娠12周证实为胎盘着床于子宫前壁下段，妊娠23周5天证实为胎盘植入。

主要参考文献

[1] Jurkovic D，Hillaby K，Woelfer B，et al. First-trimester diagnosis and management of pregnancies implanted into the lower uterine segment Cesarean section scar. Ultrasound Obstet Gynecol，2003，21：220-227.

[2] Rotas M A，Haberman S，Levgur M. Cesarean scar ectopic pregnancies：etiology，diagnosis，and management. Obstet Gynecol，2006，107（6）：1373-1381.

[3] Harb H M，Knight M，Bottomley C，et al. Caesarean scar pregnancy in the UK：a national cohort study. BJOG，2018，125（13）：1663-1670.

[4] Liu L，Ross W T，Chu A L，et al. An updated guide to the diagnosis and management of cesarean scar pregnancies. Curr Opin Obstet Gynecol，2020，32（4）：255-262.

[5] Timor-Tritsch I E，Monteagudo A，Calì G，et al. Cesarean Scar Pregnancy：Diagnosis and Pathogenesis. Obstet Gynecol Clin North Am，2019，46（4）：797-811.

[6] Miller R，Timor-Tritsch IE，Gyamfi-Bannerman C. Society for Maternal-Fetal Medicine（SMFM）Consult Series 49：Cesarean scar pregnancy. Am J Obstet Gynecol，2020，222（5）：B2-B14.

[7] 中华医学会妇产科学分会计划生育学组. 剖宫产术后子宫瘢痕妊娠诊治专家共识（2016）. 中华妇产科杂志，2016，51（8）：568-572.

[8] 谢红宁，林美芳. 剖宫产瘢痕妊娠与瘢痕憩室超声诊断及其临床意义. 中国实用妇科与产科杂志，2018，34（8）：838-841.

[9] 欧阳振波，罗凤军，钟碧婷，等. 美国母胎医学会关于剖宫产瘢痕妊娠指南的解读. 现代妇产科进展，2021，30（1）：54-57，64.

[10] "高龄产妇妊娠期并发症防治策略研究"项目专家组. 高龄妇女瘢痕子宫再妊娠管理专家共识（2021年版）. 中国实用妇科与产科杂志，2021，37（5）：558-563.

五、宫内外复合妊娠

第一部分：提示和强调

在未发现有宫内外复合妊娠破裂征象、盆腹腔积血、失血性休克等时，危急值分类为"橙色"，需出具报告后尽快通报临床医生。

若发现有宫内外复合妊娠破裂征象、盆腹腔积血、失血性休克时，危急值分类为"红色"，需出具报告后10分钟内通报临床医生。

超声检查作为产科的常规检查方法，在孕早期检查时，由于宫外受精卵着床时间较宫内者晚、宫内外复合妊娠发生率低、超声医生经验不足等因素，常造成漏诊，导致后期宫外妊娠囊破裂发生大出血，严重危及孕妇生命健康，由此可见早期明确诊断宫内外复合妊娠至关重要。临床工作中超声医生应仔细询问病史，建立系统的诊断思路，即使在宫腔内发现妊娠囊也仍需仔细扫查双侧附件区，如遇到可疑病例一定要嘱咐其定期复诊，避免对孕妇造成伤害。

第二部分：分析与说明

【概述】 宫内外复合妊娠是指宫内妊娠和宫外妊娠同时存在的状态，是一种极罕见的异位妊娠。自然妊娠中发生宫内外复合妊娠的概率极低，为0.002%～0.010%。近年来随着辅助生殖技术的日益成熟及广泛应用，宫内外复合妊娠的发病率也逐渐升高，在妊娠早期宫内外复合妊娠病例极易漏诊，严重威胁着孕妇的生命安全。

【病因病理】 宫内外复合妊娠大多见于接受体外受精–胚胎移植术（in vitro fertilization and embryo transfer，IVF-ET）的孕妇，通常情况下IVF-ET移植2个或2个以上胚胎，这就提高了IVF-ET后患者发生宫内外复合妊娠的概率，宫内外复合妊娠中以宫内合并输卵管妊娠最为常见。

【症状体征】 宫内外复合妊娠患者无特异性临床表现，均表现为停经、早孕反应及血hCG水平升高等，当宫外妊娠囊发生破裂时，孕妇可出现腹痛或阴道流血，严重者可出现失血性休克表现。

【实验室检查】 血hCG水平及孕酮升高，若伴有宫外妊娠囊破裂大出血时可出现血红蛋白持续性下降。

【超声检查】 超声检查显示：①宫腔内可见一个妊娠囊声像，其内可见卵黄囊、胎芽声像，亦可见胎心搏动。②宫外妊娠囊超声表现见本书本章第一节输卵管异位妊娠超声表现。

【其他检查方法】

1. 腹腔镜检查 腹腔镜检查为诊断异位妊娠的金标准，而且在诊断的同时还能进行有效的治疗。宫内外复合妊娠需将超声检查与腹腔镜检查联合，能做出明确诊断。但是作为普通检查患者承受费用通常较高，临床中较少采用腹腔镜检查常规诊断异位妊娠。

2. 阴道后穹隆穿刺 为较简单容易的方法，穿刺抽出不凝血提示盆腹腔内有活动性出血，但特异性较低。

【诊断及鉴别诊断】　宫内外复合妊娠临床诊断难度较大，无特异性诊断方法，超声检查为诊断宫内外复合妊娠的首选检查方法。宫内外复合妊娠无特殊鉴别诊断。

第三部分：病例展示

　　患者女性，27岁，G₁P₀，既往月经规律，因"停经8周＋5天，下腹坠痛2日"就诊。尿妊娠实验阳性。查体：腹部平软，无压痛、反跳痛、肌紧张。妇科查体：阴道通畅，右附件区增厚、有压痛。超声检查：宫内外复合妊娠（活胎）（图3-3-9）。门诊医生以宫内外复合妊娠将患者收入院。入院后12小时，患者突感到下腹部疼痛，查体：面色苍白，贫血貌。紧急复查超声检查：①宫内外复合妊娠（活胎）；②盆腔积液。急诊行剖腹探查术，术中见右侧输卵管壶腹部增粗并见破裂口，行右侧输卵管切除术。术后病理诊断：右侧输卵管妊娠。

　　超声报告描述：子宫前位，形态饱满，径线增大，宫内见妊娠囊45mm×40mm，可见胎芽长径21mm，可见胎心，可见卵黄囊。宫颈厚35mm，回声尚可。双侧卵巢大小形态正常。于子宫右后方见53mm×38mm混合性包块，其内可见妊娠囊大小24mm×23mm，可见胎芽长径19mm，可见胎心，可见卵黄囊。CDFI：宫内及宫外妊娠囊内均可见胎心血流束。

　　超声诊断：宫内外复合妊娠（活胎）。

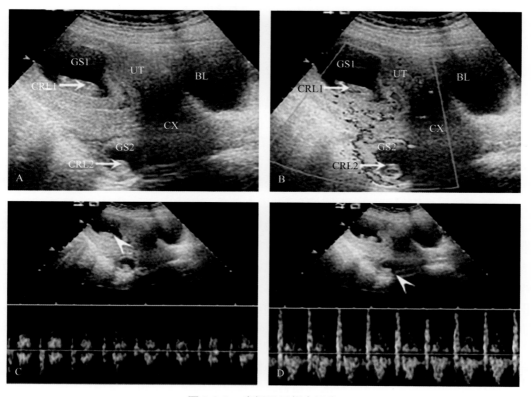

图3-3-9　病例展示超声图像
A.宫腔内及子宫后方均见一妊娠囊，囊内均可见胎芽组织；B.宫腔内妊娠囊与宫腔外妊娠囊内均可见胎心血流；C、D.宫腔内及宫腔外胎芽组织胎心搏动图（白色箭头所示）；UT.子宫；CX.宫颈；BL.膀胱；GS.妊娠囊；CRL.头臀径

诊断分析：自然妊娠中宫内外复合妊娠的病例极其罕见，但是近年来随着辅助生殖技术的应用，宫内外复合妊娠的病例数逐渐增加。超声医生如若遇见辅助生殖技术后的孕妇产检，一定要仔细询问病史及实验室检查结果，如果移植胚胎数目与宫腔内超声所见妊娠囊数目不符合时，要仔细扫查双侧附件区及腹腔内是否有异常包块，并告知孕妇注意自身情况，如有不适要紧急就医，增加孕妇的安全意识。

（刘　群　苏　虹　廖伊梅　陈　明）

主要参考文献

［1］罗田田，肖春梅，郝丽娟. 超声检查早期诊断体外受精－胚胎移植术后复合妊娠. 中国介入影像与治疗学，2018，15（10）：618-621.

［2］周赟，黄勤，杨钰，等. 宫内外复合妊娠中宫外妊娠的超声误诊分析及临床特征. 中国超声医学杂志，2020，36（07）：632-635.

［3］张洁，赵彤彤，庞志林，等. 宫内外复合妊娠的腹腔镜诊治和超声影像学资料的分析. 中国医药指南，2020，18（01）：39-40.

［4］胡晓吟，张路，林奕，等. 胚胎移植后宫内外复合妊娠手术治疗264例分析. 实用妇产科杂志，2019，35（09）：710-713.

［5］杨红霞，齐晓晖，姚琳. 超声漏诊宫内外复合妊娠2例. 西南国防医药，2019，29（07）：811.

第四节　附件扭转

第一部分：提示和强调

附件扭转的危急值分类为"红色"，需出具报告后10分钟内通报临床医生。

附件扭转是最常见的妇科急症之一，居女性妇科急腹症的第五位。可发生于任何年龄的女性，最易发生于育龄期、其次为儿童期及青春期，对卵巢功能及生育能力产生极大的威胁，需要尽早诊断、及时治疗。附件扭转的患者多以突发单侧剧烈腹痛为主诉就诊，由于缺乏特异性症状及体征，常需借助影像学检查辅助诊断，超声是目前诊断附件扭转最敏感、最有效的术前检查手段，在附件扭转的早期诊断中起着至关重要的作用。

超声医生检查前需仔细追问病史，详细的病史可为疾病的诊断提供重要信息。如是否有卵巢肿物病史、是否有使用促排药物史等，腹痛是否于体位改变或如厕后突然发生，若有上述情况时应考虑到有附件扭转的可能。当对患者子宫附件区进行扫查时，应注意：①首先确定卵巢与子宫的位置关系，卵巢与子宫的位置关系发生改变高度提示附件扭转；②测量卵巢体积、对比观察双卵巢体积是否存在明显差异；③仔细观察卵巢或卵巢肿物的内部回声，观察卵巢内是否存在"卵泡环"征；④动态扫查观察附件区卵巢旁是否存在呈"靶环"样的声团；⑤通过彩色多普勒检测卵巢或卵巢肿物旁是否存在呈"漩涡状"的血管蒂彩色血流信号；⑥利用彩色多普勒观察卵巢实质内血供情况。结合病史、症状体征及相关声像图表现多能明确是否存在附件扭转，若高度可疑附件扭转，需按危急值制度迅速上报临床医生，为临床手术治疗争取时机，最大限度地减少卵巢、输卵管的创伤和缺血。

第二部分：分析与说明

【概述】 附件扭转是指附件器官沿骨盆漏斗韧带及卵巢固有韧带轴线发生的解剖学变位，可涉及卵巢、输卵管，或两者兼有之。由于卵巢及输卵管的位置解剖关系，临床上以卵巢合并输卵管扭转最为常见，约占附件扭转病例的67%，单纯性卵巢扭转少见，单纯性输卵管扭转临床罕见（发病率约为1/150万）。大多数扭转病例合并单侧附件肿物，8%～18%的病例发生于正常附件。

【病因】 附件扭转可发生于任何年龄，最常见于育龄期女性，以右侧多见。常在膀胱过度充盈后排空、体位改变时突然发生。

相关危险因素：①先天性盆腔韧带松弛或韧带过长；②伴有中等大小、瘤蒂较长、活动度良好的良性卵巢肿物；③有诱导排卵史、卵巢过度刺激综合征；③多囊卵巢综合征；④妊娠；⑤输卵管积水、输卵管肿瘤或输卵管手术史；⑥既往有过附件扭转史等。

发生扭转早期，静脉淋巴回流受阻、细胞充血水肿，由于动脉血管壁较发达，动脉供应得以保留，在此期间变化是可逆的，如果不加以纠正，当动脉供应受损时，卵巢内发生缺血梗死，最终可导致器官组织坏死。

【症状体征】 附件扭转最常见的症状是体位改变后下腹部或盆腔突发单侧剧痛，以右侧多见。60%以上病例为持续性疼痛，部分病例疼痛可能呈间歇性，可能与部分扭转和自发逆转有关。当卵巢蒂扭转自行复位或卵巢完全坏死时，疼痛均可缓解。发生附件扭转的患者可同时伴有恶心、呕吐，部分患者会出现腹膜刺激症状。已婚女性妇科双合诊可能触及附件区包块。

【超声检查】

1. 在实际超声检查中，卵巢合并输卵管扭转与单纯性卵巢扭转二者极难鉴别，均表现为附件区血管蒂扭曲及继发性邻近卵巢的改变，具体表现如下所述。

（1）以子宫为位置参考点，扭转的卵巢位置异常，常位于子宫前方、宫底上方、子宫后方，甚至位于对侧卵巢附近。

（2）患侧附件区增厚、患侧卵巢体积较健侧明显增大。

（3）大多数附件扭转早期，增大的卵巢周边呈串珠样排列多个体积较小、壁稍增厚（厚度为1～2mm）并回声增强的窦卵泡，称为"卵泡环"征。若扭转时间过长，卵巢缺血坏死则完全失去卵巢内部结构特征，表现为不均质实性回声包块。

（4）卵巢或输卵管合并肿物发生扭转时，肿物回声失去原有声像学特征且表现多样，如原透声良好的卵巢囊肿扭转后囊壁增厚水肿、囊内出血透声不良，蒂较长的肿物发生扭转时，同侧附件区会有双肿块影。

（5）附件区卵巢旁可见不均质条形肿块与之相连，横切该肿块中央呈高回声、似"靶环"。

（6）盆腔可见游离渗出液。

（7）彩色多普勒显示卵巢旁肿块内可见"漩涡状"的血管蒂彩色血流信号。患侧卵巢血供消失或稀少，动脉及静脉血流均消失具有诊断意义，但需注意的是动脉静脉血流存在不能完全排除扭转。

2. 单纯性的输卵管扭转罕见，声像图表现如下所述。

（1）以子宫为位置参考点，双侧卵巢位置正常、双侧卵巢大小形态正常。

（2）输卵管扭转可表现为患者输卵管管壁增厚、卵巢旁出现"靶环"样低回声或混合回声团。

（3）彩色多普勒显示附件区低回声或混合性声团内呈"漩涡"征的血管蒂彩色血流信号。

（4）盆腔可见游离渗出液。

【其他检查方法】

1.实验室检查　部分患者可有轻度白细胞及C反应蛋白升高，但缺乏特异性。

2.其他影像学检查　附件区扭转的CT表现主要为卵巢位置改变、输卵管增厚，但CT对附件区扭转的诊断敏感度较低。MRI用于诊断附件扭转目前尚缺乏前瞻性研究，且费用昂贵。故CT、MRI不作为附件扭转的首选影像学检查。

【诊断及鉴别诊断】　附件扭转主要结合病史、临床症状及影像学检查诊断，手术证实，需与以下疾病相鉴别。

1.输卵管妊娠　患者常腹痛且伴有停经史，超声声像图表现为附件区（卵巢旁）混合性包块，周边呈环状高回声，中央呈无回声，其内可见卵黄囊，当输卵管妊娠破裂时表现为附件区混合性包块、内部回声杂乱、边界不清，同时伴有盆腔积液，血hCG呈阳性有助于鉴别诊断。

2.黄体破裂　突发单侧下腹部疼痛，超声检查时，患侧卵巢内可见透声不良的液囊性包块，盆腔可见透声不良的积液。

第三部分：病例展示

患者女性，25岁，未婚，因"如厕后突发下腹痛1小时"就诊。自述月经规律，既往有畸胎瘤病史5年。查体：体温36.8℃，心率107次/分，呼吸频率22次/分，血压128/80mmHg，无贫血外观，双肺呼吸音清，心脏各瓣膜听诊区未闻及病理性杂音，无双下肢水肿，下腹部压痛明显。实验室检查：白细胞计数$10.2×10^9$/L。申请急诊超声检查（图3-4-1）。

超声报告描述：

经腹部超声所见：子宫前位，形态大小正常，内膜厚6.1mm，右卵巢形态大小正常，左附件区未探及卵巢声像，子宫右上方可见混合性包块，大小64.6mm×52.6mm，周边呈稍高回声，内可见46.0mm×37.1mm无回声区，包块周边可见少许卵巢组织，CDFI：混合性包块及

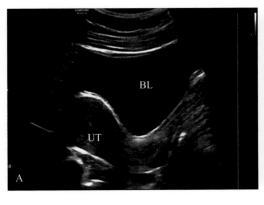
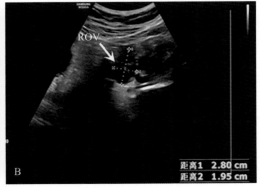

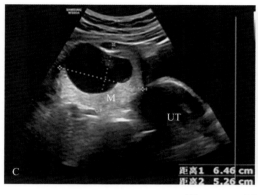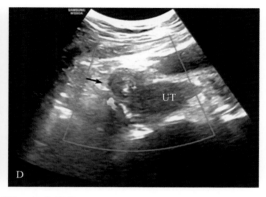

图 3-4-1　病例展示超声图像

A.子宫形态大小正常，内膜不增厚；B.右卵巢形态大小正常；C.子宫右上方见混合性包块，其周边可见少许卵巢组织；D.肿物旁可见呈"靶环"征的不均质声团，其内可见"漩涡状"的血管蒂彩色血流（箭头所示）。UT.子宫；BL.膀胱；ROV.右卵巢；M.瘤体

卵巢组织内均未见明显血流信号。混合性包块旁另条形不均质低回声团与之相连，横切该声团呈"靶环"征，CDFI：其内可见"漩涡状"的血管蒂彩色血流信号。宫后见不规则液性暗区，深径8.0mm。

超声诊断： 子宫右上方包块；考虑：左卵巢及卵巢肿物蒂扭转，盆腔少量积液。

诊断分析： 该患者有卵巢畸胎瘤病史，如厕后突发剧烈腹痛，应考虑到有附件扭转的可能，超声医生检查时应仔细观察双卵巢与子宫的位置关系，卵巢的大小及内部回声特征，动态观察卵巢旁是否有呈"靶环"样的肿块影，同时使用彩色多普勒验证该声团是否有"漩涡状"的血管蒂彩色血流信号。一旦发现卵巢位置改变、卵巢旁可见"靶环"样声团，彩色多普勒显示该声团内见"漩涡状"的血管蒂彩色血流信号等阳性表现，高度怀疑附件扭转，需按危急值制度迅速上报临床。

第四部分：测试

患者女性，27岁，已婚，因"阴道不规则流血10天，右下腹部痛5小时"就诊。既往体健，月经不规律。查体：体温37.0℃，心率110次/分，呼吸频率21次/分，血压110/70mmHg，无贫血外观，双肺呼吸音清，心脏各瓣膜听诊区未闻及病理性杂音，无双下肢浮肿，麦氏点压痛阴性。实验室检查：白细胞计数7.1×10^9/L，血hCG水平900mIU/ml。申请超声检查（图3-4-2）。

超声报告描述：

经阴道超声所见：子宫前位，形态大小正常，内膜厚8.0mm，宫内未见明显妊娠声像，双卵巢形态大小正常，右附件区（卵巢旁）可见大小18.1mm×13.5mm的混合性包块，其周边呈环形稍高回声，中央呈无回声，其内可见卵黄囊样声像，CDFI：混合回声性包块周边可见条形血流信号。宫后可见不规则液性暗区，深约16.0mm。

超声诊断： 右附件区混合性包块，考虑：异位妊娠包块；盆腔少量积液。

诊断分析： 育龄期女性下腹部疼痛常见原因有卵巢破裂、附件扭转、阑尾炎、流产、异位妊娠等。此病例白细胞计数不增高、麦氏点压痛阴性，初步排除阑尾炎。患者月经不规律、

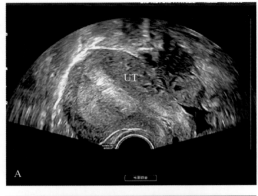
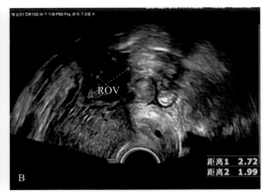
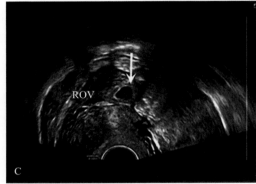

图 3-4-2　测试病例超声图像

A.宫内未见明显妊娠囊结构；B.右卵巢形态大小正常；C.右附件区卵巢旁可见呈混合回声团的异位妊娠包块（箭头所示），包块内可见卵黄囊样声像。UT.子宫；ROV.右卵巢

阴道不规则流血 10 天、血 hCG 900mIU/ml，超声医生需判断宫内外妊娠及子宫附件情况，检查时发现子宫卵巢形态大小正常、宫内未见明显妊娠声像，附件区卵巢旁可见混合性包块，其内可见卵黄囊样声像，结合病史及实验室检查，即可明确诊断为异位妊娠。

（张　娜　刘　群　陈　明）

主要参考文献

［1］Shadinger L L，Andreotti R F，Kurian R L．Preoperative sonographic and clinical characteristics as predictors of ovarian torsion．J Ultrasound Med，2008，7（1）：7-13．

［2］Puri M，Jain K，Negi R．Torsion of para-ovarian cyst：a cause of acute abdomen．Indian J Med Sci，2003，57（8）：361-362．

［3］Naiditch J A，Barsness K A．The positive and negative predictive value of transabdominal color Doppler ultrasound for diagnosing ovarian torsion in pediatric patients．J Pediatr Surg，2013，48（6）：1283-1287．

［4］俞颂梅，薛勤．女性盆腔附件扭转的彩色多普勒超声表现及临床诊治分析．中国临床医学影像杂志，2019，30（05）：360-362．

［5］Weng X，Xie X，Liu C，et al．Ovarian preservation and prognosis in adnexal torsion surgery - a retrospective analysis．Ginekol Pol，2020，91（5）：277-280．

［6］Dawood M T，Naik M，Bharwani N，et al．Adnexal Torsion：Review of Radiologic Appearances．Radiographics，2021，41（2）：609-624．

［7］Resapu P，Rao G S，Bharathi B V，et al．Adnexal torsion in symptomatic women：a single-centre retrospective study of diagnosis and management．J Obstet Gynaecol，2019，39（3）：349-354．

［8］Shadinger L L，Andreotti R F，Kurian R L．Preoperative sonographic and clinical characteristics as predictors of ovarian torsion．J Ultrasound Med，2008，27（1）：7-13.

［9］Bronstein M E，Pandya S，Snyder C W，et al．A meta-analysis of B-mode ultrasound，Doppler ultrasound，and computed tomography to diagnose pediatric ovarian torsion．Eur J Pediatr Surg，2015，25（1）：82-86.

［10］Bassi A，Czuzoj-Shulman N，Abenhaim H A．Effect of Pregnancy on the Management and Outcomes of Ovarian Torsion：A Population-Based Matched Cohort Study．J Minim Invasive Gynecol，2018，25（7）：1260-1265.

［11］Kives S，Gascon S，Dubuc É，et al．No．341-Diagnosis and Management of Adnexal Torsion in Children，Adolescents，and Adults．J Obstet Gynaecol Can，2017，39（2）：82-90.

［12］郭习娟，宁春平，李晓莹．单纯性输卵管扭转的超声诊断．中华医学超声杂志（电子版），2013，10（1）：27-33.

［13］袁航，张师前，赵霞，等．女性附件扭转治疗的中国专家共识（2020年版）．实用妇产科杂志，2020，36（11）：822-826.

第五节 卵巢破裂

第一部分：提示和强调

当患者发生卵巢卵泡破裂、黄体破裂，若出血量少、生命体征平稳时，危急值分类为"橙色"，需出具报告后尽快通报临床医生。

若出血量大，出现贫血、休克或高度怀疑卵巢巧克力囊肿、卵巢肿瘤破裂时的危急值分类为"红色"，需出具报告后10分钟内通报临床医生。

卵巢破裂是常见的妇科急症之一，患者常以突发腹痛、下腹坠胀为主诉就诊，常伴恶心呕吐等症状。由于缺乏典型的症状体征，有时难以与异位妊娠、阑尾炎等急腹症区分。

卵巢卵泡破裂、黄体破裂与月经周期有一定关系，卵巢卵泡破裂发生于月经周期的10～18天，黄体破裂多发生于月经前7～10天，常在腹部受到撞击或性交后发生。因此，对于可疑卵巢破裂的患者，超声医生在检查时应仔细询问月经周期、末次月经时间、是否有剧烈活动或外伤史、既往是否有子宫内膜异位或卵巢肿瘤病史等，结合症状体征与超声表现全面分析诊断。

处于月经中后期的育龄期女性患者突发腹痛，超声检查若发现卵巢内见回声杂乱的混合性团块或内呈网格样回声、透声不良的囊性团块，彩色多普勒显示团块周围可见较丰富的环形血流信号，同时合并盆腔积液时，考虑卵巢卵泡或黄体破裂可能性大。既往有卵巢巧克力囊肿或卵巢肿瘤的患者突发剧烈腹痛，超声检查时需仔细观察卵巢及附件情况，若发现患者原有巧克力囊肿或卵巢肿瘤体积及回声改变，附件区回声杂乱同时合并透声不良的盆腹腔积液时，应考虑到破裂的可能。

卵巢卵泡破裂、黄体破裂的患者若出血量少、生命体征平稳，临床一般非手术治疗、严密观察，但若出血过多，出现贫血或休克时，需及时进行急诊手术。卵巢巧克力囊肿或卵巢肿瘤破裂的患者通常需手术治疗。因此超声医生临床工作中发现卵巢破裂的患者，需按危急值制度上报临床，以提醒密切观察患者生命体征，及时制订个性化治疗方案，减少严重并发症的发生。

第二部分：分析与说明

【概述】 卵巢破裂是指卵巢内成熟卵泡、黄体、巧克力囊肿或肿瘤因为某种原因引起包膜破裂、出血、囊内液体溢出，严重者可造成大出血。卵巢破裂多发生于育龄期女性，已婚、未婚均可发生。临床工作中以卵巢黄体破裂最为常见，约占卵巢破裂的80%。

【病因】 卵巢破裂多在剧烈活动、腹部受到撞击或性交后发生，也可能发生自发性破裂。卵巢破裂的内源性因素：①卵巢功能变化，如卵巢酶系统的功能过度活跃；②卵巢充血，如子宫脱垂、长期阴道灌洗、盆腔炎症等均可引起；③血液系统疾病；④卵泡、黄体囊肿、巧克力囊肿的囊内压力较高、囊壁薄弱，卵巢肿瘤侵蚀包膜。外源性因素：①剧烈活动、抓举重物、腹部挤压、体位改变、如厕、性交后；②妇科检查、辅助生殖治疗、穿刺操作等。

【症状体征】 卵巢破裂的典型症状为突发下腹痛，早期以一侧为主，然后蔓延至整个腹部，多无阴道流血。卵巢破裂时患者症状轻重取决于破裂口大小、流入腹腔囊液性质及液体量的多少。卵泡、黄体破裂出血量较少时，患者腹痛程度较轻，巧克力囊肿或卵巢肿瘤破裂后，患者常腹痛剧烈。部分患者合并出现恶心呕吐、肛门坠胀等症状，出血较多时甚至合并休克。妇科检查可发现腹部压痛、腹肌紧张、宫颈举痛等，内出血多时可感到附件区或后穹隆膨满。

【超声检查】

（1）卵巢卵泡及黄体破裂时，卵巢内可见混合回声包块或液囊性包块，壁较厚，其内透声不佳、可见线样间隔及絮状弱回声，部分区域呈网格样改变，卵巢周围可见低 - 弱回声的血肿包绕，摆动探头时患者疼痛明显，包块随卵巢同步活动。

（2）卵巢巧克力囊肿或卵巢肿瘤破裂时原囊肿或肿瘤体积及回声改变，附件区回声杂乱，呈形态不规整、边界欠清晰的混合回声包块。

（3）盆腔可见不规则游离液性暗区，透声较差，可见细密光点，暗区内可见呈条形弱回声的凝血块浮动，当积血量较大时肝肾隐窝、脾肾隐窝及腹腔肠间隙亦可见游离液性暗区。

（4）彩色多普勒：当成熟卵泡及黄体破裂时，混合回声包块或液囊性包块周边有较丰富环形血流包绕，呈"火环"征。

【其他检查方法】

1. 实验室检查 血常规检查有助于了解患者失血情况，血或尿hCG有助于与异位妊娠相鉴别。

2. 其他影像学检查 MRI对软组织成像清晰，对出血的检出敏感，在卵巢破裂的诊断中具有一定的应用价值，但其成像时间长，费用昂贵，不做常规检查。

【诊断及鉴别诊断】 卵巢破裂性疾病的诊断主要依靠病史、临床表现及影像学检查，主要与以下疾病相鉴别。

1. 急性阑尾炎 卵巢破裂发生于右侧时易误诊为急性阑尾炎。急性阑尾炎起病常为上腹部痛或满腹痛，渐局限于麦氏点，恶心、呕吐较突出，压痛、反跳痛及腹肌强直均较明显。血常规检查白细胞计数增高。超声检查时可见条形增粗的肠管声像，周围可见增厚的高回声网膜包绕。

2. 输卵管妊娠破裂 输卵管妊娠破裂时，患者常腹痛剧烈，临床症状与卵巢破裂相似，超声检查可见附件区（卵巢旁）混合性包块，摆动探头时，包块与卵巢非同步运动，同时伴有盆腔积液，结合停经史及血、尿hCG有助于鉴别诊断。

第三部分：病例展示

　　患者女性，25岁，已婚，因"性交后下腹痛2小时就诊"，无既往病史、手术史，自述月经规律、末次月经于22日前。查体：体温36.5℃，心率117次/分，呼吸频率22次/分，血压80/59mmHg，左下腹压痛明显。双合诊可扪及正常大小的子宫，后穹隆饱满，宫颈举摆痛明显，左附件区可触及软性包块，急诊超声检查如下（图3-5-1）。

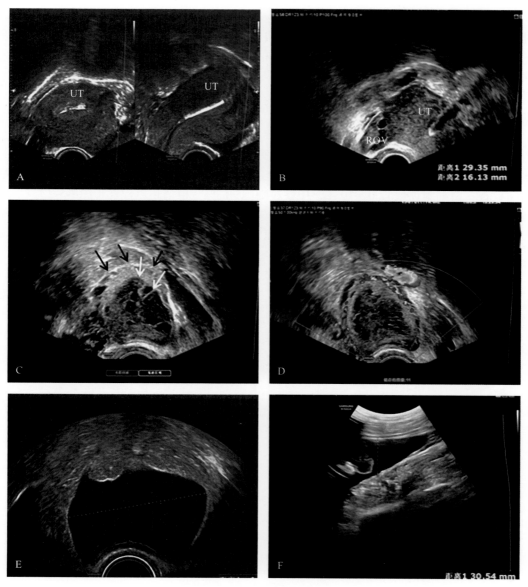

图3-5-1　病例展示超声图像

　　A.子宫形态大小正常，内膜不增厚；B.右卵巢形态大小正常；C.左卵巢体积增大（黑色箭头所示）、卵巢内见透声不良的液囊性包块（白色箭头所示）；D.彩色多普勒显示液囊性包块周边可见丰富的环形血流信号；E.盆腔积液；F.经腹部超声检查腹腔肠间隙可见积液。UT.子宫；ROV.右卵巢

超声报告描述：

经阴道超声所见：子宫后位，形态大小正常，内膜厚8.2mm，节育器居中。右卵巢大小29.3mm×16.1mm，形态正常。左卵巢体积增大，左卵巢内可见液囊性包块大小41.0mm×36.2mm，形态欠规整，其内透声不佳，可见线样间隔及絮状弱回声，部分区域呈网格样改变，CDFI：包块周边可见丰富环形血流信号。宫后可见不规则液性暗区范围约61.6mm×37.5mm，透声不佳，可见细密光点。经腹部超声扫查显示下腹部肠间隙见不规则液性暗区，深径30.5mm。

超声诊断： 左卵巢内液囊性包块；盆腹腔积液；综上考虑卵巢黄体破裂可能性大。

诊断分析： 患者育龄期女性，就诊时处于月经黄体期，自述性交后出现腹痛，检查发现左卵巢内有透声不良的囊性包块，彩色多普勒显示包块周边环形血流包绕，同时伴有透声不良的盆腔积液，结合病史、症状体征及声像图表现考虑卵巢黄体破裂可能性大，该患者盆腹腔积液量较多，血压低，属危急值制度"红色"分类，需迅速上报临床医生。

第四部分：测试

患者女性，26岁，因"右下腹痛5小时"就诊，既往无手术史，自述月经规律。查体：体温37.3℃，心率110次/分，呼吸频率21次/分，血压120/70mmHg，右下腹部压痛，反跳痛。实验室检查：白细胞计数$12.0×10^9$/L，中性粒细胞90.3%。申请超声检查（图3-5-2）。

超声报告描述：

经腹部超声所见：子宫前位，形态大小正常，内膜厚6.3mm。双卵巢大小形态正常。右

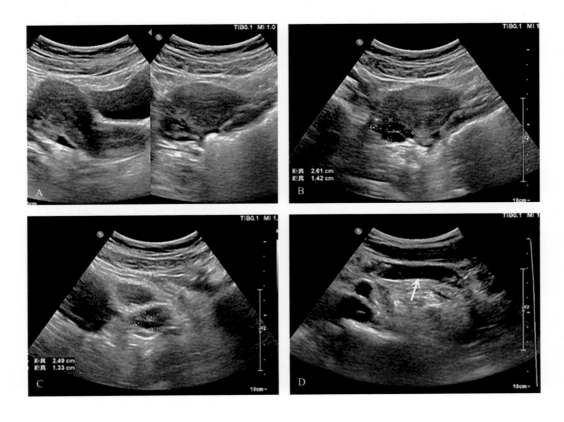

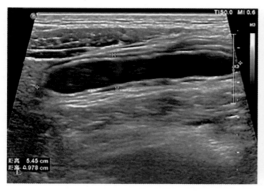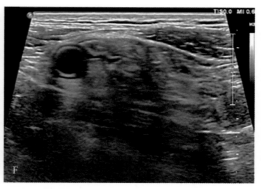

图3-5-2　测试病例超声图像

A.子宫纵切面及横切面显示子宫形态大小正常；B、C.双卵巢形态大小正常；D.右下腹可见呈条形管状回声的增粗阑尾（箭头所示）；E.高频探头显示阑尾管壁层次结构尚清晰；F.高频探头显示增粗阑尾短轴呈"同心圆"征，探头加压未见明显形变

下腹可见条形管状回声，腔内呈无回声，横切呈"同心圆"征，长约54.5mm，管腔外径约9.8mm，管壁厚约3.2mm，壁层次结构尚清晰，CDFI：未见明显血流信号。

　　超声诊断：子宫附件未见明确占位；右下腹条形管状回声，考虑：阑尾炎性改变。

　　诊断分析：转移性右下腹痛＋白细胞计数增高是阑尾炎典型的临床表现，但部分患者症状不典型，难以与卵巢破裂、卵巢蒂扭转等其他急腹症相鉴别，超声检查可提供重要信息。

（张　娜　刘　群　陈　明）

主要参考文献

［1］曹泽毅. 中华妇产科学中册. 北京：人民卫生出版社，2014：1313-1316.

［2］岳天孚，张士伟. 卵巢破裂的诊断与治疗. 中国实用妇科与产科杂志，1999，15（4）：204-205.

［3］史鹏丽，马灵芝. 经腹及阴道超声联合诊断卵巢黄体破裂的应用探讨. 东南大学学报（医学版），2013，32（2）：192-195.

［4］倪娜. 卵巢破裂39例临床分析. 中国临床研究，2011，24（12）：1107.

［5］沈铿，马丁. 妇产科学. 3版. 北京：人民卫生出版社，2015：326.

第六节　积脓性盆腔炎性疾病

第一部分：提示和强调

　　伴有腹部剧痛及高热、寒战或感染中毒症状的积脓性盆腔炎性疾病危急值分类为"红色"，需出具报告后10分钟内通报临床医生。

　　积脓性盆腔炎性疾病可出现下腹部疼痛伴有高热、寒战或感染中毒症状等，严重者危及生命。积脓性盆腔炎性疾病主要应用抗生素药物治疗，必要时也可手术治疗。抗生素治疗的原则为经验性、广谱、及时及个体化，早期可依靠妇科医生经验选取抗生素，当明确感染菌种后，应采用针对性用药，必要时需联合用药，抗菌药物治疗至少维持14天。对于脓肿破裂或者抗菌药物治疗后包块仍较大者，应及时选择开腹手术或腹腔镜手术治疗。手术的范围应根据病变的范围、患者年龄、一般情况等全面考虑，原则以切除病灶为主。年轻妇女应尽量保留卵巢功能；年龄大、双附件受累或脓肿屡次发作者，可行子宫全切术及双附件切除术；对危重患者视情况决定手术范围。

盆腔炎性疾病为较常见的妇科疾病，当病情较重出现积脓并伴有全身中毒症状时，需要紧急处置，减少妇女的痛苦。超声检查中对于积脓性盆腔炎性疾病诊断的准确率较高，特别是经阴道超声可清楚显示积脓的部位、范围及与周围组织的关系，有报道显示超声的诊断准确率可达71%～100%。这就要求超声医生应熟知该病的声像图表现，提高该病的诊断准确率，为患者减轻痛苦。

第二部分：分析与说明

【概述】 盆腔炎性疾病是指女性上生殖道的一组感染性疾病，主要包括子宫内膜炎、输卵管炎、输卵管卵巢脓肿、盆腔腹膜炎等。根据炎性疾病的进展情况，发生输卵管积脓、输卵管卵巢积脓甚至盆腔积脓时可出现较严重的局部及全身症状，此时炎性疾病应得到及时的治疗，降低对女性生殖健康的损害。本节主要描述积脓性盆腔炎性疾病。

【病因病理】 盆腔炎性疾病的发生与女性自然防御系统破坏、自身机体免疫力降低、内分泌变化及外源性病原体侵入等密切相关。病原体可经子宫内膜上行蔓延或经淋巴系统蔓延等方式累及输卵管或卵巢。引起输卵管黏膜肿胀、间质水肿、充血及炎性细胞浸润，严重者会发生输卵管上皮细胞的脱落导致输卵管黏膜粘连，输卵管肌层受累时会出现管腔受压变窄，当脓性渗出物增多时，会造成输卵管积脓。炎症累及卵巢时，可能会发生卵巢脓肿，当卵巢脓肿与输卵管积脓穿通时，多于子宫侧后方形成输卵管卵巢脓肿。盆腔内器官发生严重感染后，通常会累及盆腔腹膜，过多的脓性渗出液可能会造成盆腔脓肿的形成。盆腔脓肿多发生于直肠子宫陷凹。

【症状体征】 盆腔炎性疾病多发生于性生活频繁、性卫生不良的妇女。可因炎症轻重及范围大小出现不同的临床表现。本节中描述的积脓性盆腔炎性疾病，患者表现为下腹部疼痛，亦可出现发热甚至高热、寒战、心率加快、恶心、呕吐、腹泻等全身症状。若脓肿位于子宫前方可出现膀胱刺激症状，如排尿困难、尿频，若引起膀胱肌炎还可有尿痛等；若脓肿位于子宫后方可有直肠刺激症状，如肛门坠胀感。

患者体征可表现为腹部查体时有下腹部附件区压痛、反跳痛或肌紧张。盆腔检查时阴道内可有脓性分泌物，子宫颈充血、水肿，还可伴有宫颈举痛，若脓肿位置较低时，可扪及后穹隆或者侧穹隆有包块及波动感。

【实验室检查】 血常规检查白细胞总数及中性粒细胞均明显增高；红细胞沉降率明显增快；宫颈口或后穹隆穿刺获得的分泌物通过细菌培养明确致病菌。

【超声检查】 输卵管卵巢脓肿声像图表现：①二维声像图显示输卵管积脓表现为于子宫的一侧或双侧或后方探查到呈腊肠形、迂曲管状的囊性肿块，管壁增厚毛糙，管腔内透声不佳，为云雾状回声，其旁可探及正常卵巢；卵巢脓肿常表现为卵巢内见圆形或椭圆形无回声区，囊壁厚，内部透声不佳，可见云雾状回声，部分周边可见卵巢结构；当发生输卵管卵巢脓肿时，二者通常发生重度粘连，难以明确区分，表现为一侧或者双附件区形态不规则的混合性肿块。②彩色多普勒显示混合性肿块间隔上见少许条状血流信号。

盆腔积脓声像图表现：①二维声像图显示常在子宫后方出现与周围组织分界不清、形态不规则、以云雾状回声为主的低回声区，累及范围较广时，低回声区可达腹腔。②彩色多普勒显示部分低回声区周边可探及血流信号。

【其他检查方法】　腹腔镜检查对积脓性盆腔炎性疾病诊断准确率较高，并能直接采集感染部位病灶组织做细菌培养，腹腔镜检查为有创检查，且费用较高。

【诊断及鉴别诊断】　目前临床医生主要依据病史、临床表现及实验室检查对盆腔炎性疾病做出初步诊断。但如需对本节描述的积脓性盆腔炎性疾病做出明确诊断，仍需依靠辅助检查，其中以超声检查最为常见。积脓性盆腔炎性疾病需要与下列疾病相鉴别。

1. 急性阑尾炎　急性阑尾炎穿孔形成右下腹包块并伴有右下腹腹水，临床表现为发热、寒战、腹痛、腹泻等，但腹膜刺激征通常局限于右下腹，发病前多有较特异的转移性右下腹痛病史，可帮助鉴别诊断。

2. 输卵管妊娠流产或破裂　孕妇均有停经、早孕反应史，血hCG水平升高，多数伴阴道流血。而盆腔炎性疾病无以上表现。

3. 附件肿瘤　主要依靠病史、临床表现及妇科查体相鉴别，若有发热、下腹痛、阴道脓性分泌物等，应首先考虑炎性病变。

第三部分：病例展示

患者女性，31岁，因"右下腹痛2日"就诊。体格检查：呼吸频率20次/分，心率62次/分，血压120/76mmHg，体温37.9℃。妇科查体：外阴发育良好，阴道畅，穹隆存在，宫颈光滑，宫体前位，正常大小，质地中等，活动度不佳，右附件区可触及包块，局部有压痛。实验室检查：血常规白细胞计数$13.0×10^9$/L，白细胞分类计数中性粒细胞占0.96。既往史：两年前孕前检查时发现右侧输卵管积液，临床用药治疗后复查积液消失。超声检查：右附件区见迂曲无回声区，管壁较厚，其内透声不佳，可见弱回声光点，管壁上可见血流信号（图3-6-1）。临床应用抗炎药物治疗1个月后复查，患者下腹痛明显缓解，包块明显变小，临床诊断：盆腔炎性疾病。

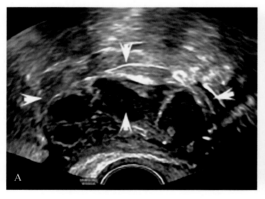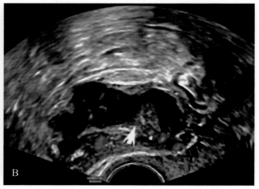

图3-6-1　病例展示超声图像

A.右附件区见迂曲无回声区，管壁较厚，其内透声不佳，可见弱回声光点（箭头所示）。B.管壁上可见血流信号（箭头所示）

　　超声报告描述：子宫前位，形态大小正常，宫壁回声光滑，宫内回声尚可，内膜厚3.9mm。宫颈厚27mm，回声尚可。宫后见不规则液性暗区深径6.2mm。双侧卵巢大小形态正常。右附件区见56mm×19.5mm迂曲无回声区，管壁较厚，其内透声不佳，可见弱回声光点，CDFI：管壁上可见血流信号。

　　超声诊断：①右附件区管状回声，考虑：右侧输卵管积脓；②盆腔少量积液。

　　诊断分析：该患者因右下腹疼痛2日就诊，体格检查时患者有发热，妇科查体右附件区有包块及压痛，血常规检查白细胞计数及中性粒细胞比例增高，首先应该怀疑是否存在盆腔炎症的可能。临床医生要求行妇科超声检查，检查时应着重扫查右侧附件区，发现右附件区见迂曲无回声区，管壁较厚，其内透声不佳，可见弱回声光点，彩色多普勒显示管壁上可见血流信号，考虑为右侧输卵管积脓可能。临床抗感染治疗后复查右附件区包块明显变小、下腹痛缓解，可以明确诊断。盆腔炎性疾病涉及范围较广、严重程度差异较大，对于轻度的盆腔炎症超声检查难以发现，可能仅表现为盆腔少量积液，而对于积脓性盆腔炎症时超声检查多能明确诊断，为临床治疗提供依据。

第四部分：测试

　　患者女性，32岁，因"腹胀和下腹痛并发热3日"就诊。体格检查：呼吸频率20次/分，心率62次/分，血压125/75mmHg，体温37.9℃。腹部查体：右下腹麦氏点有轻度压痛。实验室检查：血常规白细胞计数15.5×10⁹/L，白细胞分类计数中性粒细胞占0.88。肠镜检查：距肛缘130mm处直肠上段可见一隆起性病变，表面充血水肿，可疑直肠脓肿。超声检查见图3-6-2。

　　超声报告描述：经直肠超声扫查显示直肠上段肠壁增厚、肿胀，以黏膜下层为著，层次清晰，肠外见少量液性暗区；端扫探头扫查显示肿胀的肠壁外可见一纤细的管状结构，为一盲端。

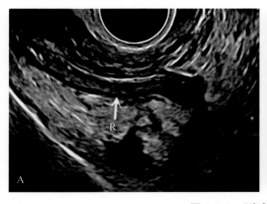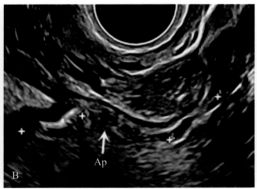

图3-6-2　测试病例超声图像

　　A.经直肠超声显示直肠上段肠壁增厚、肿胀、以黏膜下层为著（箭头所示），层次清晰，肠外见少量液性回声；B.端扫探头扫查显示肿胀的肠壁外可见一纤细的管状结构，为一盲端（箭头所示）；R.直肠；Ap.阑尾

超声诊断：盆位阑尾炎并末端穿孔。

诊断分析：该患者因腹胀和下腹痛并发热3日就诊，腹部查体时右下腹麦氏点有轻度压痛，实验室检查白细胞计数及中性粒细胞所占比例升高，提示炎性病变可能。肠镜检查显示距肛缘130mm处直肠上段可见一隆起性病变，表面充血水肿，可疑为直肠脓肿。直肠超声检查时首先发现直肠肠壁增厚肿胀，超声医生也应考虑直肠炎性病变的可能，且与肠镜检查结果一致，但仔细扫查后于肿胀的肠壁外发现一纤细的管状结构，且为一盲端，根据解剖学知识分析腹腔肠管内仅有阑尾结构为一盲端肠管，由此推测该管状结构是否为阑尾结构的可能。但其位于盆腔内，位置过低，与阑尾正常位置差异较大，超声医生对此位置阑尾炎的诊断缺乏经验，同时此位置的阑尾炎经腹部超声检查又难以发现，常出现漏诊误诊。最后手术证实为盆位阑尾炎并末端穿孔。此病例要求超声医生要先建立盆位阑尾的概念，而且要联合应用超声探头，多方向、多角度扫查，以明确诊断辅助临床医生工作。

（刘　群　张　娜　陈　明）

主要参考文献

［1］谢幸，苟文丽. 妇产科学. 8版. 北京：人民卫生出版社，2013：258-264.

［2］姜玉新，王志刚. 医学超声影像学. 北京：人民卫生出版社，2010：288-290.

［3］刘满梅，何慧娟，陈贵芹. 盆腔脓肿97例超声诊断的临床分析. 宁夏医学杂志，2011，33（7）：654-655.

［4］Bulas D I，Ahlstrom P A，Sivit C J，et al. Pelvic inflammatory disease in the adolescent：comparison of transabdominal and transvaginal sonographic evaluation. Radiology，1992，183（2）：435-439.

［5］Ellis J H，Francis I R，Rhodes M，et al. CT findings in tuboovari anabscess. J Comput Assist Tomogr，1991，15（4）：589-592.

第七节　外伤性子宫破裂及医源性子宫穿孔

第一部分：提示和强调

外伤性子宫破裂、医源性子宫穿孔的危急值分类为"红色"，需出具报告后10分钟内通报临床医生。

外伤性子宫破裂、医源性子宫穿孔均是严重的妇科外科急症，治疗方案的选择取决于子宫破裂、穿孔的位置及严重程度，若导致患者大出血、感染、休克等严重症状出现，需尽快手术治疗。

超声诊断便捷快速，对子宫破裂穿孔、腹腔内出血有很高的诊断准确率，对于重症不宜挪动的患者可行床边检查，一旦发现阳性声像结合病史及临床症状，应按危急值制度迅速报告临床医生，抢救患者生命。此外，妊娠期子宫破裂详见本书"妊娠合并完全性子宫破裂"一节，本节主要讨论非妊娠期的外伤性子宫破裂及医源性子宫穿孔。

第二部分：分析与说明

【概述】 子宫外伤性破裂及医源性子宫穿孔是指外伤或医源性所致子宫体部或子宫下段发生裂伤、穿孔、断裂，若合并出现大出血、感染及休克，则是严重威胁患者生命的妇科急症。

【病因】 车祸、腹部锐器刺伤等创伤均可致子宫破裂，不当的宫腔内操作可导致医源性子宫穿孔。子宫穿孔最常见于各种宫腔内操作的手术，也可发生于子宫器质性病变如育龄期妇女滋养细胞肿瘤，或子宫其他病变如老年女性宫腔积脓。子宫穿孔是宫腔镜手术最常见的并发症，发生率为0.12%～1.61%。医源性子宫穿孔通常因术者操作经验不足、探针或刮匙操作不当、盲目置入器械，此外子宫过度前屈或后倾、哺乳期子宫、瘢痕子宫及先天性子宫畸形、宫颈狭窄、宫颈解剖异常如宫颈肌瘤、先天畸形、宫腔粘连等也可能是医源性子宫穿孔的高危因素。

【症状体征】 子宫破裂穿孔常表现为疼痛剧烈及出血，若出血量大会同时伴有头晕、心悸等症状。临床根据出血类型可分为内出血、外出血及混合性出血。内出血时血液主要积聚于腹腔，表现为子宫及阔韧带等处血肿及腹腔积血；外出血时血液经阴道排出；混合性出血二者兼有。外伤性子宫破裂及医源性穿孔常同时合并其他器官损伤，易合并感染。查体可见：全腹压痛、腹肌紧张，叩诊移动性浊音阳性。

【超声检查】

（1）不完全性子宫破裂穿孔：子宫肌层部分或全部断裂，浆膜层连续完整，宫腔与腹腔未相通，患处肌层可见条形稍高回声区或低回声区，形态不规整，边界模糊，向内延伸至宫腔，宫腔内回声不均。

（2）完全性子宫破裂穿孔：子宫全层裂开，此时除肌层与宫腔内回声改变外，还有浆膜层不连续、裂口边缘可见浆膜相互错开，子宫周边及附件区域回声杂乱，可见低-弱回声的血肿包绕。当行负压吸引人工流产术致子宫穿孔时，肠管及大网膜随吸管负压作用嵌入宫腔，表现为子宫穿孔处见以稍高回声为主的不均质混合回声团，该声团与腹腔相通，探头加压可见团块移动，彩色多普勒可显示该团块与宫外组织的血流关系。

（3）当车祸等外伤导致骨盆骨折时可能发生子宫峡部断裂，超声表现为子宫体与宫颈回声连续性中断、二者不相连。

（4）合并子宫周围器官损伤时可出现相应器官的声像学改变，如肠管受累可见患处肠管管壁增厚、回声减低、网膜呈片状包绕等。

（5）若合并大血管损伤断裂，彩色多普勒可见喷射样彩色血流束。

（6）盆腹腔内见透声不良的游离液性暗区。

（7）值得注意的是对于子宫陈旧性穿孔的病例有时诊断困难，需结合病史仔细探查子宫壁全层是否完整，必要时可使用子宫输卵管超声造影以帮助明确诊断。

【其他检查方法】

1.实验室检查 血常规检查可见红细胞、血红蛋白降低，白细胞计数可增高。

2.其他影像学检查 CT对软组织的分辨率不如MRI和超声，但可判断是否合并盆腔骨折情况。MRI成像时间较长，不作为子宫破裂穿孔的常规影像学检查。

【诊断及鉴别诊断】 子宫破裂穿孔主要靠病史、临床症状及影像学诊断，手术证实。

第三部分：病例展示

　　患者女性，30岁，G₁P₁，处于哺乳期，自述3小时前卫生院放置节育环后出现剧烈腹痛、阴道流血来我院就诊。超声检查如图3-7-1所示。

　　超声报告描述：

　　子宫后位，形态饱满，宫内回声欠均，内膜厚5mm，宫内节育器右侧支在右宫角处穿破肌层、浆膜层，该处肌层回声不均呈条形低回声，浆膜层外节育器长度约7.6mm，节育器刺入相邻肠管管壁，该肠管较周围肠管管壁增厚、回声减低。子宫右后方见46mm×38mm低-弱回声区，形态不规整，其内透声不佳，可见细密光点，CDFI：未见明显血流信号。

　　超声诊断：子宫及节育器异常声像，考虑：节育器异位；子宫穿孔（累及肠管）；子宫右后方低-弱回声区，考虑：血肿。

　　诊断分析：该患者处于哺乳期，置环后出现剧烈腹痛，考虑到有医源性子宫穿孔的可能，超声医生检查时应重点观察节育器位置，子宫肌层、浆膜层是否存在连续性中断，同时应注意扫查周围器官情况，结合临床及声像学表现即可明确诊断。

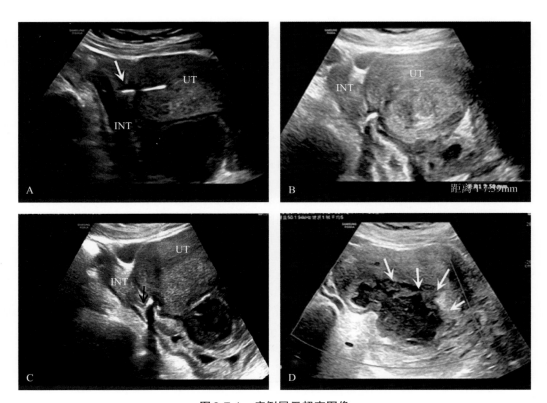

图3-7-1　病例展示超声图像

A.宫内节育器右侧支在右宫角处穿破肌层、浆膜层（白色箭头所示）；B.测量浆膜层外节育器长度约7.6mm；C.节育器刺入相邻肠管管壁（黑色箭头所示）；D.子宫右后方出现血肿（白色箭头所示）。UT.子宫；INT.肠管

第四部分：测试

　　29岁孕妇，G₃P₂，既往有肌瘤剥除史及一次剖宫产史，现孕38周，突发腹痛，无阴道流血流液，来院急诊科就诊。超声检查如图3-7-2所示。

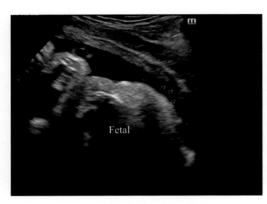

图3-7-2　测试病例超声图像
孕妇妊娠38周，子宫左侧壁局部肌层回声显示模糊、不连续（箭头所示）。Fetal.胎儿

　　超声报告描述： 因情况紧急，胎儿结构未及检查。胎心率109次/分。胎盘位于子宫后壁，厚35mm。母体子宫左侧壁局部肌层回声显示模糊，似不连续。子宫前壁下段肌层连续，局部肌层菲薄，较薄处厚约0.8mm。母体肝肾间隙可见积液暗区，最深约28mm。

　　超声诊断： 母体子宫左侧壁局部肌层回声连续性中断合并腹水，考虑：子宫破裂可能。

　　诊断分析： 患者处于妊娠晚期，突发腹痛的原因可能有胎盘早剥、子宫破裂等。本例患者胎盘未见明显异常，既往有肌瘤剥除史及剖宫产史，应警惕是否存在子宫破裂，需认真仔细扫查子宫肌层回声是否连续、盆腹腔是否存在积液，当发现母体子宫左侧壁局部肌层回声连续性中断合并腹水，考虑为子宫破裂可能，且本病例出现胎心率减低，说明胎儿情况危急。收入院后立即行剖宫产，术中证实为子宫左侧壁破裂，考虑可能与肌瘤剥除术后瘢痕愈合不良有关。

（张　娜　刘　群　陈　明）

主要参考文献

［1］谢幸. 妇产科学. 8版. 北京：人民卫生出版社，2013：210-212.

［2］曹泽毅. 中华妇产科学. 2版. 北京：人民卫生出版社，2004：1407.

［3］秦凤梅. 子宫穿孔的超声诊断. 临床超声医学杂志，2006，（5）：308.

［4］任新翠. 子宫穿孔的超声诊断价值评价. 临床医学，2014，34（2）：102-103.

［5］张颖，段华，张师前. 2020年美国妇产科医师学会和美国妇科腔镜医师协会《子宫腔内病变的宫腔镜诊治专家共识》解读. 中国实用妇科与产科杂志，2020，36（9）：907-910.

［6］温弘，陈璐，胡颖，等. 子宫穿孔妇女再次妊娠结局分析. 中华妇产科杂志，2020，55（3）：188-193.

第八节　剖宫产子宫切口出血

第一部分：提示和强调

　　伴有活动性出血、失血性休克的剖宫产子宫切口出血的危急值分类为"红色"，需出具报告后10分钟内通报临床医生。

　　当剖宫产孕妇术后出现腹痛及阴道流血，甚至出现心慌、头晕、面色苍白、皮肤湿冷、血压下降、脉搏细速等失血性休克表现时，应扫查子宫前壁下段剖宫产切口处浆膜层及肌层的连续性，观察切口处或宫腔内是否有血肿形成，以明确诊断。除此之外，还要扩大扫查范围，要注意切口左右两侧阔韧带区是否有血肿形成，因为阔韧带血肿容易合并腹膜后血肿，可在短时间内发生失血性休克，因此要快速找明病因，为临床处置提供依据。

剖宫产子宫切口出血为常见的剖宫产术后并发症。该病诊断主要依靠超声检查，该检查可以观察血肿的部位、形态、范围，还可观察切口部位肌层及浆膜层的连续性。该病确诊后，若出血量不大且已无活动性出血时，大部分患者选择非手术治疗，包括使用广谱抗生素抗感染、促进子宫收缩、营养支持等；对于出血量较多、血肿较大且有活动性出血者应在积极抗休克治疗的同时立刻采取开腹手术治疗，修补子宫破口并清除血肿。研究显示，子宫切口血肿直径＜50mm者，一般可自行吸收，但直径＞50mm的血肿吸收较慢或易形成脓肿。对于血肿较大或合并感染者还可在超声引导下穿刺抽出积血，同时局部应用抗生素药物，充分抗炎，减少感染，促进血肿的吸收。伴有活动性出血、失血性休克的剖宫产子宫切口出血一经诊断，应当立即报告临床医生，及早处理，减少孕妇的痛苦，降低孕产妇的死亡率。

第二部分：分析与说明

【概述】 剖宫产子宫切口出血是剖宫产术后常见并发症之一。有文献报道显示，近年来许多发达国家和发展中国家的剖宫产率均显著提高。根据世界卫生组织在2007～2008年对分娩方式的调查显示中国的剖宫产率达到46%，居亚洲地区首位。而2014年的一项大型多中心研究发现，中国大陆地区的总体剖宫产率高达54.9%。与较高的剖宫产率相伴的是剖宫产术后并发症子宫切口愈合不良、出血的发病率也呈上升趋势。

【病因病理】 剖宫产子宫切口出血根据子宫裂口部位不同可能导致子宫切口处血肿、阔韧带血肿及阔韧带血肿合并腹膜后血肿几种情况。剖宫产子宫切口出血的原因主要包括以下几方面。

1.切口范围较广 因胎位不正、巨大儿、暴力娩出胎儿等造成切口撕裂，如达到或者超过圆韧带根部的垂直线，损伤子宫动脉的分支，止血不当时，会导致血肿形成。

2.缝合技术 缝扎过紧过密，影响局部血供，发生组织坏死；缝扎过松，致使止血不彻底，发生血肿；术中缝合子宫切口肌层后，单独缝合浆膜层，使得浆膜层和肌层之间留有空隙，如果肌层缝合不严，出现渗血，可在空隙内出现血肿。

3.组织水肿 重度子痫前期患者全身血管痉挛，血管脆性增加，术后血压升高，可能造成血肿形成。

4.感染 剖宫产术后继发局部感染，可影响切口愈合，使切口裂开，造成局部血肿。

【症状体征】 剖宫产子宫切口出血的临床表现与出血量的多少、是否为活动性出血等因素密切相关。若出血量较少且无明显活动性出血，仅局部形成血肿时，可表现为下腹部疼痛，部分孕妇可伴有阴道流血，合并感染者可有发热或阴道分泌物异味等；若出血量大且存在活动性出血，特别是合并腹膜后血肿形成时，孕妇可在短时间内出现失血性休克。

妇科检查时腹部有压痛，部分患者可触及腹部包块。合并感染时可伴有体温升高。合并失血性休克时可出现面色苍白、皮肤湿冷、血压下降、脉搏细速等。

【实验室检查】 合并感染的孕产妇血常规检查白细胞及中性粒细胞计数增高；合并失血性休克者可伴有血红蛋白下降。

【超声检查】 剖宫产子宫切口血肿二维声像图表现如下所述。①子宫切口前方血肿：位于子宫切口与膀胱子宫反折腹膜之间，子宫切口处肌层结构紊乱，其前方可见无回声、低回声、不均质中等回声或混合性包块，形态多不规整，边界清或欠清，向膀胱侧突起。②子宫切口浆膜下血肿：位于子宫浆膜层与肌层之间，子宫切口处上方浆膜层隆起，浆膜层与肌层之间可见无回声、低回声、不均质中等回声或混合性包块，因被子宫浆膜层包裹形态规整、边界清晰，子宫形态饱满。③宫腔内血肿：子宫切口处肌层结构紊乱，局部可见低回声、不均质中等回声或混合性包块，突向宫腔。CDFI：包块内部均无血流信号。

剖宫产阔韧带血肿或合并腹膜后血肿二维超声声像图表现：阔韧带血肿表现为子宫切口处一侧见无回声、低回声、不均质中等回声或混合性包块，形态不规整，边界清或欠清，如果合并腹膜后血肿时包块较大，可延至肝肾隐窝。CDFI：包块内部亦无血流信号。

剖宫产切口出血可以形成不同部位的血肿，血肿可单独存在，亦可复合存在。

【其他检查方法】 超声引导下腹部穿刺：穿刺如抽出积血可明确诊断，合并感染者还可对抽吸物进行实验室培养。

【诊断及鉴别诊断】 超声检查作为产科常见辅助检查方法，能够对切口血肿做出明确诊断。切口血肿需与下列疾病相鉴别。

1.子宫肌瘤变性 妊娠期或产褥期常合并肌瘤红色变，可伴有下腹部疼痛。此类孕妇均有子宫肌瘤病史，超声检查表现为子宫肌层内低回声团或混合回声团，边界清晰，内部结构紊乱，且肌瘤在短期内明显增大。

2.卵巢囊肿蒂扭转 可表现为突发剧烈腹痛，多不伴有发热及贫血。超声检查表现为附件区可见囊性包块，位置异常，按压探头局部有明显压痛，彩色多普勒显示扭转部位血流呈盘旋状，即"漩涡征"。

第三部分：病例展示

患者女性，35岁，G_2P_1，于3日前行剖宫产手术产一男婴，体重3700g，术后返回病房观察，恶露排出正常，今日产妇自诉下腹部疼痛难忍，活动受限。腹部检查：下腹部有压痛、肌紧张。体格检查：呼吸频率20次/分，心率75次/分，血压120/85mmHg，体温38.9℃。急诊超声检查提示：子宫前上方见无回声区，彩色多普勒显示无回声区内无血流信号（图3-8-1）。临床医生决定行超声引导下穿刺，抽出液体为巧克力色，诊断为剖宫产术后切口血肿。临床采用抗生素及止血药物治疗，3个月后复查超声显示剖宫产切口处血肿吸收消失。

超声报告描述：子宫形态饱满，子宫前壁下段剖宫产切口处肌层回声不均，内部结构杂乱，其内可见不规则液性暗区，子宫前上方见121mm×121mm×22mm无回声区，边界清晰，内部透声欠佳，该无回声区下缘起自剖宫产切口处，CDFI：无回声区内未见明显血流信号。

超声诊断：剖宫产后，子宫前壁下段剖宫产切口处回声不均，子宫前上方无回声区，考虑：剖宫产子宫切口血肿形成。

诊断分析：该患者剖宫产手术后3日感下腹部疼痛难忍，活动受限，体格检查血压正常、体温升高，根据此临床表现应首先考虑是否存在产褥期感染的可能，临床医生应该检查阴道有无黏膜充血、水肿，观察恶露有无增多、是否有异味、是否呈脓性等。除此之外，实验室检查多能辅助诊断，产褥期感染者血常规检查可有白细胞及中性粒细胞计数升高，还可

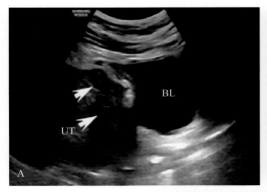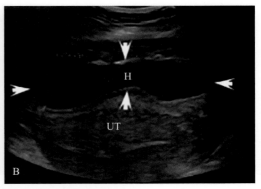

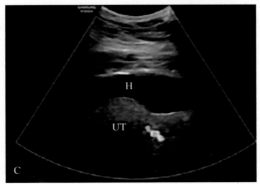

图3-8-1　病例展示超声图像

A.子宫前壁下段剖宫产切口处结构紊乱，切口处可见不规则液性暗区（白色箭头所示）。B.子宫横切面显示子宫前上方无回声区，边界清晰，内部透声欠佳。C.子宫横切面显示无回声区内未见明显血流信号。UT.子宫；BL.膀胱；H.血肿

对阴道分泌物做细菌培养。此孕妇恶露排出正常，腹部检查时下腹部压痛及肌紧张明显，临床医生要求行超声检查查看子宫情况，超声检查显示子宫前壁下段剖宫产切口处肌层回声不均，内部结构杂乱，其内可见不规则液性暗区，另于子宫前上方见无回声区，边界清晰，内部透声欠佳，且无回声区下缘起自剖宫产切口处，彩色多普勒显示无回声区内未见明显血流信号，超声诊断考虑为切口血肿形成。最后通过超声引导下穿刺抽出巧克力色液体，明确诊断为剖宫产术后切口血肿。剖宫产切口血肿多依靠超声检查辅助诊断，剖宫产术后孕妇就诊时，超声医生一定要仔细观察切口处及其周围的情况，及早明确诊断，为临床治疗提供依据。

第四部分：测试

患者女性，37岁，G₁P₁，于42日前行剖宫产手术产一女婴，术后安返病房，并于5日后出院回家。今日来我院进行产后复查。妇科检查：下腹部轻度压痛。体格检查：呼吸频率21次/分，心率62次/分，血压110/80mmHg，体温36.7℃。超声检查见图3-8-2。

超声报告描述：子宫前位，形态略饱满，宫内回声尚可，内膜厚2mm，子宫前壁下段剖宫产切口处见无回声区，其内透声不佳，内可见片样稍高回声及多发条样分隔，CDFI无回声区内未见明显血流信号。双附件区未见明显异常包块。

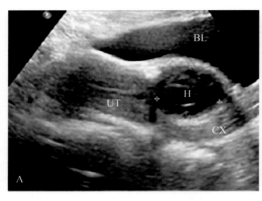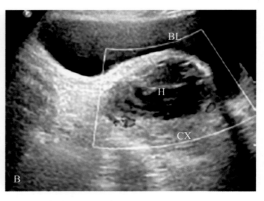

图 3-8-2　测试病例超声图像

A.子宫纵切面显示前壁下段剖宫产切口处无回声区，透声不佳，其内可见片样稍高回声及多发条样分隔。B.子宫横切面显示无回声区内未见明显血流信号。BL.膀胱；UT.子宫；CX.宫颈；H.血肿

超声诊断： 剖宫产切口处血肿。

诊断分析： 患者于产后42日复查时行超声检查，发现前壁下段剖宫产切口处无回声区，透声不佳，其内可见片样稍高回声及多发条样分隔，彩色多普勒显示无回声区内未见明显血流信号，超声检查考虑为切口处血肿形成。由于该血肿部位局限、范围小，无明显临床表现，所以多于超声检查时发现，发现后通常不需临床干预，嘱患者隔期复查，待血肿自然吸收。

（刘　群　张　娜　陈　明）

主要参考文献

［1］Wilkinson C，McIlwaine G，Boulton-Jones C，et al. Is a rising caesarean section rate inevitable？. Br J Obstet Gynaecol，1998，105（1）：45-52.

［2］Arias E，MacDorman M F，Strobino D M，et al. Annual summary of vital statistics--2002. Pediatrics，2003，112（6pt1）：1215-1230.

［3］Belizán J M，Althabe F，Barros F C，et al. Rates and implications of caesarean sections in Latin America：ecological study. BMJ，1999，319（7222）：1397-1400.

［4］Lumbiganon P，Laopaiboon M，Gülmezoglu A M，et al. Method of delivery and pregnancy outcomes in Asia：the WHO global survey on maternal and perinatal health 2007-08. Lancet，2010，375（9713）：490-499.

［5］Wang C P，Tan W C，Kanagalingam D，et al. Why we do caesars：a comparison of the trends in caesarean section delivery over a decade. Ann Acad Med Singap，2013，42（8）：408-412.

［6］Liu Y J，Li G H，Chen Y，et al. A descriptive analysis of the indications for caesarean section in mainland China. BMC Pregnancy Childbirth，2014，14：410.

［7］张爱青，刘朝晖，孟颖，等. 剖宫产术后不同部位血肿超声表现及临床分析. 中华医学超声杂志（电子版），2012，9（11）：956-962.

［8］朱倩，徐迎雪，张翠兰，等. 7例剖宫产子宫切口血肿的分析. 当代医学，2019，25（4）：154-155.

［9］肖慧彬，林晓燕，王宏婵，等. 探讨剖宫产子宫切口局部血肿部位与预后的超声表现. 生物医学工程与临床，2018，22（2）：164-167.

第九节　子宫内翻

第一部分：提示和强调

子宫内翻伴大量失血的危急值分类为"红色"，需出具报告后10分钟内通报临床医生。

子宫内翻为分娩期产妇罕见的并发症，当产妇分娩后出现下腹剧烈疼痛、阴道大量流血及休克，腹式超声检查发现膀胱后方未显示子宫声像或者子宫纵切面显示宫底部形态异常时，应警惕此病的发生，同时要多切面扫查宫底、宫腔及附件区的形态，观察自宫颈内口延续至宫底的宫腔线是否消失，宫底肌层组织是否向宫腔内凹陷，子宫横切面是否呈"同心圆"征，双侧附件区是否出现输卵管内陷或卵巢聚拢等表现，以明确是否存在子宫内翻，及时做出诊断。

子宫内翻属产科急症，早发现、早诊断、早治疗是处理子宫内翻的关键。根据患者的全身状况、子宫内翻时间及程度、有无生育要求、是否合并生殖系统肿瘤等选取合适的治疗方案。基础治疗主要包括立即停止使用促进子宫收缩的药物，对发生失血性休克者应尽快建立静脉通路、积极进行体液复苏，必要时给予输血治疗等。子宫内翻首选的治疗措施为子宫复位，包括手法复位和手术复位。复位成功后，不仅要给予抗生素治疗控制感染，还要进行适当的子宫按摩或给予前列腺素、缩宫素等促进子宫肌力的恢复。若出现复位失败并出血不止、子宫内翻合并感染或坏死、复位成功后再次内翻伴大出血等情况时则应考虑切除子宫。

子宫内翻的诊断主要依靠患者的临床表现和临床医生的经验。超声检查作为妇产科最常用的辅助检查手段，不仅可以帮助临床医生快速诊断子宫内翻，同时还能够显示折返部肌层和浆膜层的血供情况，为临床治疗提供重要的依据。此外，在治疗复位过程中，超声检查可实时观察子宫复位的情况，帮助指导临床医生的工作。由此可见，超声检查在子宫内翻的诊断与治疗过程中均起重要作用。

第二部分：分析与说明

【概述】　子宫内翻是指子宫底部向宫腔内陷入，甚至自宫颈或阴道翻出的病变。子宫内翻主要发生于产后妇女，发病率极低，据报道其在孕产妇人群中的发病率仅为1/（1739～20 312）。子宫内翻虽然罕见，但一旦发生，孕产妇可出现大量出血甚至发生失血性休克，抢救不及时者可因子宫缺血坏死而切除子宫，严重者危及生命。早期有报道指出其死亡率可高达到15%，近年来其死亡率有所下降，但在一些医疗技术水平偏低的地区因子宫内翻出现的死亡病例依然存在。

【病因与分类】　目前引起子宫内翻的病因尚不明确，有报道指出多达50%的病例无明确诱发因素。近年来有报道指出了一些增加子宫内翻风险的因素，主要包括以下几个方面。①母体因素：子宫肿瘤、先天性子宫颈无力、胎盘植入时子宫壁变薄松弛；②胎儿因素：巨大儿；③胎盘因素：胎盘粘连、胎盘植入；④脐带因素：脐带过短或缠绕造成脐带间接被牵拉；⑤分娩因素：急产、分娩时子宫乏力、分娩时间过长；⑥医源性因素：产程中强压宫底、手取胎盘、胎盘未娩出使用促进子宫收缩药物等。

按疾病发生时间可分为：①急性子宫内翻，发生于产后24小时内，宫颈管收缩之前，约占75%；②亚急性子宫内翻，发生于产后24小时～4周，宫颈管收缩之后；③慢性子宫内翻，发生于产后4周后。

按子宫内翻程度可分为：①Ⅰ度，子宫底或子宫壁向下内陷，但没有超出宫颈内口；②Ⅱ度，子宫底或子宫壁向下内陷，超出宫颈内口但未达到阴道；③Ⅲ度，子宫底或子宫壁内陷至宫颈外阴道内；④Ⅳ度，阴道随子宫一同翻至会阴（图3-9-1）。

【症状体征】 临床中以急性子宫内翻最为常见，典型的临床表现为产妇分娩后出现下腹剧烈疼痛、阴道大量流血及休克。Watson等研究显示，18例病例中94%发生阴道流血，其中39%发生了失血性休克。而Coad等研究显示，2427例病例中37.7%发生阴道流血，其中仅有1.3%发生了失血性休克。二者对比差异较大，可能与病例中发生子宫内翻程度的差异和及时有效的临床干预有关。Ⅲ度及Ⅳ度子宫内翻者临床症状较典型，而Ⅰ度及Ⅱ度子宫内翻部分患者临床表现较轻微，起病早期常被误诊为产程中软产道裂伤或产后宫缩乏力造成出血，但如果产妇出现剧烈腹痛，特别是出现与出血量不相符的休克时应警惕此病，有研究指出这可能是由于子宫韧带内神经的牵拉导致迷走神经张力增高所致。

腹部触诊可因宫底凹陷在脐周预期的位置触摸不到宫底，正常球形的宫底区域可触及杯状缺损；若子宫内翻程度较重，阴道检查时在扩张的宫颈内或阴道内可触及块状物。

【实验室检查】 失血量较多时，血常规检查显示红细胞计数、血红蛋白均减少。

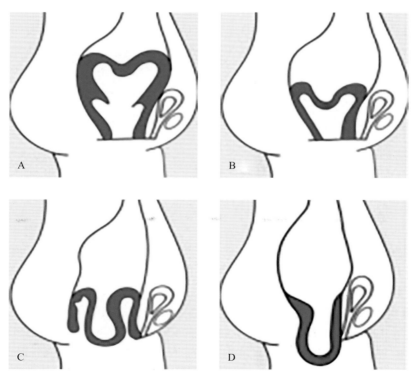

图3-9-1 子宫内翻分度示意图

A～D图为Ⅰ～Ⅳ度子宫内翻

【超声检查】

1. **Ⅰ～Ⅲ度子宫内翻的声像图表现** ①二维超声显示子宫纵切面宫底部形态异常，可见宫底向宫腔内凹陷，呈"火山口"样，自宫颈内口延续至宫底的宫腔线消失，可见与子宫肌层回声相似的条带状等回声样组织，宫颈管闭合或扩张，子宫整个纵切面呈"套筒"征；子宫横切面显示多条不同回声带，呈环形排列，由外到内依次为浆膜层（低回声）、肌层（中等回声）、宫腔（稍高回声）、反折的肌层（中等回声）、反折的浆膜层（低回声），致整个横切面呈"同心圆"征。双侧附件区可显示输卵管内陷或卵巢聚拢。②CDFI显示反折的浆膜层内可见较丰富的血流信号。

2. **Ⅳ度子宫内翻的声像图表现** 由于子宫及阴道均翻至会阴，腹部超声检查于膀胱后方未探及子宫声像，阴道超声检查可见一与原子宫镜像的子宫图像，但其宫腔内无子宫内膜层，而是为低回声的子宫浆膜层。

【其他检查方法】 MRI：显示子宫底陷入宫腔甚至突出于子宫颈口进入阴道内，子宫颈外口可见不均质占位性病变。MRI检查的软组织对比度较高，在解剖细节显示方面较超声清楚，图像质量好，但成像时间长，且检查时需要患者配合，仅适用于超声表现不典型、病情较缓的轻症患者，对于病情危重者多不予采用。

【诊断及鉴别诊断】 子宫内翻的诊断主要依靠临床表现、查体检查及产科医生经验，如果在诊断不明确时影像学检查可给予较大帮助。子宫内翻主要与以下疾病相鉴别。

1. **较大的黏膜下子宫肌瘤** 发生于内膜下与子宫肌层之间，巨大黏膜下肌瘤于宫腔内可见实性团块，妇科查体时可触及宫底，超声检查子宫形态饱满，可见正常宫底声像。

2. **子宫脱垂** 主要指子宫从正常位置一直沿着阴道的位置开始下降，甚至也会脱出于阴道外口，多见于多产或体力劳动的老年女性，子宫脱垂后多无明显疼痛感及出血。

3. **子宫先天发育异常** 子宫内翻需要与先天性子宫畸形相鉴别，如纵隔子宫、双角子宫等，鉴别要点主要依靠患者之前的超声或宫腔镜检查。

第三部分：病例展示

患者女性，30岁，因"顺产后下腹坠痛伴同房出血11年，不规则阴道流血5年伴严重贫血"来诊。11年前顺产一胎，难产并大出血。实验室检查：HGB 54 g/L。超声检查见图3-9-2。

超声报告描述：二维超声纵切面显示子宫形态异常，宫底向宫腔内凹陷，呈"火山口"样。宫颈及部分阴道明显扩张变薄，其内可见大小约53mm×40mm的宫体样回声，宫底内陷达阴道上段内。二维超声横切面显示宫颈及阴道壁环绕于宫体周围，呈"同心圆"征。三维超声显示变薄的宫颈及阴道壁呈"袖带"状包绕子宫体。

超声诊断：子宫内翻。

诊断分析：该病例二维超声显示子宫纵切面宫底部形态异常，宫底向宫腔内凹陷、呈"火山口"样，可见与子宫肌层回声相似的条带状等回声样组织，宫颈管扩张，子宫整个纵切面呈"套筒"征，宫底内陷达阴道上段内，符合Ⅲ度子宫内翻诊断。该患者行腹腔镜辅助经阴道手法复位术失败，遂行腹腔镜下子宫内翻复位术＋子宫整形术＋双侧骶韧带缩短术＋双侧圆韧带缩短悬吊术＋宫颈环扎术，术中见宫底及宫体全部内陷入宫颈内口，脱入阴道并形成狭窄环，且牵拉双侧卵巢固有韧带、双侧输卵管峡部、部分壶腹部及双侧圆韧带陷于狭窄环内。手术后1个月超声复查，子宫形态正常，双侧附件正常。

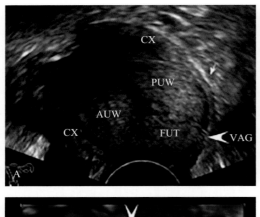
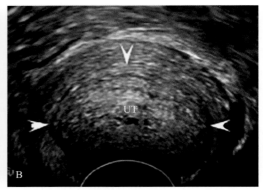
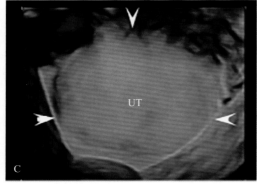

图3-9-2 病例展示超声图像

A.二维超声纵切面显示子宫形态异常，宫颈及部分阴道明显扩张变薄，其内可见大小约53mm×40mm的宫体样回声，宫底内陷达阴道上段内；B.二维超声横切面显示宫颈及阴道壁环绕于宫体周围（箭头所示）；C.三维超声显示变薄的宫颈及阴道壁呈"袖带"状包绕子宫体（箭头所示）；UT.子宫；FUT.子宫底；CX.宫颈；AUW.子宫前壁；PUW.子宫后壁；VAG.阴道

第四部分：测试

患者女性，51岁，因"停经6个月后阴道流血1个月"入院。查体：一般状态良好，无贫血外观，双肺呼吸音清，心脏各瓣膜听诊区未闻及病理性杂音，腹平软，无压痛反跳痛，无双下肢水肿。妇科检查：外阴发育良好，阴道畅，穹隆存在，宫颈光滑，宫体后位，正常大小，质地中等，活动度不佳，无压痛，双侧附件区未探及明显异常。超声检查见图3-9-3。

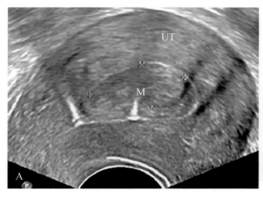
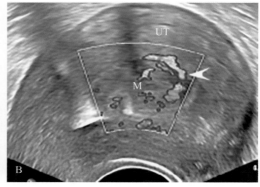

图3-9-3 测试病例超声图像

A.子宫纵切面显示宫腔内见等回声团，边界清晰；B.子宫纵切面显示等回声团内可见丰富血流信号；UT.子宫；M.肿物

超声报告描述：子宫后位，形态略饱满，宫内回声不均匀，宫腔内见42mm×25mm等回声团，边界清晰，CDFI等回声团内可见丰富血流信号。双附件区未见明显异常包块。

术前超声诊断：黏膜下子宫肌瘤。

术后临床诊断：黏膜下子宫肌瘤。

诊断分析：该患者于停经6个月后阴道流血1个月就诊，对于此类患者首先应思考出血原因，主要包括子宫内膜增厚、宫颈及宫腔占位、盆腔炎症、绝经前期激素紊乱等，其中前三者均为超声检查时需要观察的内容。超声扫查中应注意宫颈有无占位及宫腔内情况，后者包括宫腔内占位及子宫内膜的情况（厚度超过3mm、回声是否均匀、与宫壁间分界是否清晰、血供是否增多）。该患者超声检查显示宫腔内等回声团，边界清晰，且有较丰富的血流信号，首先应考虑为宫腔内的占位性病变，常见的为黏膜下子宫肌瘤、子宫内膜息肉等。黏膜下子宫肌瘤可伴有子宫内膜的变形或缺损，与宫腔内膜之间有裂隙；子宫内膜息肉伴有内膜增厚和宫腔线的偏移。宫腔镜检查为宫腔内病变明确诊断的首选方法。超声检查过程前应询问病史，检查中应仔细辨别异常声团是否位于宫腔内，注意异常声团与子宫内膜的关系，同时还要通过彩色多普勒检查观察声团血供来源，以上注意事项基本能帮助我们明确诊断。

（刘　群　张玉娟　张　娜　陈　明）

主要参考文献

［1］Auber M，Darwish B，Lefebure A，et al. Management of nonpuerperal uterine inversion using a combined laparoscopic and vaginal approach. Am J Obstet Gynecol，2011，204（6）：e7-9.

［2］Wendel M P，Shnaekel K L，Magann E F. Uterine Inversion：A Review of a Life-Threatening Obstetrical Emergency. Obstet Gynecol Surv，2018，73（7）：411-417.

［3］Thakur S，Sharma S，Jhobta A，et al. Sonographic and MR features of puerperal uterine inversion. Jpn J Radiol，2014，32（6）：356-359.

［4］Coad S L，Dahlgren L S，Hutcheon J A. Risks and consequences of puerperal uterine inversion in the United States，2004 through 2013. Am J Obstet Gynecol，2017，217（3）：377. e1-e377. e6.

［5］Adesiyun A G. Septic postpartum uterine inversion. Singapore Med J，2007，48（10）：943-945.

［6］Wendel P J，Cox S M. Emergent obstetric management of uterine inversion. Obstet Gynecol Clin North Am，1995，22（2）：261-274.

［7］Rana K A，Patel P S. Complete uterine inversion：an unusual yet crucial sonographic diagnosis. J Ultrasound Med，2009，28（12）：1719-1722.

［8］Watson P，Besch N，Bowes W A Jr. Management of acute and subacute puerperal inversion of the uterus. Obstet Gynecol，1980，55（1）：12-16.

［9］苗立友，曹荔，吴云，等. 超声诊断子宫内翻并引导手法复位一例及文献复习. 东南大学学报（医学版），2019，38（6）：963-966.

［10］张玉娟，甘晗靖，牟赛辉. 超声诊断慢性子宫内翻1例. 中国医学影像技术，2016，32（1）：29.

第十节 脐带血肿

第一部分：提示和强调

脐带血肿的危急值分类为"红色"，需出具报告后10分钟内通报临床医生。

脐带血肿为罕见的产科急症，发生时孕妇自身无特异性临床表现，主要影响胎儿情况，严重者可发生胎儿宫内窘迫或胎死宫内，危及胎儿的生命安全。脐带血肿发生后，临床医生对脐带血肿的治疗需根据胎儿的孕周、胎儿宫内窘迫情况、脐带血肿的进展情况及孕妇的心理状态等多方面因素综合考虑，选取适合的治疗方案。如果胎儿已死亡，应尽量选择经阴道分娩。如胎儿存活，对于中孕期的孕产妇主要采用压迫止血或药物止血，密切观察血肿的进展情况及胎儿情况，并对孕妇紧张焦虑情绪进行疏导，及时与孕妇及其家属沟通交代病情及相关风险。对于晚孕期或者已经临产的孕妇，如发现胎儿脐带血肿且短时间内不能经阴道分娩者，均应立刻采取剖宫产手术，降低新生儿窒息及死亡率。

脐带血肿起病急、病情凶险，部分发现时已经出现胎死宫内，或不明原因胎死宫内引产后发现脐带血肿。所以及早发现脐带血肿是抢救胎儿生命的关键。超声检查作为产科最常见的检查技术，可以帮助临床医生发现并诊断脐带血肿，同时通过多普勒超声还能实时评估宫内胎儿窘迫情况，辅助临床医生选择治疗方案。

第二部分：分析与说明

【概述】 脐带血肿是一种极为罕见的妊娠期或分娩期并发症。目前国内外对脐带血肿的文献报道较少且几乎均为个案报道。脐带血肿的发病率极低，有文献报道显示，其发病率仅为1/（5500～11 000），但是后果通常较严重，约50%发生胎儿窘迫或死产。脐带血肿大部分是由脐静脉破裂引起，约仅有10%的病例由脐动脉破裂引起。当脐动脉瘤形成后，破入脐带内可形成脐带血肿，会压迫另一条脐动脉和脐静脉，导致胎儿循环受阻，可能导致胎儿宫内生长受限、胎儿缺氧，严重者胎死宫内或死产。通常认为脐带血肿一旦发生，病情进展迅速，可短时间内造成胎死宫内或新生儿重度窒息，严重威胁胎儿生命安全。但也有未出现并发症的报道。有学者认为脐动脉瘤直径>50mm时发生破裂和压迫脐静脉的风险增加。国内学者总结1978～2016年胎儿脐动脉瘤文献发现，21例脐动脉瘤胎儿活产率为48.0%，胎儿期或婴儿期死亡率为48.0%，还有少数病例选择终止妊娠（4.0%）。对发生脐带血肿胎儿的宫内安危评估和监测、分娩时机选择相当重要，尚无统一标准和指南，但应根据胎儿合并畸形情况、母体条件及胎儿宫内状况决定临床处理方法。

【病因】 脐带血肿的病因及发病机制目前尚不明确。本病相关文献多为个案报道，已发现与脐血管破裂的相关危险因素主要包括以下几方面：①脐血管肌层或弹性纤维发育不良；②脐血管黏液变及脂肪变或表面华通胶缺乏；③脐带过度扭曲、过短、脱垂、真结或分娩过程中脐带被牵拉；④胎儿先天性凝血因子Ⅶ缺乏；⑤羊膜穿刺术、脐带穿刺术或妊娠期外伤；⑥病毒感染或梅毒；⑦妊娠晚期羊水过少。发生机制的假说：脐带血肿是脐带血管破裂并在华通胶内形成血肿，胎儿失血过多或血肿压迫脐带血管导致胎儿缺血缺氧，造成胎儿宫内窘迫、胎死宫内或新生儿窒息。有学者认为脐带血肿大部分是由于羊水穿刺时的意外撕裂或脐血穿刺引起的，自发性脐带血肿很罕见，但死亡率很高。但也有学者报道脐带血肿多发生于临产后或第二产程中。

【症状体征】　脐带血肿发生时对胎儿影响较大，孕妇自身无特异性临床表现。若发生胎儿宫内窘迫或宫内死亡孕妇可自觉伴有胎动减少甚至消失。脐带血肿发生时通常伴有胎儿胎心监护图异常，主要包括持续性胎儿心动过缓、胎心搏动变异的减少甚至消失等，其发生主要取决于胎儿循环障碍的严重程度，虽然目前这些异常胎心监护图不是特定的发生于脐带血肿，但若胎心监护图出现不明原因的持续性胎心减速，产科医生应警惕脐带相关疾病的发生。

【超声检查】　脐带血肿可见于脐带的任何位置，包括脐带的胎儿端或胎盘端。①二维超声表现为脐带上可见无回声或混合性包块，数量不等，大小不一，边界较清晰，内部回声不均，多以囊性成分为主，且透声不佳，呈云雾状，若形成血栓，则可见混合回声团。②若血肿内血栓形成或破口处无血流进入血肿，则彩色多普勒显示混合性包块内无明显血流信号，包块周边可见脐血管血流，由于包块的压迫可导致局部脐血管管腔不同程度变窄，严重者可伴有狭窄部位血流速度增高。③若为脐动脉瘤形成时，则可能表现为脐动脉扩张呈梭形、球形、不规则形的无回声包块，内部回声呈云雾状，CDFI可显示其内紊乱的血流信号，病变区域频谱同脐动脉频谱。

当脐带血肿形成后，会压迫另一条脐动脉和脐静脉，导致胎儿循环受阻，可能导致胎儿宫内生长受限。胎儿发生脐带血肿时，由于失血过多或者血肿压迫脐血管可导致胎儿缺血缺氧发生胎儿窘迫，超声检查表现为胎心率变慢、胎儿大脑中动脉血流速度增加及阻力指数降低、胎儿脐动脉S/D值升高或者舒张期血流消失甚至反向、胎儿脐静脉血流频谱a波反向等。

【其他检查方法】　胎心监护：脐带血肿时胎儿胎心监护图可出现持续性心动过缓及胎心搏动变异减少或消失等，但缺乏特异性。

【诊断及鉴别诊断】　脐带血肿的产前诊断仍较困难，大部分病例均已发生不明原因胎死宫内引产后才明确死因为脐带血肿，但此时的不良结局已无法逆转。超声检查作为产科最常用的辅助检查技术，对脐带血肿的诊断有一定的帮助，但其检出率较低。大部分脐带血肿的诊断仍主要依靠产后病理。脐带血肿需要与以下几种疾病相鉴别。

1.脐带囊肿　超声表现为脐带内可见圆形或椭圆形无回声区，边界清晰，内部透声佳，彩色多普勒显示无回声区内未见明显血流信号，局部脐血管可能有受压改变。但宫内胎儿胎心率、脐动脉血流、大脑中动脉血流等均无明显异常，可与脐带血肿相鉴别。

2.脐带血管瘤　常见于近胎盘脐带入口处，表现为高回声团，边界清楚，部分内部可见蜂窝样的液性暗区，彩色多普勒可显示肿块内部有低速血流，通过彩色多普勒可以帮助与脐带血肿鉴别诊断。

第三部分：病例展示

孕妇，32岁，G_2P_0，现孕36周，发现血糖异常1周入院。既往月经规律，NT（颈项透明层）及Ⅲ级超声检查无异常。孕31周外院B超提示胎儿测值小于孕周。33周＋5天我院超声提示：胎儿测值小于孕周，相当于31周＋1天，考虑：FGR（胎儿生长受限）；边缘性胎盘脐带入口并胎盘脐带入口处脐动脉瘤形成，见图3-10-1。孕妇36周入院监测，于37周＋3天因胎膜早破、臀位行剖宫产，分娩一低出生体重儿，新生儿状况良好。

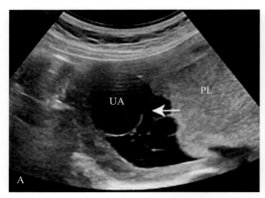
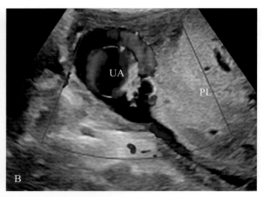
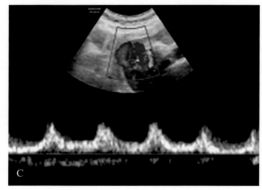

图3-10-1 病例展示超声图像

A.胎盘脐带入口位于胎盘边缘处，近胎盘脐带入口侧可见一大小约32mm×32mm的无回声区，壁薄，内透声差，呈云雾状，其两端均与脐动脉相连通（箭头所指为一端动脉瘤入口处）；B.CDFI显示无回声区内见翻滚的血流信号。C.频谱多普勒显示为脐动脉频谱。UA.脐动脉；PL.胎盘

超声报告描述：增大子宫内见胎儿头位于下方，双顶径79mm，头围290mm，颅骨光环完整，脑中线居中。脊柱可见。胎心搏动规律，心率144次/分，胎动可见。腹围273mm，胃泡、双肾、膀胱可见。肱骨长径53mm，股骨长径58mm。可见胎盘附着于子宫前壁，厚30mm，胎盘下缘距宫内口大于70mm。羊水深径为46mm，羊水指数155mm。宫颈长径32mm。CDFI：可见正常胎心频谱。脐动脉S/D 2.5，RI 0.6。胎盘脐带入口位于胎盘边缘处，近胎盘脐带入口侧可见一大小约32mm×32mm的无回声区，壁薄，内透声差，呈云雾状，其两端均与脐动脉相连通，CDFI：无回声区内见翻滚的血流信号。PW：频谱多普勒显示为脐动脉频谱。

超声诊断：①妊娠33周＋（超声测量胎儿大小相当于妊娠31周＋1天），考虑：FGR；②边缘性胎盘脐带入口并胎盘脐带入口处脐动脉瘤形成。

诊断分析：该病例脐动脉瘤形成在胎盘脐带入口附近，无回声内云雾状翻滚。CDFI显示无回声区内见翻滚的血流信号。频谱多普勒显示为脐动脉频谱。且二维超声仔细探查，可显示动脉瘤的入口和出口均为脐动脉。脐带内无回声包块与脐动脉相关，诊断明确。胎儿可能因脐动脉瘤形成压迫脐带血管导致循环受阻，出现胎儿宫内生长受限。首次超声于33周＋5

天发现，密切观察，于36周收住院监测，37周分娩，新生儿结局良好。

第四部分：测试

患者女性，32岁，G₁P₀，现停经30周来我院产检。体格检查：呼吸频率21次/分，心率70次/分，血压125/80mmHg，体温36.5℃。产科查体：腹部膨隆，可扪及胎体，触及胎动，未触及明显宫缩。超声检查见图3-10-2。

超声报告描述：增大子宫内见胎儿头位于下方，双顶径77mm，头围280mm，颅骨光环完整，脑中线居中。脊柱可见。胎心搏动规律，心率135次/分，胎动可见。腹围260mm，胃泡、双肾、膀胱可见。肱骨长径50mm，股骨长径56mm。可见胎盘附着于子宫前壁，厚31mm，胎盘下缘距宫内口大于70mm。羊水深径为55mm，羊水指数162mm。宫颈长径33mm。CDFI：可见正常胎心频谱。脐动脉S/D 2.0，RI 0.5。近胎儿腹壁脐带入口处脐带内见一大小约30mm×18mm的无回声区，壁薄，内透声佳，CDFI：无回声区内未见明显血流信号。

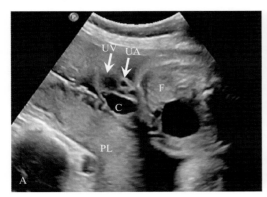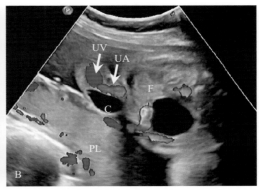

图3-10-2　测试病例超声图像
A.近胎儿腹壁脐带入口处脐带内见无回声区，其内透声佳。B.无回声区内未见明显血流信号。UV.脐静脉；UA.脐动脉；C.囊肿；F.胎儿；PL.胎盘

超声诊断：脐带囊肿。

诊断分析：该患者于产检超声检查时发现脐带内无回声区，边界清晰，内部透声佳，未见明显血流信号，且位于近腹壁脐带入口处，超声提示为脐带囊肿可能。脐带囊肿分为真性囊肿和假性囊肿两类，前者囊肿壁有一层上皮细胞，包括脐肠系膜管或尿囊管；后者无上皮覆盖，囊腔是由包绕脐带的华通胶局部水肿或局部蜕变而形成。二者中以假性囊肿较常见。脐带血肿与脐带囊肿的形成原因不同，血肿为脐血管破裂引起，囊肿形成与脐血管无关，二者可以鉴别诊断。超声医师扫查时应注意无回声区的位置、大小、内部透声等情况，同时还要观察局部脐带血流有无受压及宫内胎儿情况，并嘱产妇定期复查。

（刘　群　张　娜　陈　明）

主要参考文献

［1］Irani P K．Haematoma of the umbilical cord．Br Med J，1964，2（5422）：1436-1437．

［2］ Mota F，Oliveira N，Fonseca M，et al． Spontaneous umbilical cord haematoma． BMJ Case Rep，2019，12（6）：e229952．

［3］ Csecsei K， Kovacs T． Spontaneous haematoma of the umbilical cord with a single umbilical artery． Eur J Obstet Gynecol Reprod Biol，1996，64（2）：231-233．

［4］ Seoud M， Aboul-Hosn L， Nassar A， et al． Spontaneous umbilical cord hematoma：a rare cause of acute fetal distress． Am J Perinatol，2001，18（2）：99-102．

［5］ Feng D， He W． Spontaneous umbilical artery haematoma diagnosed in the third trimester：a case report． J Obstet Gynaecol，2018，38（4）：576-577．

［6］ 徐复旦，石树中，杨雁，等． 脐带血肿与新生儿窒息的关系． 实用妇科与产科杂志，1992（05）：9．

［7］ Abraham A， Rathore S， Gupta M， et al． Umbilical Cord Haematoma Causing Still Birth- A Case Report． J Clin Diagn Res，2015，9（12）：QD01-QD02．

［8］ Jouannelle C， Giansily-Blaizot M， Monpoux F， et al． Spontaneous umbilical cord haematoma and congenital factor VII deficiency． Haemophilia，2012，18（1）：e24-e25．

［9］ Clermont-Hama Y， Thibouw K， Devisme L， et al． Risk factors for spontaneous hematoma of the umbilical cord：A case-control study． Placenta，2020，99：152-156．

［10］ Sánchez-Códez M I， Lubián-Gutiérrez M， Méndez-Abad P． Umbilical Cord Hematoma． Fetal Pediatr Pathol，2019，38（4）：359-360．

［11］ Ballas S， Gitstein S， Kharasch J． Fetal heart rate variation with umbilical haematoma． Postgrad Med J，1985，61（718）：753-755．

［12］ Gregora M G， Lai J． Umbilical cord haematoma：a serious pregnancy complication． Aust N Z J Obstet Gynaecol，1995，35（2）：212-214．

［13］ Barbati A， Cacace M G， Fratini De， et al． Umbilical cord haematoma with altered fetal heart rate． J Obstet Gynaecol，2009，29（2）：150-151．

［14］ 徐佰成． 脐带巨大自发性血肿超声表现1例． 中国超声医学杂志，2014，30（3）：287-288．

［15］ 欧阳江华，孔守芳，夏玉芳． 脐带血肿自发性破裂致新生儿死亡1例． 中国现代医生，2012，50（22）：125-126．

［16］ 黄黛，路会，高燕． 脐带蒂部血肿的超声表现1例． 中国超声医学杂志，2021，37（4）：463．

［17］ 曾晴，文华轩，丁妍，等． 胎儿脐动脉瘤超声表现二例． 中华医学超声杂志（电子版），2019，16（9）：714-720．

第十一节　脐带脱垂

第一部分：提示和强调

脐带脱垂的危急值分类为"红色"，需出具报告后10分钟内通报临床医生。

脐带脱垂是一种虽少见却严重的产科并发症，是导致早产、胎儿宫内窘迫、新生儿窒息的主要原因之一，对这种严重威胁围生儿生命的产科急症，应尽早诊断并立即采取恰当的急救措施，降低围生儿死亡率、改善新生儿预后。

超声检查安全便捷，不仅可以在产前明确胎儿方位、胎儿生长参数、羊水等情况，识别是否存在脐带脱垂相关的风险因素，还可直观显示胎先露前方与母体宫颈管内是否出现脐带声像，同时能动态观察当孕妇及胎儿体位变化时脐带活动情况，是诊断脐带先露、脐带脱垂的重要手段。

在临床工作中，当有胎产式不正、羊水过多、胎盘低置等脐带脱垂风险因素存在时，临产后应警惕脐带脱垂的发生。胎膜未破、胎动或宫缩后胎心突然减慢，孕妇抬高臀部后胎心快速恢复者推测可能存在脐带先露情况，临产后应密切监护。当胎膜破裂后突然出现胎心异常情况，检查时一定要注意观察胎先露前方、母体宫颈管甚至阴道内是否有脐带脱出。超声医生若发现脐带脱垂不应有任何不必要的延误，需按危急值制度迅速上报产科医师，同时让孕产妇采取膝胸位或头低足高位减少脐带受压，为临床争取救治时机。

脐带脱垂是产科急症，尽快分娩是处理宗旨，迅速识别和快速处理是临床处理脐带脱垂的关键。有关脐带脱垂的临床处理，英国皇家妇产科医师学会的脐带脱垂指南提供了许多有循证证据的处理建议。国内袁雨等对该指南要点进行了详细地解读。2018年Sayed Ahmed等也对脐带脱垂的最佳处理方式进行了探讨。发生脐带脱垂时，如果不能很快经阴道分娩，建议选择剖宫产，以防胎儿发生缺氧性酸中毒。如果宫口开全，预计可以快速、安全阴道分娩者，可尝试阴道分娩，但是必须使用标准规范的技术，注意尽量防止对脐带的压迫。英国皇家妇产科医师学会推荐从决定手术至胎儿娩出时间（decision-to-delivery interval，DDI）应小于30分钟，但应注意不要因为执意追求时间目标而忽略了孕妇安全。

第二部分：分析与说明

【概述】　关于脐带脱垂（包括隐性、显性）和脐带先露的定义，国内外有差异。英国皇家医学会（ROCG）的脐带脱垂指南中的定义：脐带脱垂是在胎膜破裂时，脐带位于胎先露前方或一侧，且脐带脱落至子宫颈管内或阴道内，若脐带位于胎先露一侧则为隐性脐带脱垂，若脐带位于胎先露前方则为显性脐带脱垂。脐带先露为无论胎膜完整或破裂与否，脐带位于宫颈与胎先露之间。若脐带已下降到宫颈管内或已穿过宫颈管才能诊断脐带脱垂。这一定义得到国外学者广泛认可。第八版《妇产科学》定义：胎膜未破时脐带位于胎先露的前方或一侧，可称为脐带先露或隐性脐带脱垂。胎膜破裂时脐带脱出至子宫颈外，降至阴道内甚至露于外阴部，称为脐带脱垂。国内文献多采用第八版《妇产科学》的定义，将隐性脐带脱垂与脐带先露的概念等同。

笔者认为英国皇家医学会定义较为清晰明确，脐带位于胎先露的前方，但仍位于宫颈管上方，则为脐带先露；若胎膜破裂，宫颈已开，脐带下降入宫颈管内或阴道内，则为脐带脱垂。显性及隐性脐带脱垂的区分在于脐带与胎先露的位置关系，显性脱垂时脐带位于胎先露前方，隐性脐带脱垂时脐带位于胎先露一侧。这种定义方法有利于区分产前超声发现的脐带先露和分娩时可能导致不良妊娠结局的脐带脱垂。

脐带脱垂并不常见，发生率为0.1%～0.6%，且有下降趋势，最近文献报道发生率约为0.018%。脐带脱垂一旦发生会出现脐带受压、脐血管痉挛，导致胎儿急性血供障碍，严重危及胎儿生命。胎儿围生期死亡率和发病率很大程度上取决于脱垂发生的位置（在医院内或医院外）和胎儿的胎龄/出生体重。据报道，在医院外发生脱垂围生儿死亡率高达44%，而如果在医院内发生则为3%。脐带脱垂与胎儿围生期发病率相关，包括5分钟Apgar评分低、辅助通气需求、脐带血pH低、胎粪吸入、肺透明膜疾病、新生儿癫痫、新生儿脑病和脑瘫。近年来随着对脐带脱垂的预防、诊断及处理的规范化，脐带脱垂的发生率、胎儿围生期死亡率及发病率逐年下降。

由于脐带先露并不一定出现脐带脱垂，产前超声发现脐带先露也并不能准确预测脐带脱垂。产前发现脐带先露的孕妇咨询时，应避免其过度焦虑。但尽管如此，在晚孕期发现脐带先露，推荐其进行超声随访并在分娩时进行胎心监护关注是否出现脐带脱垂。这一处理方式既避免了不必要的剖宫产，又尽可能地降低了脐带脱垂导致不良妊娠结局的风险，使产科医生能做到及时处理胎儿危急情况。

【病因】　与脐带脱垂有关的高风险因素见表3-11-1，约50%的脐带脱垂与医源性因素有关。但最近有研究提出，减少放置促宫颈成熟球囊的频率并不会降低脐带脱垂的发生率。尽管已知与脐带脱垂有关的高风险因素并不能降低脐带脱垂的发生率，但可以警示风险，及时处理。预防脐带脱垂的策略包括明确知晓高风险因素；产前超声监测；产程中提示。

表3-11-1　与脐带脱垂有关的高风险因素

一般因素	医源性因素
胎儿先天畸形	羊膜腔穿刺
早产（<37周）	胎先露位置较高时进行人工破膜
低出生体重（<2500g）	胎头倒转术
非头先露	放置促宫颈成熟球囊
羊水过多	不当的产前护理
多胎妊娠	
胎先露未衔接	
未足月胎膜早破	
胎盘低置	

【症状体征】　若有脐带脱垂危险因素存在，胎膜未破、胎动或宫缩后胎心突然减慢，孕妇改变体位胎心快速恢复者推测可能存在脐带先露。胎膜破裂后出胎心减速，行超声或阴道检查在胎先露前方，宫颈管内、阴道甚至外阴部发现脐带即可明确诊断脐带脱垂。

【超声检查】　二维联合多普勒检查可增加脐带脱垂的诊断准确性，彩色多普勒可提高脐血管显示率，频谱多普勒显示血管为胎儿脐血管频谱特征。

（1）脐带先露（图3-11-1）：胎先露旁或胎先露前方、宫颈内口上方见脐带声像，有时可随孕妇及胎儿体位改变而变化。

（2）脐带脱垂（见下文病例展示，图3-11-2）：胎膜破裂后，胎先露前方、宫颈管及阴道内可见条形脐带声像，不随孕妇及胎儿体位改变而变化。

【其他检查方法】　阴道检查可明确诊断脐带脱垂，胎心监护有警示作用。

【诊断及鉴别诊断】　脐带脱垂的诊断标准是看到或触诊发现宫颈或阴道内脱垂的脐带。显性脐带脱垂较易诊断，但隐性脐带脱垂存在挑战，出现胎心监护异常可能是隐性脐带脱垂最早出现的征象。与脐带脱垂相关的胎心监护异常包括胎心过缓或变异减速，一项研究对89例脐带脱垂孕妇进行了胎心率监测，发现100%胎心率异常，其中66%存在胎心率变异减速，34%存在胎心率延长减速超过1分钟或持续胎心率过缓。但也有脐带脱垂时胎心率正常的报道。

脐带先露可以通过超声诊断，彩色多普勒超声在分娩前检查可较容易发现脐带先露。产前脐带先露的发生率约为0.6%。32周前发现脐带先露是一过性的改变，并无临床意义。研究

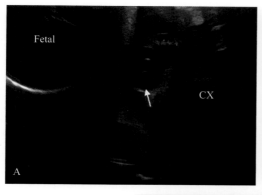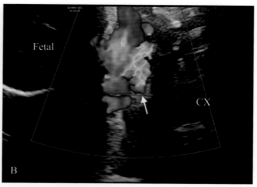
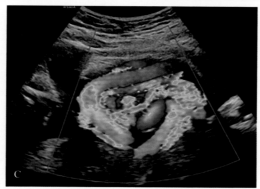

图3-11-1　妊娠34周，单胎，产前超声图像显示脐带先露

A、B.矢状切面，宫颈内口与胎头之间可见脐带声像（箭头所示）；C.横切面，显示宫颈内口上方显示盘曲的脐带。
Fetal.胎儿；CX.宫颈

证实，脐带先露并不一定出现脐带脱垂，产前超声发现脐带先露预测脐带脱垂的敏感度较低，约为12.5%。但尽管如此，在晚孕期发现脐带先露，应密切随访并在分娩时关注是否出现脐带脱垂。脐带脱垂主要与以下情况相鉴别。

1.母体子宫血管　孕晚期可见胎先露前方，母体子宫下段及宫颈处血管常迂曲扩张，频谱显示为母体血管频谱特征。

2.血管前置　是指胎膜血管位于胎先露前方跨越或接近宫内口，走行僵硬平直，位置较固定，不会脱于宫颈管内。血管周围无华通胶包绕，频谱显示为胎儿脐血管频谱特征。

第三部分：病例展示

患者女性，29岁，G_2P_1，因"停经18周＋6天，双胎，阴道流液30分钟"入院，急诊超声检查见图3-11-2。

超声报告描述：双胎之一胎儿臀部位于宫颈上方，宫颈管扩张宽约10mm，宫颈管内可见血管声像，多普勒显示为胎儿脐血管频谱特征，胎心率153次/分，嘱孕妇抬高臀部后扫查，脐血管位置无明显变化。

超声诊断：双胎妊娠；母体宫颈管扩张；脐带脱垂。

诊断分析：该病例为双胎，其中靠近宫颈内口的胎儿为臀位，胎膜早破，是发生脐

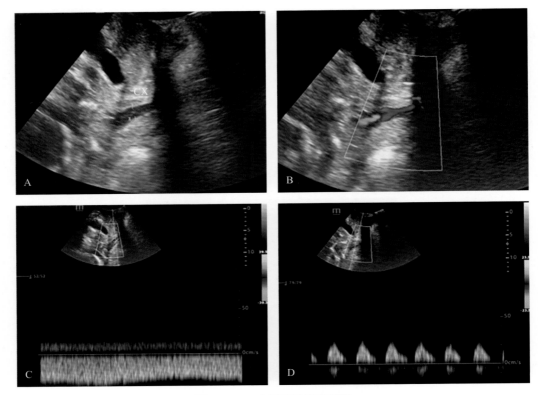

图 3-11-2　病例展示超声图像

A.宫颈管内可见一长条形无回声区；B.彩色多普勒显示条形无回声为血管声像；C、D.多普勒显示为胎儿脐带动脉及静脉频谱

带脱垂的高危人群。超声检查时应注意胎先露前方、宫颈管内是否出现血管声像，同时应用彩色及频谱多普勒检查验证是否呈脐血管频谱特征，本病例宫颈管呈管状扩张、胎先露未下降至宫颈管内，极易误诊为宫颈管内积液，彩色及频谱多普勒检查是关键，可证实宫颈管内无回声为脐血管，考虑为脐带脱垂，嘱孕妇取胸膝位，按危急值制度迅速上报产科医生。

第四部分：测试

患者女性，30岁，G_3P_2，停经40周，因"不规律腹痛1小时，阴道流液20分钟"就诊。申请急诊超声检查（图3-11-3）。

超声报告描述：增大子宫内见胎儿头位于左上方，宫颈管扩张64mm，内见羊水声像，可见右足位于其中，部分脐带位于宫颈内胎儿右足下方。嘱孕妇抬高臀部后扫查，脐血管位置无明显变化。胎心率142次/分。

超声诊断：妊娠40周，单胎，横位，活胎；母体宫颈管扩张；脐带脱垂。

诊断分析：该孕妇妊娠晚期，自发破膜后超声检查发现胎儿为横位，是发生脐带脱垂、脐带先露的高危人群，检查时发现宫颈管扩张，使用彩色多普勒检查发现宫颈管内胎儿右足

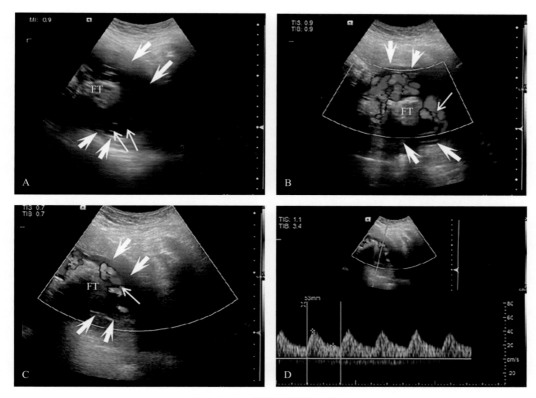

图 3-11-3　测试病例超声图像

A.二维显示母体宫颈管扩张（粗箭头所示），胎足位于宫颈管内，宫颈管内胎足下方似见脐带声像（细箭头所示）；B.彩色多普勒可见宫颈管（粗箭头所示）内胎足侧方及胎足下方见脐带声像（细箭头所示）；C.嘱孕妇抬高臀部后扫查脐带位置无明显变化；D.频谱多普勒显示胎儿脐动脉频谱。FT.胎足

下方可见脐血管，为脐带脱垂声像表现，嘱孕妇取胸膝位同时按危急值制度迅速上报临床医生。

（张　娜　刘　群　陈　明）

主要参考文献

［1］谢幸．妇产科学．8版．北京：人民卫生出版社，2013：139-140．

［2］Lin M G．Umbilical cord prolapse．Obstet Gynecol Surv，2006，61（4）：269-277．

［3］Brailovschi Y，Sheiner E，Wiznitzer A，et al．Risk factors for intrapartum fetal death and trends over the years．Arch Gyne-col Obstet，2011，285（2）：323-329．

［4］Murphy D J，Mackenzie I Z．The mortality and morbidity associated with umbilicai cord prolapse．Br J Obstet Gynaecol，1995，102（10）：826-830．

［5］Dilbaz B，Ozturkoglu E，Dilbaz S．Risk factors and perinatal outcomes associated with umbilical cord prolapse．Arch Gynecol Obstet，2006，274（2）：104-107．

［6］熊薇，周容．脐带脱垂预测及紧急处理．中国实用妇科与产科杂志，2012，28（2）：101-103．

［7］Pagan M，Eads L，Sward L，et al．Umbilical Cord Prolapse：A Review of the Literature．Obstet Gynecol Surv，2020，75（8）：510-518．

［8］Hehir M P，Hartigan L，Mahony R．Perinatal death associated with umbilical cord prolapse．J Perinat Med，

2017，45（5）：565-570.

[9] Hasegawa J. Ultrasound screening of umbilical cord abnormalities and delivery management. Placenta，2018，62：66-78.

[10] Lin MG. Umbilical cord prolapse. Obstet G ynecol Surv，2006，61：269-277.

[11] 袁雨，漆洪波. 英国皇家妇产科医师学会《脐带脱垂指南》2014版要点解读. 中国实用妇科与产科杂志，2015，31（4）：276-280.

[12] Sayed Ahmed W A，Hamdy M A. Optimal management of umbilical cord prolapse. Int J Womens Health，2018，10：459-465.

[13] Siassakos D，Hasafa Z，Sibanda T. Retrospective cohort study of diagnosis-delivery interval with umbilical cord prolapse：the effect of team training. BJOG，2009，116：1089-1096.

[14] Lange I R，Manning F A，Morrison I，et al. Cord prolapse：is antenatal diagnosis possible? Am J Obstet Gynecol，1985，151（8）：1083-1085.

[15] Ezra Y，Strasberg S R，Farine D. Does cord presentation on ultrasound predict cord prolapse?. Gynecol Obstet Invest，2003，56（1）：6-9.

[16] Sayed Ahmed W A，Hamdy M A. Optimal management of umbilical cord prolapse. Int J Womens Health，2018，10：459-465.

[17] Hasegawa J，Ikeda T，Sekizawa A，et al. Japan Association of Obstetricians and Gynecologists，Tokyo，Japan. Obstetric risk factors for umbilical cord prolapse：a nationwide population-based study in Japan. Arch Gynecol Obstet，2016，294（3）：467-472.

[18] Hasegawa J，Sekizawa A，Arakaki T，et al. Declined use of cervical ripening balloon did not reduce the incidence of umbilical cord prolapse in Japan. J Obstet Gynaecol Res，2020，46（8）：1349-1354.

第十二节　胎盘早剥

第一部分：提示和强调

胎盘早剥的危急值分类为"红色"，需要出具报告后10分钟内通报临床医生。

胎盘早剥具有起病急、发展快的特点，是危及母儿生命的产科急症，国内报道胎盘早剥发生率为0.46%～2.1%，国外报道发生率为0.67%～1.8%。胎盘早剥母体的剖宫产率、产后出血率及胎儿宫内窘迫发生率均增高，严重者可出现子宫胎盘卒中、弥散性血管内凝血（DIC）、失血性休克、急性肾衰竭、羊水栓塞、新生儿窒息等并发症甚至母儿死亡，围生儿死亡率高达36.5%～55%。因此，早期快速判断和正确处理胎盘早剥对挽救母儿生命具有重要的临床意义。

目前，超声检查是诊断胎盘早剥的有效方法之一。超声检查能直观胎盘早剥的各种声像特征，能迅速提示早剥的位置、范围和程度，以及羊水和胎心率变化；应用彩色多普勒超声检查能与子宫肌瘤、胎盘肿瘤、子宫肌壁收缩等有效鉴别，彩色多普勒还能反映胎盘血管床及胎儿脐动脉、大脑中动脉的血流动力学变化，为临床诊断与鉴别诊断提供重要依据；超声检查还可以短时间内进行复查比较，对病程的进展有较准确的判断，为临床处理危急重症胎盘早剥争取时间。

胎盘早剥典型超声图像特点表现为胎盘与子宫壁间、胎盘上缘、下缘或绒毛膜板下血肿；若血液破入羊膜腔，羊膜腔内可见剥离的胎膜和凝血块回声。根据典型超声图像特点结合孕妇突发持续性腹痛、阴道流血、子宫张力增高、子宫压痛等典型临床表现有助于胎盘早剥的诊断。但如果胎盘显性剥离,临床症状表现为阴道流血,血液经宫颈管外流宫腔内无血液积聚,胎盘形态无变化,超声检查表现阴性者不能排除胎盘早剥;另外胎盘附着于子宫后壁、宫底壁需多方位仔细扫查以免漏诊。正确识别胎盘早剥各种声像图特征、密切结合病因、临床症状与体征,必要时动态观察、反复检查综合判断,可提高胎盘早剥的检出率。

第二部分:分析与说明

【概述】　胎盘早剥是指妊娠20周后或分娩期正常位置的胎盘在胎儿娩出前部分或全部从母体子宫壁剥离。临床上,根据出血特点分为显性剥离、隐性剥离、混合性剥离3种类型。①显性剥离:胎盘剥离血液冲开胎盘边缘经宫颈管和阴道外流;②隐性剥离:胎盘剥离血液积聚于胎盘与宫壁之间,胎盘边缘仍附着于子宫壁,形成胎盘后血肿,无阴道流血;③混合性剥离:胎盘剥离面扩大,出血达到一定程度,血液冲开胎盘边缘及胎膜外流,有阴道流血。

【病因】　与胎盘早剥有关的因素主要有以下几个方面。

(1)孕妇血管病变:妊娠合并有严重高血压、慢性高血压、慢性肾病或全身血管病变时,底蜕膜螺旋小动脉痉挛或硬化,引起远端毛细血管变性坏死甚至破裂出血,发生胎盘早剥的概率明显增高。

(2)机械性因素:外伤、脐带过短、外转胎术等。

(3)子宫体积骤缩:羊水过多过快地流出、双胎妊娠第一胎娩出后使宫腔压力骤减,子宫体积骤缩。

(4)子宫静脉压突然升高:妊娠晚期孕妇长时间仰卧,压迫下腔静脉,回心血量减少,血压下降,子宫静脉淤血,静脉压升高导致蜕膜静脉床淤血甚至破裂,发生胎盘早剥。

(5)其他因素:孕妇有胎盘早剥史、高龄多产、绒毛膜羊膜炎、吸烟、代谢异常、凝血障碍;或有滥用可卡因、胎盘附着部位有肌瘤、接受辅助生育技术助孕等。

对具有高危因素的孕妇妊娠期与分娩期加强管理、积极预防与治疗,警惕胎盘早剥的发生。

【病理生理】　胎盘早剥的主要病理改变为底蜕膜出血、形成血肿,使胎盘与宫壁剥离。当内出血急剧增多时,血液积聚于胎盘与子宫壁之间形成胎盘后血肿,血肿压力增高血液渗入子宫肌层、浆膜层,局部子宫表面呈现紫蓝色,称为子宫胎盘卒中,子宫肌纤维分离、断裂甚至变性,收缩力减弱,造成产后出血。当剥离处释放的大量组织凝血活酶,可激活母体凝血系统,大量凝血因子消耗,凝血功能障碍,导致多器官功能损害及DIC。

【症状体征】　胎盘早剥的典型症状是腹痛、阴道流血、子宫压痛及张力增高。阴道流血通常为陈旧性不凝血。后壁胎盘的隐性剥离多表现为腰背部疼痛,子宫压痛可不明显。部分胎盘早剥伴有宫缩,但宫缩频率高、幅度低,间歇期也不能完全放松,宫缩后子宫弛缓欠佳。早期表现常是胎儿胎心率首先发生变化,严重时子宫呈板状,压痛明显,胎位触及不清,胎心率改变或消失。胎盘早剥Ⅲ级患者病情凶险,可迅速发生休克、凝血功能障碍甚至多器官功能损害。

临床上推荐按照胎盘早剥的Page分级标准评估病情的严重程度,见表3-12-1。

表 3-12-1 胎盘早剥的 Page 分级标准

分级	标准
0级	分娩后回顾性产后诊断
Ⅰ级	外出血，子宫软，无胎儿窘迫
Ⅱ级	胎儿宫内窘迫或胎死宫内
Ⅲ级	产妇出现休克症状，伴或不伴DIC

出现胎儿宫内死亡的患者胎盘剥离面积常超过50%；接近30%的胎盘早剥会出现凝血功能障碍

【实验室检查】 主要有血常规及凝血功能检查。必要时应检测肝肾功能及二氧化碳结合力，并做DIC筛选试验，包括血小板计数、凝血酶原时间等。结果可疑者，需进一步做纤溶确诊试验。纤维蛋白原小于250mg/L为异常，小于150mg/L对凝血功能障碍有诊断意义。

【超声检查】

（1）胎盘血肿：由于底蜕膜出血，若胎盘边缘附着宫壁，胎盘与宫壁间形成胎盘后血肿（图3-12-1）；若胎盘边缘剥离，血肿位于胎盘上缘、下缘、绒毛膜板下（图3-12-2，图3-12-3）。血肿回声杂乱多样，随胎盘剥离时间的不同而有不同的声像图表现。主要依此表现为较均匀的强回声→等回声→内部伴有高回声团的无回声区→较均质无回声区。血肿内部无血流信号。

（2）胎盘增厚：由于底蜕膜出血，血液积聚于胎盘后方与宫壁间（胎盘母体面），剥离区的胎盘增厚（厚度常大于50mm）且回声紊乱（图3-12-4）。

（3）羊膜腔内凝血块回声：若血液破入羊膜腔，羊水内可见漂浮的胎膜与片状光斑或血凝块光团。

（4）显性剥离时，血液经阴道流出，胎盘后方无血液积聚，胎盘形态及回声无明显变化，超声常难以诊断。

（5）若剥离面过大，可伴有胎心减慢甚至胎死宫内。

（6）可通过超声测量血肿长、宽、高，计算血肿体积，定量评估胎盘剥离面积。

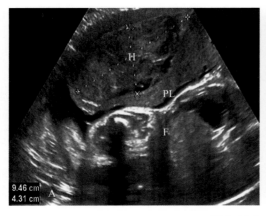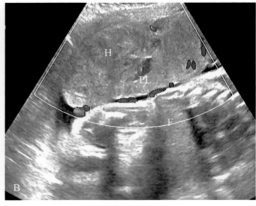

图3-12-1 胎盘早剥

A.胎盘与宫壁间见混合回声区形成胎盘后血肿；B.彩色多普勒混合回声区内无血流。H.血肿；PL.胎盘；F.胎儿

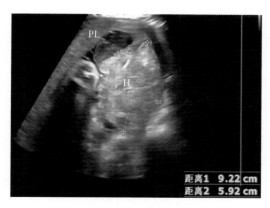

图3-12-2　胎盘早剥

　　胎盘早剥时，血液未聚集于胎盘后方，而是在胎盘下缘的胎膜下聚集，形成绒毛膜板下血肿。H.血肿；PL.胎盘

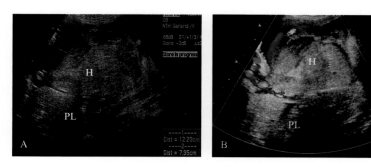

图3-12-3　胎盘早剥

　　A.胎盘胎儿面见混合回声区突向羊膜腔，形成胎盘胎儿面血肿；B.彩色多普勒混合回声区内部无血流。H.血肿；PL.胎盘

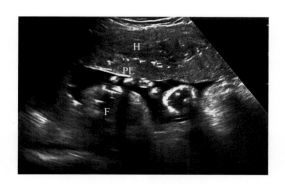

图3-12-4　胎盘早剥

胎盘与宫壁间见混合回声区，胎盘增厚。H.血肿；PL.胎盘；F.胎儿

　　【**其他检查方法**】　影像学检查：MRI对胎盘后出血诊断敏感度较高，出血部位可见明显双高信号影，尤其对于腹壁层较厚的孕妇、多胎妊娠、胎盘附着于后壁等情况时MRI可较准确地判断胎盘情况，但MRI检查价格昂贵，操作复杂、耗时长，应用有限。

　　【**诊断及鉴别诊断**】　尽管胎盘早剥有特征性的超声征象，但产前超声检出率仍较低，

2%～50%，尤其是显性剥离。我国胎盘早剥指南中提出，超声不是诊断胎盘早剥的敏感手段，准确率约为25%。因此超声表现阴性者不能排除胎盘早剥，其诊断主要依据高危因素、病史、临床症状与体征、超声检查、实验室检查等综合评估，超声可帮助鉴别诊断和病情监测。胎盘早剥主要与以下疾病相鉴别。

1.子宫肌壁收缩　通过追踪观察可见子宫肌壁收缩是暂时性的，很快恢复正常，肌壁间可见有较丰富血流。

2.子宫肌瘤　肌瘤位置较血肿固定，边界清晰，追踪观察短时间体积和回声无明显变化，瘤体内可见血流信号。血肿体积可随时间有变化，内部无血流信号。

3.胎盘肿瘤　多位于胎盘胎儿面，突向羊膜腔与正常胎盘组织有界限，肿瘤内部血流信号丰富，胎盘血管瘤内部可测得胎儿脐动脉脐静脉血流频谱，胎盘早剥血肿内部无血流信号。

4.宫内感染、母体贫血等所致的胎盘增厚　患者无出血、腹痛等症状体征，胎盘后间隙清晰，胎盘实质回声较均匀，胎盘后间隙血流充盈良好。

5.胎盘血池　超声可见胎盘实质内边界清晰的无回声区，内可见弱回声光点浮动。

第三部分：病例展示

孕妇，34岁，妊娠37周，G₄P₁，孕期无不良病史，因急刹车后下腹隐痛10小时，阴道流血4小时，暗红色近月经量，急诊入院检查。查体：一般状态良好，体温36.6℃，脉搏80次/分，呼吸20次/分，血压100/70mmHg，胎心率140次/分，宫缩（±），超声表现：羊水内见多个大小不等片状强回声团块及絮状强回声光斑，大部分胎膜与子宫壁分离，可见漂浮的胎膜（图3-12-5）。实验室检查：红细胞计数$3.5×10^{12}$/L，白细胞计数$6.9×10^9$/L，血小板计数$188×10^9$/L，血红蛋白109g/L、凝血酶原时间（PT）10.5秒、纤维蛋白原320mg/L。

超声报告描述：增大子宫内见胎儿头位于下方，双顶径95.6mm，头围327mm，胎心搏动规律，心率160次/分，胎动可见，腹围343.2mm，肱骨长径64mm，股骨长径70.2mm。胎盘附着于子宫宫底后壁，厚31mm，成熟度Ⅱ级，羊水最深径为50mm，羊水指数140mm，其内透声不佳，胎儿胃泡内见强回声团块，大部分胎膜与子宫壁分离，羊水内可见漂浮的胎膜与多个大小不等片状强回声团块及絮状强回声光斑。强回声团块较大范围55mm×30mm、41mm×45mm、脐动脉S/D 3.2.RI 0.7。

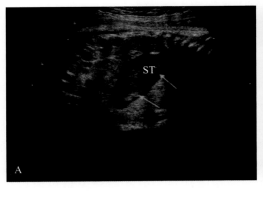
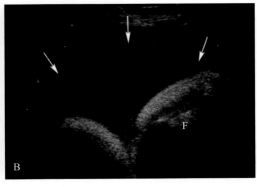

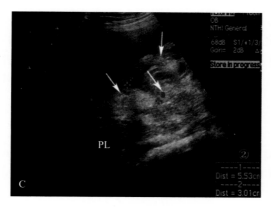

图 3-12-5　病例展示超声图像

A.胎儿胃泡内见强回声团块（箭头所示）；B.胎膜与子宫壁分离，羊水内可见漂浮的胎膜及片状光斑（箭头所示）；C.羊水内可见多个大小不等的高回声血凝块漂浮（箭头所示）。ST.胃泡；PL.胎盘；F.胎儿

超声诊断：妊娠37周，单胎，头位，活胎；大部分胎膜与子宫壁剥离、羊膜腔内多发凝血块回声；考虑：胎盘早剥、血性羊水。

妊娠结局：急诊行子宫下段剖宫产术，以头位娩出一男婴，体重3400g，阿普加评分10分，术中见血性羊水，陈旧血块与术中出血约1200ml，胎盘剥离面积1/3。

诊断分析：根据超声表现，胎膜与子宫壁剥离，羊膜腔内见剥离的胎膜与多发凝血块回声漂浮，胎儿胃泡内可见强回声血块，考虑血液破入羊膜腔形成血性羊水，符合胎盘早剥声像图特征，同时结合孕妇有突发急刹车受冲击病史，下腹隐痛10小时，阴道流血4小时临床症状体征，迅速判断该病例为胎盘早剥。立即行剖宫产结束分娩母儿结局良好。

第四部分：测试

孕妇，28岁，妊娠27周，孕期无不良病史。常规超声检查（图3-12-6）。

超声报告描述：胎盘附着于子宫前壁，胎盘胎儿面见混合声团突向羊膜腔，彩色多普勒显示混合声团内血流信号，频谱多普勒测得脐动脉血流频谱。

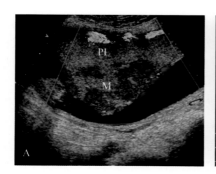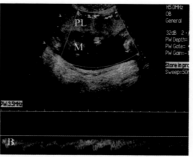

图 3-12-6　测试病例超声图像

A.胎盘胎儿面见混合声团突向羊膜腔，多普勒显示混合声团内血流信号；B.频谱多普勒测得脐动脉血流频谱。PL.胎盘；M.胎盘肿瘤

超声诊断：胎盘血管瘤。

诊断分析：胎盘胎儿面混合回声团，应用彩色多普勒混合性回声团内部可见丰富血流，可测得脐动脉、静脉血流频谱，因此诊断为胎盘血管瘤，而胎盘早剥血肿内部无血流。

（苏　虹　廖伊梅　张　娜　陈　明）

主要参考文献

［1］李胜利，罗国阳. 胎儿畸形产前超声诊断学. 2版. 北京：科学出版社，2017：877-543.

［2］Romero R，Kusanovic J P，Chaiworapongsa T，et al. Placental bed disorders in preterm labor，preterm PROM，spontaneous abortion and abruptio placentae. Best Pract Res Clin Obstet Gynaecol，2011，25（3）：313-327.

［3］中华医学会妇产科学分会产科学组编写. 中华医学会产科指南手册. 2版. 北京：中华医学电子音像出版社，2020：9-12.

［4］中华医学会妇产科学分会产科学组. 胎盘早剥的临床诊断与处理规范. 中华妇产科杂志，2012，47（12）：957-958.

［5］谢幸，孔北华，段涛. 妇产科学. 9版. 北京：人民卫生出版社，2018：150-152.

［6］谭金秀，彭国清，陈其能，等. 33例胎盘早剥的B超诊断. 中华围产医学杂志，2005，8（1）：17-19.

［7］王莉，吴青青，马玉庆，等. 不典型胎盘早剥的超声诊断及鉴别诊断. 中华医学超声杂志（电子版），2010，7（7）：1143-1151.

［8］苏虹，舒小丽，梁国秋，等. 胎盘巨大血管瘤致胎儿水肿超声表现一例. 中华医学超声杂志（电子版），2012，9（5）：442-447.

第十三节　胎　盘　植　入

第一部分：提示和强调

胎盘植入的危急值分类为"橙色"，需出具报告后尽快通报给临床医生。

胎盘植入是一种产科危重的并发症，是导致产科致命性大出血及产后感染的主要原因之一，严重威胁孕产妇及围生儿的生命。及时正确的产前诊断可使产科医生及孕产妇有充分的思想准备，提高警惕，制订严密诊疗计划，减少不良妊娠结局的发生。近年各国妇产科医师协会制订了一系列关于胎盘植入的临床指南，以帮助规范诊治流程，实现早期诊断和降低不良妊娠结局发生率。由于胎盘植入缺乏特异性临床症状和体征，产前诊断多依赖于结合临床高危因素及影像学检查。超声作为产科最重要的影像学技术之一，是目前产前诊断胎盘植入的主要手段。

超声医生须准确掌握胎盘植入相关危险因素及声像学表现，当孕产妇有以下几种高危因素：高龄妊娠（年龄≥35岁）、多次孕产史、有剖宫产史、子宫内膜创伤史、宫腔操作史、子宫畸形、前置胎盘等，检查时应仔细观察胎盘位置、胎盘实质回声、胎盘后间隙、胎盘附着处肌层厚度、同时使用多普勒超声检查技术观察胎盘实质、胎盘基底部、子宫肌层及膀胱壁血流信号，若发现胎盘内漩涡征形成、胎盘后方低回声带明显变薄、子宫与膀胱界面回声异常、胎盘周围子宫肌层-膀胱壁高度血管化等声像时，高度可疑胎盘植入，需按危急值制度报告临床医生，以便临床及时制订合理的诊疗方案，选择合适的分娩时机及分娩方式，改善妊娠结局。

第二部分：分析与说明

【概述】　胎盘植入是指在组织病理学上表现为胎盘绒毛不同程度地异常黏附或侵入子宫肌层的一类疾病。根据子宫肌层内绒毛侵入的深度，将其分为3类：胎盘粘连（胎盘绒毛单纯粘连在子宫肌层）、胎盘植入（胎盘绒毛侵入子宫肌层）、胎盘穿透（胎盘绒毛侵入并穿透子宫全层）。20世纪50年代胎盘植入发生率约为1/25 000。随着高龄妊娠、剖宫产手术、宫腔操作的增加，使胎盘植入的发生率较前明显升高。最近文献报道的发生率为1/（300～2000）。目前胎盘植入已成为围生期子宫切除的第一位原因。

【病因】　植入的根本原因是蜕膜基底层的缺乏，蜕膜部分或完全由疏松结缔组织替代，绒毛组织的侵蚀力与蜕膜组织之间的平衡失调。在我国指南中，胎盘植入分娩前诊断评估中强调临床高危因素的意义。2018年国际妇产科联盟（FIGO）发布的胎盘植入指南中分类归纳胎盘植入的临床高危因素包括4类。①直接手术损伤：既往剖宫产史、手术终止妊娠等；②非手术损伤：体外受精、宫内节育器等；③妊娠合并子宫异常或子宫畸形：双角子宫、子宫腺肌症等；④妊娠合并前置胎盘患者高危因素：前置胎盘、高龄妊娠（年龄≥35岁）、既往多次生产。既往剖宫产且此次有前置胎盘的孕妇，胎盘植入的发生率显著增高。植入的常见部位为子宫瘢痕处及子宫下段。因为瘢痕处蜕膜缺乏，使基底层绒毛迅速扩展侵入子宫肌层，子宫下段内膜血供相对不足，易引起不全脱落。

【症状体征】　胎盘植入在产前缺乏特异性临床表现，由于植入多合并胎盘前置，因此可出现产前反复性、无痛性阴道流血，当胎盘穿透性植入合并子宫破裂时会出现腹痛、胎心率改变。多数胎盘植入于产时胎儿娩出后由于胎盘与宫壁粘连紧密，导致胎盘娩出不完整或胎盘不能自行从子宫壁分离娩出，需徒手剥离、若用手能将胎盘与宫壁分离时考虑胎盘粘连，当徒手剥离困难或发现胎盘与宫壁粘连紧密无间隙时临床考虑胎盘植入，此时不宜强行剥离。由于胎盘剥离不完全，产后子宫缩复不良，出现有不同程度的产后阴道流血。

【超声检查】　2016年欧洲工作组对胎盘植入的超声描述术语进行标准化。胎盘植入的超声征象主要有如下表现。

（1）胎盘后间隙消失：正常情况下，妊娠18周后胎盘与子宫肌壁间可见呈带状无回声的静脉丛，胎盘植入时该无回声部分或全部消失。约70%的胎盘植入病例有此征象，但因为此征象可随孕周变化而改变，且随胎盘位置、探头施压、膀胱充盈而改变，因此胎盘后间隙消失对诊断胎盘植入可能不准确。

（2）胎盘陷窝：胎盘内存在多个大小不等、形态不规则的无回声腔隙，呈"虫蚀"表现，漩涡形成，内呈翻滚的"沸水"征。胎盘陷窝是最常见的超声征象，约80%的胎盘植入病例有此征象（图3-13-1A）。彩色多普勒可显示胎盘陷窝供应血管，表现为高速血流从子宫肌层出发到陷窝，形成湍流入口。

（3）子宫肌层变薄：覆盖胎盘的子宫肌层厚度＜1mm或不能探及，子宫与膀胱界面回声异常，与子宫相邻的膀胱浆膜层强回声线变薄、形态不规则或中断。

（4）胎盘隆起：隆起的胎盘组织导致子宫浆膜层移位，凸向膀胱，浆膜层尚完整，但其轮廓扭曲变形。

（5）外生性包块：胎盘附着处宫壁出现局部外突包块，异常突出的胎盘组织穿透子宫肌层向膀胱面突出。

（6）膀胱子宫血管增多：子宫与膀胱壁之间可见大量彩色多普勒信号（图3-13-1B）。

（7）桥接血管：从胎盘发出经过子宫肌层至浆膜层到膀胱或其他器官，与子宫壁垂直走行。

【其他检查方法】

1.实验室检查

（1）母体血清甲胎蛋白（AFP）：胎盘植入的孕妇血清中AFP显著升高，当除外胎儿畸形的孕妇血清AFP升高时，应考虑绒毛出血及胎盘植入的可能。该方法简便易行，但缺乏特异性，尚不能直接用于临床实践。

（2）孕妇血清β-HCG、PAPP-A等生物学标志物检测：胎盘植入时孕妇血清β-HCG、PAPP-A等生物学标志物血清水平变化，但医疗条件限制和缺乏前瞻性研究等因素制约了胎盘植入的分子生物学诊断，有待进一步研究证实。

2.其他影像学检查　胎盘植入的MRI表现主要为胎盘局部增厚、胎盘和子宫壁交界面不清、T_2WI出现胎盘实质内低信号、肌层变薄信号不规则、子宫下段局限性隆起、子宫结合带消失、膀胱壁不光整或膀胱局部幕状增厚及结节状突起、胎盘局部流空血管影增多等。MRI对软组织分辨率高，且不受孕妇腹壁层厚度及胎盘位置的影响，对胎盘植入具有较高的诊断准确率，但各项研究选择偏倚明显，其是否优于超声诊断仍存在争议。由于MRI检查费用昂贵，故在各国指南中均推荐在临床中胎盘植入的诊断应基于超声检查，而MRI可作为一种补充诊断手段，在超声检查难以确定、评估宫旁组织受累或子宫后壁胎盘植入时有独特优势。

3.病理诊断　病理检查不仅可以明确诊断植入性胎盘，还可判定植入性胎盘的类型，但主要用于分娩后诊断。

【诊断及鉴别诊断】　胎盘植入的分娩前诊断主要依据相关高危因素及影像学检查诊断，根据手术中或分娩时所见或分娩后的病理结果确诊。因超声诊断对胎盘植入具有较高的敏感度和特异度，多国指南均建议在有经验的超声医生指导下进行超声检查及诊断，包括经腹及经阴道超声检查。经阴道超声是安全的，而且能更清晰地显示子宫下段结构和评估前置胎盘的状态。

胎盘植入需与胎盘早剥相鉴别：胎盘早剥常发生于妊娠晚期，通常伴有腹痛、阴道流血、子宫张力高等表现，超声显示胎盘增厚，胎盘后方回声杂乱，彩色多普勒显示回声杂乱区无明显血流。

第三部分：病例展示

患者女性，32岁，G_2P_1，3年前曾行剖宫产术，此次妊娠33周，因阴道少许流血就诊，申请超声检查（图3-13-1）。

超声报告描述：增大子宫内见胎儿头位于下方，双顶径83mm，头围309mm，腹围321mm，肱骨长径56mm，股骨长径65mm。胎心搏动规律，心率138次/分，胎动可见。羊水最深径为40mm，羊水指数110mm。可见胎盘附着于子宫前壁下段及后壁，胎盘完全覆盖宫颈内口，较厚处约40mm，胎盘实质内可见多个大小不等、形态不规则无回声腔隙，内呈翻滚的"沸水"征，胎盘后间隙消失，前壁下段子宫肌层菲薄，CDFI：胎盘内部、胎盘基底部血流丰富，子宫与膀胱壁之间可见大量彩色多普勒信号。宫颈长度31mm。

超声诊断：妊娠33周，单胎，头位，活胎；中央型前置胎盘并胎盘植入。

诊断分析：该患者于3年前行剖宫产术，此次妊娠为中央型前置胎盘，胎盘覆盖子宫前

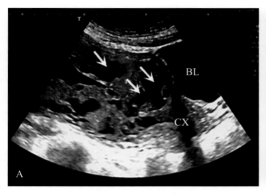
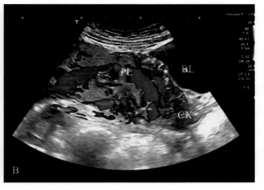

图 3-13-1　病例展示超声图像

A.二维显示胎盘附着于子宫前后壁，胎盘覆盖宫内口，胎盘实质内可见多个大小不等、形态不规则的无回声腔隙（箭头所示），胎盘后间隙消失，前壁下段肌层菲薄；B.彩色多普勒显示胎盘实质及胎盘基底部血流丰富，子宫与膀胱壁之间可见大量彩色多普勒信号；PL.胎盘；CX.宫颈；BL.膀胱

壁下段切口瘢痕处，子宫瘢痕处肌层较薄，绒毛组织易于侵入，是发生胎盘植入的高危人群。超声检查时需仔细观察胎盘位置、胎盘内部回声、胎盘后间隙、胎盘附着处肌层厚度、同时使用多普勒超声检查技术观察胎盘实质、基底部及子宫与膀胱壁之间血供情况，本病例胎盘实质内"漩涡"征形成、胎盘后间隙消失、前壁下段肌层菲薄、胎盘及子宫与膀胱壁之间可见大量彩色多普勒信号，高度可疑胎盘植入，需按危急值制度报告临床医生。

第四部分：测试

患者女性，33 岁，G1P0，妊娠 35 周，因腹痛、阴道少量流血就诊（图 3-13-2）。

超声报告描述：增大子宫内见胎儿头位于下方，双顶径 88mm，头围 312mm，腹围296mm，肱骨长径 56mm，股骨长径 63mm。胎心搏动规律，心率 125 次/分。羊水深径 38mm，羊水指数 113mm。可见胎盘附着于子宫前壁，厚 30mm，胎盘后间隙存在，胎盘下缘见范围117mm×65mm 的混合性回声区，突向羊膜腔，其内见稍高回声团，范围 55mm×44mm，液性暗区部分透声欠佳，可见细密光点，CDFI：混合回声区内未见明显血流信号。胎盘下缘距

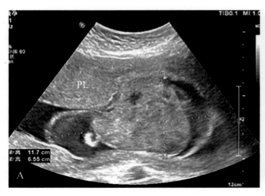
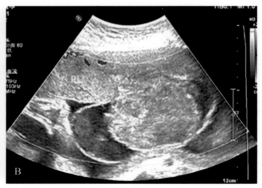

图 3-13-2　测试病例超声图像

A.二维超声显示，胎盘下缘见混合回声区；B.彩色多普勒显示该处未见明显血流信号。PL.胎盘

宫内口＞70mm，宫颈长度32mm。

超声诊断： 妊娠35周，单胎，头位，活胎；胎盘下缘混合回声区，考虑：胎盘早剥。

诊断分析： 妊娠晚期阴道流血，常见原因有前置胎盘、胎盘植入、胎盘早剥等。前置胎盘、胎盘植入主要表现为无痛性阴道流血，胎盘早剥时多表现为出血同时伴腹痛，少数患者腹痛不明显。超声检查时需注意观察胎盘厚度、胎盘实质回声及胎盘后间隙、胎盘下缘与宫颈内口关系，该患者胎盘下缘距宫颈内口距离＞70mm，排除前置胎盘。胎盘厚度正常，胎盘后间隙存在，胎盘附着处肌层回声正常，排除胎盘植入。胎盘下缘见混合回声区，彩色多普勒显示其内未见明显血流信号，符合胎盘早剥声像特征，结合症状及声像图表现高度怀疑胎盘早剥，需按危急值制度迅速上报临床。

（张　娜　廖伊梅　陈　明）

主要参考文献

［1］李胜利，罗国阳. 胎儿畸形产前超声诊断学. 2版. 北京：科学出版社，2017：6

［2］Wu S，Kocherginsky M，Hibbard J U. Abnormal placentation：twenty-year analysis. Am J Obstet Gynecol，2005，192（5）：1458-1461.

［3］Sholapurkar S L. Increased incidence of placenta praevia and accreta with previous caesareans--a hypothesis for causation. J Obstet Gynaecol，2013，33（8）：806-809.

［4］陈敦金，杨慧霞. 胎盘植入诊治指南（2015）. 中华产科急救电子杂志，2016，5（1）：26-31.

［5］Silver R M，Barbour K D. Placenta accreta spectrum：accreta，increta，and percreta. Obstet Gynecol Clin North Am，2015，42（2）：381-402.

［6］Jauniaux E，Alfirevic Z，Bhide A G，et al. Placenta Praevia and Placenta Accreta：Diagnosis and Management：Green-top Guideline No. 27a. BJOG，2019，126（1）：e1-e48.

［7］Allahdin S，Voigt S，Htwe T T. Management of placenta praevia and accreta. J Obstet Gynaecol，2011，31（1）：1-6.

［8］Committee on Obstetric Practice. Committee opinion no. 529：placenta accreta. Obstet Gynecol，2012，120（1）：207-211.

［9］彭软，谢红宁，杨建波，等. 胎盘植入的产前超声诊断及其影响因素研究. 中国临床医学影像杂志，2010，21（1）：67-69.

［10］孔丽君，周莉，杨丽，等. 产前超声检查和磁共振成像对胎盘植入诊断的准确性评估. 首都医科大学学报，2016，37（2）：238-240.

［11］吴柄钢，姚强，崔陶. 胎盘植入诊断国内外指南解读. 现代妇产科进展，2020，29（1）：71-73.

［12］朱方玉，漆洪波. 2018 FIGO胎盘植入性疾病指南解读. 中国实用妇科与产科杂志，2018，34（12）：1353-1359.

［13］谭虎，陈敦金. 美国妇产科医师协会与母胎医学会胎盘植入性疾病指南（2018年）解读. 实用妇产科杂志，2019，35（10）：739-742.

［14］梁美玲，李胜利. 胎盘植入的产前超声新进展. 中华医学超声杂志（电子版），2018，15（8）：569-578.

第十四节　前置胎盘

第一部分：提示和强调

完全性前置胎盘伴阴道大量流血的危急值分类为"红色"，需出具报告后 10 分钟内通报临床医生。

完全性前置胎盘伴阴道大量流血是产科急症，大多发生于妊娠晚期，容易引起胎儿早产、新生儿窒息，围生儿死亡率高。急性大量出血可致孕产妇失血性休克，胎儿宫内窘迫，甚至胎死宫内，因此产前早期明确诊断、临床早期干预、积极防治对控制孕妇出血、降低孕产妇和围生儿死亡率有重要意义。目前超声检查是诊断前置胎盘首选可靠的方法，应用二维与彩色多普勒超声观察胎盘位置、下缘与宫颈内口的关系、判断前置胎盘类型、是否合并胎盘植入、血管前置、胎儿宫内情况。根据临床表现结合超声检查可明确诊断。超声医生发现完全性前置胎盘伴阴道大量流血应按危急值制度报告临床医生，做好一切抢救孕产妇和新生儿的准备。

前置胎盘发病率国外报道为 0.3% ～ 0.5%，国内报道为 0.24% ～ 1.57%。近年来随着剖宫产率增加，凶险性前置胎盘的发生率呈上升趋势，文献报道约 53.3% 的患者合并胎盘植入。凶险性前置胎盘并发胎盘植入、产后出血、子宫切除、胎儿早产、新生儿窒息的发生率明显高于普通前置胎盘。应用三维能量多普勒超声血管成像和超声断层显像及三维超声高清血流成像等新技术，可以清晰显示植入的胎盘内血管构型、异常血管形态及走行、胎盘内不规则陷窝、子宫肌层变薄，可观察胎盘侵入相应节段的子宫肌层，提高产前诊断敏感度和准确性。

第二部分：分析与说明

【概述】　前置胎盘是指妊娠 28 周以后，胎盘位置低于胎先露部，附着在子宫下段、下缘达到或覆盖宫颈内口。既往有剖宫产史、子宫肌瘤剔除史，此次妊娠为前置胎盘，胎盘附着于原手术瘢痕部位者，发生胎盘植入和致命性大出血的风险增高定义为凶险性前置胎盘。

为了使分类简单易掌握，同时不影响临床处理，中华医学会妇产科学分会产科学组 2020 版前置胎盘的诊断与处理指南与加拿大妇产科医师协会（SOGC）2020 年 6 月发布的前置胎盘的诊断和管理的分类中，推荐将前置胎盘分为两种类型（图 3-14-1）：①前置胎盘：胎盘完全或部分覆盖子宫颈内口，包括既往的完全性和部分性前置胎盘。②低置胎盘：胎盘附着于子宫下段，胎盘边缘距子宫颈内口的距离＜20mm，包括既往的边缘性前置胎盘和低置胎盘。前置胎盘的分类可随妊娠及产程的进展而变化，即胎盘的移行使中孕期诊断的前置胎盘或低置胎盘发生变化。因此，应强调在 28 周后诊断前置胎盘，且建议以临床处理前的最后 1 次超声检查来确定其分类。

【病因】　前置胎盘的病因目前尚未完全明确，主要与以下因素有关。

1. 子宫体部内膜损伤或病变　流产、多次刮宫、宫腔操作、产褥感染、多胎、多产及剖宫产等引起子宫内膜炎或子宫内膜受损，再受孕时蜕膜血管形成不良，胎盘血供不足，刺激胎盘向下延展至子宫下段。前次剖宫产瘢痕影响胎盘向上"迁移"。

2. 多胎妊娠胎盘面积过大　多胎的胎盘面积较单胎大而达到子宫下段。

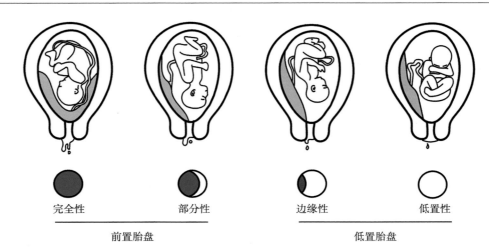

完全性　　　部分性　　　边缘性　　　低置性

前置胎盘　　　　　　　　低置胎盘

图3-14-1　前置胎盘分型

3.胎盘异常　主胎盘主要在子宫体部，而副胎盘可达子宫下段近宫颈内口处；膜状胎盘大而薄延伸至子宫下段。

4.受精卵滋养层发育迟缓　当受精卵达子宫腔时，尚未发育到能着床的阶段而继续下移植入子宫下段，并在该处生长发育形成前置胎盘。

5.剖宫产术次数多　剖宫产次数越多前置胎盘合并胎盘植入的发生率越高。可能与子宫蜕膜基底层发育不良导致胎盘绒毛异常附着相关。

6.辅助生殖技术　因子宫内膜异位症或输卵管因素采取辅助生殖技术治疗的孕妇发生前置胎盘的风险明显升高。对于高危人群重点筛查，当超声检查发现前置胎盘，应提示临床医生及患者，可以在早期做出正确的指导和处理。

【症状体征】　妊娠晚期或临产后无诱因、无痛性阴道流血是典型的临床表现。阴道流血发生时间、次数及出血量与前置胎盘的类型有关，前置胎盘发生阴道流血症状多在32周前，低置胎盘发生阴道流血症状多发生在36周后。有不到10%的孕妇至足月无症状，对于无产前出血的前置胎盘孕妇，也要考虑胎盘植入的可能性。孕妇全身情况与前置胎盘的出血量及出血速度密切相关。反复出血可致贫血，急性大量出血可致失血性休克。

腹部检查可出现子宫软，无压痛，轮廓清楚，子宫大小与妊娠周数相符。胎位清楚，由于胎盘占据子宫下段，常伴有胎先露高浮或臀位、横位等异常胎位。反复出血或出血量较多可出现胎心率改变，胎儿宫内窘迫，甚至胎死宫内。

【实验室检查】　血常规、血小板计数、凝血酶原时间等凝血功能检查有助于判断孕妇失血量情况。

【超声检查】

1.检查方法与注意事项　超声检查可分为经腹部、经会阴、经阴道超声检查。经腹超声检查应采用宫颈内口的正中矢状切面，在检查前嘱患者适当充盈膀胱，减少假阳性的出现同时提高诊断准确性。经会阴超声检查能避免胎头颅骨声影的干扰，较好地显示胎盘下缘与宫颈内口关系。经阴道超声检查分辨率高、离观察目标近、图像质量好，诊断准确性最高，优于经腹超声检查和经会阴超声检查，但若出现阴道壁水肿、胎膜早破、大量阴道流血时可采取经会阴超声检查。对于可疑前置胎盘的孕妇，推荐采用经阴道超声检查，以提高诊断准确率。经阴道超声是诊断前置胎盘最主要及最佳的检查方法。

2.超声表现

（1）前置胎盘：胎盘完全或部分覆盖宫颈内口。

（2）低置胎盘：胎盘附着于子宫下段，胎盘下缘位于子宫颈内口或胎盘下缘距子宫颈内口的距离＜20 mm。

（3）前置胎盘合并胎盘植入的超声图像特点（见本章第十三节胎盘植入）。

3.前置胎盘超声检查的要点　中华医学会妇产科学分会产科学组2020版前置胎盘的诊断与处理指南中强调：前置胎盘超声检查的"四要素"包括：①胎盘附着位置，如前壁、后壁或侧壁等；②胎盘边缘距子宫颈内口的距离或超出子宫颈内口的距离，精确到毫米；③覆盖子宫颈内口处胎盘的厚度；④子宫颈管的长度。对于既往有剖宫产术史的前置胎盘患者，应特别注意是否合并胎盘植入。

4.前置胎盘的超声随访频率　妊娠中期发现的前置胎盘，需在晚孕期确认。根据孕周、临床症状、前置胎盘类型增加超声检查次数。无症状者建议妊娠32周经阴道超声检查随访。妊娠32周仍为前置胎盘且无症状者，推荐于妊娠36周左右经阴道超声复查，以确定最佳分娩方式和时机。

【其他检查方法】　MRI可判断胎盘下缘与宫颈内口关系，但费用昂贵、成像时间较长，故不作为常规影像学检查。MRI检查不能替代超声检查诊断和评估前置胎盘。对于可疑胎盘植入的孕妇，MRI检查可协助评估植入的深度、宫旁侵犯、与周围器官的关系等，有临床指导作用。

【诊断及鉴别诊断】　前置胎盘诊断主要依据超声检查，结合病史、临床表现。主要与以下疾病相鉴别。

1.胎盘早剥　临床症状表现为腹痛剧烈，子宫较硬呈板状，有压痛，而前置胎盘是无诱因、无痛性阴道流血。胎盘早剥隐性出血与混合性出血超声检查可见血肿。

2.血管前置　多于破膜后阴道出现鲜红色流血，超声检查见宫颈内口上方可见条管状血管声像，彩色多普勒显示呈胎儿脐血管频谱。

第三部分：病例展示

孕妇，25岁，G_1P_0，妊娠期糖尿病史，曾因反复阴道流血4次给予止血对症治疗。现妊娠30周（＋），阴道大量流血1小时，无腹痛，急诊入院检查。查体：体温36℃，脉搏100次/分，呼吸20次/分，血压110/70mmHg，胎心率146次/分，宫缩（－），阴道大量凝血块及新鲜不凝血。超声表现（图3-14-2）：胎盘附着于子宫后壁，下缘完全覆盖宫颈内口，宫颈外口阴道上段见67mm×60mm混合回声区。实验室检查：红细胞计数$2.84×10^{12}$/L，白细胞计数$17.34×10^9$/L，血红蛋白85g/L，血小板计数$209×10^9$/L，常规C反应蛋白67.23mg/L、凝血酶原时间11.5秒、纤维蛋白原390mg/L，纤维蛋白原降解产物5.84mg/L。

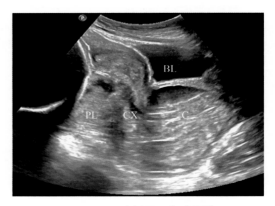

图3-14-2　病例展示超声图像

胎盘下缘完全覆盖宫颈内口，宫颈管内见混合回声区。BL.膀胱；PL.胎盘；CX.宫颈；C.积血超声报告描述：增大子宫内见胎儿头位于下方，双顶径74mm，头围269mm，双侧小脑半球外形无明显异常，小脑横径36.2mm。胎心搏动规律，心率138次/分，胎动可见，腹围258mm，肱骨长径48mm，股骨长径52mm。胎盘附着于子宫后壁，厚32mm，胎盘下缘完全覆盖宫颈内口，覆盖宫颈内口处胎盘厚度30mm，宫颈管长度23mm，宫颈外口阴道上段见67mm×60mm混合回声区。羊水最深径45mm。

超声诊断：妊娠30周（＋），单胎，头位，活胎。胎盘下缘完全覆盖宫颈内口，考虑：前置胎盘。宫颈外口阴道上段混合回声区，考虑：积血。

妊娠结局：急诊行子宫下段剖宫产术，术中给予产妇输血，以头位娩出一男婴，体重1550g，Apgar评分8分，临床确定诊断：前置胎盘、失血性贫血。早产儿、低出生体重儿、新生儿呼吸窘迫综合征、轻度代谢性酸中毒，给予患儿抗感染、维持酸碱平衡、肺表面活性物质替代治疗、呼吸支持、营养支持等综合治疗52天，小儿治愈出院，出院时体重3050g。

诊断分析：根据超声图像，即胎盘下缘完全覆盖宫颈内口并宫颈外口积血，结合阴道大量流血临床症状可明确诊断。

第四部分：测试

孕妇，28岁，妊娠31周，无腹痛，因阴道流血超月经量2小时就诊。经腹部超声（图3-14-3A）和经会阴超声（图3-14-3B）。

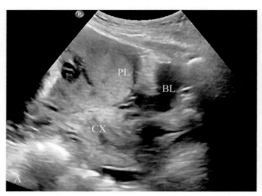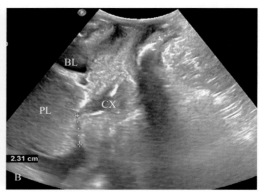

图3-14-3 测试病例超声图像

A.经腹部超声检查，胎盘下缘覆盖宫颈内口；B.经会阴部超声检查，胎盘下缘覆盖宫颈内口。PL.胎盘；CX.宫颈；BL.膀胱

超声报告描述：胎盘附着于子宫前壁，厚径30mm，下缘覆盖宫颈内口，跨过宫颈内口距离23mm，宫颈管长度30mm。

超声诊断：前置胎盘。

诊断分析：胎盘下缘覆盖宫颈内口，跨过宫颈内口距离23mm，符合前置胎盘诊断标准。

（苏 虹 廖伊梅 张 娜 陈 明）

主要参考文献

［1］谢幸，孔北华，段涛. 妇产科学. 9版. 北京：人民卫生出版社，2018：147-150.

［2］余琳，胡可佳，杨慧霞，等. 2008—2014年凶险性前置胎盘的回顾性临床研究. 中华妇产科杂志，2016，51（3）：169-173.

［3］李胜利，罗国阳. 胎儿畸形产前超声诊断学. 2版. 北京：科学出版社，2017：534-536.

［4］安园园，吴青青. 前置胎盘的超声诊断分型及新技术应用分析. 中华医学超声杂志（电子版），2017，14（5）：346-348.

［5］Jain V，Bos H，Bujold E，et al. Guideline No. 402：Diagnosis and Management of Placenta Previa. J Obstet Gynaecol Can，2020，42（7）：906-917.

［6］中华医学会妇产科学分会产科学组. 前置胎盘的诊断与处理指南（2020）. 中华妇产科杂志，2020，55（1）：3-8.

［7］Fan D，Wu S，Liu L，et al. Prevalence of antepartum hemorrhage in women with placenta previa：a systematic review and meta-analysis. Sci Rep，2017，7：40320.

第十五节　血管前置

第一部分：提示和强调

当血管前置合并以下几种情形之一时：①妊娠≥37周；②阴道流血；③先兆早产；④胎膜破裂；危急值分类为"红色"，需出具报告后10分钟内通报临床医生。血管前置在中孕期诊断时，建议产科医生在产检本上醒目标注。

血管前置是一种不常见但可能危及胎儿生命的疾病。当胎膜破裂或分娩发动时前置的胎膜血管极易破裂，一旦发生，胎儿迅速失血、死亡率极高。即使临产时胎膜血管不破裂，胎先露下降，胎膜血管受压，也可能发生胎儿窘迫甚至胎儿死亡。研究显示，当产时发现血管前置即使立即采取紧急剖宫产术和新生儿复苏等相关抢救措施后胎儿死亡率仍大于60%，而若在产前明确诊断血管前置，然后进行择期剖宫产的情况下，胎儿存活率可提高至95%以上，因此准确的产前诊断极其重要。

目前，超声检查是产前诊断血管前置最便捷、有效的方法，以经腹部联合经阴道彩色多普勒超声检查诊断准确率最高。据文献报道，产前超声检查宫颈矢状切面和胎盘脐带入口切面，可有效检出血管前置。

临床上一般在妊娠中期（妊娠18～24周）首次胎儿系统筛查时，经腹部扫查即可较容易获得胎盘脐带插入口切面及宫颈内口矢状切面，因此认为此阶段是检查是否存在血管前置的最佳时期。但目前国际上四个关于血管前置的最新发表的循证指南［英国皇家妇产科医师学会（RCOG 2018）、美国母胎医学会（SMFM 2015）、加拿大妇产科医师学会（SOGC 2017）及澳大利亚和新西兰皇家妇产科医师学会（RANZCOG 2016）］均不推荐在单胎妊娠中对前置血管进行普遍的超声筛查，因为其并不符合成本效益原则。因80%的前置血管患者存在≥1个产前可识别危险因素，目前所有指南都表示在合并产前危险因素的人群中进行针对性筛查的方案更为合理。若发现以下几种前置血管危险因素：妊娠中期超声发现的帆状脐带入口、前置胎盘、低置胎盘、副胎盘或双叶胎盘，需要进一步检查是否存在血管前置，必要时可使用经阴道彩色多普勒超声和脉冲多普勒超声。经腹部联合经阴道彩色多普勒超声是诊断前置血管最准确的方法。经阴道彩色多普勒超声对前置血管的诊断效能明显优于灰阶超声。妊娠中期行常规胎儿筛查时超声医生应检查胎盘位置、胎盘形态、脐带插入部位，识别前置血管风险因素，若插入口位于胎膜上，应仔细探查脐带插入胎膜后各分支血管的走行方向及与宫颈内口的关系。若为副胎盘、分叶状胎盘除仔细观察胎盘脐带插入口还需观察胎盘间血管走行情况及其与宫颈内口的关系，明确是否存在血管前置。

血管前置在妊娠中期进行产前诊断效果最佳，但需要在妊娠晚期明确诊断。随胎龄增长，子宫下段形成、胎盘迁移，需要在妊娠晚期（妊娠30～32周）确认血管前置是否持续存在，妊娠中期诊断的前置血管约有20%可在分娩前自发消退。若因孕周较大、胎头遮挡等因素影响经腹超声不能清晰显示宫颈内口，可通过经阴道超声检查提高显示率，但当孕妇有阴道活动性出血、先兆早产时则禁止使用阴道超声检查，经会阴部扫查也是一种可靠的检查方式。

关于血管前置的处理在最新发表的4个国际指南中明确提出：妊娠晚期经产前诊断存在血管前置的孕妇，需在分娩发动前择期行剖宫产术，但不确定最佳分娩孕周，指南中推荐的时间有差异，通常推荐在妊娠34～37周分娩，妊娠35周左右是一个合理的选择，不可超过妊娠37周。鉴于血管前置患者早产风险升高，建议可考虑在妊娠28～32周应用皮质类固醇促胎肺成熟。对于血管前置患者，一般建议在妊娠晚期住院观察，但宫颈长度测量结果稳定的患者可能适于接受门诊管理。若出现阴道流血、破膜、先兆早产时应立即住院处理。据现有报道显示，在任何临床情况下，不推荐超过37周的预期管理。

因此，当超声医生检查时发现妊娠≥37周、阴道流血、先兆早产及胎膜破裂的患者合并血管前置时，需按危急值制度迅速报告临床医生，为临床争取时机，提高围生儿存活率。

第二部分：分析与说明

【概述】　无华腾胶或胎盘组织保护的胎儿血管走行于胎膜上，距离宫颈内口20mm以内的位置，甚至位于胎先露下方，达到子宫下段或跨越宫颈内口称为血管前置。血管前置是一种较少见的产科疾病，发生率为1/（2000～5000）。前置的胎儿血管缺乏胎盘及脐带华通胶保护，对外力、创伤极敏感，一旦发生破裂，围生儿死亡率极高，被称为"胎儿杀手"。

根据胎盘的形状，血管前置分为两型：Ⅰ型为单叶胎盘伴发血管前置，如帆状胎盘合并血管前置；Ⅱ型为多叶胎盘伴发的血管前置，如副胎盘合并血管前置，帆状胎儿血管连于胎盘和副胎盘叶之间并跨越或接近宫颈内口。

【病因】　血管前置的病因及发病机制尚不明确，目前研究显示可能是绒毛的异常发育所致。帆状胎盘、副胎盘、多叶状胎盘、多胎妊娠等都可能使绒毛异常发育生长。帆状脐带入口伴副胎盘或双叶胎盘是前置血管最重要的危险因素。其他危险因素包括多胎妊娠、妊娠中期超声发现前置胎盘或低置胎盘等。

【症状体征】　血管前置未破裂时多无明显临床症状，常于产前常规超声检查时发现，阴道检查可在胎先露前胎膜上触及搏动的血管。胎膜血管破裂主要发生于妊娠晚期，表现为阴道流血呈鲜红色，常于破膜后即刻发生，且出血凶猛，同时多合并胎心率异常。

【超声检查】

（1）宫颈内口上方管状血管回声，沿宫颈内口或接近宫颈内口（距宫颈内口20mm以内）的胎膜下穿行，血管走行僵硬平直且位置较固定。多普勒检查对诊断血管前置极为重要，彩色多普勒可较直观显示胎膜血管的走行方向，频谱多普勒显示血管为胎儿脐血管频谱特征。

（2）在Ⅰ型血管前置（图3-15-1）中，胎盘脐带入口位于胎膜处，有时甚至难以显示，检查时需仔细寻找脐带入口位置，同时使用彩色多普勒观察胎膜血管是否位于宫颈内口上方或邻近宫颈内口。

（3）当发现胎盘为副胎盘、双叶胎盘或多叶胎盘时，需注意是否有连接各叶胎盘的胎膜血管跨越宫颈内口，以明确是否存在Ⅱ型血管前置（图3-15-2）。

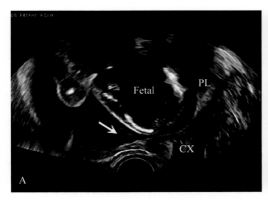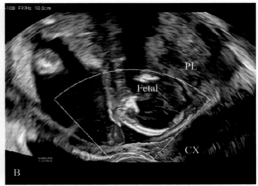

图3-15-1　妊娠22周，胎盘低置状态、帆状胎盘入口并血管前置（Ⅰ型血管前置）
A.经阴道超声检查显示胎盘位于后壁，下缘邻近宫内口，脐带插入口位于前壁下段近宫内口胎膜处（箭头所示）；B.彩色多普勒显示部分分支血管沿胎膜走行跨越宫内口后进入胎盘实质，血管走行平直、位置固定。CX.宫颈；PL.胎盘；Fetal.胎儿

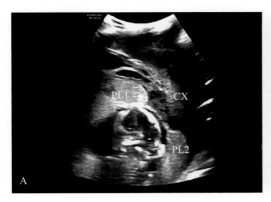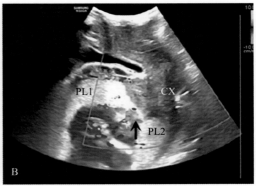

图3-15-2　妊娠16周，分叶胎盘并血管前置（Ⅱ型血管前置）
A.经会阴部超声显示双叶胎盘的一叶附于前壁，另一叶位于后壁，胎盘位置邻近宫内口；B.彩色多普勒显示脐带插入口位于横跨于宫颈内口上方两叶间的胎膜处（箭头所示）。CX.宫颈；PL1.分叶胎盘1；PL2.分叶胎盘2

【其他检查方法】

1.实验室检查

（1）显微镜下观测红细胞的来源：观察有较多有核红细胞提示血液来自胎儿的可能性很大，但缺乏特征性。

（2）Ogita试验：取试管置阴道血加预制溶液后滴于滤纸上，如为变性成人血红蛋白及细胞碎片于中心，而抗碱性的胎儿血红蛋白在周围。

虽然可以通过上述实验方法鉴别血液是否来自胎儿，但当胎膜血管破裂时，常出血迅猛，在这种可能危及胎儿生命的临床情况下检测通常不及时。

2.其他影像学检查   MRI成像视野较广、可多方位显示胎盘位置、宫颈内口及脐血管走行等情况，是一种可以准确诊断血管前置的检查手段，但因其费用昂贵、应用范围不广，因此不建议常规用于诊断前置血管。

【诊断及鉴别诊断】   血管前置产前诊断主要依靠影像学检查。需要与以下疾病相鉴别。

1.脐带先露   脐血管在胎先露的前方、宫颈内口上方，类似血管前置，但嘱孕妇起床活动后再观察血管位置发生变化。且脐血管周围有华通胶包绕，前置血管周围通常缺乏华通胶包绕。

2.脐带脱垂   宫颈内口及宫颈管内均可见脐带声像，而血管前置时只在宫颈内口处见脐血管声像。

3.母体子宫血管扩张   妊娠期随孕周增大宫颈及子宫下段常可见扩张血管，频谱多普勒显示为母体血流频谱特征。

第三部分：病例展示

患者女性，23岁，G_1P_0，停经7个月，妊娠期未系统产检，因规律腹痛、阴道少许流血2小时就诊，临床初步诊断为先兆早产，申请急诊超声检查（图3-15-3）。

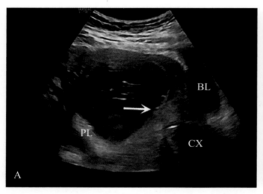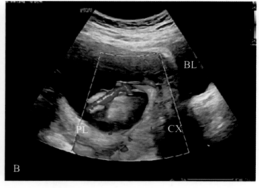

图3-15-3   病例展示超声图像

A.经腹部扫查显示脐带插入口位于前壁下段邻近宫颈内口的胎膜处；B.彩色多普勒显示胎膜血管部分分支跨越宫内口后进入胎盘实质。CX.宫颈；PL.胎盘；BL.膀胱

超声报告描述： 增大子宫内可见胎头位于下方，胎儿双顶径67mm，头围250mm，腹围239mm，股骨长径55mm，肱骨长径46mm，胎心率144次/分，羊水最大深径70mm。可见胎盘声像位于后壁，胎盘下缘距宫内口5mm，脐带插入口位于前壁下段胎膜处，追踪观察显示脐血管进入胎膜后呈扇形分开走向，部分分支血管跨越宫颈内口走向胎盘实质，宫颈内口上方胎膜血管走行僵硬平直且位置固定，不随体位改变而移动，频谱多普勒显示为脐血管频谱特征。宫颈管长度28mm。

超声诊断： 超声测量胎儿大小相当于妊娠27周，单胎，活胎；目前胎盘低置状态，帆状脐带入口并血管前置（Ⅰ型血管前置）。

诊断分析： 该病例妊娠期未进行系统产检，此次超声检查发现胎盘低置、帆状脐带入口，属于血管前置高危人群，需仔细扫查宫颈内口矢状面，同时使用彩色多普勒观察，发现胎膜内部分分支血管跨越宫内口进入胎盘实质，频谱多普勒显示为脐血管频谱特征，即可明确诊断血管前置。此患者腹痛、阴道流血，超声检查显示胎盘低置状态同时合并Ⅰ型血管前置，需按危急值制度迅速上报临床医生。

第四部分：测试

患者女性，32岁，G₂P₁，停经28周＋2天，阴道少许流血20分钟就诊，自述妊娠24周时外院超声检查提示帆状胎盘。急诊超声检查所见如图3-15-4所示。

超声报告描述：增大子宫内可见胎头位于下方，胎儿双顶径68mm，头围252mm，腹围250mm，股骨长径55mm，肱骨长径46mm，胎心率141次/分，羊水最大深径65mm。胎盘位于前壁，较厚处约30mm，胎盘下缘距宫内口距离约21mm，脐带插入口位于后壁下段近宫内口胎膜处，可见分支血管跨越宫颈内口至胎盘，频谱多普勒显示血管为脐血管频谱特征。宫颈长度30mm。

超声诊断：妊娠28周＋，单胎，活胎；帆状脐带入口并血管前置（Ⅰ型血管前置）。

诊断分析：该患者于妊娠24周外院超声提示帆状胎盘，帆状胎盘易合并血管前置，超声

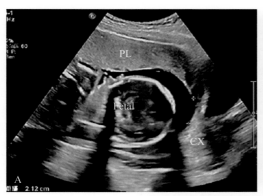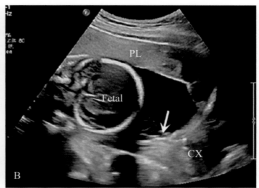

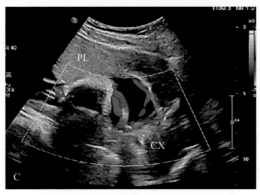

图3-15-4　测试病例超声图像

A.经腹部超声显示胎盘附着于前壁，胎盘下缘距宫颈内口距离约21mm；B.脐带插入口位于后壁下段近宫颈内口胎膜处（箭头所示）；C.彩色多普勒显示脐带插入口位于后壁下段胎膜处，可见分支血管跨越宫颈内口至胎盘。CX.宫颈；PL.胎盘；Fetal.胎儿

检查时不仅要仔细查找脐带插入部位，同时应检查宫颈内口矢状切面，观察是否有胎膜血管跨越宫内口上方，通过二维联合多普勒检查可提高诊断准确性。本病例阴道流血合并血管前置，需按危急值制度迅速上报临床医生。

（张　娜　廖伊梅　陈　明）

主要参考文献

［1］李胜利，罗国阳. 胎儿畸形产前超声诊断学. 2版. 北京：科学出版社，2017：869.

［2］孙建霞，张汀. 产前超声诊断血管前置及其临床价值探讨. 中国超声医学杂志，2020，36（8）：761-763.

［3］Gagnon R，Morin L，Bly S，et al. SOGC CLINICAL PRACTICE GUIDELINE：guidelines for the management of vasa previa. Int J Gynaecol Obstet，2010，108（1）：85-89.

［4］陈秀兰，李胜利. 血管前置的产前超声诊断研究. 中华医学超声杂志（电子版），2011，8（4）：730-736.

［5］Jauniaux E，Alfirevic Z，Bhide A G，et al. Vasa Praevia：Diagnosis and Management：Green-top Guideline No. 27b. BJOG，2019，126（1）：e49-e61.

［6］Sinkey R G，Odibo A O，Dashe J S，et al. Diagnosis and management of vasa previa. Am J Obstet Gynecol，2015，213（5）：615-619.

［7］Gagnon R. No. 231—guidelines for the management of vasa previa. J Obstet Gynaecol Can，2017，39：e415-e421.

［8］Tsakiridis I，Mamopoulos A，Athanasiadis A，et al. Diagnosis and Management of Vasa Previa：A Comparison of 4 National Guidelines. Obstet Gynecol Surv，2019，74（7）：436-442.

［9］李胜利，陈秀兰，文华轩. 血管前置的产前超声筛查与诊断. 中华医学超声杂志（电子版），2011，8（4）：719-729.

［10］Robinson B K，Grobman W A. Effectiveness of timing strategies for delivery of individuals with vasa previa. Obstet Gynecol，2011，117（3）：542-549.

［11］Tsakiridis I，Mamopoulos A，AthanasiadisA，et al. Diagnosis and Management of Vasa Previa：A Comparison of 4 National Guidelines. Obstet Gynecol Surv，2019，74（7）：436-442.

［12］贺雨南，冀嘉臻，张建平. 2018年英国皇家妇产科医师学会"前置血管诊断和治疗"指南解读. 中华产科急救电子杂志，2020，9（2）：97-100.

［13］Jauniaux E，Alfirevic Z，Bhide A G，et al. Vasa praevia：diagnosis and management：Green-Top Guideline No. 27b. BJOG，2019，126（1）：e49-e61.

第十六节　妊娠中期宫颈管长度缩短、宫颈管全程开放

第一部分：提示和强调

妊娠中期宫颈管长度缩短＜25mm、宫颈内口开放但宫颈外口未开，属于早产高风险人群，危急值分类为"橙色"，需出具报告后尽快通报给临床医生，以制订个性化治疗方案。

妊娠中期宫颈管全程开放（外口已开放）的危急值分类为"红色"，需出具报告后10分钟内通报临床医生。

我国早产的定义为分娩孕周大于28周但小于37周，且新生儿出生体重≥1000g。随着

早产儿救治水平的提高，部分发达国家已将早产的下限孕周提前至20周或24周。全球早产发生率约为11.1%，国内报道早产发生率约为9.9%。利用超声技术监测宫颈管长度可有效预测早产风险已得到广泛认可。根据中华医学会妇产科学分会在早产临床诊断与治疗指南（2014）中明确提出，有以下情况时为早产高危人群：①有晚期流产和（或）早产史者；②妊娠中期经阴道超声检查子宫颈长度＜25mm；③有子宫颈手术史者，如宫颈锥切术、环形电极切除术；④孕妇年龄过小或过大者；⑤妊娠间隔过短者；⑥过度消瘦；⑦多胎妊娠者；⑧辅助生殖技术助孕者；⑨有妊娠并发症及合并症者；⑩胎儿及羊水量异常者；⑪有烟酒嗜好或吸毒者。目前，临床上常使用经阴道超声测量宫颈长度来评估和监测这些早产高风险孕妇的早产风险、评估疗效。但不同研究中宫颈长度预测早产的临界值有差异，通常在20～30mm。中华医学会妇产科学分会在早产临床诊断与治疗指南（2014）中已提出：妊娠中期经阴道超声测量宫颈长度＜25mm，属于早产高风险人群。因此当妊娠中期超声检查发现宫颈管长度缩短＜25mm、宫颈内口开放但宫颈外口未开时，需尽快报告临床，以便临床制订抑制宫缩、控制感染、阴道放置孕酮、阴道子宫托、宫颈环扎等个性化治疗措施尽可能延长妊娠周数，改善围生儿预后。此外，若检查过程中发现宫颈管全程开放（外口已开放）、甚至羊膜囊膨入阴道时，需嘱患者平卧、按危急值制度迅速报告临床医生，为早产救治争取时机。

目前各国指南中对于是否需要推荐经阴道超声常规筛查宫颈长度预测早产的观点存在争议，大部分认为常规筛查并不能降低早产率反而可能增加了过度干预和医疗资源损耗。

第二部分：分析与说明

【概述】　宫颈长度为宫颈管外口至宫颈内口的距离。妊娠期宫颈长度呈正态分布，大部分正常妊娠在14～30周宫颈长度在35～40mm。单胎妊娠23、28、34周宫颈长度的中位数分别为36 mm、33 mm、29 mm。多胎妊娠（包括双胎）16～21周的宫颈平均长度为（45±9）mm，22～24周宫颈长度中位数为36 mm。宫颈长度随孕周增大会轻微缩短。

【病因】　妊娠中期宫颈长度缩短、宫颈管全程开放可能与以下因素有关：①子宫颈先天发育不良，宫颈纤维组织、胶原蛋白及弹性蛋白缺乏，峡部括约肌能力减低；②己烯雌酚暴露史；③分娩损伤；④人工流产或引产时，宫颈机械扩张操作过快过猛；⑤宫颈手术史等。

自妊娠中期，随胎儿生长和羊水量的增加，宫腔内压力逐渐增大，当有诱发早产的因素存在或者宫颈功能不全时，可引起宫颈管缩短、宫颈内口漏斗形成、甚至宫颈管全程开放，发生早产。

【症状体征】　妊娠中期宫颈长度缩短时患者可自觉宫缩频繁、伴阴道少量流血，而部分宫颈功能不全的患者无明显腹痛，或仅出现轻微下腹坠胀，入院检查时发现宫颈管缩短，宫颈管开放，或伴有羊膜囊膨入，甚至不成熟胎儿娩出。

【超声检查】　临床工作中可以用经腹部、经阴道、经会阴部超声来观察宫颈，由于经阴道超声干扰因素小，与宫颈距离近，具有图像清晰、操作性强、宫颈显示率高、不受胎儿影响、重复性好等优点，目前各国指南中一致推荐用经阴道超声是测量宫颈长度的首选方式。但当孕妇有阴道活动性出血、阴道炎症或孕妇主观无法接受经阴道超声检查时，根据实际情况选择经会阴部扫查也是一种可靠的检查方式。

经阴道超声标准化测量宫颈长度，需注意：排空膀胱；探头置于阴道前穹隆，避免过度用力导致开放的宫颈管被压闭；标准矢状切面，且图像需放大至全屏的75%以上，测量宫颈内口至外口的距离，连续测量3次取最短值。测量时还需注意避开子宫下段收缩导致的宫颈漏斗形成或内口开放的假象。应充分显示宫颈内口及外口，清晰显示宫颈及其周围组织情况后测量闭合段宫颈管长度，当长度＜25mm时提示宫颈管缩短。

宫颈内口漏斗出现率随着宫颈长度的变短而增加，二者是关联存在的。宫颈内口异常扩张过程中，宫颈形态由"T"→"Y"→"V"→"U"字形逐渐转变，羊膜囊通过扩张的宫颈内口进入宫颈管，形成"漏斗"。使用闭合段的宫颈管长度可以取代宫颈形态作为预测早产的指标，测量闭合段宫颈长度的同时观察宫颈漏斗形成不能提供更多预测早产的信息。因此，中华医学会妇产学分会在早产临床诊断与治疗指南（2014）中不再将宫颈漏斗作为早产预测指标。

当宫颈全程开放时，宫颈内口及外口开放，宫颈管前后唇分离，宫颈管内可见无回声的羊膜囊或胎儿、脐带等结构，胎膜破裂后，无回声羊水、胎儿及胎儿附属物可流入阴道内。

【其他检查方法】 阴道后穹隆棉拭子检测胎儿纤维连接蛋白（fFN）可辅助预测早产的发生，妊娠20周后，当fFN＞50ng/ml，提示有早产可能。

【诊断及鉴别诊断】 临床上阴道内诊检查可判断宫颈的软硬度及宫颈管扩张情况，但不能准确了解宫颈的全长。超声检查可直观显示宫颈形态及测量宫颈长度，为临床评估宫颈情况提供重要信息及客观依据。

需要注意的是，因妊娠14周前难以辨认子宫下段和宫颈的界限，宫颈长度测量存在较大误差，指南中强调经阴道超声评估宫颈长度应在14～16周后进行。各国指南一致认为：对于早产高风险的孕妇，应在16～24周进行宫颈长度监测，因此时可进行宫颈环扎、阴道用黄体酮等预防早产的有效手段进行治疗。对于出现先兆早产症状的人群，如不规律的宫缩、轻微下腹痛、少许阴道流血或褐色分泌物等，超声评估宫颈可预测近期发生早产临产的可能性。

第三部分：病例展示

患者女性，32岁，G₁P₀，妊娠27周＋3天，自觉下腹坠胀1日就诊。自述3年前曾行宫颈手术，具体术式不详。申请超声检查见图3-16-1。

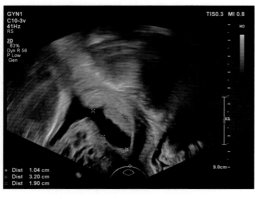

图3-16-1 病例展示超声图像

超声报告描述：增大子宫内可见胎头位于下方，双顶径67mm，头围255mm，腹围240mm，肱骨长径46mm，股骨长径52mm。心率150次/分，胎动可见，可见胎盘附着于右侧壁，胎盘厚21mm，胎盘下缘距宫内口＞70mm，羊水深径44mm。经阴道超声显示宫颈内口呈"U"字形开放，深度32.0mm，宽度19.0mm，闭合段宫颈管长度10.4mm。

超声诊断：妊娠27周＋，单胎，活胎，头位；母体宫颈管缩短。

诊断分析：对于早产高危人群、有先兆早产症状的孕妇，超声医生检查时需测量闭合段宫颈管长度，连续测量3次取最短值，当发现宫颈管长度＜25 mm或宫颈管全程开放时，需按危急值制度上报临床，值得注意的是，当仅发现宫颈内口形态改变无宫颈管缩短时，可能是暂时现象，需嘱孕妇休息后再观察，以减少假阳性。

第四部分：测试

患者女性，33岁，妊娠31周，G_2P_1，有早产史，自觉下腹坠胀、阴道少许流血2日就诊。超声检查见图3-16-2。

超声报告描述：增大子宫内见胎儿头位于下方，双顶径79mm，头围280mm，腹围270mm，肱骨长径51mm，股骨长径59mm，胎心率155次/分，胎动可见。可见胎盘附着于子宫后壁，厚30mm，胎盘下缘距宫内口距离＞70mm，羊水最大深径为42mm。因患者坚决拒绝经阴道测量宫颈，经会阴部扫查可见宫颈内口呈"U"字形开放，深度14.0mm，宽度23.3mm，闭合段宫颈管长度7.4mm。

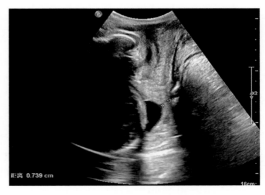

图3-16-2　测试病例超声图像

超声诊断：妊娠31周，单胎，活胎，头位；母体宫颈管缩短。

诊断分析：患者妊娠31周，有早产史，妊娠中期阴道少许流血，可能出现的情况有胎盘位置低、胎盘剥离、先兆早产等，超声医生检查时除观察胎盘位置、胎盘回声外，还应观察宫颈情况，当发现宫颈管显著缩短、宫颈管开放时需按危急值制度上报临床。

（张　娜　刘　群　苏　虹　陈　明）

主要参考文献

［1］沈铿. 妇产科学. 3版. 北京：人民卫生出版社，2015：149-152.

［2］Rozenberg P，Goffinet F，Hessabi M，et al. Comparison of the Bishop score, ultrasonographically measured cervical length, and fetal fibronectin assay in predicting time until delivery and type of delivery at term. Am J Obstet Gynecol，2000，182（1Pt1）：108-1131.

［3］瞿晓娴，包怡榕，韩欢，等. 宫颈托预防自发性流产和早产的价值及随访注意事项. 国际妇产科学杂志，2016，43（6）：623-625.

［4］Roman A，Suhag A，Berghella V. Overview of Cervical Insufficiency：Diagnosis, Etiologies, and Risk Factors. Clin Obstet Gynecol，2016，59（2）：237-240.

［5］边旭明，董悦. 早产的临床诊断与治疗推荐指南（草案）. 中华妇产科杂志，2007，42（7）：498-500.

［6］马仲秋，张运平，杨慧霞. 胎儿纤维连接蛋白及宫颈长度测量在早产预测中的评价. 中华妇幼临床医学杂志，2008（02）：14-17.

［7］王祎祎，段华，汪沙，等. 2019年SOGC《宫颈机能不全与宫颈环扎术临床实践指南》解读. 中国实用妇科与产科杂志，2019，35（8）：880-884.

［8］陈海霞，文华轩，李胜利. 超声评估宫颈预测早产的新进展. 中华医学超声杂志（电子版），2021，18

（5）：501-507.

[9] Lim K I，Butt K，Nevo O，et al. Guideline No. 401：Sonographic Cervical Length in Singleton Pregnancies：Techniques and Clinical Applications. J Obstet Gynaecol Can，2020，42（11）：1394-1413.

[10] Jain V，McDonald S D，Mundle W R，et al. Guideline No. 398：Progesterone for Prevention of Spontaneous Preterm Birth. J Obstet Gynaecol Can，2020，42（6）：806-812.

[11] Brown R，Gagnon R，Delisle M F. No. 373-Cervical Insufficiency and Cervical Cerclage. J Obstet Gynaecol Can，2019，41（2）：233-247.

[12] 胡娅莉. 早产临床诊断与治疗指南（2014）. 中华围产医学杂志，2015，18（4）：241-245.

第十七节　妊娠合并子宫破裂

第一部分：提示和强调

妊娠合并子宫破裂的危急值分类为"红色"，需出具报告后10分钟内通报临床医生。

子宫破裂指妊娠期或分娩期子宫体部或子宫下段发生裂开，可直接危及孕产妇及胎儿生命安全。当孕妇在妊娠期突然出现子宫剧烈持续收缩、呼吸急促、心率加快、疼痛难忍，胎儿胎动频繁、胎心异常时，应立刻行超声检查，观察宫内胎儿及其附属物情况，如存在持续宫缩并伴有腹部撕裂样剧痛后出现宫缩停止及阴道流血等情况，还应仔细扫查子宫肌层组织，观察子宫肌层组织的连续性，尽快找出病因，及时做出明确诊断。

妊娠期子宫破裂为产科急症，临床中较少见，一旦发生，孕产妇及胎儿死亡率极高，后果严重。该病多见于剖宫产术后再次妊娠的孕产妇。临床工作中发现存在先兆子宫破裂情况时，应立刻建立静脉通路进行输血、补液治疗，并立即给予抑制子宫收缩的药物，同时尽快实施剖宫产手术，若及时处理可以避免子宫破裂的发生，确保孕妇及胎儿的安全。对于出现子宫破裂的孕妇，应在输血、输液的同时，立刻进行手术治疗，如果能在破裂后30分钟内实施手术可以降低胎儿死亡率及孕产妇的损伤。根据子宫破裂口的大小及范围、破裂口的整齐程度、破裂口感染程度、是否伴有子宫动脉损伤、是否伴有周围器官或韧带的损伤及孕妇是否需要保留生育能力等采取子宫修补术、子宫部分切除手术或全切手术，尽量减少对孕妇的伤害。术后为控制感染采用大量广谱抗生素治疗。

超声检查作为一项产科必备辅助检查方法，不仅能在子宫破裂时发挥诊断的作用，对于剖宫产后再次妊娠的孕妇也可以仔细扫查瘢痕区域以识别高危孕妇及宫内、外情况，综合判断，降低子宫破裂的发生率，尽可能及时挽救母胎生命。

第二部分：分析与说明

【概述】　子宫破裂是指子宫体部或子宫下段发生的破裂，该病可发生于妊娠的各个时期，但主要多见于分娩期及妊娠末期，孕妇发生子宫破裂为产科急症，严重威胁母婴生命。其发病率世界各地差异较大，据不完全统计国内外文献报道发生率约为0.07%。在高收入的发达国家其发病率较低，而在经济发展落后的国家如非洲地区等其发病率仍较高，且在发达国家子宫破裂几乎只发生于前次剖宫产后再妊娠进行试产的妇女。

根据破裂程度可分为不完全性子宫破裂和完全性子宫破裂，前者指子宫肌层部分或全部破裂，但浆膜层完整，胎儿及胎儿附属物仍在宫腔内未进入孕妇腹腔；后者指子宫肌层及浆膜层全部破裂，子宫腔与孕妇腹腔相通。根据子宫破裂的进展过程，分为先兆子宫破裂及子宫破裂两个阶段。先兆子宫破裂若不及时处理可进展为完全性子宫破裂，危及母儿生命。

【病因】 诱导妊娠合并子宫破裂发生的因素主要为既往子宫有过切口（剖宫产史、子宫肌瘤剔除、子宫外伤后修补史等）、先天性子宫畸形、多次分娩史及刮宫史、胎盘植入史、人工剥离胎盘史、催产类药物使用不当、梗阻性难产、分娩期助产手术使用不当等。

剖宫产手术是产科最常见的外科手术，中国妇幼健康发展报告指出2018年度我国剖宫产率可高达36.7%，在全世界范围内仍处于较高水平。剖宫产瘢痕子宫是引起妊娠子宫破裂的最常见原因。由于子宫手术后局部组织遭到不同程度的破坏、局部肌层缝合不牢固、术后出血导致愈合不良、剖宫产术后短时间内再次妊娠、多次剖宫产史再妊娠等情况均增加了子宫破裂的危险性。美国妇产科医师学会报道既往剖宫产后再次妊娠子宫破裂的发生率为0.5%～0.9%。

子宫肌瘤剔除术也是子宫破裂的高危因素之一。文献报道子宫肌瘤剔除术后妊娠子宫破裂发生率为0.47%～1.10%。我国文献报道子宫肌瘤或腺肌瘤剔除术后妊娠子宫破裂发生率为1%。

部分先天性子宫畸形如残角子宫、纵隔子宫等可伴有宫腔狭窄。随孕周增加，狭窄的宫腔不能承受胎儿继续生长，也可导致子宫破裂。文献报道存在先天性子宫畸形的孕妇妊娠合并子宫破裂发生率约为8%。

催产类药物使用不当、梗阻性难产等导致产程过急或过缓均增加了分娩期子宫破裂的风险。分娩期助产术使用不当所致的过度牵拉或按压等均可造成子宫破裂。胎盘植入程度较严重、曾经人工剥离胎盘史或多次分娩史等，均可损伤子宫肌层，增加子宫破裂的风险。

【症状体征】 大部分子宫破裂发生于分娩过程中，根据子宫破裂的进展过程，包括先兆子宫破裂及子宫破裂两个阶段。先兆子宫破裂表现为子宫痉挛性收缩，可出现病理性缩复环，产妇疼痛难忍、呼吸心搏加快、胎儿胎动频繁、胎心加快或变慢、胎心监护可出现胎儿宫内窘迫图形。如上述情况继续进展，则可发生子宫破裂。孕妇出现完全性子宫破裂时表现为突发下腹部撕裂样剧痛，子宫收缩停止，继而腹痛稍缓解，待羊水、血液和（或）胎儿进入腹腔后，即可出现全腹持续性疼痛，常伴有呼吸急促、阴道流血、血压下降或失血性休克等。子宫破裂后胎儿排出宫腔者可在腹壁下清楚扪及胎体，子宫位于盆腔一侧，可伴有胎心及胎动消失。阴道检查可有鲜血流出。孕妇皮肤苍白、冰冷。

子宫破裂通常是突然发生的，没有特别准确的预测因子。2016年中华医学会妇产科学分会发布了剖宫产术后再次妊娠阴道分娩管理的专家共识（2016），总结子宫破裂的9大征象：①胎心监护异常（心动过缓、变异减速、晚期减速）；②严重的腹痛（宫缩间歇腹痛仍持续存在）；③子宫瘢痕部位的压痛、反跳痛；④孕妇心动过速、低血压、休克晕厥；⑤产程中胎先露位置升高；⑥先前存在的有效宫缩突然停止；⑦血尿；⑧产前或产后阴道异常出血；⑨腹部轮廓改变，在以往的位置不能探及胎心。50%以上孕妇会出现2个以上症状，最常见为腹痛和胎心监护异常。美国、英国、加拿大、澳大利亚和新西兰前次剖宫产后阴道分娩指南均推荐进行持续的胎心监护，因为多达70%的子宫破裂病例早期出现胎心异常。熟悉这些征象，尽早发现子宫破裂、及时处理是改善预后的关键。

【实验室检查】 血红蛋白持续性下降，血氧饱和度下降。

【超声检查】 基于病史、产程特点、典型临床症状和体征可诊断子宫破裂，当临床表现不典型时，超声检查有一定价值。完全性子宫破裂可分为伴或不伴胎儿排出。前者超声声像图表现为胎儿位于腹腔内，子宫收缩呈球形或椭圆形，且位于盆腔一侧，伴有盆腹腔积液。后者超声声像图表现为胎儿位于宫腔内，子宫肌层中断，浆膜层连续不完整，子宫破裂处前方可有羊膜囊突出表现为无回声区或伴有腹水。

值得注意的是，尽管有许多研究通过产前测量子宫下段肌层厚度来预测剖宫产后再次妊娠阴道试产产妇子宫瘢痕破裂的发生概率，但各项研究的临界值差异较大，多项系统综述和分析研究也未能确定在临床实践中可用的理想的子宫下段肌层厚度临界值。最新研究分析表明使用标准化的超声技术测得的子宫下段厚度＞3.65mm，阴道分娩时发生子宫破裂的可能性较低；子宫下段厚度2～3.65mm时，阴道分娩可能安全；子宫下段厚度＜2mm时，子宫破裂的风险较高。但临床决策时仍应综合考虑多方面危险因素。

【诊断及鉴别诊断】 典型的完全性子宫破裂根据病史、临床表现可诊断。对于可疑病例可采用超声检查帮助确定诊断，同时超声检查还可以帮助确定子宫破裂具体位置及胎儿情况。子宫破裂需要与下列疾病进行鉴别诊断。

1.胎盘早剥 孕妇多有高血压病史，胎盘早剥时子宫硬如板状，持续宫缩不松弛，胎位扪不清，且阴道流血量与贫血程度不成正比。超声检查在胎盘后方或边缘发现血肿可帮助鉴别诊断。

2.妊娠合并急性胰腺炎 急性胰腺炎多表现为上腹部疼痛，可伴有恶心、呕吐，实验室检查淀粉酶升高，无阴道流血。

第三部分：病例展示

病例一：患者女性，31岁，G_2P_1，子宫肌瘤剥离手术史，现因"停经37周＋2天，腹痛1小时"就诊，患者神志清，妊娠期间定期产检未发现异常，1小时前突感腹部疼痛，阴道无明显流血流液。产科检查：胎儿枕左前位，宫颈质地中等，宫口未开，胎心135次/分，腹部触诊可扪及宫缩。体格检查：孕妇呼吸25次/分，心率102次/分，血压148/90mmHg。超声检查：右侧宫角处肌层连续性中断，可见范围约82×65mm的羊膜囊自缺损处膨向孕妇腹腔内，羊膜囊尚完整，浆膜层连续性显示欠清，见图3-17-1。情况紧急，胎儿结构未检查，测量胎儿脐动脉血流频谱：V_{max} 34.9cm/s，V_{min} 16.94 cm/s，RI 0.51，S/D 2.06。胎儿心率142次/分，心律齐。

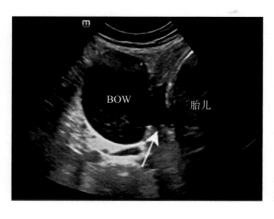

图3-17-1 病例展示超声图像

右侧宫角处肌层连续性中断（白色箭头所示），可见范围约82mm×65mm的羊膜囊自缺损处膨向孕妇腹腔内，羊膜囊尚完整；BOW.羊膜囊

　　超声报告描述：增大子宫内见胎儿头位于下方，母体子宫右侧宫角处肌层连续性中断，可见范围约82mm×65mm的羊膜囊自缺损处膨向孕妇腹腔内，羊膜囊尚完整，测量胎儿脐动脉血流频谱：V_{max} 34.9cm/s，V_{min} 16.94 cm/s，RI 0.51，S/D 2.06。胎儿心率142次/分，心律齐。

　　超声诊断：妊娠合并子宫破裂。

　　诊断分析：孕妇有子宫肌瘤手术史，现妊娠37周，自觉腹痛1小时就诊，腹部触诊可扪及宫缩，产科医生接诊此类急诊患者时，首先应该行超声检查，而超声医生在检查过程中，应注意观察脐动脉血流、胎心搏动、胎盘情况、宫颈长度、孕妇子宫肌层完整性等重要内容，此患者检查过程中发现右宫角处肌层连续性中断，可见羊膜囊自肌层中断处膨向孕妇腹腔内，且羊膜囊完整，我们立即诊断为妊娠合并子宫完全破裂，采取急诊手术，挽救母婴生命。

　　病例二：患者女性，停经36周，发现"前置胎盘5月余，下腹痛2小时"，入院。产检：宫高360mm，腹围1080mm，胎位：LOA，胎心140次/分。宫缩：强直。未行阴道检查。超声检查显示胎盘着床于子宫前壁，胎盘下缘达宫颈内口。子宫前壁下段低回声带明显变薄，与胎盘分界不清，宫壁与胎盘之间的强回声蜕膜界面消失，该处胎盘实质可见多个无回声腔隙。CDFI见该处胎盘血管分布明显增粗而不规则。子宫前壁下段偏左可见斜形肌层连续性中断，周围见大片混合回声区，延伸至胎盘后方，内可见高回声凝血块附着，回声杂乱。腹腔少量积液，深度约5mm，见图3-17-2。

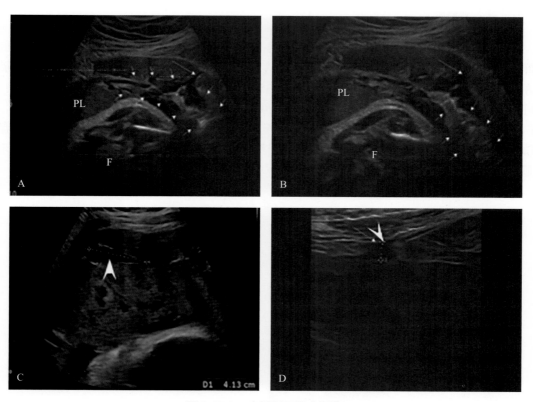

图3-17-2　病例展示超声图像

　　A、B.子宫下段偏左侧可见斜形肌层回声连续性中断（长剪头所示），周围见大片混合回声区（A.短箭头所示），内可见高回声凝血块附着（B.短箭头所示）；C.无回声区延伸至胎盘后方（箭头所示），回声杂乱；D.高频超声显示子宫肌层断裂处（箭头所示）。F.胎体；PL.胎盘

　　超声报告描述：增大子宫内见胎儿头位于下方，胎盘附着于子宫前壁，胎盘下缘达宫颈内口。子宫前壁下段肌层低回声带明显变薄，与胎盘分界不清，宫壁与胎盘之间的强回声蜕膜界面消失，该处胎盘实质可见多个无回声腔隙。CDFI见该处胎盘血管分布明显增粗而不规则。子宫前壁下段偏左可见斜形肌层连续性中断，周围见大片混合回声区，延伸至胎盘后方，内可见高回声凝血块附着，回声杂乱。腹腔内见深度约5mm的液性暗区。胎儿脐动脉血流S/D 2.1 RI 0.51。胎儿心率145次/分。

　　超声诊断：子宫下段偏左侧斜形子宫破裂，破口周围宫腔内积血；低置胎盘并胎盘植入；腹腔少量积液。

　　诊断分析：该患者急诊超声发现妊娠合并子宫破裂后，立即入院行急诊剖宫产。病情进展快，术中见腹腔积血约800ml（较超声检查时明显增多），可见膀胱底悬挂粘连至子宫体部，下方可见子宫下段增宽、前壁可见100mm×120mm的暗红色凸起包块，肌层缺如，透过浆膜可见暗红色胎盘组织，子宫下段偏左侧可见40mm斜形破口伴胎盘组织涌出，剖宫产分娩一男婴，体重2580g，身长490mm，Apgar评分10—10—10。剥离胎盘后，子宫肌层缺如范围约60mm×70mm，产后出血2565ml。妊娠合并子宫破裂后病情进展迅速，超声发现子宫肌层连续性中断可帮助快速诊断，应立即按照危急值上报，为紧急剖宫产争取时机，挽救母儿生命。

第四部分：测试

　　患者女性，32岁，G_2P_1，现因"停经35周＋2天，腹痛1小时"就诊，患者神志清，妊娠期间定期产检未发现异常，1小时前突感腹部疼痛，阴道少量流血，鲜红色。产科检查：胎儿枕左前位，宫颈质地中等，宫口未开，胎心135次/分，腹部触诊可扪及宫缩。体格检查：孕妇呼吸20次/分，心率97次/分，血压：200/100mmHg。既往史：患者有高血压家族病史，于5年前体检时发现血压升高，一直服用降压药至今，近期血压不稳定。急诊超声检查：胎盘右侧缘边缘处见混合回声团，边界清晰，内部回声欠均匀，CDFI：混合回声团与宫壁之间未见明显血流信号，见图3-17-3。

　　超声报告描述：增大子宫内见胎儿头位于下方，胎盘附着于子宫右侧壁，胎盘右侧缘边

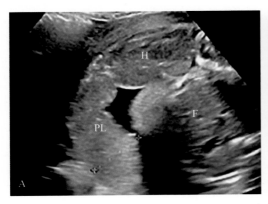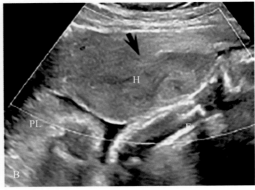

图3-17-3　测试病例超声图像

A.胎盘右侧缘边缘处见混合回声团，边界清晰，内部回声不均；B.彩色多普勒显示混合回声团与宫壁之间（黑色箭头）未见明显血流信号；H.血肿；PL.胎盘；F.胎体

缘处见混合回声区，边界清晰，内部回声欠均匀，CDFI：混合回声区与宫壁之间未见明显血流信号。胎儿心率158次/分。S/D 2.0 RI 0.5。

术前超声诊断： 胎盘早剥。

术后临床诊断： 胎盘早剥。

诊断分析： 该孕妇妊娠期间血压一直升高，且近期血压不稳定，现因腹痛1小时就诊，就诊时体格检查血压高达200/100mmHg，超声检查显示胎盘右侧缘边缘处见混合回声团，且混合回声团与宫壁之间未见明显血流信号，应高度怀疑此混合回声团为胎盘边缘血肿，可帮助明确诊断。胎盘早剥根据出血的去向可以分为显性、隐性及混合性3种类型，本病例中胎盘剥离后所出血液积聚于胎盘边缘处，阴道流鲜血，则为典型的混合性剥离。胎盘早剥与子宫破裂都可表现为剧烈腹痛，超声检查时应对二者进行鉴别。

（刘　群　苏　虹　陈　明）

主要参考文献

［1］曹泽毅. 中华妇产科学. 北京：人民卫生出版社，2014：417-420.

［2］Gardeil F，Daly S，Turner M. Uterine rupture in pregnancy reviewed. Eur J Obstet Gynecol Reprod Biol，1994，56（2）：107-110.

［3］Chauhan S P，Martin J N，Henrichs C E，et al. Maternal and perinatal complications with uterine rupture in patients who attempted vaginal birth after cesarean delivery，review of the literature. Am J Obstet Gynecol，2003，189（2）：408-417.

［4］Guise J M，Berlin M，McDonagh M，et al. Safety of vaginal birth after cesarean：a systematic review. Obstet Gynecol，2004，103（3）：420-429.

［5］谢幸，苟文丽. 妇产科学. 8版. 北京：人民卫生出版社，2013：218-219.

［6］李玲，于昕，郎景和，等. 妊娠子宫破裂25例临床分析. 生殖医学杂志，2015，24（2）：138-142.

［7］李苑瑛. 13例妊娠子宫破裂患者的分析. 中国医药指南，2016，14（27）：114-115.

［8］奚级梅，杨泽萱，何荟，等. 超声检查在妊娠期子宫破裂诊断中的应用研究. 现代医药卫生，2020，36（6）：898-899.

［9］Landon M B. Predicting uterine rupture in women undergoing trial of labor after prior cesarean delivery. Semin Perinatol，2010，34（4）：267-271.

［10］陈汉青，王子莲. 子宫破裂的诊断及处理. 中国实用妇科与产科杂志，2016，32（12）：1178-1182.

［11］李咪琪，黄素芳. 妊娠期子宫破裂高危因素的研究进展. 国际妇产科学杂志，2019，46（1）：53-56.

［12］李玲，于昕，郎景和，等. 子宫肌瘤/腺肌瘤剔除术后妊娠子宫破裂的临床研究. 生殖医学杂志，2015，24（3）：195-199.

［13］张为远，邹丽颖. 剖宫产术后再次妊娠阴道分娩管理的专家共识（2016）. 中华妇产科杂志，2016，51（8）：561-564.

［14］Swift B E，Shah P S，Farine D. Sonographic lower uterine segment thickness after prior cesarean section to predict uterine rupture：A systematic review and meta-analysis. Acta Obstet Gynecol Scand，2019，98（7）：830-841.

［15］Kok N，Wiersma I C，Opmeer B C，et al. Sonographic measurement of lower uterine segment thickness to predict uterine rupture during a trial of labor in women with previous Cesarean section：a meta-analysis. Ultrasound Obstet Gynecol，2013，42（2）：132-139.

［16］张媛，范莉，刘晓燕，等. 美国、英国、加拿大、澳大利亚和新西兰前次剖宫产后阴道分娩指南简介. 现代妇产科进展，2020，29（7）：553-555.

第十八节 卵圆孔早闭——妊娠晚期胎儿水肿

第一部分：提示和强调

合并胎儿心力衰竭/水肿的卵圆孔早闭的危急值分类为"红色"，需出具报告后10分钟内通报临床医生。

卵圆孔是妊娠期胎儿循环的重要生理通道，来自静脉导管的高含氧血液大部分经下腔静脉高速射向卵圆孔进入左心房。若卵圆孔提前关闭，通过卵圆孔的血流受阻，上、下腔静脉回流的血液全部进入右心房、右心室，致使右心血流量增加，右心容量负荷加重，可能导致胎儿右心扩大、心力衰竭、胎儿水肿、羊水过多等，严重者胎死宫内，无结构性胎儿心脏异常的卵圆孔宫内闭合是妊娠晚期危险并发症之一。因此超声医生在检查过程中一旦发现胎儿右心扩大、右心功能下降、胎儿皮肤水肿、胸腔积液、腹水等改变，应该寻找导致这些改变的原因，其中卵圆孔早闭是导致这种改变的重要原因之一，如果发现合并胎儿心力衰竭/水肿的卵圆孔早闭，即应按危急值制度报告产科医生，及时正确的诊断与临床处理可挽救胎儿生命，提高胎儿生存率、改善胎儿预后。

当卵圆孔早闭单独存在不合并心脏畸形时，胎儿的预后取决于孕周及是否出现心功能不全等情况，若在出现不可逆的病理性改变前及时干预，预后较好。卵圆孔早闭若发生在妊娠晚期，不合并其他畸形或心功能不全，出生后几乎无症状，预后良好。若心脏畸形的胎儿出现卵圆孔早闭时，预后还与合并的心脏畸形有关。彩色多普勒超声技术是胎儿心脏检查的重要有效方法，在四腔心切面出现右心扩大、三尖瓣大量反流时，排除三尖瓣瓣器、肺动脉瓣发育异常、动脉导管提前收缩或闭合等原因，应注意观察卵圆孔血流，有无卵圆孔血流受限或早闭。卵圆孔闭合，房间隔连续完整，房间隔中段未见卵圆孔瓣开闭活动，彩色多普勒卵圆孔无血流信号通过。在双心房系列切面（主动脉弓长轴下双心房切面、心底大动脉短轴双心房切面与双心房横切面）也能够进一步观察左右心房间卵圆孔和卵圆孔瓣的开闭活动，彩色多普勒有无血流信号通过。检查过程中应降低标尺、提高增益，多切面扫查可减少假阳性的出现，根据产前超声图像特征可明确诊断。

第二部分：分析与说明

【概述】 卵圆孔早闭是指胎儿期卵圆孔瓣提前关闭出现的系列病理生理改变。本病发生率为0.2%～1.0%。卵圆孔早闭一般在妊娠中晚期超声检查时发现，可单独存在，也可合并其他心脏畸形，如左心系统发育不良。

【病因】 目前卵圆孔早闭的发病原因及机制尚不明确。可能与胎儿左心发育不全或胎儿心脏结缔组织病变有关；也可能与胚胎发育过程中原发隔过度增生，导致心房间隔处无卵圆孔形成，或原发隔与继发隔发生异常融合，使卵圆孔提前关闭；也可能与继发隔过度增生或继发孔发育不全有关。

【病理生理】 胎儿卵圆孔是左右心房之间重要的通道，卵圆孔瓣是遮盖卵圆孔的膜性结构。约80%左心房的血液是经卵圆孔流入，胎儿期卵圆孔的有效开放充分保证了左心的血液来源，左心房血液经二尖瓣进入左心室，主要供应头、颈和上肢发育。卵圆孔的有效开放既平衡了左右心房的压力，维持正常的右心负荷，又保证了左心室血流灌注，有利于左心发育。胎儿时期发生卵圆孔早闭，可引起胎儿血流动力学和一系列病理生理改变。由于血流在房间隔处阻隔，富含氧的下腔静脉血液无法通过卵圆孔流入左心系统，导致右心系统血流量增大，三尖瓣、肺动脉、动脉导管血流量增加，流速增快，右心负荷加重，右心系统代偿性肥大。而左心系统血流量相应减少，左心系统缩小，左心室射入到主动脉血流量减少，不能满足胎儿头、颈和上肢血供需要，舒张期动脉导管内血液反向灌注主动脉弓，血流量不足时可出现胎儿上半身缺血、缺氧。若病情进展，右心扩大、三尖瓣反流、大脑中动脉血流频谱阻力减低，严重者可出现静脉导管血流a波消失或反向、胎儿水肿、右心衰竭、胎儿宫内窘迫、胎死宫内一系列病理生理改变。

【超声检查】

1.胎儿超声心动图观察胎儿心脏卵圆孔的切面　四腔心切面是主要切面（图3-18-1），其他切面还有主动脉弓长轴下双心房切面（图3-18-2A、B）、心底大动脉短轴双心房切面（图3-18-2C、D）、双心房横切面（图3-18-2E、F）。

2.卵圆孔早闭主要超声表现

（1）房间隔中段未见卵圆孔瓣活动。在四腔心切面或主动脉弓长轴下双心房切面、心底大动脉短轴双心房切面、双心房横切面，实时下观察卵圆孔瓣闭合，失去正常启闭运动，彩色多普勒不能显示卵圆孔右向左分流血流。

（2）右心房、右心室增大。四腔心切面左、右心腔不对称，由于右心负荷加重，右心房

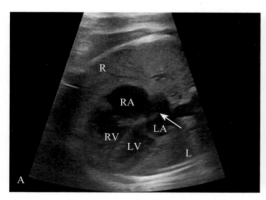
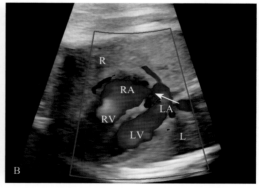

图3-18-1　四腔心切面

A、B.二维图像与彩色多普勒血流成像显示卵圆孔瓣向左心房开放（箭头所示为卵圆孔瓣及其右向左通过的血流）。R.右侧；L.左侧；RA.右心房；LA.左心房；RV.右心室；LV.左心室

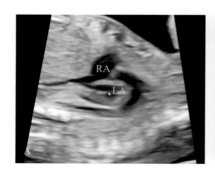
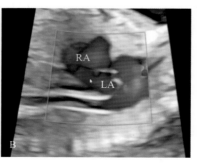

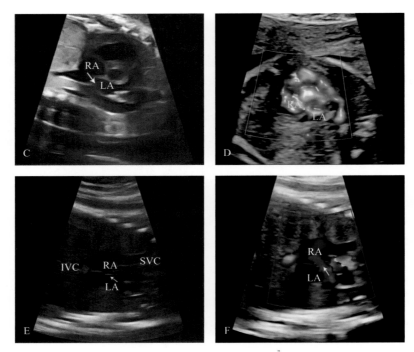

图3-18-2 双心房系列切面

A、B.主动脉弓长轴下双心房切面二维图像与彩色多普勒血流成像；C、D.心底大动脉短轴双心房切面二维图像与彩色多普勒血流成像；E、F.双心房横切面二维图像与彩色多普勒血流成像。LA.左心房；RA.右心房；SVC.上腔静脉；IVC.下腔静脉（箭头指示处为右心房与左心房间开放的卵圆孔瓣及其右向左穿行的血流）

右心室明显较左心房左心室增大，右侧房室瓣血流量较左侧房室瓣血流量明显增多，三尖瓣出现不同程度的瓣膜反流。

（3）肺动脉与动脉导管增宽，主动脉内径相对较小。右心系统血流量明显增多，右心室射入肺动脉血流量增多，肺动脉瓣口血流速度增快，肺动脉与动脉导管增宽。由于左心系统血流量减少导致主动脉内径减小。

（4）舒张期主动脉弓内来自动脉导管的逆向血流。由于左心系统血流量减少，主动脉弓血流来自动脉导管的反向灌注。3VT切面显示主动脉弓与肺动脉血流颜色相反。

（5）当出现心功能不全时，主要表现有胎儿水肿、心包积液、胸腔积液、腹水、三尖瓣反流、心律失常，静脉导管血流频谱a波反向，大脑中动脉血流频谱阻力降低。

（6）卵圆孔早闭可单独出现也可伴发其他心脏畸形。

【诊断及鉴别诊断】 卵圆孔早闭的诊断是依据产前超声诊断，需与以下几种疾病相鉴别。

1.动脉导管早闭 动脉导管早闭时也可出现右心相对于左心增大、肺动脉增宽表现，检查时动脉导管与降主动脉间未见血流通过，而卵圆孔早闭时可见增宽的动脉导管与降主动脉连接。

2.完全型肺静脉异位引流 卵圆孔早闭时，左心系统血流量减少导致左心系统（左心房、左心室、升主动脉与主动脉弓）内径减小，但仍可显示肺静脉回流入左心房。完全型肺静脉异位引流时，肺静脉回流途径异常未回流入左心房。

3.主动脉弓缩窄 主动脉弓缩窄时，卵圆孔处仍有右心房向左心房血流通过。

第三部分：病例展示

　　孕妇，37岁，现孕39周＋，超声检查发现胎儿卵圆孔早闭，右心增大。未见胎儿水肿征象（图3-18-3）。

　　超声报告描述：胎儿四腔心切面舒张期和收缩期显示右心系统增大，房间隔连续完整，且明显膨向左心房，实时下观察未见卵圆孔瓣在左心房漂动。四腔心切面彩色多普勒舒张期和收缩期显示卵圆孔区未见明显血流束通过，左侧房室瓣通过血流量明显较右侧房室瓣少，三尖瓣反流。

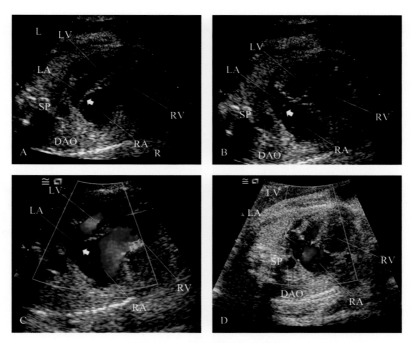

图3-18-3　病例展示超声图像

A、B.四腔心切面舒张期和收缩期二维图像未见卵圆孔瓣开放；C、D.四腔心切面舒张期和收缩期彩色多普勒血流卵圆孔区未见明显血流束通过（箭头所示）。左侧房室瓣通过血流量明显较右侧房室瓣少，三尖瓣反流。RV.右心室；LV.左心室；RA.右心房；LA.左心房；DAO.降主动脉；SP.脊柱；L.左侧；R.右侧

　　超声诊断：胎儿右心增大，卵圆孔早闭。

　　妊娠结局：胎儿右心增大，但未出现胎儿水肿等右心衰竭征象，且该胎儿已足月，可终止妊娠。该孕妇于次日剖宫产，新生儿情况良好，Apgar评分8分，无明显呼吸窘迫等症状。

　　诊断分析：胎儿四腔心切面显示右心系统增大，房间隔连续完整，且明显膨向左心房，实时下观察未见卵圆孔瓣在左心房漂动，彩色多普勒舒张期和收缩期显示卵圆孔区未见明显血流束通过，左侧房室瓣通过血流量明显较右侧房室瓣少，三尖瓣反流，符合卵圆孔早毕超声图像特征。

第四部分：测试

　　孕妇，29岁，妊娠32周，常规超声筛查（图3-18-4）。

超声报告描述：四腔心切面左、右心腔不对称，右心明显较左心大，三尖瓣大量反流，卵圆孔瓣冗长呈"囊袋"样膨出，凸向左心房紧贴左心房侧壁，顶部可见内径2.0mm纤细有效血流由右心房汇入左心房、主动脉内径窄、肺动脉内径增宽。

超声诊断：胎儿左心小、主动脉内径窄、卵圆孔瓣冗长。考虑：卵圆孔血流受限。

妊娠结局：本病例每2周复查1次胎儿超声心动图至妊娠38周剖宫产结束分娩，新生儿预后良好。

诊断分析：首先在四腔心切面发现胎儿左右心比例不对称，右心明显增大、三尖瓣大量反流，左心小，卵圆孔瓣冗长呈囊袋样膨隆凸向左心房，彩色多普勒显示卵圆孔瓣向左心房有效通过血流束宽2mm。分析本病例右心增大、三尖瓣大量反流，左心小、主动脉内径窄的原因是由于卵圆孔血流受限所致右心容量增大继发三尖瓣反流、左心容量减少而继发主动脉内径缩窄，产后多能自行恢复。本病例需与主动脉弓缩窄相鉴别，主动脉弓缩窄也表现为右心增大、

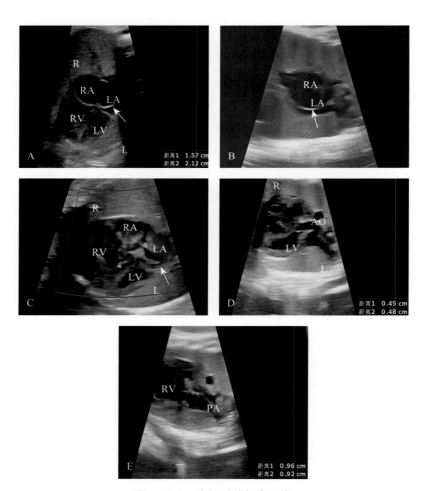

图3-18-4　病例测试超声图像

A、B.四腔心切面与双心房横切面，卵圆孔基底部增宽，卵圆孔瓣冗长呈"囊袋"样膨出，凸向左心房，紧贴左心房侧壁（箭头指示处）；C.四腔心切面右心增大左心小，彩色多普勒：三尖瓣大量反流，卵圆孔瓣顶部可见纤细血流汇入左心房内，有效血流束宽约2mm（箭头指示处为卵圆孔瓣处由右心房汇入左心房纤细血流）；D、E.主动脉内径较肺动脉内径明显小。LA.左心房；RA.右心房；RV.右心室；LV.左心室；PA.肺动脉；L.左侧；R.右侧

左心小、主动脉内径缩窄，主要鉴别点为主动脉弓缩窄卵圆孔有右心房向左心房正常血流通过。卵圆孔血流受限胎儿需2～3周复查1次胎儿超声心动图，监测卵圆孔血流、胎儿脐动脉、大脑中动脉、静脉导管多普勒血流的变化与胎儿心脏功能。如果出现卵圆孔早闭并胎儿心脏功能不全表现（胎儿水肿、心包积液、胸腔积液、腹水、三尖瓣反流、心律失常，静脉导管血流频谱a反转，大脑中动脉血流频谱出现低阻力改变）应按危急值制度报告临床医生及时处理。

（苏　虹　张　娜　陈　明）

主要参考文献

［1］吴雅峰. 妊娠中晚期并发症卵圆孔瓣宫内闭合超声诊断及临床意义. 中华医学超声杂志（电子版），2016，13（8）：564-556.

［2］李胜利，罗国阳. 胎儿畸形产前超声诊断学. 2版. 北京：科学出版社，2017：462-464.

［3］Chan E S，To K F. Hydrops fetalis，hepatic centrolobular necrosis，and hypoxicischaemic encephalopathy in a fetus with premature closure of foramen ovale. Pathology，2013，45（7）：708-710.

［4］Cole-Jeffrey C T，Terada R，Neth M R，et a1. Progressive anatomical c10sure of foramen ovale in nonnal neonatal mouse hearts. Anat Rec（Hoboken），2012，295（5）：764-768.

［5］中国医师协会超声医师分会. 中国胎儿心脏超声检查指南. 北京：人民卫生出版社，2018：22-23.

［6］张丽娜，刘晓伟，吴青青，等. 超声心动图诊断胎儿卵圆孔早闭或偏窄的临床价值. 中华围产医学杂志，2014，17（5）：354-356.

［7］张大伟，范颖，李燕娜，等. 胎儿卵圆孔提前闭合与妊娠结局的临床分析. 实用妇产科杂志，2015，31（6）：470-472.

第十九节　动脉导管早闭或收缩——妊娠晚期胎儿水肿

第一部分：提示和强调

　　合并胎儿心力衰竭/水肿的动脉导管早闭或收缩的危急值分类为"红色"，需出具报告后10分钟内通报临床医生。

　　动脉导管是胎儿时期循环系统的重要交通通路，肺动脉内80%～90%的血液经此流向降主动脉，动脉导管早闭或收缩胎儿血流动力学发生改变：肺动脉内血液通过动脉导管流向降主动脉受阻，肺循环容量过载，右心负荷加重，导致胎儿持续性肺动脉高压，出现肺动脉增宽、右心扩大、右心室心肌肥厚、三尖瓣大量反流，当肺动脉和右心室压力升高到一定程度时（＞60mmHg），出现右心衰竭、胎儿水肿，严重者可导致胎儿死亡。

　　当动脉导管早闭或收缩单独存在不合并心脏畸形时，胎儿的预后取决于胎儿孕周、右心功能不全及肺动脉高压的严重程度，若胎儿存在心脏畸形时，其预后还与合并的心脏畸形有关。胎儿发生动脉导管早闭或收缩，若在右心衰竭前娩出，出生后随着肺泡充气扩张，肺血管压力迅速降低，右心室后负荷明显减轻，预后较好；若胎儿已出现右心衰竭失代偿表现，则出生后可能出现新生儿持续性肺动脉高压，需机械辅助通气甚至部分患儿因呼吸心脏衰竭而死亡。因此及时诊断、适时分娩，对改善动脉导管早闭或收缩患儿的预后具有重要意义。

　　超声医生检查时若发现胎儿水肿，或四腔心切面显示胎儿三尖瓣大量反流、右心扩大、右心室心肌肥厚等右心负荷加重的声像学改变时，应积极寻找病因，认真检查心脏结构，明确是否存在胎儿畸形，同时超声医生应警惕动脉导管早闭或收缩的可能，可在三血管（3VV）切面、三血管气管（3VT）切面及导管弓切面仔细观察导管管腔，验证是否有血流通过。若动脉导管无血流通过，则可明确诊断动脉导管早闭；若动脉导管管径狭窄，其内有血流信号通过，需测量血流流速及 PI 值，评估是否存在动脉导管收缩。当超声医生发现胎儿动脉导管早闭或收缩合并胎儿心力衰竭或水肿时，应按危急值制度迅速上报临床医生，以便其尽早制订分娩决策，减少不良妊娠结局的发生。但目前对此类胎儿最佳分娩孕周尚无统一标准，取决于如何权衡早产和右心负荷加重、肺动脉高压带来的风险。有学者回顾文献提出处理策略：立即停用非甾体抗炎药，不伴右心负荷过重时采取期待治疗，一周一次超声监测；胎龄小于32 周伴右心负荷过重时，两天一次监测，出现动脉导管压差增大、右心扩张、三尖瓣反流时，立即剖宫产分娩；胎龄大于 32 周伴右心负荷过重时，给予产前糖皮质激素，3 天后行超声心动图监测，如血流动力学不变或加重，立即剖宫产分娩。最近有研究报道，动脉导管收缩狭窄的胎儿经地高辛和氧治疗后，收缩期导管峰值梯度逐渐降低 71%，右心室功能改善，三尖瓣反流减少。

第二部分：分析与说明

【**概述**】 动脉导管早闭或收缩是指动脉导管在胎儿时期提前关闭或收缩。胎儿动脉导管早闭现象临床罕见，发病率尚未明确，但若一旦发生，连接主动脉与肺动脉的通路关闭，右心负荷骤然升高，对胎儿的影响极大，未能及时发现并予以相应处置，极易出现胎儿右心衰竭，甚至导致胎儿死亡。

【**病因**】 目前动脉导管早闭或收缩的确切病因尚不清楚，可能是复杂神经体液调节的结果，有研究报道称动脉导管的通畅主要取决于动脉导管自身产生的高水平前列腺素 E_2 和前列腺素 E_1。妊娠期间循环中的前列腺素可保持动脉导管持续开放，随着妊娠进展，动脉导管对前列腺素的敏感性逐渐降低，而对前列腺素合成酶抑制剂等促使其收缩的因素敏感性增加。现有研究报道显示妊娠晚期使用非甾体抗炎药（NSAID）可能是导致动脉导管收缩或早闭最常见的原因。因此，对孕期使用过此类药物的人群也需注意监测动脉导管情况。

【**超声检查**】

1.胎儿超声心动图观察胎儿动脉导管的主要切面 三血管（3VV）切面、三血管气管（3VT）切面、导管弓切面均可直观显示动脉导管声像（图 3-19-1）。

2.动脉导管早闭或收缩的主要超声表现

（1）动脉导管早闭或收缩的声像图直接征象：动脉导管早闭时，三血管切面、三血管气管切面及导管弓切面彩色多普勒显示动脉导管内未见彩色血流信号通过。动脉导管收缩时，显示动脉导管管径狭窄（与降主动脉内径比较，正常情况下二者内径相似），其内可见双期连续高速低阻血流信号，有研究报道，当动脉导管收缩期血流速度 >1.4m/s，舒张期血流速度 >0.35m/s，PI<1.9 时提示导管收缩。

（2）动脉导管早闭或收缩的继发征象：动脉导管提早关闭或收缩会出现不同肺动脉压力增高、右心负荷加重的继发声像学改变。四腔心切面显示右心房、右心室径线增大，右心室心肌增厚，三尖瓣出现大量反流，卵圆孔处右向左分流血流增加；右心室流出道切面显示肺动脉内径增宽、肺动脉瓣出现反流，肺动脉瓣口血流流速明显降低；左心室流出道显示主动

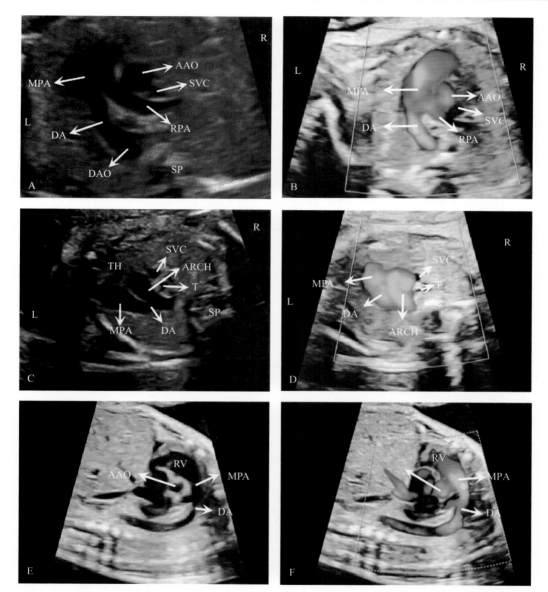

图3-19-1　二维及彩色多普勒超声在胎儿三血管（3VV）切面、三血管气管（3VT）切面及导管弓切面可直观显示动脉导管

A、B.三血管（3VV）切面；C、D.三血管气管（3VT）切面；E、F.导管弓切面。AAO.升主动脉；ARCH.主动脉弓；DA.动脉导管；RV.右心室；MPA.主肺动脉；TH.胸腺；T.气管；SP.脊柱；SVC.上腔静脉；L.左侧；R.右侧

脉血流速度增快；三血管切面主肺动脉与主动脉内径比例失调；右心衰竭时胎儿可出现静脉导管a波反向、体腔积液、胎儿水肿等表现。

【其他检查方法】　近年来，MRI新技术用于胎儿心脏检查的研究不断深入，但MRI成像普及性不如超声，易受胎心体积小、运动快等情况的影响，在对心脏瓣膜的显示、心脏大血管的实时观察等方面欠缺优势，尚不作为常规检查手段。

【诊断】　超声心动图检查不仅获取高分辨率的心脏和大血管图像，直观显示动脉导管，还可评估胎儿心脏血流动力学状态，可以明确诊断动脉导管早闭。

第三部分：病例展示

孕妇，26岁，G_1P_0，现孕29周。既往史无特殊。外院发现胎儿胸腔积液、心包腔积液、心脏增大。来我院会诊，超声检查如下（图3-19-2）。目前无阴道流液、无下腹痛、无发热，自述胎动正常。

超声报告描述： 增大子宫内见胎儿头位于下方，胎儿心脏心尖指向胸腔左侧，胎儿心脏增大，心胸比0.43，右心室肥厚、收缩期右心房侧可见三尖瓣大量反流，心包腔见不规则液性暗区宽约3.7mm，追踪主肺动脉及左右肺动脉时发现动脉导管未显示，三血管气管切面显示

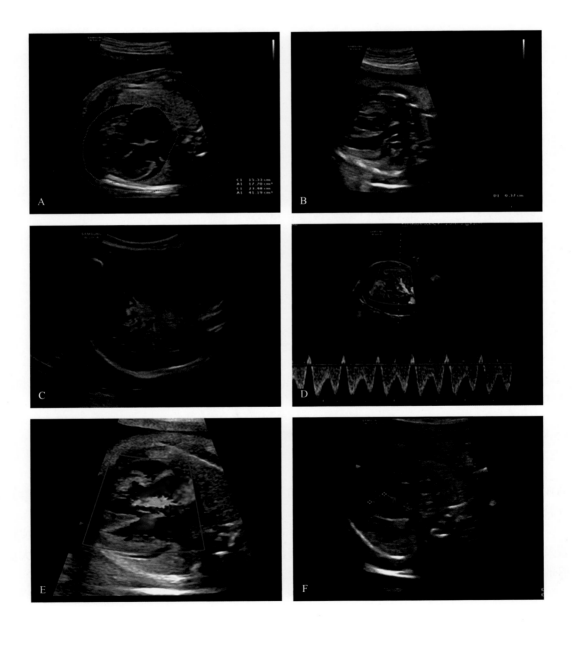

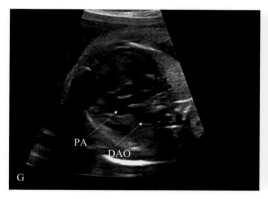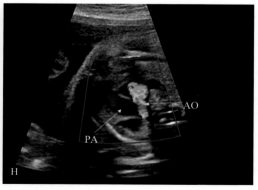

图 3-19-2　病例展示超声图像

A.胎儿心脏增大，心胸比 0.43；B.右心室肥厚、心包积液；C.腹腔可见大量积液；D.静脉导管 A 波反向；E.四腔心切面见三尖瓣大量反流；F、G.追踪主肺动脉及左右肺动脉时发现动脉导管未显示；H.三血管气管切面显示肺动脉瓣口仅显示少许前向血流。PA.肺动脉；DAO.降主动脉；AO.主动脉

肺动脉瓣口仅显示少许前向血流。胎儿腹腔可见大量液性游离暗区，静脉导管频谱显示 A 波反向，脐血管血流频谱正常，余胎儿结构及胎儿附属结构未见明显异常。

超声诊断： 胎儿动脉导管早闭；胎儿心脏增大，三尖瓣大量反流，右心室肥厚，心包积液，腹腔积液，静脉导管 a 波反向，综上考虑：胎儿心力衰竭（CVPS 评分 6 分）。

诊断分析： 二维超声三血管切面及三血管气管切面上未见明显动脉导管，且彩色多普勒显示主肺动脉内仅于瓣口水平显示少许前向血流，未见彩色血流信号通过动脉导管，可诊断动脉导管早闭，且该胎儿因动脉导管早闭，已出现典型右心衰竭征象（心脏增大、三尖瓣大量反流，右心室肥厚、腹腔积液、心包积液、静脉导管 a 波反向）。于妊娠 29 周行剖宫产分娩一低出生体重儿（1700g），新生儿轻度窒息。当超声发现胎儿心力衰竭、水肿征象时，应仔细探查可能的原因，并按危急值制度上报临床医生。

第四部分：测试

妊娠 30 周胎儿因羊水过多用吲哚美辛（消炎痛）1 天后，超声监测显示的部分图像见图 3-19-3。

超声报告描述： 增大子宫内可见胎儿头位于上方，胎儿心脏心尖指向胸腔左侧，四腔心切面显示胎儿心胸比正常，右心较左心明显增大，收缩期右心房侧可见三尖瓣反流，三血管切面二维及彩色多普勒显示动脉导管（DA）内径明显狭窄，狭窄处流速明显增高，频谱多普勒显示动脉导管为高速低阻的血流频谱，舒张期及收缩期血流速度均明显增高，收缩期峰值流速达 1.75m/s。胎儿静脉导管 a 波加深，周身皮肤水肿，胎儿脐血管血流频谱正常，余胎儿结构及胎儿附属结构未见明显异常。

超声诊断： 胎儿动脉导管提前收缩狭窄；胎儿右心增大，三尖瓣反流，静脉导管 a 波加深，胎儿皮肤水肿，综上考虑：胎儿心力衰竭（CVPS 评分 7 分）。

诊断分析： 现有研究报道显示，妊娠晚期使用非甾体抗炎药可能是导致动脉导管收缩或早闭最常见的原因。本病例胎儿因羊水过多用吲哚美辛 1 天后，出现胎儿动脉导管提前收缩狭窄，胎儿右心负荷加重、胎儿心力衰竭表现，停用吲哚美辛后 4 天复查超声显示动脉导管内径

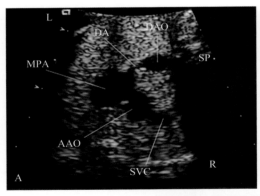
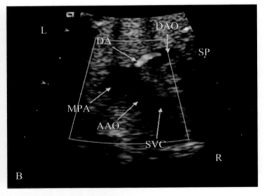
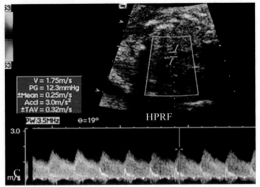

图3-19-3 测试病例超声图像

A、B.三血管切面二维及彩色多普勒显示动脉导管内径明显狭窄，狭窄处流速明显增高；C.频谱多普勒显示动脉导管为高速低阻的血流频谱，舒张期及收缩期血流速度均明显增高，收缩期峰值流速达1.75m/s。DAO.降主动脉；MAP.肺动脉；AAO.升主动脉；DA.动脉导管

及心脏大小恢复正常，胎儿皮肤水肿消失。对妊娠期使用过非甾体抗炎药的人群需注意监测动脉导管情况，当发现动脉导管收缩及早闭、胎儿右心负荷加重或胎儿心力衰竭、水肿时需按危急值制度迅速上报，以便及时干预，改善预后。

（张　娜　刘　群　苏　虹　陈　明）

主要参考文献

［1］张家敏，马永红，沈艳，等 . 超声心动图对胎儿动脉导管狭窄及早闭的诊断 . 中国临床医学影像杂志，2017，28（3）：204-207.

［2］柴青芬 . 胎儿动脉导管狭窄超声心动图诊断分析 . 中华实用诊断与治疗杂志，2016，30（8）：769-771.

［3］王园园，刘颖，董凤群，等 . 胎儿动脉导管收缩及早闭的超声心动图诊断价值 . 中华医学超声杂志（电子版），2019，16（7）：521-525.

［4］Ben-David Y，Hallak M，Rothscild A，et al . In-domethacin and fetal ductus arteriosus complete closure after cessation of prolonged therapeutic course . Fetal Diagn Ther，1996，5（11）：341-344.

［5］Wyatt-Ashmead J . Antenatal closure of the ductus arteriosus and hydrops fetalis . Pediatr Dev Pathol，2011，6（14）：469-474.

［6］李胜利，罗国阳 . 胎儿畸形产前超声诊断学 . 2版 . 北京：科学出版社，2017.

［7］Allegaert K，Mian P，Lapillonne A，et al. Maternal paracetamol intake and fetal ductus arteriosus constriction or closure：a case series analysis. Br J Clin Pharmacol，2019，85（1）：245-251.

［8］Naqvi A Z，Lanni S M，Rosenthal J B. Management of fetal ductus arteriosus constriction with Digoxin and oxygen therapy. Cardiol Young，2020，30（8）：1183-1185.

第二十节　胎儿心律失常

第一部分：提示和强调

胎儿心律失常中持续性室上性心动过速、室性心动过速、心房扑动、心房颤动及持续性胎儿心动过缓的危急值分类为"红色"，需出具报告后10分钟内通报临床医生。

胎儿心律失常出现在1%～2%未经选择的妊娠中，而在21周至足月的高风险妊娠中的发生率约为16.6%。因此，在临床工作中较为常见，通常约90%的胎儿心律失常不影响胎儿循环血流动力学，可密切观察随访病情演变，无需产前治疗，多能自发恢复正常节律。仅约10%严重的心律失常持续存在或进展，如持续性室上性心动过速、室性心动过速、心房扑动、心房颤动及持续性胎儿心动过缓等，如不及时干预，可导致胎儿水肿、胎儿心力衰竭甚至围生儿死亡等不良后果。因此产前准确判断心律失常的类型，对于孕期胎儿监测、临床诊疗、妊娠方案的制订均具有重要意义。

超声心动图检查是目前检测胎儿心律失常最便捷、有效的方法，不仅可以观察心脏解剖结构，通过心房壁及心室壁的运动及二者节律关系、判断心律失常的类型，还可评估胎儿心脏功能状态。

超声医生发现胎儿心动过速、心动过缓、不规则心律等胎儿心律异常时，首先需观察胎儿心脏结构，据文献报道，持续性胎儿心律失常约10%合并先天性心脏结构异常；其次判断胎儿心律失常的类型，可在四腔心、五腔心切面利用M型超声及脉冲多普勒检查观察心房壁及心室壁的运动及节律，从而明确心律失常类型；除此之外，还需评估胎儿心脏功能状态、观察胎儿是否合并水肿。若胎儿心律失常类型为持续性室上性心动过速、室性心动过速、心房扑动、心房颤动、持续性胎儿心动过缓，可导致胎儿低输出量型心力衰竭，危及胎儿生命，需按危急值制度迅速报告临床医生，以便及时干预使胎心转换为正常窦性心律，尽可能延长妊娠周期，改善预后。

第二部分：分析与说明

【概述】　心律失常是指心脏搏动的频率、节律、起源部位、传导速度或激动次序的异常。胎儿心律失常是指无宫缩时，胎心节律不规则或胎心率超出正常范围，胎心率＜100次/分称为胎儿心动过缓，胎心率＞180次/分称为胎儿心动过速。胎儿心律失常的类型主要包括快速型心律失常、缓慢型心律失常、胎儿心律不规则。大多数胎儿心律失常为一过性改变（持续时间小于10分钟），在心脏发育过程中可反复出现，逐渐消失，甚至可出现心律失常类型的变化。据文献报道，胎儿心律失常中以期前收缩最为常见约占胎儿心律失常的80%，其中房性期前收缩占70%，快速型胎儿心律失常中以室上性心动过速（SVT）较多见，胎儿心动过缓占胎儿心律失常的8.6%。

【病因】 胎儿心律失常见原因有先天性房室传导障碍、先天性心脏结构畸形、母婴感染或药物作用等，导致心脏冲动形成异常或冲动传导异常。房性期前收缩多由卵圆孔瓣过长或房间膨出瘤活动时撞击左心房壁产生机械刺激引起心房异位激动所致，也可能与母亲吸烟、摄入咖啡因等兴奋剂有关。室上性心动过速电生理机制为旁路传导构成房室折返。室性心动过速常与心肌炎、心肌供氧异常有关。窦性心动过缓大多为生理性，或因孕妇低血压、检查时探头压迫胎儿腹部致迷走神经张力增加导致。部分房室传导阻滞与胎儿心脏解剖结构异常、孕妇干燥综合征A抗原（SSA）抗体及B抗原（SSB）抗体阳性引起的心肌细胞炎症反应及心脏传导系统纤维化有关。

【超声检查】 首先通过二维超声检查观察胎儿心脏结构，在二维超声引导下，将M型取样线置于通过心房壁和心室壁或房室瓣和半月瓣，记录运动曲线，既能同时反映心房和心室的活动节律，又可反映心房和心室活动的相互关系，以此来了解心房、心室节律及房室传导方式（图3-20-1A）。通过脉冲多普勒超声检查可获得房室运动部位血流频谱，确定房室活动发生的时间，进而确定心律失常的类型，通常在五腔心切面将取样容积置于左心室流入道及流出道的交汇点，记录二尖瓣及收缩期流出道的血流频谱，从而明确房室活动关系（图3-20-1B）。除此之外，还需观察胎儿是否存在水肿、评估胎儿心功能状态，以判断是否存在胎儿心律失常导致的胎儿心力衰竭（参考本章第二十一节胎儿心力衰竭）。

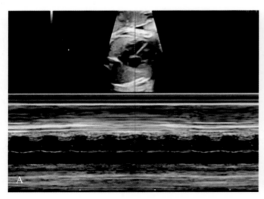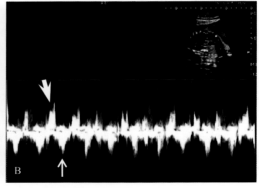

图3-20-1 M型超声心动图及脉冲多普勒声像图

A. M型取样线穿过心房与心室壁 B. 脉冲多普勒记录二尖瓣及主动脉瓣血流频谱，粗箭头指向左心室流入道血流频谱，细箭头指向左心室流出道血流频谱

1.期前收缩是最常见的心律失常类型，大多数可自行缓解，预后良好，10%可转为持续性室上性心动过速，因而建议每周一次胎心监测。胎儿期前收缩若发生次数小于5次/分为偶发，≥6次/分为频发。M型超声心动图可显示较小的提前出现的心房收缩波（图3-20-2），若这个心房收缩波未下传，易误诊为房室传导阻滞。心室流入道和脐动脉多普勒可显示异常的提前心房收缩波。

2.快速型心律失常包括窦性心动过速（ST）、室上性心动过速（SVT）、室性心动过速（VT），其中SVT占70%～75%。ST的心房率与心室率一致（图3-20-3），持续性ST与胎儿缺氧、甲状腺毒症、贫血等有关，通常控制病因即可恢复；SVT在M型超声心动图显示快速而规整的心率，220～300次/分，心房率与心室率一致（见下文"病例展示"，图3-20-4）；

VT则心室率＞200次/分，心室率大于心房率。心房扑动（AF）常发生于妊娠晚期，M型超声心动图显示规整的心房率，300～500次/分，心房率大于心室率。心房颤动时心房率＞400～500次/分，心房率＞心室率，M型超声心动图见快速而不规整的心室率和房室传导。

3.胎儿心动过缓时，超声检查显示胎心率＜100次/分。妊娠中期后胎儿心率一过性下降且短时间内恢复，与脐带受压、探头加压等有关，改变体位常可改善。心动过缓持续存在时，为病理性改变。窦性心动过缓时心房率等于心室率，1∶1房室传导。房室传导阻滞分为Ⅰ型、Ⅱ型（不完全性）、Ⅲ型（完全型），M型超声心动图可观察心房壁与心室壁的运动节律，判断房室传导的不同方式（见下文"测试"，图3-20-5）。

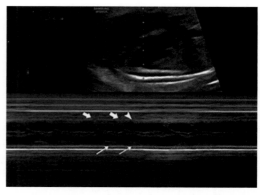

图3-20-2　胎儿，26周＋，房性期前收缩（未下传）

M型超声心动图可见连续两个正常的心房收缩波（粗箭头所示）和心室收缩波（细箭头所示）之后，显示一次提前出现的心房收缩波（无尾箭头所示）后，未见相继出现的心室收缩波

【其他检查方法】　通常，胎儿超声心动图（二维、M型、脉冲多普勒等）用于诊断胎儿心律失常、评估预后，并指导宫内治疗。但在某些复杂的心律失常诊断上存在困难，因此，胎儿心电图、胎儿MRI、胎儿心磁图等检查手段被引入产前诊断。胎儿心电图经孕妇腹部记录胎儿心脏电信号，因易受其他信号干扰，临床很少使用。胎儿心磁图可探测胎儿心脏运动的磁场变化、从而测量心电变化、实现心律失常诊断，可分析T波和QT间期，是近年的研究热点，但由于其费用较昂贵，尚未在临床广泛开展。临床听诊虽然可以发现部分妊娠中晚期胎儿心律失常的存在，但没有办法确定心律失常的类型。

【诊断及鉴别诊断】　胎儿心律失常临床常见，不同类型心律失常的发生机制、对胎儿血流动力学的影响不甚相同，因此，产前发现心律失常、明确心律失常的类型十分重要。超声心动图检查不仅可以提供心脏结构信息，还能判断心房、心室活动的时间及相互关系，从而明确是否存在心脏畸形、心律失常的类型。目前临床工作中胎儿心律失常的诊断主要依靠超声心动图检查。

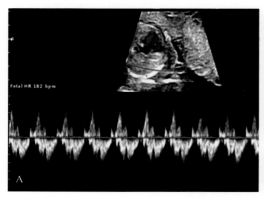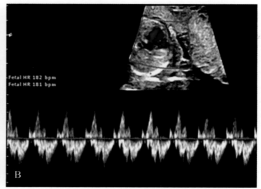

图3-20-3　胎儿，27周，窦性心动过速，多普勒显示心房率（A）等于心室率（B），约为182次/分，呈1∶1传导

第三部分：病例展示

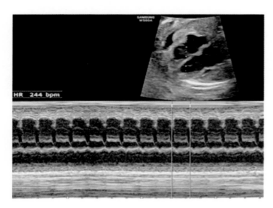

图3-20-4　病例展示超声图像

M型超声心动图显示快速而规整的心率，心室率为244次/分，心房率与心室率一致，呈1∶1传导

患者女性，30岁，G_1P_0，妊娠29周，外院超声发现胎心率快，来院会诊，申请超声检查见图3-20-4。

超声报告描述： 增大子宫内可见胎儿头位于下方，胎儿结构及胎儿附属结构未见明显异常，M型超声心动图显示快速而规整的心率，心室率为244次/分，心房率与心室率一致，呈1∶1传导。

超声诊断： 胎儿心律失常（室上性心动过速）。

诊断分析： 持续性室上性心动过速、室性心动过速、心房扑动、心房颤动，如不及时干预，随病情进展，出现胎儿心脏扩大、胎儿水肿、脐静脉搏动、动脉血流峰值流速明显降低，需尽快复率，否则易导致不可逆的器官损伤、胎死宫内。因此超声医生若发现此类严重的心律失常，需按危急值制度迅速上报临床医生。

第四部分：测试

患者女性，34岁，G_2P_1，妊娠31周，外院超声发现胎心率缓慢，来院会诊，申请超声检查，M型超声心动图和脉冲多普勒见图3-20-5。

超声报告描述： 增大子宫内可见胎儿头位于上方，胎儿结构及胎儿附属结构未见明显异常，M型超声心动图显示房室传导为2∶1下传，心房率143次/分，心室率为70次/分，左心室流入道流出道多普勒频谱显示PR间期延长，为270ms。

超声诊断： 胎儿心律失常（二度Ⅱ型房室传导阻滞）。

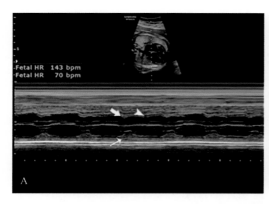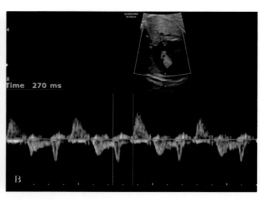

图3-20-5　测试病例超声图像

A.M型超声心动图扫描线斜穿右心房—左心室，显示房室传导为2∶1下传，心房率143次/分，心室率为70次/分；B.左心室流入道流出道多普勒频谱显示PR间期延长，为270ms

诊断分析：可疑胎儿心律失常时，M型扫描线斜穿右心房壁、左心室壁，记录心房和心室的活动节律、相互关系，以此来了解心房、心室节律及房室传导方式。本例显示房室传导为2：1下传。然后通过脉冲多普勒超声检查在五腔心切面将取样容积置于左心室流入道及流出道的交汇点，记录二尖瓣及收缩期流出道的血流频谱，从而明确房室活动发生的时间，进而确定心律失常的类型。多普勒测量PR间期（从二尖瓣A波开始至主动脉收缩波波峰起点，相当于心电图的PR间期），本病例PR间期明显延长，说明存在房室传导阻滞。房室传导阻滞时也可出现脐动脉舒张期血流降低或消失、反向、脐静脉搏动性血流、外周动脉峰值速度和搏动指数降低，需及时干预。但与胎儿心动过速相比，胎儿心动过缓的宫内干预疗效并不明确。因此，评估效益风险，选择适当的分娩时间显得尤为重要。

（张　娜　廖伊梅　刘　群　陈　明）

主要参考文献

［1］Amie-Tison C，Cabrol D，Denver R，et al. Fetal adaptation to stress. Part I：Acceleration of fetal maturation and earlier birth triggered by placental insufficiency in humans. Early Hum Dev，2004，78（1）：15-27。

［2］DcAlto M，Russo M G，Paladini D，et al. The challenge of fetal dysrhythmias：Echocardiographic diagnosis and clinical management. J Cardiovasc Med（Hagerstown），2008，9（2）：153-160。

［3］Cameron A，Nicholson A，Nimrod C，et al. Evaluation of fetal cardiac dysrhythmias with two-dimensional，M-mode，and pulsed Doppler ultrasonogrpahy. Am J Obstet Gynecol，1988，158（2）：286-290。

［4］Lopriore E，Aziz M I，Nagel H T，et al. Long-term neurodevelopmental outcome after fetal arrhythmia. Am J Obstet Gynecol，2009，201（1）：46-55。

［5］李胜利，罗国阳. 胎儿畸形产前超声诊断学. 2版. 北京：科学出版社，2017：1000-1002。

［6］张涛，赵胜，杨小红. 胎儿心律失常的超声诊断及随访分析108例. 中华医学超声杂志（电子版），2021，18（08）：765-767。

［7］Amano K，Hirano S，Nishijima M. Significance of fetal arterial oxygen saturation（SpO$_2$）monitoring. Nihon Sanka Fujinka Gakkai Zasshi，1996，48（2）：96-102。

［8］Yuan S M. Fetal arrhythmias：Surveillance and management. Hellenic J Cardiol，2019，60（2）：72-81。

［9］Alvarez A，Vial Y，Mivelaz Y，et al. Fetal arrhythmias：premature atrial contractions and supraventricular tachycardia. Rev Med Suisse，2008，4（166）：1724-1728。

［10］GembruchU，Bald R，HansmannM. Color-coded M-mode Doppler echocardiography in the diagnosis of fetal arrhythmia. Geburtshilfe Frauenheilkd，1990，50（4）：286-290。

［11］Gollob M H，Seger J J，Gollob T N，et al. Novel PRKAG2 mutation responsible for the genetic syndrome of ventricular preexcitation and conduction system disease with childhood onset and absence of cardiac hypertrophy. Circulation，2001，104（25）：3030-3033。

［12］周开宇，李一飞，朱琦，等. 胎儿心律失常的临床诊断、治疗及决策. 中华妇幼临床医学杂志（电子版），2011，7（3）：249-252。

［13］邱添，滕银成. 胎儿心律失常的诊断和治疗. 中国实用妇科与产科杂志，2011，27（4）：273-275。

［14］周开宇，朱琦，陈娇，等. 超声心动图检测胎儿心律失常. 中国医学影像技术，2009，25（11）：2084-2087。

［15］梁皓，隋志清. 胎儿心律失常的超声心动图诊断与处理策略. 中国产前诊断杂志（电子版），2012，4（3）：41-45。

［16］Veduta A，Panaitescu A M，Ciobanu A M，et al. Treatment of Fetal Arrhythmias. J Clin Med，2021，10（11）：2510。

[17] 卫星，孙路明. 胎儿心律失常的产前诊断及管理. 中国实用妇科与产科杂志，2019，35（4）：392-396.
[18] 张慧婧，杨慧霞. 胎儿心律失常的宫内治疗现状. 中华围产医学杂志，2021，24（4）：241-244.

第二十一节　胎儿心力衰竭

第一部分：提示和强调

胎儿心力衰竭的危急值分类为"红色"，需出具报告后10分钟内通报临床医生。

胎儿心力衰竭是胎儿围生期死亡的重要原因，其预后和处理与原发病因、心功能不全的严重程度及进展速度、诊断时的孕周大小密切相关。

胎儿心力衰竭的诊断和评估主要依赖于超声检查，但并不局限于超声检查。超声心动图不仅能够诊断胎儿心脏结构的异常，还能评估心脏收缩、舒张功能，在确定或排除可能的导致胎儿心力衰竭的原发病因、疗效监测等方面均能提供重要信息。胎儿心力衰竭的评估主要包括病因学探索和胎儿状态评估、结局预测，尽早诊断、及时干预是降低围生期死亡率、改善胎儿预后的关键，因此当超声检查发现胎儿心力衰竭时需按危急值制度迅速报告临床医生。

临床工作中超声医生若发现可能导致胎儿心力衰竭的危险因素（如室上性心动过速、胎儿心脏畸形、双胎输血综合征等）存在，或出现可疑胎儿心力衰竭的声像图表现（如心胸面积比增大、心脏瓣膜反流、胎儿水肿、多普勒频谱异常等）时，需仔细检查胎儿结构、综合评估胎儿心脏功能。若明确存在胎儿心力衰竭，应积极对胎儿心力衰竭病因进行探索，因为针对不同的病因，胎儿心力衰竭的治疗方案不同。胎儿心力衰竭治疗的总体目标是通过改善心血管功能，尽可能延长妊娠至足月，降低相关围生期死亡率和发病率，且通常需要产科、儿科等多个科室的合作才能完成。

此外，超声还是胎儿心力衰竭病情发展监测和宫内治疗效果监测的重要手段。地高辛、索他洛尔、丙醇、氟卡尼和胺碘酮常用于治疗心律失常导致的胎儿心力衰竭，而地高辛作为治疗胎儿心力衰竭的一线药物具有重要的临床价值，已证实超声评估胎儿心血管整体评分（cardiovascular profile score，CVPS）和心室Tei指数是有效指导经胎盘转运药物治疗效果监测的指标。

第二部分：分析与说明

【概述】　胎儿心力衰竭：是各种原因导致的心脏射血能力受损，组织器官灌注不足，心排血量不足以满足胎儿发育需要的一组综合征，是许多疾病的常见终末结果，可导致终末器官衰竭，死亡率极高，是胎死宫内的重要原因之一。胎儿充血性心力衰竭的定义与出生后相似，即组织灌注不足、心排血量不足导致一系列复杂的反应和调节，以改善前向血流或直接流向重要器官，这种状态可以描述为组织血液流动不足，从而触发某些反应以保证胎儿的存活。在外周血管检测到灌注异常时，循环中分泌过量的儿茶酚胺就是这些反应之一，强烈的激素反应被触发，包括那些控制水钠潴留以增加心肌前负荷的激素反应，以及那些控制肾上腺皮质激素过量分泌的反应，后者为增加的代谢需求调动额外的能量。

【病因】　虽然任何年龄的患者都可能发生心力衰竭，但胎儿心力衰竭的一些潜在条件是宫内环境所特有的。目前已知可导致胎儿心力衰竭的病因：①胎儿心脏畸形；②异常胎儿分流；③胎儿心肌病；④严重的胎儿心律失常；⑤高心输出状态：如胎儿贫血、动静脉畸形、无心畸胎；⑥心脏压迫或降低心室前负荷：囊性腺瘤畸形、膈疝、心包畸胎瘤；⑦心室后负荷改变：胎盘功能不全、双胎输血综合征；⑧胎儿全身感染等。

胎儿心力衰竭的发病机制：由于胎儿心肌的收缩性和顺应性明显低于成熟心脏，当出现胎儿心功能障碍时通过增加舒张末期压力来增加射血量的能力非常有限，肺和羊水对胎儿心腔施加的正压，进一步限制了舒张心室充盈储备，胎儿通过简单地增加心率来增加心排血量的心脏储备量也很小。同时因为左心室及右心室存在几何结构及肌纤维结构的差异，右心室功能障碍发生得更早。

尽管胎儿心脏功能不甚健全，但产前胎儿血液循环系统具有较高的灵活性及适应性，可通过调节血流来应对功能及解剖上的心血管异常，当单一心室出现功能障碍时，另外一个心室可通过代偿的方式增加做功使胎儿在宫内存活下来，但输送的含氧量不能完全满足胎儿生长发育的需要。

胎儿的循环衰竭通常是由于各种原因导致的双心室都不能输出足够的血液来满足胎儿发育需要。当出现严重的心功能障碍时，胎儿循环系统迅速调节以保护重要器官，脑血管及冠状动脉通过降低血管阻力，以保证心脑系统的血流灌注，但此种保护减少是以减少下半身灌注为代价的，肾脏灌注减少会激活肾素-血管紧张素（RAS）系统导致水钠潴留，舒张末期心室充盈压和中心静脉压升高，加重心脏负担，同时导致胎儿体腔积液、胎儿水肿，在心力衰竭末期，低心排血量及缺氧会演变为多器官衰竭，最终导致胎儿死亡。

【超声检查】

1.心功能的测量　多种超声心动图参数可用于识别胎儿心力衰竭和预测不良围生期结局的风险。判断心脏收缩功能时可通过M型超声心动图在四腔心切面及双心室短轴切面测量心室缩短分数（SF），左心室或右心室SF＜28%时提示心室收缩功能受损。SF可以评估心室整体收缩功能（径向收缩性），然而SF改变是在心肌功能障碍的后期改变，它的测定受到心肌不对称的技术限制，如胎儿生长受限和妊娠糖尿病妇女的胎儿。心脏做功指数（MPI）也称为Tei指数，用于评估心脏收缩和舒张功能，可以通过分析心动周期的时间周期来计算，由频谱或组织多普勒确定。尽管MPI有临床适用性，但文献中的参考值存在差异。因此，最重要的是通过使用超声医生为每个系统建立的适当的预设来最小化测量MPI的超声系统之间的差异。房室瓣、下腔静脉、静脉导管频谱可提供舒张期心室舒张功能及顺应性的重要信息。正常情况下，整个心脏周期的静脉导管血流频谱呈持续正向，下腔静脉的a波血流逆转＜20 cm/s，二尖瓣、三尖瓣血流频谱相似、呈双向且E峰＜A峰；当胎儿心脏舒张功能受损时房室瓣血流频谱呈单相或E峰＞A峰，静脉导管a波缺失或倒置，下腔静脉a波逆转＞20 cm/s。脐静脉搏动征是预测胎儿水肿围生期死亡的最有用的指标。在这种评估中，组织多普勒比频谱多普勒更准确，能够进行舒张心肌功能的节段分析。其他先进的技术，如应变成像，可用于评估心肌异常程度。因此，胎儿心功能的评估应包括多种超声心动图参数，可根据胎儿的具体情况选择。

2.心血管整体评分　早在2004年，美国儿科心脏病杂志发布了评估伴或不伴水肿的心力衰竭指南，推荐通过心血管整体评分（cardiovascular profile score，CVPS）半定量评价胎儿心力衰竭的严重程度，这一方法在后续的研究中仍被推荐。这是一种综合评分系统，用于对胎儿心力衰竭的严重程度的分级（按10分制评分），分为无异常征象（10分）、轻度（8分或9分）、中度（6分或7分）、重度（＜5分）。评分基于与胎儿不良结局相关的五个超声参数（表3-21-1）。

表3-21-1 心血管整体评分（CVPS）表

项目	2分	1分	0分
积液	无	腹水、胸腔积液或心包积液	皮肤水肿
静脉血流频谱（脐静脉和静脉导管）	正常	脐静脉频谱正常、静脉导管a波反向	脐静脉动脉化搏动
心胸面积比C/T	0.20～0.35	0.35～0.50	＜0.20或＞0.50
心功能	正常的二、三尖瓣频谱心室舒张期双向充盈、RV/LV SF＞0.28	全收缩期三尖瓣瓣口反流、RV/LV SF＜0.28	全收缩期二尖瓣反流、三尖瓣dP/dt 400心室舒张期单相充盈
动脉血流频谱（脐动脉）	脐动脉频谱舒张期血流信号正向	脐动脉频谱舒张期血流信号消失	脐动脉频谱舒张期血流信号反向

注：RV.右心室；LV.左心室；SF.心室缩短分数；dP/dt.射流压力的变化

当CVPS评分降低提示胎儿心功能受损，Hofstaetter等评估59例水肿胎儿的CVPS评分，存活者的CVPS平均分为6.5分，产前或产后死亡者的CVPS平均分为4.9分。据国内文献报道，胎儿心功能CVPS评分危险临界值为6.5分。低CVPS与胎儿不良妊娠结局相关，CVPS降低提示胎儿即处于危急状态，应当给予干预及监测。

3.不同原因导致胎儿心力衰竭时，可合并出现不同相关超声表现　当心肌炎导致心功能不全时多合并心包积液；肥厚型心肌病表现为室间隔及心室游离壁明显肥厚；母体糖尿病继发心心肌肥大的胎儿，室间隔厚度大于心室游离壁厚度，同时多为巨大儿；双胎输血综合征时，供血儿右心室心肌多较左心室肥厚，合并羊水过多情况；胎儿有较大血管瘤及双反动脉灌注序列时，胎儿出现全身静脉扩张；静脉导管发育不全时，会出现脐静脉扩张；胎儿贫血时，大脑中动脉血流峰值流速增高；胎儿低氧血症合并酸中毒时，大脑中动脉阻力指数减低。

【其他检查方法】　MRI检查可见胎儿心脏腔室扩大、胎儿水肿等表现，同时可使用定量磁共振成像技术评估胎儿血流和氧合情况。新的检测手段有脐带血穿刺测量血浆尿钠肽水平、产前母体无创生物学标志检测方法。

【诊断及鉴别诊断】　对于胎儿心力衰竭的产前诊断，超声具有显著优势，可通过二维、彩色、频谱超声技术及最新的超声技术评估，但更推荐使用CVPS这种简单快速的方法，因其更适合于临床常规应用，也被认为是可作为循证证据的评估方法，值得注意的是使用该评分系统时也应兼顾其他指标。胎儿心力衰竭的诊断不仅依靠超声，已有研究发现，脐带血浆尿钠肽水平与由心脏畸形或心律失常导致的心力衰竭的严重程度有关。最新研究也发现，母体血清中肿瘤坏死因子α、血管内皮生长因子D和肝素结合性表皮生长因子的浓度与胎儿心力衰竭有关，这种产前无创生物学标志检测方法可能是潜在的更优于脐带血穿刺检测尿钠肽水平的预测胎儿心力衰竭的方法。

对导致胎儿心力衰竭的病因进行诊断与鉴别诊断是后续治疗和影响预后的关键。面对心力衰竭水肿胎儿，应思考4个问题：①是否是心源性？②是否由先天性心脏畸形导致？③会加重吗？④是否存在心肌功能障碍？我们还需谨记：多种机制共存导致水肿，但导致水肿根本原因可能不会立刻变得明显。当然，最重要的仍然是预后预测，CVPS可提供帮助。胎儿预后取决于潜在致病因素及心力衰竭的严重程度，导致重要脏器缺氧的不可逆改变等。如果不能确定非免疫性水肿的原因，围生儿死亡率约为50%。如果在胎龄＜24周时诊断，有胸腔积液或结构异常，则预后更差。肺发育不全是新生儿胸腔积液死亡的常见原因。如果在妊娠较早的时期发现水肿（＜24周），且没有发现可治疗的原因，可以考虑终止妊娠。CVPS＜7分与较高的死亡率有关。

第三部分：病例展示

孕妇，24岁，孕22周＋、双胎，自述一周前外院超声提示双胎儿之一腹腔积液来我院就诊，申请超声检查，部分超声图像见图3-21-1。

超声报告描述： 增大子宫内可见两个胎儿声像，A胎儿位于宫腔偏左，羊水较少，部分羊膜贴附于胎儿躯体，头位于下方，双顶径：50mm，头围：199mm，腹围：179mm，肱骨长径：33mm，股骨长径：39mm，颅骨光环完整，脑中线居中，透明隔腔可显示，双侧丘脑可见左右对称，双侧侧脑室不增宽，双侧小脑半球外形无明显异常，小脑横径21mm，后颅窝池不增宽。脊柱可见，双眼、鼻、唇可见，胎儿闭嘴时，上唇皮肤未见明显连续性中断。胎心搏动规律，心率142次/分，四腔心切面、心室流出道切面可显示，静脉导管频谱未见明显异常。胎动偶见，胃泡、胆囊、双肾、膀胱可见，膀胱大小9mm×6mm，双侧上臂及其内的肱骨可见，双侧前臂及其内的尺、桡骨可见，双手呈握拳状，双侧大腿及其内的股骨可见，双侧小腿及其内的胫、腓骨可见，双足可见。可见两根脐动脉，胎儿脐动脉舒张期血流频谱呈正向，脐静脉血流未见明显搏动征。胎儿体重约521g±76g。

B胎儿位于宫腔偏右，头位于上方，双顶径：54mm，头围：206mm，腹围：207mm，肱骨长径：36mm，股骨长径：40mm。颅骨光环完整，脑中线居中，透明隔腔可显示，双侧丘脑可见左右对称，双侧侧脑室不增宽，双侧小脑半球外形无明显异常，小脑横径21mm，后

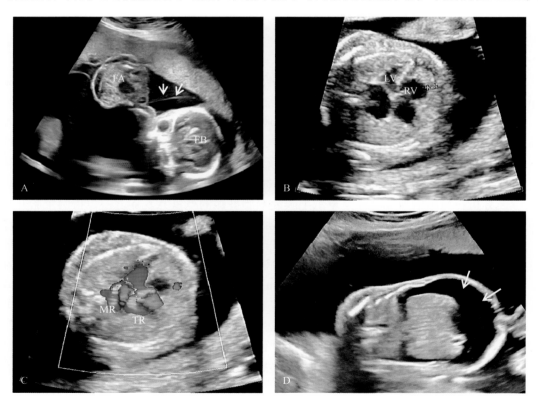

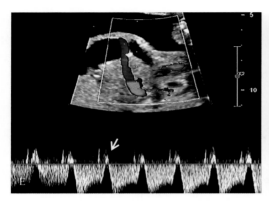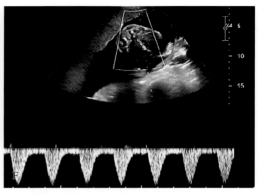

图3-21-1 病例展示超声图像

A. A胎儿羊水过少、B胎儿羊水过多，羊水内可见纤细光带分隔(箭头所示)；B. B胎儿心脏增大、心胸比0.52，心室壁增厚（以右心室为著）；C. B胎儿收缩期二、三尖瓣心房侧均可见少-中等量反流；D. B胎儿腹腔大量积液(箭头所示)；E. B胎儿静脉导管频谱a波反向（箭头所示）；F. B胎儿脐动脉舒张期血流频谱呈正向。FA. A胎儿；FB. B胎儿；LV. 左心室；RV. 右心室；MR. 二尖瓣反流；TR. 三尖瓣反流

颅窝池不增宽。脊柱可见，双眼、鼻、唇可见，胎儿闭嘴时，上唇皮肤未见明显连续性中断。胎心搏动规律，心率136次/分，四腔心切面、心室流出道切面可显示，胎儿心脏增大、心胸比0.52，心室壁增厚（以右心室为著），三尖瓣口收缩期右房侧可见少-中等量花色血流束，二尖瓣口收缩期左房侧可见少-中等量花色血流束，静脉导管a波反向。胎动频繁，胃泡、胆囊、双肾、膀胱可见，膀胱大小16mm×10mm。腹腔内可见大量液性暗区，范围约46mm×40mm×48mm，双侧上臂及其内的肱骨可见，双侧前臂及其内的尺、桡骨可见，双手呈握拳状，双侧大腿及其内的股骨可见，双侧小腿及其内的胫、腓骨可见，双足可见。可见两根脐动脉，胎儿脐动脉舒张期血流频谱呈正向，脐静脉血流未见明显搏动征。胎儿体重约662±97g。

可见胎盘附着于子宫前壁，厚21mm，胎盘下缘距宫内口＞70mm，A胎儿羊水深径20mm，B胎儿羊水深径81mm，羊水内可见纤细光带分隔。宫颈长径34mm。

超声诊断： 妊娠22周＋，双胎（单绒毛膜囊双羊膜囊），双活胎；双胎儿腹围相差＞20mm，体重估计相差＞20%；A胎儿羊水过少，B胎儿羊水过多；B胎儿心脏增大，心室壁增厚（以右心室为著），二、三尖瓣少-中等量反流，静脉导管a波反向，腹腔大量积液，综上所述考虑：双胎输血综合征 B胎儿心力衰竭（CVPS评分4分）。

诊断分析： 双胎输血综合征是单绒毛膜囊双胎妊娠的严重并发症之一，指两个胎儿循环之间通过胎盘血管吻合进行血液输注，一胎儿（供血儿）的血液通过胎盘血管吻合网输注到另一胎儿（受血儿）而引起的一系列病理生理改变及临床症状。据报道，单绒毛膜囊双胎中发生双胎输血综合征的概率为4%～35%。本病例为单绒毛膜囊双羊膜囊双胎，A胎儿羊水过少，B胎儿羊水过多，双胎儿腹围相差＞20mm，双胎儿体重估计相差＞20%，提示可疑双胎输血综合征的发生，进行胎儿检查时应仔细观察双胎儿结构、对比双胎儿膀胱大小、评估胎儿心功能状态，以明确诊断。本病例中B胎儿为受血儿，出现腹腔大量积液，心脏增大，心室壁增厚（以右心室为著），二、三尖瓣少-中等量反流，静脉导管a波反向，说明B胎儿已出现心力衰竭（CVPS评分4分），双胎儿处于危急状态，应按危急值制度迅速上报临床医生，为临床争取救治时机，提高双胎儿存活率。

第四部分：测试

　　孕妇，23岁，G_1P_0，自述无创产前染色体筛查阴性，孕22周＋外院超声提示胎儿、三尖瓣中-重度反流、腹腔积液、皮肤水肿。现孕23周＋来院会诊，部分超声图像如图3-21-2所示。

　　超声报告描述：增大子宫内可见胎儿头位于上方，胎儿生物学测量数值基本符合妊娠周数。胎儿：心尖指向胸腔左侧，心胸比无明显增大，四腔心切面上显示心肌回声增强，心包

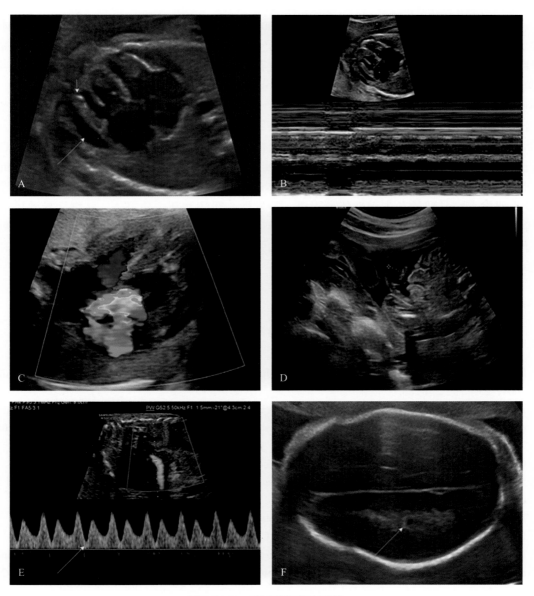

图3-21-2　测试病例超声图像

A.心胸比无明显增大，四腔心切面上显示心肌回声增强（短箭头所示），心包少量积液（长箭头所示）；B.室壁运动减弱；C.三尖瓣中-大量反流；D.腹腔少量积液；E.静脉导管a波加深；F.右侧脑白质回声增强不匀，可见多个小囊样回声

腔可见少许液性暗区，M型超声心动图显示室壁运动减弱，彩色多普勒显示收缩期右房侧可见三尖瓣中-大量反流。腹腔可见不规则液性暗区、静脉导管a波加深。右侧脑白质回声增强不匀，可见多个小囊样回声。胎儿脐血管血流频谱正常。胎儿皮肤水肿，余胎儿结构及胎儿附属结构未见明显异常。

超声诊断：妊娠23周+，单胎，活胎；胎儿心肌钙化、室壁运动减弱、三尖瓣中-大量反流、心包及腹腔少量积液、静脉导管a波加深、胎儿皮肤水肿，综上考虑：胎儿心力衰竭（CVPS评分7分）；胎儿右侧脑白质软化。

诊断分析：本次超声检查胎儿心力衰竭（CVPS评分7分），心肌钙化、室壁运动减弱等表现提示可能存在心肌病变，且已发生颅脑损害（脑白质软化）。孕妇选择继续妊娠，于妊娠32+5周于外院行免疫检查：抗SSA抗体＞200AU/ml（正常值：0～20AU/ml），抗核抗体＞500 AU/ml（正常值：0～40AU/ml），考虑为干燥综合征。妊娠35周外院给予羟氯喹+甲泼尼龙片治疗。妊娠36周复查超声心功能无明显改善。妊娠38周时外院检查提示胎儿大小相当于32周+，羊水指数为38mm，于我院行剖宫产分娩，新生儿体重2579g，入新生儿科治疗。本病例为妊娠合并结缔组织病（干燥综合征），干燥综合征患者在病理生理发展过程中可致多种外分泌腺及腺体外系统组织受累，而一旦妊娠则其胎盘同样可作为靶器官受到免疫损害，造成胎盘功能障碍，导致胎儿宫内生长受限。母体内的抗核抗体、抗SSA、抗SSB等抗体IgG可通过胎盘进入胎儿体内，影响胎儿宫内生长。此外，母体的SSA/Ro抗体和（或）SSB/La抗体蛋白从妊娠16周开始能够通过胎盘进入胎儿体内，以炎症性破坏的方式影响胎儿心脏传导系统及心肌发育，导致胎儿先天性传导阻滞、特发性心肌病和新生儿狼疮，并继而导致胎死宫内等不良妊娠结局发生。对妊娠合并干燥综合征的患者妊娠期管理需配合风湿科专科监测管理母体病情，动态评估胎儿宫内生长情况，加强对胎儿先天性房室传导阻滞的排查、及时发现胎儿并发症、适时终止妊娠。

（张　娜　廖伊梅　刘　群　陈　明）

主要参考文献

［1］Huhta J C. Guidelines for the evaluation of heart failure in the fetus with or without hydrops. Pediatr Cardiol, 2004, 25（3）: 274-286.

［2］Prsa M, Sun L, van Amerom J, et al. Reference ranges of blood flow in the major vessels of the normal human fetal circulation at term by phase-contrast magnetic resonance imaging. Circ Cardiovasc Imaging, 2014, 7（4）: 663-670.

［3］Ojala T H, Hornberger L K. Fetal heart failure. Front Biosci（Schol Ed）, 2010, 2（3）: 891-906.

［4］Nakata M, Sakuma J, Takano M, et al. Assessment of fetal cardiac function with echocardiography. J Obstet Gynaecol Res, 2020, 46（1）: 31-38.

［5］Huhta J C. Fetal congestive heart failure. Semin Fetal Neonatal Med, 2005, 10（6）: 542-552.

［6］Rychik J. Fetal cardiovascular physiology. Pediatr Cardiol, 2004, 25（3）: 201-209.

［7］Rudolph A M, Heymann M A, Cardiac output in the fetal lamb: the effects of spontaneous and induced changes of heart rate on right and left ventricular output. Am J Obstet Gynecol, 1976, 124（2）: 183-192.

［8］Reller M D, Morton M J, Reid D L, et al. Fetal lamb ventricles respond differently to filling and arterial pressures and to in utero ventilation. Pediatr. Res, 1987, 22（6）: 621-626.

［9］Huhta J C. Guideline for evaluation of heart failure in the fetus with or without hydrops. Pediatr Cardiol,

2004, 25（3）: 274-286.

[10] Szwast A, Tian Z, McCann M, et al. Right ventricular performance in the fetus with hypoplastic left heart syndrome. Ann Thorac Surg, 2009, 87（4）: 1214-1219.

[11] Mahieu-Caputo D, Dommergues M, Delezoide A L, et al. Twin-to-twin transfusion syndrome. Role of the fetal renin-angiotensin system. Am J Pathol, 2000, 156（2）: 629-636.

[12] Reed K L, Sahn D J, Scagnelli S, et al. Doppler echocardiographic studies of diastolic function in the human fetal heart: changes during gestation. J Am Coll Cardiol, 1986, 8（2）: 391-395.

[13] Carceller-Blanchard A M, Fouron J C. Determinants of the Doppler flow velocity profile through the mitral valve of the human fetus. Br. Heart J, 1993, 70（5）: 457-460.

[14] Van Mieghem T, Gucciardo L, Doné E, et al. Left ventricular cardiac function in fetuses with congenital diaphragmatic hernia and the effect of fetal endoscopic tracheal occlusion. Ultrasound Obstet Gynecol, 2009, 34（4）: 424-429.

[15] 武超, 王玲红, 刘丽萍. 心血管整体评分评估胎儿心衰的价值. 国际妇产科学杂志, 2016, 43（3）: 315-317.

[16] Miyoshi T, Hosoda H, Nakai M, et al. Maternal biomarkers for fetal heart failure in fetuses with congenital heart defects or arrhythmias. Am J Obstet Gynecol, 2019, 220（1）: 104. e1-e104. e15.

[17] Huhta J C. Diagnosis and treatment of foetal heart failure: foetal echocardiography and foetal hydrops. Cardiol Young, 2015, 5 Suppl 2: 100-6.

[18] Ojala T H, Hornberger L K. Fetal heart failure. Front Biosci, 2010, 2（3）: 891-906.

[19] 周开宇, 李一飞, 谢亮, 等. 经胎盘转运地高辛治疗胎儿心力衰竭的非随机对照研究. 中国循证儿科杂志, 2013, 8（1）: 15-21.

[20] 华益民, 周开宇. 胎儿心力衰竭的准确评估及治疗. 临床儿科杂志, 2011, 29（7）: 609-612.

[21] Peixoto A B, Bravo-Valenzuela N J, Rocha L A, et al. Spectral Doppler, tissue Doppler, and speckle-tracking echocardiography for the evaluation of fetal cardiac function: an update. Radiol Bras, 2021, 54（2）: 99-106.

[22] 陈欣林, 陈常佩, 易志环. 应用彩色多普勒超声产前诊断胎儿心功能不全的研究. 中华妇产科杂志, 2000（08）: 20-22.

第四章

腹部超声危急值

第一节　肝　破　裂

第一部分：提示和强调

　　肝破裂的危急值分类为"红色"，需出具报告后10分钟内通报临床医生。

　　肝是人体重要的器官，其血容量相当于人体总量的14%，一旦破裂，出血量较大，出血速度较快，若不能及时治疗可引起失血性休克，甚至危及生命。肝破裂还可导致患者肝功能严重受损，部分患者可伴发感染、胆汁外漏等并发症，病死率相对较高，因此对肝破裂的及时诊断、治疗是挽救患者生命的关键。

　　对于有外伤史或肝肿瘤史的患者，当出现右上腹部剧烈疼痛并发大量腹水，同时伴有皮肤苍白、血压下降、心率增快等失血性休克症状时要高度怀疑肝破裂。肝破裂病死率取决于肝破裂的等级、是否伴有其他器官损伤及患者血流动力学状态。超声应迅速完成肝的全面检查，注意观察肝回声是否改变，明确是否存在破裂、破裂的部位、范围、类型及是否并存其他器官损伤，还应及时、准确地判断有无腹腔内出血及血肿等情况。CEUS可以提高肝破裂的检出率，造影剂外渗提示活动性、持续性出血，需要立即上报，并进行外科手术或介入治疗。

第二部分：分析与说明

　　【概述】　肝破裂在腹部损伤中占20%～30%，是开放性腹部外伤中最容易受伤的器官，且右肝破裂较多；肝肿瘤破裂在肝肿瘤患者中的发生率为3%～15%。肝破裂早期，出血是其死亡的主要原因，晚期主要风险为迟发性出血、胆瘘、继发腹腔感染、肝衰竭等并发症。

　　【病因病理】　肝破裂的病因分为自发性和外伤性，自发性肝破裂多数由肿瘤引起；外伤性肝破裂可分为：①开放性损伤，由锐器或弹片引起，与皮肤贯通；②闭合性损伤，由钝性外伤如撞击、挤压等原因所致，与皮肤不相通。其中闭合性损伤常见3种类型：肝包膜下血肿、肝中央破裂、真性肝破裂。

　　1994年美国外科创伤协会（AAST）脏器损伤分级委员会（OIS）按损伤程度，将肝外伤分为6级（表4-1-1），根据临床需要，Ⅰ、Ⅱ级损伤属于轻度肝外伤，Ⅲ～Ⅵ级定为严重的肝外伤。

表 4-1-1　AAST 肝损伤分类

级别	类型	具体损伤情况
I	血肿	被膜下，＜10%肝表面积
	裂伤	被膜撕裂，肝实质裂伤深度＜1cm
II	血肿	被膜下，占肝表面积10%～50%；位于肝实质内，直径＜10cm
	裂伤	被膜撕裂，肝实质裂伤深度1～3cm，长度＜10cm
III	血肿	被膜下，＞50%肝表面积；位于包膜下或肝实质血肿；肝实质内血肿直径＞10cm或为扩展性
	裂伤	肝实质裂伤深度＞3cm
IV	裂伤	肝实质破裂累及25%～75%肝叶或1～3个肝段
V	裂伤	肝实质破裂累及75%以上肝叶或单个肝叶中累及3个以上肝段
VI	血管	肝附近静脉损伤，如肝后下腔静脉或主要肝静脉损伤
	血管	肝撕脱

【症状体征】

1.腹痛　轻微破裂时，出血和胆汁外渗不多，且在短期内多能自行停止，故临床表现轻微，一般仅有上腹部疼痛，很少出现休克，且症状可逐渐消退；严重肝裂伤或贯通伤时，因肝内较大胆管和血管断裂，腹腔内出血和胆汁渗出较多，可出现剧烈腹痛。

2.出血　因肝组织破裂，导致腹腔内出血，血液有时可通过受伤的胆管进入十二指肠而出现黑粪或呕血，称为外伤性胆道出血。

3.失血性休克　患者表现为面色苍白、肢端湿冷、脉搏细速、心率增快、血压下降、少尿无尿。

【超声检查】

1.常规超声　肝破裂患者因超声检查时间不同，声像图表现不同。

（1）创伤早期肝实质回声不均匀，回声稍高或高低回声不均匀，边界不清晰；创伤晚期肝内可见稍低回声或混合回声，内部多伴有不规则无回声（图4-1-1，图4-1-2）。

（2）自发性肝破裂时，肝包膜回声中断，不完整，肿瘤径线一般较大且位于肝表面，内部回声混杂，肿瘤周围肝实质回声紊乱、不均匀（图4-1-3）。

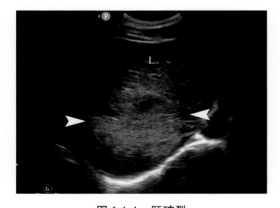

图 4-1-1　肝破裂

外伤后2小时，肝实质高低回声不均匀（箭头所示），边界不清晰，L.肝

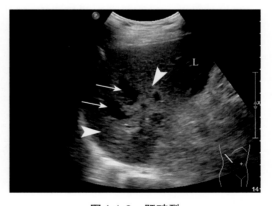

图 4-1-2　肝破裂

创伤5天后肝实质可见混合回声（短箭头所示），内部伴有无回声液性暗区（长箭头所示），L.肝

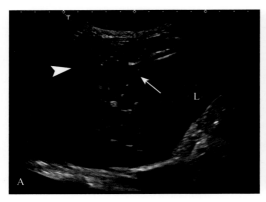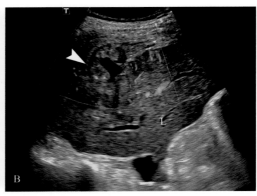

图4-1-3 肝破裂

肝癌破裂（短箭头所示），肝包膜局部中断（长箭头所示），肿瘤内部回声杂乱，L.肝；A.二维图像；B.能量多普勒

（3）腹腔可探及积液，积液可位于右侧膈下、肝肾隐窝、盆腔及左右侧腹，腹腔穿刺抽出血性液体有助于诊断。

（4）当大量出血时还可见低回声血肿图像，包膜下血肿表现为肝包膜与实质间形成边界清晰的梭形或不规则形的无回声区（图4-1-4）。

2.超声造影（CEUS） CEUS可以清晰地显示肝破裂的程度、肝包膜的受累情况、血肿直径及活动性出血。

（1）外伤性肝破裂的病灶区表现为动脉期、门静脉期和延迟期均呈低增强或无增强，与周围肝实质界限清晰（图4-1-5）。

（2）自发性肝破裂时肿瘤内部造影模式遵循肿瘤自身性质，肿瘤边缘肝包膜不完整。

（3）当有活动性出血时造影剂外溢，溢出的造影剂多少不一，呈不规则斑点状及斑片状高增强或等增强。如果造影剂外溢表现不典型，但肝周边的积液区逐渐出现增强，则意味着仍有活动性出血。

（4）肝外血肿则表现为动脉期、门静脉期和延迟期均无增强。

【其他检查方法】

1.实验室检查 出血较多时血红蛋白、红细胞计数呈进行性下降，白细胞计数可升高。

2.X线检查 常见右膈抬高且运动减弱甚至消失，少数病例可发现右侧胸腔积液或气胸。

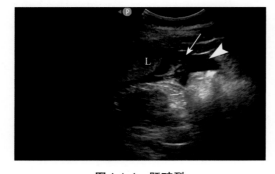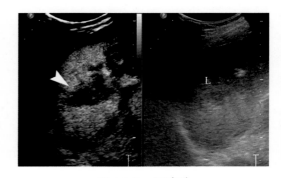

图4-1-4 肝破裂	图4-1-5 肝破裂
肝右叶下方可见透声不好的游离性积液（短箭头所示）及低回声血肿（长箭头所示），L.肝	肝外伤后，肝实质内可见低-无增强区（箭头所示），边界不清晰，形态不规则，L.肝

3. CT检查 具有较高的敏感度及特异度，可以清晰显示肝破裂的部位及程度，并可以据此对肝破裂进行分级。

4. 血管造影 多用于诊断原因不明的反复出血，了解出血部位、动静脉瘘或动脉-胆管瘘等并发症，还可经肝动脉注射栓塞剂治疗肝破裂出血。

5. 腹腔穿刺 肝外伤合并内出血时可抽出血液或胆汁，对闭合性肝外伤诊断准确率较高。

【诊断及鉴别诊断】

1. 诊断 根据腹部外伤史或肿瘤史，患者有不同程度的失血性休克表现、明显的腹膜炎体征，结合典型的超声表现，如肝轮廓不规则、肝包膜连续性中断、肝实质内不均匀回声区，特别是破裂较严重时，腹腔出现积液及血肿，穿刺抽出不凝血即可诊断。

2. 鉴别诊断

（1）肝脓肿：肝内出现低回声或混合性回声区，脓肿壁一般较厚，不规则，内部透声不好，脓液黏稠时无回声区内可见密集弱点状回声，随体位改变而浮动，有严重感染中毒症状，结合病史及实验室检查可鉴别诊断。

（2）肝棘球蚴病：囊肿的囊壁较厚，无外伤史，与正常肝组织分界清晰，可见大小不等的圆形小囊，呈典型的"囊肿囊"结构。囊肿内有砂粒样强回声，患者有在牧区居住或与羊、犬等密切接触史，棘球蚴囊液皮内试验予以鉴别。

（3）肝囊肿：典型的肝囊肿声像图为透声良好的圆形或卵圆形无回声区，囊壁菲薄，后方回声增强，结合外伤及肝肿瘤史可鉴别。

第三部分：病例展示

患者男性，32岁，车祸外伤6小时，安全气囊弹出，查体：体温36.5℃，心率110次/分，呼吸26次/分，BP 110/70mmHg，右上腹压痛、肌紧张，既往身体健康。实验室检查：白细胞计数$11.4×10^9$/L，中性粒细胞88.3%，血红蛋白128g/L，血细胞比容33%，ALT 366U/L，AST 510 U/L，总胆红素23.5μmol/L，行急诊腹部超声检查（图4-1-6，图4-1-7）。

超声报告描述：肝被膜连续性不好，肝右叶实质可见一片状高低回声不均匀区，边界模

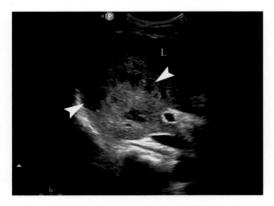

图4-1-6 病例展示超声图像
外伤后肝实质可见高低回声不均匀区，边界不清晰，L.肝

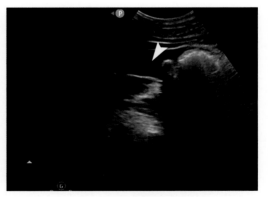

图4-1-7 病例展示超声图像
腹腔可探及少量游离性积液（箭头所示）

糊，形态不规则，腹腔可探及少量游离性积液。超声诊断：肝破裂，腹水。

诊断分析：

（1）患者有明确的车祸外伤史。

（2）伴有右上腹压痛症状，实验室检查白细胞计数及转氨酶升高，血细胞比容降低。

（3）超声检查肝回声异常及腹腔游离积液，可确诊肝破裂。

第四部分：测试

患者女性，29岁，骑自行车摔伤1天，BP116/80mmHg，心率100次/分，右上腹局部压痛（＋）。实验室检查：白细胞计数18.4×10⁹/L，中性粒细胞92.5%，血红蛋白115g/L，血细胞比容35.3%，ALT 106U/L，AST 128 U/L，总胆红素26.5μmol/L。行急诊腹部超声检查，超声图像见图4-1-8及图4-1-9。

问题1.请做出可能的超声诊断。

答：超声诊断为肝破裂，腹水，腹腔血肿。

问题2.对临床怀疑有外伤性肝破裂的患者，首次超声检查未发现阳性征象，是否可以排除肝破裂？

答：对于首次超声检查未发现阳性征象的患者，是不能排除肝破裂的，即使超声未发现肝有明显的破裂口，只要发现腹腔内有积液，尤其是肝周发现异常积液，结合外伤史，也可提示有肝破裂的可能。部分肝挫裂伤较表浅，出血不多，超声检查容易漏诊，但随着日后发生感染、组织液化及坏死组织脱落，可出现迟发性出血的风险。因此，如病情允许，有必要对患者进行超声观察随访，必要时行超声造影检查，可以提高肝破裂的检出率。

问题3.肿瘤自发性破裂出血是肝癌患者严重且致命的并发症，准确诊断对挽救其生命尤为重要，那么应如何快速、准确诊断，并且判断肝组织有无活动性出血的存在？

答：有研究表明肝肿瘤大小、外凸程度与破裂有关，尤其与外凸程度关系最为密切。当肿瘤位于肝边缘并凸出于肝轮廓外时，由于肿瘤呈膨胀性生长，瘤内压力升高，且缺乏正常肝组织的覆盖而发生破裂出血。因此当肝癌患者出现急腹症，超声发现肿瘤位于肝表面、外

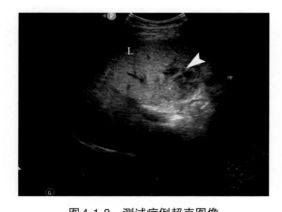

图4-1-8 测试病例超声图像
肝右叶可见低回声不均匀区（箭头所示），边界不清晰，形态不规则，L.肝

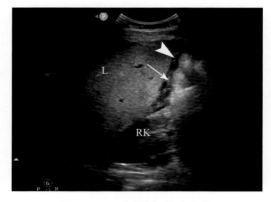

图4-1-9 测试病例超声图像
肝肾间隙可见少量透声不好的游离性积液（短箭头所示）及少量形态不规则低回声血肿（长箭头所示）；L.肝；RK.右肾

凸、体积较大且肝包膜回声中断，不完整，内部回声混杂不均匀，应高度怀疑肿瘤破裂，若腹腔穿刺抽出不凝血液或血性腹水对诊断肝癌破裂有重要意义。超声造影可通过观察肝边缘破裂区是否有造影剂外渗提示活动性、持续性出血，并及早进行外科手术或介入治疗。

（薛伟力　董雪迎　周显礼）

主要参考文献

[1] 沈理. 肝破裂//曹海根，王金锐. 实用腹部超声诊断学. 2版. 北京：人民卫生出版社，2005：91-92.

[2] 沈锋. 肝损伤//陈孝平，汪建平，赵继宗. 外科学. 9版. 北京：人民卫生出版社，2018：323-324.

[3] 王昌明. 肝脏损伤//金中奎. 外科急腹症诊断思路. 北京：人民军医出版社，2010：145-150.

[4] Coccolini F，Coimbra R，Ordonez C，et al. Liver trauma：WSES 2020 guidelines. World J Emerg Surg，2020，15（1）：24.

[5] Tarchouli M，Elabsi M，Njoumi N，et al. Liver trauma：What current management? Hepatobiliary Pancreat Dis Int，2018，17（1）：39-44.

[6] Lv F，Ning Y，Zhou X，et al. Effectiveness of contrast-enhanced ultrasound in the classification and emergency management of abdominal trauma. Eur Radiol，2014，24（10）：2640-2648.

[7] Boese C K，Hackl M，Müller L P，et al. Nonoperative management of blunt hepatic trauma：A systematic review. J Trauma Acute Care Surg，2015，79（4）：654-660.

第二节　脾　破　裂

第一部分：提示和强调

脾破裂的危急值分类为"红色"，需出具报告后10分钟内通报临床医生。

脾脏是血供丰富而质地脆弱的实质性器官，脾破裂会引起患者大量出血，持续的出血导致失血性休克，如果治疗不及时可危及生命，因此早期诊断脾破裂具有重要的临床意义。

超声在脾破裂诊断中起着重要的作用，可以探查脾解剖结构的紊乱和相关器官的损伤，灵敏地探测到腹部游离性积液，从而预测患者血流动力学状态。超声应重点检查脾脏有无肿大，包膜是否完整，实质回声是否均匀，周围有无积液，周围器官有无异常改变等。

根据外伤史和典型的声像图特征，脾破裂诊断并不困难。但是脾破裂早期部分患者脾实质及包膜无明显改变，声像图无明显特异性时，还应结合患者既往病史、症状体征、受伤部位而进行鉴别诊断，高度可疑者不要过早排除脾破裂，延迟性脾破裂可导致病死率显著增加，无法控制的出血仍然是脾破裂致死的主要原因，当超声发现游离腹水且持续增多时，需及时上报并密切随访。

第二部分：分析与说明

【概述】　脾破裂在腹部创伤中发生率可高达40%～50%，在腹部闭合性损伤中最常见，在腹部开放性损伤中因其体积较小，受伤机会小于肝。脾脏因其血供丰富，损伤后早期风险主要是失血性休克，晚期风险为延迟性包膜下血肿破裂或假性动脉瘤破裂。

【病因病理】　脾破裂的病因：①外伤性，包括钝性腹部挤压外伤、高空坠落伤、枪击或锐器穿透伤。②病理性，慢性病变时脾增大、质地脆弱，稍受外力影响（如咳嗽、急转身等），即可发生破裂，常称为"自发性脾破裂"。根据破裂的范围和程度，脾破裂可分为3种类型：①被膜下脾破裂；②中央型脾破裂；③真性脾破裂。临床上所见的脾破裂，约85%为真性脾破裂。

1994年美国创伤外科协会（AAST）-器官损伤严重程度评分（OIS），被视为脾创伤分类的金标准（表4-2-1），结合了脾脏破裂解剖损伤等级和患者的血流动力学状态，是指导脾外伤处理的有效方法。

表4-2-1　AAST脾创伤分类

级别	类型	具体损伤情况
I	血肿	被膜下，＜10%脾表面积
	裂伤	被膜下，脾实质裂伤深度＜1cm
II	血肿	被膜下，占脾表面积10%～50%或脾实质内径＜5cm
	裂伤	被膜撕裂，脾实质裂伤深度1～3cm，不包括脾小梁血管
III	血肿	被膜下，＞50%脾表面积或扩展性；被膜下破裂或脾实质血肿；脾实质内血肿，直径＞5cm或为扩展性
	裂伤	脾实质裂伤深度＞3cm或包括脾小梁血管
IV	裂伤	脾裂伤累及段或脾门血管导致大部分脾失血供
V	血肿	脾完全碎裂
	裂伤	脾门血管损伤，脾失血供

【症状体征】　脾破裂的临床表现很不一致，它的严重程度与破裂类型、失血量、失血速度及伴发伤有关，如多发性创伤易被其他器官创伤症状所掩盖而难以确诊。

1.腹痛　通常以左腹部为主，因左侧膈肌受积血刺激而引起左肩牵涉痛，还可出现肌紧张、压痛、反跳痛及叩击痛。

2.失血性休克　脾脏血供丰富，即便较小的脾实质撕裂，出血量也可在750～1000ml，亦可以表现出贫血貌，心率加快，严重的脾破裂或伴有脾蒂撕裂时，出血量很大，患者可迅速发生出血性休克。

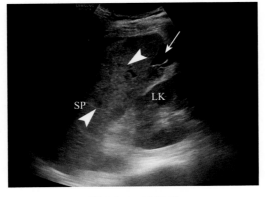

图4-2-1　脾破裂

脾实质内可见不均匀回声区（短箭头所示），脾周可见无回声液性暗区（长箭头所示），SP.脾；LK.左肾

【超声检查】

1.常规超声

（1）脾脏实质回声不均匀，呈高低不均匀回声、稍低回声或混合回声，内部多伴有不规则无回声，边界模糊。破裂严重时可见脾包膜连续性中断，形态异常，内部回声杂乱（图4-2-1）。

（2）脾脏周围及腹腔还可见游离性积液，存在包膜下血肿时，脾包膜下与实质间可出现边界清晰的新月形或不规则形的无回声，如脾蒂损伤，脾内则探及不到彩色多普勒血流信号（图4-2-2，图4-2-3）。

2.超声造影（CEUS）　已被证明是诊断脾破

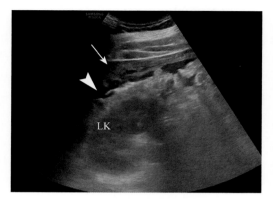

图 4-2-2 脾破裂

左侧腹腔可见透声不好的游离性积液（短箭头所示），形态不规则的低回声血肿（长箭头所示），LK.左肾

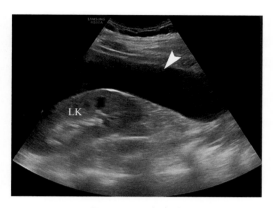

图 4-2-3 脾破裂

左侧腹腔可探及游离性积液，透声不好，LK.左肾

裂的有效方法，可提高脾破裂的检出率。CEUS可以清楚地显示脾撕裂的程度、脾包膜的受累情况、血肿直径及活动性出血。

（1）脾破裂表现为脾实质内出现无增强或低增强区，一般来说这种改变在静脉期表现明显，而动脉期由于造影剂在红髓和白髓的移动，产生"斑马"征的增强模式，因此很难确定脾损伤（图 4-2-4）。

（2）当造影剂外溢，呈现出如水流样流出或喷泉状喷射出脾包膜的高增强或等增强区，则强烈提示存在活动性出血，外溢的造影剂在实质晚期持续明显。

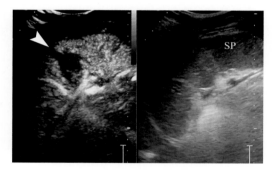

图 4-2-4 脾破裂

脾被膜连续性中断，脾实质内可见低-无增强区（短箭头所示），SP.脾

（3）如脾完全性灌注缺失，则表明有脾蒂撕脱的可能。

【其他检查方法】

1.实验室检查 出血较多时血红蛋白、红细胞计数呈进行性下降，白细胞计数可升高。

2.CT检查 可发现脾及脾周血肿、腹腔积血，但诊断微小的脾外伤不及超声敏感。

3.腹腔穿刺 穿刺抽出不凝血有助于诊断，具有快速、准确诊断的优点，有一定的创伤性，超声引导下穿刺可减少其他并发症的出现。

【诊断及鉴别诊断】

1.诊断 当患者有外伤史或病理性脾大史，伴有不同程度的腹痛特别是左上腹疼痛及失血性休克时，如面色苍白、血压下降等表现，尤其腹腔穿刺抽出不凝血患者，应高度怀疑脾破裂。超声诊断脾破裂的主要征象有脾大、包膜不连续、实质内异常回声、包膜下异常回声，间接征象为腹水。在明确诊断脾破裂时还应考虑解剖结构紊乱、相关器官损伤和血流动力学状态。

2.鉴别诊断

（1）脾分叶畸形：为临床少见变异，脾分叶处深陷的脾切迹表现为自脾表面向内延伸的裂隙状回声带，正常情况下脾分叶间紧密贴合，裂隙状回声仅表现为很细的强回声不易显示，腹腔有积液时分叶间隙被液体充盈，切迹处呈条状液性暗区，在有腹部外伤史时可被误诊为脾破裂，动态观察有助于鉴别。

（2）脾梗死：为各种原因引起的脾动脉主干或分支栓塞所致的脾局部缺血坏死，典型表现为尖端朝向脾门部楔状或不规则形低回声区，基底部位于脾边缘区，发生液化坏死时可出现无回声区，CDFI：未见明显血流信号。

第三部分：病例展示

患者男性，35岁，车祸外伤7小时，伤及胸部、腹部，随即出现腹部持续性钝痛，左上腹为主，按压后疼痛加剧。血压90/60mmHg，WBC 29.6×10^9/L，中性粒细胞百分比89.9%，血细胞比容35%。急诊以"腹部外伤"收治入院，行急诊腹部超声检查（图4-2-5，图4-2-6）。

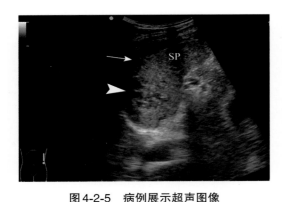

图4-2-5　病例展示超声图像

脾包膜连续性中断，实质内可见不均匀回声区（短箭头所示），脾周可见低回声血肿（长箭头所示），SP.脾

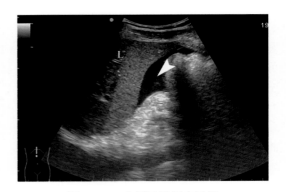

图4-2-6　病例展示超声图像

肝左叶周围可探及游离性积液（箭头所示），透声不好，L.肝

超声报告描述：脾包膜连续性中断，脾实质可见稍低回声不均匀区，边界模糊，脾周围可见形态不规则的低回声包块，腹腔于肝左叶周围可探及透声不好的游离性积液。

超声诊断：脾破裂，脾周围血肿，腹水。

术中所见：腹腔内大量积血，脾窝内凝血块约1000ml，脾上极膈面有一大小约50mm裂口，呈毁损性改变，并有活动性出血。

诊断分析：

（1）患者有明确的车祸外伤史。

（2）伴有左上腹压痛症状，实验室检查白细胞计数升高，血细胞比容降低。

（3）超声检查脾回声异常、脾周围血肿及腹腔游离积液，可确诊脾破裂。

第四部分：测试

问题：脾破裂发生率较高，在超声诊断及随访中需注意哪些问题？

答：首先应准确诊断有无脾破裂，尽量将脾显示清晰，熟悉脾正常结构及变异，切勿将脾切迹误认为脾破裂口。同时还应注意是否合并其他器官损伤。要预防延迟性脾破裂可能性，它是一种危及生命的并发症，可能与假性动脉瘤破裂、血凝块破裂或包膜下血肿破裂相关，继而转为真性脾破裂，此时声像图表现为脾大，实质回声不均匀，包膜不完整，包膜下可见液性区，腹腔内可见大量积液，病情突然加重，这种情况多发生于伤后1～2周，必须予以警惕。

（薛伟力　朱春玲　周显礼）

主要参考文献

［1］沈延政. 脾脏破裂//曹海根，王金锐. 实用腹部超声诊断学. 2版. 北京：人民卫生出版社，2005：200-203.

［2］沈锋. 脾损伤//陈孝平，汪建平，赵继宗. 外科学. 9版. 北京：人民卫生出版社，2018：323.

［3］王昌明. 脾脏创伤//金中奎. 外科急腹症诊断思路. 北京：人民军医出版社，2010：150-154.

［4］Cocclini F，Fugazzola P，Morganti L，et al. The World Society of Emergency Surgery（WSES）spleen trauma classification：a useful tool in the management of splenic trauma. World J Emerg Surg，2019，14：30.

［5］Tagliati C，Argalia G，Giovagnoni A，et al. Contrast-enhanced ultrasound in delayed splenic vascular injury and active extravasation diagnosis. Radiol Med，2019，124（3）：170-175.

［6］Tagliati C，Argalia G，Giuseppetti G M，et al. Contrast-enhanced ultrasound performance in predicting blunt splenic injuries requiring only observation and monitoring. Med Ultrason，2019，21（1）：16-21.

［7］Piccolo C L，Trinci M，Pinto A，et al. Role of contrast-enhanced ultrasound（CEUS）in the diagnosis and management of traumatic splenic injurie. J Ultrasound，2018，21（4）：315-327.

第三节　胰腺损伤

第一部分：提示和强调

胰腺损伤的危急值分类为"红色"，需出具报告后10分钟内通报临床医生。

胰腺损伤死亡率达20%左右，当涉及周围大血管时死亡率高达70%～80%。导致胰腺损伤病情危重的原因主要有以下几方面：胰腺损伤很少单独发生，在大多数情况下至少有一种共存的损伤，60%是十二指肠病变。主胰管（MPD）破裂后多发生胰瘘，腐蚀性胰液侵蚀邻近血管和周围脏器，伴有脓肿发生。胰腺邻近下腔静脉、门静脉和腹主动脉等较大的血管，损伤并存严重失血，因此早期、准确的诊断对降低患者严重并发症和死亡率是至关重要的。

胰腺位于腹膜后，常受到肠管气体影响，因此常规超声检查并不是胰腺损伤的首选检查方法，但是超声对于胰腺周围积液、腹水及胰腺假性囊肿的诊断敏感度较高。此外胰腺超声造影（CEUS）可显示胰腺血流灌注情况，可用于重症患者床边的诊断或外伤现场，特别是对于血流动力学不稳定的患者，CEUS是首选的成像方法。一旦发现胰管损伤、出现腹膜刺激症状或血流动力学不稳定，需要及时进行上报，尽早进行手术治疗。

第二部分：分析与说明

【概述】 胰腺损伤相对不常见，占腹部损伤的1%～2%，是仅次于脾脏、肝脏和肾脏的第四种最常见的实体器官损伤。

【病因病理】 胰腺损伤多因上腹部外力冲击，强力挤压胰腺使其紧靠脊柱造成的。胰腺损伤的部位随外伤部位和外力的方向而异，以胰头、体部常见。当作用于右上腹或脊柱右侧方时，损伤多为胰头部，常合并有十二指肠、胆道及肝损伤，此类损伤后果严重，死亡率高；当作用于上腹中部时，损伤多为胰颈、胰体部的部分或完全断裂，常合并有肠系膜上动脉损伤；当作用于脊柱左侧方时，胰尾部常易受伤，多伴有脾破裂。

美国创伤外科协会（AAST）根据主胰管的完整性提出的胰腺损伤量表，能够准确描述损伤程度，影响治疗管理，是目前普遍接受的分类方案（表4-3-1）。

表4-3-1　AAST胰腺损伤分类

级别	类型	具体损伤情况
I	血肿或裂伤	无导管损伤的轻微挫伤或浅表撕裂伤
II	血肿或裂伤	无导管损伤的组织损伤较大的挫伤或撕裂伤
III	裂伤	远端横断或实质损伤伴导管损伤
IV	裂伤	近端横断或涉及壶腹的实质损伤
V	裂伤	胰头大面积破裂

【症状体征】 胰腺损伤患者通常具有急性胰腺炎的症状，典型的临床三联征是上腹痛、白细胞计数增多和血清淀粉酶水平升高，然而部分成人在最初24小时甚至几天内可能没有这种症状，因此无论是在创伤过程的早期还是晚期，如高度怀疑胰腺损伤，必须密切随访。

（1）腹痛：胰腺破损或断裂后，胰液可积聚于网膜囊内而表现为上腹部明显压痛及肌紧张，还可因膈肌受刺激而出现肩部疼痛，外渗的胰液经网膜孔或破裂的小网膜进入腹腔，可很快引起弥漫性腹膜炎伴剧烈腹痛。

（2）出血：胰腺损伤腹腔出血的发生率为5%～10%，当合并有大血管损伤时出血量大可危及生命。

（3）脓肿：脓肿发生率为10%～25%，通常与胰管破裂，胰液渗漏后导致胰腺周围组织坏死有关。

【超声检查】 胰腺损伤常伴发多器官损伤，增加了胰腺损伤诊断的复杂性。

1.常规超声

（1）胰腺损伤轻微时外形可正常，损伤严重时则增大、外形不规整，轮廓模糊，与周围组织界限不清晰。

（2）实质回声分布不均匀，高低回声不均匀，可伴有点状或片状无回声区，严重者胰腺可见断裂口，如整个胰腺实质横断则提示胰管损伤（图4-3-1）。

（3）胰腺周围可见由胰液渗出和出血形成胰周积液，在创伤患者中可能是胰腺挫伤的标志，因此腹膜后或腹腔出现积液有助于诊断。

（4）胰腺假性囊肿可以在胰腺创伤数周或数月后形成，因胰液、血液及坏死物质刺激周围结缔组织增生，故囊壁一般较厚，囊液较浑浊。

2.超声造影（CEUS）　由于胰腺和胰腺周围微循环灌注存在差异性，相对于常规超声，CEUS能更好地评估胰周间隙的情况。

（1）胰腺创伤区域表现为动脉期和实质期的无增强或低增强区。

（2）造影剂外渗提示存在活动性出血。

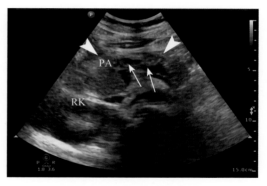

图4-3-1　胰腺损伤

胰腺形态饱满，外形不规整，轮廓模糊（短箭头所示），实质回声不均匀，可见多发片状低回声区（长箭头所示）。PA.胰腺；RK.右肾

【其他检查方法】

（1）实验室检查：升高或持续升高的淀粉酶水平是胰腺损伤的可靠指标，但它与损伤的严重程度无相关性，且具有时间依赖性，少部分患者在损伤后的最初8～12小时可能正常。

（2）CT检查：是目前诊断胰腺损伤首选方法，可通过胰腺损伤的直接或间接征象进行诊断，如胰腺轮廓是否清晰、胰腺有无完全横断及胰周积液是否存在。

（3）内镜逆行胰胆管造影术（ERCP）：能高度准确诊断主胰管损伤，同时对胰管损伤具有一定的治疗作用，但具有侵袭性和发生术后相关胰腺炎的风险。

（4）磁共振胰胆管成像（MRCP）：无创性评估胰管，通过影像重建为临床提供三维胰管影像，可作为内镜逆行胰胆管造影术的一种非侵入性替代方法。

【诊断及鉴别诊断】

1.诊断　结合上腹部创伤病史、上腹明显压痛及肌紧张体征，应考虑胰腺损伤的可能。超声可发现胰腺包膜不完整、回声不均匀，胰腺周围可见低回声血肿及积液，血淀粉酶和腹腔穿刺液淀粉酶升高，对诊断有参考价值。

2.鉴别诊断

（1）胰腺囊肿：表现为胰腺实质单发或多发的无回声区，边界清晰，多数内部透声良好，后方回声增强，较小的囊肿一般不引起胰腺形态改变，胰腺与周围组织分界清晰，周围无积液。

（2）胰腺囊腺瘤或囊腺癌：多为囊性为主或囊实混合性的肿瘤，囊性部分透声欠佳，囊壁不均匀增厚，实性部分不规则，CDFI：可探及血流信号。

第三部分：病例展示

临床资料：患者男性，28岁，车祸外伤1天，上腹部受方向盘撞击，昏迷约2小时，醒来后上腹部疼痛剧烈，查体：体温36.5 ℃，脉搏114次/分，呼吸24次/分，血压90/55 mmHg，白细胞计数18.6×10⁹/L，血淀粉酶1367 U/L，行急诊腹部超声检查（图4-3-2）。

超声报告描述：胰腺形态不规则，胰体部连续性中断，局部实质缺损，胰腺前方小网膜囊内可见无回声积液，其余腹腔区域未探及明显游离积液。

超声诊断：胰腺破裂，胰腺前方小网膜囊内积液。

术中所见：腹腔内少许血性液体，胰体部连续性中断；主胰管断裂，远端可见胰液流出，

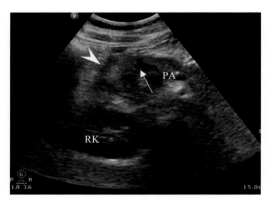

图4-3-2 病例展示图像

胰头增大，外形不规整，轮廓模糊，周围可见细条状低回声渗出（短箭头所示），实质回声极不均匀，可见多发片状低回声区（长箭头所示），PA.胰腺；RK.右肾

胃十二指肠韧带、肠系膜根部网膜及脂肪组织见多处皂化斑。

诊断分析：

（1）在大多数情况下，胰腺的钝性创伤是由上腹部的突然局部力量引起的，该力量将胰腺压迫在脊柱上，本患者有明确的上腹中部受方向盘撞击车祸外伤史，因此高度可疑胰腺损伤。

（2）患者伴有上腹剧烈疼痛，实验室检查白细胞计数和血淀粉酶浓度升高，钝性胰腺创伤后淀粉酶水平升高是时间依赖性的，淀粉酶水平持续升高是胰腺创伤的更可靠指标，但它并不表明损伤的程度严重。

（3）超声检查发现胰腺包膜破裂和实质回声中断，为胰腺损伤的直接征象。由于胰腺损伤后胰酶外溢，导致胰腺周围积液，为胰腺损伤的间接征象。

第四部分：测试

问题：对于胰腺损伤，如何提高超声诊断率？

答：（1）胰腺损伤患者胃肠积气较明显，胰腺显示不清，影响诊断率，可以加压探头更换体位，必要时采用坐位，多角度探查，提高诊断率。

（2）超声引导下诊断性腹腔穿刺液和诊断性腹腔灌洗液的淀粉酶检测有利于胰腺损伤诊断。

（3）胰腺损伤后出血及胰液渗漏所致的小网膜囊内积液是胰腺损伤最常见的间接征象，部分液体可通过小网膜孔流出从而形成脾门处、肾周积液及腹水。

（4）超声造影能够提高胰腺损伤的诊断率。

（薛伟力　王顺章　周显礼）

主要参考文献

［1］沈锋.胰腺损伤//陈孝平，汪建平，赵继宗.外科学.9版.北京：人民卫生出版社，2018：325.

［2］王昌明.胰腺创伤//金中奎.外科急腹症诊断思路.北京：人民军医出版社，2010：140-145.

［3］Lin B C，Wong Y C，Chen R J，et al. Major pancreatic duct continuity is the crucial determinant in the management of blunt pancreatic injury：a pancreatographic classification. Surg Endosc，2017，31（10）：4201-4210.

［4］Ho V P，Patel N J，Bokhari F，et al. Management of adult pancreatic injuries：a practice management guideline from the eastern association for the surgery of trauma. J Trauma Acute Care Surg，2017，82（1）：185-199.

［5］Biffl W L，Moore E E，Croce M，et al. Western Trauma Association critical decisions in trauma：management of pancreatic injuries. J Trauma Acute Care Surg，2013，75（6）：941-946.

［6］Debi U，Kaur R，Prasad K K，et al. Pancreatic trauma：a concise review. World J Gastroenterol，2013，19（47）：9003-9911.

第四节　急性胆囊炎并发胆囊穿孔

第一部分　提示和强调

胆囊穿孔的危急值分类为"红色"，需出具报告后10分钟内通报临床医生。

胆囊穿孔是急性胆囊炎的严重并发症及外科急腹症之一，6%～12%的急性胆囊炎患者可并发胆囊穿孔，其原因多与胆囊结石造成梗阻或胆道感染有关。穿孔部位多见于胆囊底部，颈部次之。临床表现多样，容易误诊或漏诊，部分病例在术中才得以确诊，虽然胆囊穿孔并非急性胆囊炎的常见并发症，但是其相关病死率却高达9.5%，延迟的外科干预是高并发症率和病死率的重要原因。根据病程长短，胆囊穿孔可有三种类型①Ⅰ型：急性穿孔，致游离性胆囊穿孔；②Ⅱ型：亚急性穿孔，致胆囊周围脓肿；③Ⅲ型：慢性穿孔，致胆囊内漏。急性穿孔时，胆囊炎症发展迅速，周围尚未形成粘连保护，胆囊穿孔感染性胆汁溢入腹腔，引起急性弥漫性腹膜炎，病情重，预后差，所以将Ⅰ型急性胆囊穿孔列入超声危急值范畴内。超声医生若能早期确立胆囊穿孔的诊断，并将其作为危急值及时上报给临床医生，可为患者争取宝贵的治疗时间，挽救患者的生命，改善预后。

对于即将发生穿孔或胆囊穿孔24小时内实施胆囊切除术，可明显改善预后，存在手术禁忌证的老年患者，应在非手术治疗的同时行经皮经肝穿刺胆囊置管引流术（percutaneous transhepatic gallbladder drainage，PTGD），然后择期进行胆囊切除术。

第二部分　分析与说明

【概述】　各种原因引起的急性胆囊炎症，或慢性胆囊炎急性发作，胆囊壶腹部或颈部有结石嵌顿者，胆囊腔内压力持续增高，胆囊壁缺血坏疽，引发胆囊穿孔，伴有动脉硬化和糖尿病的老年患者更易发生穿孔。

胆囊穿孔的诊断主要依靠影像学，但仍有部分病例在术中或者术后病检才得以诊断。造成误诊和漏诊的原因为老年人胆囊穿孔临床表现和体征不典型，难以与其他急腹症相鉴别，并且高龄患者神经功能减退，对痛觉及应激反应迟钝，导致延迟就诊及误导临床医生判断。超声作为胆囊穿孔的首选检查，不仅能准确地评估胆囊本身的病变，还能较好地评估胆囊周围及腹腔内有无积液，对胆囊穿孔的诊断具有重要意义。

【病因】　胆囊结石、感染、恶性肿瘤、创伤、类固醇激素的使用和胆囊供血减少等均为其发病因素，有学者认为炎症反应是胆囊穿孔病情进展中的主要因素。

一般认为胆囊穿孔的发病原因和机制有3点：

（1）由于胆囊管出口受阻，囊内压力持续升高，囊壁张力增大，致使血管受压导致血供障碍，引起胆囊缺血坏疽，发生穿孔，进而并发局限性或弥漫性腹膜炎。

（2）胆汁酸的毒性作用：胆囊感染时，由于感染细菌后胆盐被分解成有毒的胆汁酸，损伤胆囊黏膜，使胆囊壁受损穿孔。因为胆囊壁的主要血管或其分支受到颈部结石的机械压迫或胆囊动脉出现栓子，胆囊壁出现局灶性缺血坏死而穿孔。

（3）胆囊动脉为终末动脉，炎症时胆囊内小动脉容易发生阻塞，致使血运障碍，胆囊底部位于远端，血流更为稀少，相比之下更容易发生血运障碍而导致穿孔。

【症状体征】

（1）右上腹阵发性疼痛转为持续性加重。

（2）当发生穿孔时，右上腹早期触及的肿大胆囊或炎症性肿块突然消失，而后出现寒战、高热，疼痛先是突然减轻后逐渐加重，右上腹部肌紧张范围逐渐扩大。当出现化脓性腹膜炎时，全腹出现压痛、反跳痛及板状腹。

（3）感染时可出现轻度黄疸。

【超声检查】

（1）胆囊壁局部连续性中断（图4-4-1），邻近缺损处胆囊壁肿胀、毛糙，有时穿孔的直径较小，仅表现为胆囊周围局限性的细窄暗带。

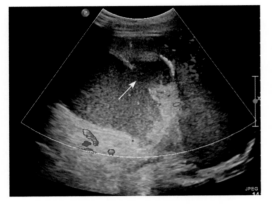

图4-4-1　急性化脓性胆囊炎并胆囊穿孔，胆囊壁连续性中断

白箭头所示为穿孔所在位置

（2）胆囊周围可见积液或积脓，腹腔内也可见游离性积液。

（3）急性胆囊炎并发穿孔有以下几种常见位置。

1）胆囊底部：最常见，穿孔后易与邻近组织形成粘连，穿孔后被周围组织所包裹，形成胆囊周围脓肿，多表现为胆囊周围的混合回声团，与周围组织分界不清。

2）胆囊游离面：穿破至游离腹腔，引起弥漫性胆汁性腹膜炎，超声上可见腹腔游离的液性无回声区，透声较差，有的甚至还可见增厚的腹膜及网膜回声。

3）胆囊近肝床面：此位置的胆囊穿孔最容易引起肝脓肿，表现为肝内的片状低回声区且与胆囊关系密切，部分患者在肝与胆囊之间还可见少量透声不好的积液。

（4）胆囊颈部：此位置的穿孔多伴有胆囊结石的压迫，胆囊颈部逐渐破溃，穿透至邻近空腔脏器，常见的是形成胆囊十二指肠、结肠或胆管瘘，超声在胆囊或胆道里可见气体影像。

【其他检查方法】

1.实验室检查　大多数患者白细胞计数升高，中性粒细胞百分比升高，血清氨基转移酶升高及血清胆色素升高，部分患者会有淀粉酶的升高。

2.CT检查　多层螺旋CT（multislice spiral CT，MSCT）直接征象为胆囊壁局部连续性中断或缺损，胆囊窝内可见含有液平面的脓肿，以MSCT增强扫描更为明显。

3.MRI检查　胆囊壁连续性局部中断，胆囊壁不规则增厚，胆汁沿胆囊壁破损处溢出，信号与胆汁信号相同，积聚于胆囊窝，邻近肝的形态、信号未见明显异常。

4.超声造影　在动脉相早期，胆囊壁快速增强显示为高回声带，穿孔部位表现为高回声带的中断。

【诊断及鉴别诊断】

1.诊断要点

（1）胆囊壁局部连续性中断。

（2）胆囊周围出现局限性的积液。

（3）胆囊壁结构模糊、不规则、增厚。

2.鉴别诊断

（1）肝肿瘤：主要与胆囊穿孔合并的肝脓肿相鉴别，后者超声表现与病程及脓肿的液化程度有关：①脓肿前期（早期），局限性不均匀低回声，边界不清晰，此时极似肝恶性肿瘤；②脓肿形成期，多形成无回声区，壁厚；③脓肿恢复期，无回声区变小或消失，遗留增强的中小光点或纤维条索。主要鉴别方法是结合AFP和癌胚抗原等检查，追踪观察。

（2）十二指肠溃疡穿孔：多可见腹腔内游离气体反射，表现为强回声，后伴有斑纹状多重反射，而胆囊穿孔一般不会出现腹腔内游离气体反射，Ⅲ型胆囊穿孔形成胆肠瘘时，多表现为胆囊内或胆道内有气体反射。

第三部分 病例展示

患者男性，45岁，右上腹疼痛1周，加重伴发热2日。既往有慢性胆囊炎反复发作的病史，无任何手术史及过敏史，近期无任何外伤史。查体：体温38.4℃，心率87次/分，呼吸23次/分，血压112/65mmHg。白细胞计数$18.2×10^9$/L，中性粒细胞百分比91%。超声表现如图4-4-2，图4-4-3所示。

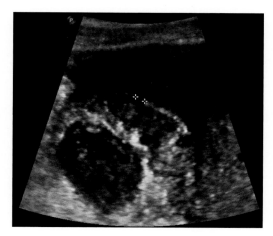

图4-4-2 病例展示超声图像
✥所示为胆囊壁连续性中断处的宽度

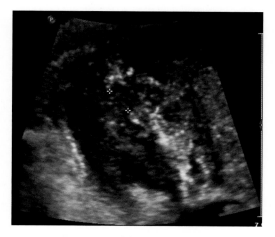

图4-4-3 病例展示超声图像
胆囊内透声不好的脓汁自破裂口向外流出，积聚在胆囊周围

超声报告描述：胆囊形态失常，轮廓不规整，胆囊壁毛糙、增厚，可见囊壁连续性中断，宽约7.8mm，位于肝面，胆囊内透声差，其内呈高低不等的不均匀回声，胆囊周围可见透声不好的无回声区，范围约35mm×17mm。

超声诊断：急性胆囊炎声像图，胆囊穿孔。

诊断分析：

1.临床表现及病史　因发热，右上腹不适前来就诊，并且有慢性胆囊炎的病史。

2.超声图像　胆囊内充满透声不好的脓汁，胆囊壁毛糙，增厚，胆囊壁可见连续性中断，提示胆囊穿孔。

3.化验　白细胞计数和中性粒细胞百分比增高，说明存在感染。

综合实验室检查，超声检查及临床症状和体征，我们高度怀疑这是一个化脓性胆囊炎合并胆囊穿孔的病例。经术中探查，证实了这一诊断，并引流了外渗的胆汁和脓液。

当右上腹疼痛加重同时伴有发热时，超声医师除了观察胆囊的情况外，还要注意扫查胆囊周围或腹腔内有无积液出现，因为有的胆囊穿孔破口很小，患者再有肥胖，皮下脂肪层过厚，腹腔肠管明显胀气等干扰因素，超声很难发现破口的准确位置，极易漏诊。因此对右上腹疼痛伴发热，白细胞明显升高的患者，胆囊周围或腹腔可探及局限性或游离性积液时，应高度警惕胆囊穿孔的可能。

第四部分　测试

患者女性，56岁，寒战高热，右肋间疼痛3天余，近期加重。糖尿病史10年，长期口服"二甲双胍"，血糖控制不详。体温39℃，心率87次/分，血压105/66mmHg。白细胞计数19.4×10⁹/L，空腹血糖8.7mmol/L，右上腹压痛，无反跳痛，墨菲征（＋），肝区叩击痛（＋）。超声资料见图4-4-4，图4-4-5。

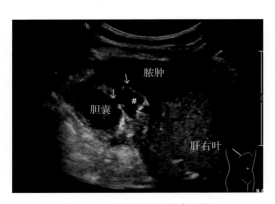

图4-4-4　测试病例超声图像

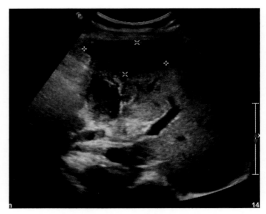

图4-4-5　测试病例超声图像
※∻两种星号都是低回声区范围标记

提问与思考：根据声像图特点，结合临床资料，考虑超声诊断是什么？

【超声诊断】

1.急性胆囊炎并发胆囊穿孔。

2.肝内片状低回声区，考虑肝脓肿。

确诊结果：①化脓性胆囊炎并发胆囊穿孔；②肝脓肿（早期）。

诊断思路：

1.临床表现及化验　右肋间疼痛3天余，寒战高热，白细胞计数升高，说明存在感染。

2.超声图像　胆囊腔内充满透声不好的液性暗区，胆囊壁连续性中断，应考虑有胆囊穿孔的可能。

3.与周围组织的关系　顺着胆囊穿孔周围仔细寻找，发现透声不好的液性暗区与肝分界不清，说明病灶累及肝，肝内的片状低回声区，边界模糊，声像图符合肝脓肿早期的改变。

4.病史　患者有多年的糖尿病史，免疫力低下，本身就是肝脓肿的易感人群。

结合所有临床症状、体征、既往病史及声像图表现，超声应提示：①急性胆囊炎并发胆囊穿孔；②肝内片状低回声区，考虑胆囊穿孔累及肝，符合肝脓肿早期声像图。

（张婷婷 孙佳威 王顺章）

主要参考文献

［1］王广义. 胆囊穿孔//陈孝平，汪建平. 外科学. 8版. 北京：人民卫生出版社，2013：464.

［2］吕海龙，姜玉峰，彭心宇，等. 急性胆囊炎合并胆囊穿孔的临床分析及治疗. 中华肝胆外科杂志，2015，21（2）：129-131.

［3］Derici H，Kamer E，Kara C，et al. Gallbladder perforation：Clinical presentation，predisposing factors，and surgical outcomes of 46 patients. Turk J Gastroenterol，2011，22（5）：505-512.

［4］王晨，宁势力，闫禹含，等. 胆囊穿孔致肝脓肿误诊为胆管癌一例. 肝胆胰外科杂志，2017，29（5）：424-425.

［5］Shaoshan T，Yao W，Yijiao W. Contrast-enhanced ultrasonography to diagnose gallbladder perforation. Am J Emergency Med，2013，31（8）：1240-1243.

［6］唐少珊，黄立萍，解立梅，等. 胆囊穿孔伴肝脓肿的超声造影表现. 中国医学影像技术，2011，27（4）：780-782.

［7］Niemeier O W. Acute free perforation of the gallbladder. Am Surgery，1934，99（6）：922-924.

［8］Glem F. Surgical management of acute cholecystitis in patients 65 years of age and older. Ann Surg，1981，193（1）：56-59.

［9］Kalliafas S，Ziegler D W. Acute acalculous cholecystitis：incidence，risk factors，diagnosis，and outcome. Am Surg，1998，64（5）：471-475.

［10］纪建松，邵初晓，涂建飞. 隐匿性胆囊穿孔的CT、MRI诊断. 中华肝胆外科杂志，2009，5（15）：382-385.

［11］吕悦. 胆囊穿孔的超声诊断价值. 中国当代医药，2010，17（15）：71.

［12］Hussain T. Intrahepatic perforation of the gallbladder causing liver abscesses：case studies and literature review of a rare complication. Ann R Coil Surgery Engl，2016，98（6）：88-91.

［13］Stefanidis D，Sirinek K R，Bingenm J. Gallbladder perforation：risk factors and outcome. Surgery Res，2006，131（2）：204-208.

［14］羊平，王勤，原思梦，等. 急性胆囊炎并发胆囊穿孔17例临床分析. 云南医药，2020，41（1）：47-49.

第五节 急性胰腺炎

第一部分：提示和强调

有重症倾向胰腺炎的危急值分类为"红色"，需出具报告后10分钟内通报临床医生。

急性胰腺炎是消化系统常见的危重疾病，发病率逐年升高，大多数患者的病程呈自限性，10%～20%的患者出现全身炎性反应综合征，20%～30%的患者临床经过凶险，总体病死率为5%～10%。结合中国急性胰腺炎诊治指南中度重症急性胰腺炎和重症急性胰腺炎（severe acute pancreatitis，SAP）的定义，我们将有SAP倾向定义为具备急性胰腺炎的临床表现和生化改变，伴有一过性的器官衰竭（48小时内可以恢复），或伴有局部或全身并发症者之一者。由于SAP后期合并感染病死率极高，达50%以上，是严重危及我国人民健康和生命的重大疾病之一，在症状出现后的24小时内，评估并发症的发生及死亡风险至关重要，因此有SAP倾向者被纳入超声危急值，需将危急值检查结果10分钟内通报给临床医生。

腹部超声检查是评估胰腺炎的常用检查方法，因其简便、安全、快捷的优点，非常适用于评估急性胰腺炎患者的病情。超声检查可以通过胰腺形态、回声的改变来评估胰腺炎性改变的程度。超声检查还可以直观地显示患者有无腹腔和腹膜后积液，进而评估患者的局部并发症的情况。

第二部分：分析与说明

【概述】　急性胰腺炎是指多种病因引起的胰酶激活，继而以胰腺局部炎性反应为主要特征，伴或不伴有其他器官功能改变的疾病，最新的证据表明，多器官功能衰竭和伴有感染是病死率最直接相关的危险因素。腹部超声除了能评估胰腺本身的病变程度以外，还可很好地显示胰腺炎导致的腹腔及腹膜后积液，积液的产生是导致腹腔内高压/腹腔间隔室综合征的重要因素，由于腹腔高压容易导致器官功能衰竭，因此发现积液后，可在超声引导下及时进行引流减压。SAP合并脓毒症的病死率极高，达50%～80%，是SAP致死的主要原因。SAP患者出现感染，可先经验性地使用抗菌药物，再根据穿刺物、引流液或血液细菌培养结果选择针对性抗菌药物，最大限度地防止脓毒症的发生。大多数积液一开始是无菌的，可自行吸收，不需要任何干预，一旦肠道菌群移位继发感染，就可能形成脓肿，这种脓肿通常只含有脓液，非常适合超声引导下经皮置管引流，及时引流可最大程度地改善患者预后。当血清、尿淀粉酶恢复正常，临床症状消退后，超声还可以通过评估胰腺形态、回声、腹腔及腹膜后积液情况判断病变转归。

【病因病理】　胆源性急性胰腺炎是我国急性胰腺炎的主要病因，其次是酒精性急性胰腺炎。随着我国人群生活水平的提高和饮食结构的改变，高甘油三酯血症性急性胰腺炎日渐增多，且呈年轻化、重症化态势，需引起重视，有超越酒精性急性胰腺炎成为第二大病因的趋势。

急性胰腺炎病理分型可分为间质水肿性胰腺炎及坏死性胰腺炎，腺泡损伤是急性胰腺炎发病机制中的一个关键的诱发事件，胰腺的自体消化是这种损伤的结果。坏死性胰腺炎最常见的表现为同时累及胰腺和胰周组织的坏死，在胰腺内，坏死病变呈间隔性或小叶周围性分布，病程较长者可并发脓肿，亦可形成假性囊肿或瘘管。组织学检查示脂肪坏死灶，坏死灶外有炎症区围绕。坏死沿小叶间隙伸展，甚至使整个小叶被破坏。间质血管有广泛的坏死性炎症，管腔内常有血栓形成，动脉血栓形成可引起梗死，胰小管呈扩张状。

【症状体征】　腹痛是急性胰腺炎最常见的临床症状，多为急性发作的持续、严重的上腹部疼痛，通常辐射到背部。还可有恶心、呕吐、发热、黄疸、腹胀、肠麻痹、腹水、胸腔积液、肺炎、电解质紊乱、出血、皮下瘀斑及休克，甚至猝死等，有SAP倾向的临床表现无特异性。

【超声检查】

1.直接征象

（1）二维超声

1）胰腺大小的变化：胰腺肿大程度较明显，肿大胰腺的前后径可厚达50mm，多表现为弥漫性肿大，少数见局限性肿大。

2）胰腺形态、边缘的变化：胰腺形态可表现为不同程度的饱满，重度肿胀的胰腺似粗大的腊肠形状，甚至呈球形或椭圆形。由于胰腺的压迫，有时下腔静脉形成压迹，肠系膜上静脉和脾静脉不易显示。由于液体聚集、坏死灶或出血可导致胰腺边缘不规则、模糊不清（图4-5-1）。若炎性渗出、出血和粘连严重，其边缘可有许多毛刺状的突起，导致胰腺轮廓与周围组织无法分辨清楚。

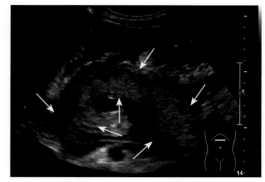

图4-5-1　重症急性胰腺炎

胰腺边缘不规则、模糊不清，箭头所示为胰腺轮廓

　　3）胰腺实质回声变化：胰腺及其周围组织呈不均质改变，内部回声增强、杂乱。实质回声表现类型取决于许多因素，包括：①超声检查的时间。在急性腹痛初次发作后2～5天时，胰腺回声明显减低；②胰腺内脂肪坏死或出血的程度；③慢性胰腺炎伴有钙化的存在；④胰腺外蔓延的程度。归纳后分为3种类型：①大多数声像图显示密集较粗的不规则高回声，分布不均匀，呈现高回声型（图4-5-2）；②由于出血、坏死等病变程度的不同，部分患者可表现高回声间隔低回声型或低回声型；③若坏死和液化病变显著，胰腺内可出现小片状无回声或低回声区，呈现混合回声型（图4-5-3）。

　　4）主胰管扩张：急性胰腺炎时，大多数主胰管的内径和回声正常，少数（7.2%）主胰管轻度扩张，但管壁厚度和回声仍正常。青少年胰管管径＞2.2mm、成人胰管管径＞4.0mm可作为胰管扩张的依据。

　　（2）彩色多普勒超声表现：彩色多普勒超声对于观察和检测急性胰腺炎并发胰腺与肠管缺血坏死、重新灌注及有无周围血管血栓形成有非常重要的价值。局部压迫、胰腺坏死导致血流重新分布，产生多种不同的血流动力学改变。

　　2.间接征象（局部并发症）　由于发病48小时内的急性胰腺炎，常因患者腹痛和肠腔胀气而影响超声观察，此时通过局部并发症的观察更加有利于疾病的诊断和评估。

　　（1）急性胰内积液、出血及蜂窝织炎：胰腺内积液呈无回声或低回声区，其边缘大多模糊不清，后方组织回声增强（图4-5-3）。新鲜出血呈低无回声区，以后逐渐变成稍高回声或高回声区。蜂窝织炎显示为边缘不清的不典型低回声区。

　　（2）急性胰外积液：可向纵隔、心包、腹腔、盆腔及腹股沟区和大腿部扩散发生。最常

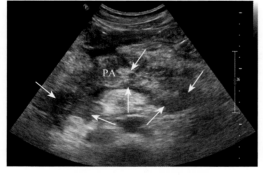

图4-5-2　高回声型重症急性胰腺炎

胰腺呈密集较粗的不规则高回声，分布不均匀，
箭头所示为胰腺轮廓，PA.胰腺

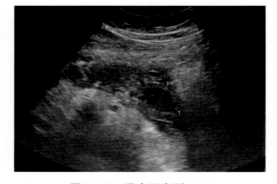

图4-5-3　混合回声型SAP

胰腺内可出现小片状无回声或低回声区，÷所示
为胰腺内部局灶性积液，左下角为积液范围测值

见于小网膜囊、肾前间隙（图4-5-4）及结肠间隙，呈无回声或低回声区，因其内组织碎屑量的多寡可出现数量不等的低、中强度的点状回声。

（3）胰腺假性囊肿：由出血或感染的胰腺外积液形成，4.5%～53%的急性胰腺炎于发病后2～4周可形成假性囊肿。多呈单房的无回声区，边界清晰、内壁欠光滑、后方回声增强（图4-5-5），偶尔囊肿内可有分隔或点、块状低-中强度回声。

（4）胰腺脓肿：是坏死性胰腺炎的严重并发症，发病率为4%左右。急性期脓肿回声不均匀，边缘不清晰。亚急性期至慢性期，脓肿逐渐变成无回声区，其内可出现点状低、中强度回声或斑点状高回声，并形成增厚的脓腔壁。若脓肿合并产气杆菌感染时，其内有气体强回声。

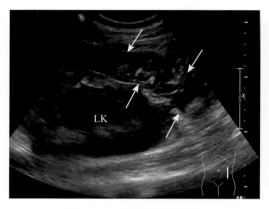

图4-5-4　左肾前间隙积液

左肾前间隙内可见无回声或低回声区，后方组织回声增强，箭头所示为积液范围，LK.左肾

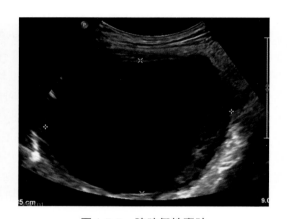

图4-5-5　胰腺假性囊肿

胰腺下方可见边界清晰的单房的低-无回声区，内透声欠佳，可见絮状实性回声，✛※.胰腺假性囊肿范围，左下角为胰腺假性囊肿大小为99mm×73mm

（5）腹水和胸腔积液：急性胰腺炎时可有腹水和胸腔积液。超声检查间质性水肿性和坏死性胰腺炎的腹水显示率分别为1.6%及73.5%。超声引导穿刺抽液检查有助于鉴别严重腹水、胰性胸腔积液和出血性液体。

【其他检查方法】

1.实验室检查　血清淀粉酶和（或）脂肪酶升高3倍以上时，要考虑急性胰腺炎，二者的活性高低与病情严重程度不呈相关性。血清CRP是反映全身炎症反应综合征（SIRS）或感染的重要指标，发病72小时后的血清CRP≥150 mg/L提示急性胰腺炎病情较重。SIRS持续存在将会增加急性胰腺炎（AP）发生器官功能衰竭的风险。持续升高的血尿素氮（BUN）＞7.5 mmol/L、升高的红细胞比容（Hct）＞44%、肌酐进行性上升也是病情重症化的指标。血钙浓度降低通常提示胰腺坏死严重，降钙素原（PCT）的水平也是作为有无继发局部或全身感染的参考指标。

2. CT检查　胰腺CT平扫有助于急性胰腺炎起病初期明确诊断，胰腺增强CT可精确判断胰腺坏死和渗出的范围，并判断胰腺外并发症是否存在，通常建议起病5～7天进行。改良的CT严重指数评分有助于评估急性胰腺炎的严重程度。在SAP的病程中，建议每1～2周随访CT检查。

3. MRI检查　MRI检测胰腺水肿比增强CT敏感，也能判断局部并发症，MRCP检查有助于判断胆总管有无结石存在。

【诊断及鉴别诊断】

1.诊断　急性胰腺炎的诊断基于3个标准中的2个：①腹痛（急性发作的持续、严重的上腹部疼痛，通常辐射到背部）；②血清脂肪酶活性（或淀粉酶活性）至少是正常上限的3倍；③在增强CT、MRI或经腹超声检查上有特征性表现。如果有典型的临床和实验室表现，则不需要额外的影像检查来确认急性胰腺炎的诊断。

在急性胰腺炎诊断基础上，有SAP倾向诊断标准为伴有一过性的器官衰竭（48小时内可以恢复），或伴有局部或全身并发症者之一。

急性胰腺炎的局部并发症包括急性液体积聚、急性坏死物积聚、胰腺假性囊肿、包裹性坏死和感染性胰腺坏死。急性胰腺炎的全身并发症，包括SIRS、器官功能衰竭、脓毒症、腹腔内高压/腹腔间隔室综合征和胰性脑病。其中SIRS是急性胰腺炎最常见的全身并发症，多发生于中度重症急性胰腺炎和重症急性胰腺炎（SAP），诊断标准：①心率>90次/分；②体温<36℃或>38℃；③白细胞计数<4×10⁹/L或>12×10⁹/L；④呼吸频率>20次/分或PCO₂<32 mmHg（1mmHg = 0.133kPa）。

2.鉴别诊断

（1）胰腺癌

1）局限性胰腺癌：癌肿边缘不规则，向外突起或向周围浸润，后方组织回声可衰减。而胰腺炎的低回声区边缘规则、肿胀和饱满，上腹部加压检查出现明显的压痛反应，超声动态观察胰腺大小及回声，大多数能逐渐恢复正常。结合临床表现和化验检查一般可做出鉴别。

2）弥漫性胰腺癌：弥漫性肿大的急性胰腺炎与弥漫性胰腺癌均可显示高回声型或混合回声型，需要根据声像图的动态变化、化验检查和临床资料予以鉴别。

（2）胰腺囊肿：少数水肿严重、重度肿大的胰腺炎表现为无回声，呈现球形或椭球形，其后方组织回声增强，酷似胰腺囊肿。超声检查前者无囊壁，局部压痛反应明显，动态观察肿大胰腺逐渐恢复正常，内部回声也逐渐增多、增强，结合临床资料较易与后者相鉴别。

（3）慢性胰腺炎：慢性胰腺炎结合病史及临床表现一般可以与急性胰腺炎相鉴别。慢性复发性胰腺炎急性发作期的超声表现可与急性胰腺炎的高回声型和混合回声型相似，根据声像图很难鉴别。

第三部分：病例展示

患者女性，28岁，2日前无明显诱因出现腹痛伴有呕吐，呕吐物为黄色液体，伴胸闷、喘憋，于当地医院对症治疗后，症状未缓解，入重症医学科病房。查体：体温36.6℃，脉搏120次/分，呼吸24次/分，血压123/77mmHg，腹部膨隆，全腹压痛阳性。实验室检查：白细胞计数14.8×10⁹/L，中性粒细胞百分比92.5%，血清肌钙蛋白I 1.770μg/L，D-二聚体6904ng/ml，尿淀粉酶26190U/L，血淀粉酶727U/L。生化系列：天冬氨酸氨基转移酶82U/L，肌酐149μmol/L。CT：急性胰腺炎，腹水及盆腔积液、积气，胆囊炎，双侧胸腔积液、心包积液。

超声报告描述：胆囊大小正常，胆壁不厚，胆囊周围可见条带状液性无回声，最宽径约为3mm（图4-5-6），胰腺形态饱满增大，轮廓不清，回声减低不均匀，有少部分局限性高回声区，周围可见少量积液回声，最深径约10mm（图4-5-7），另于胃周可见无回声液性区，内可见低回声絮状沉积物回声，最深径约35mm，腹腔可见大量游离性液性回声，右侧腹膜后及胰腺前方延续至左侧腹膜后条带样液性回声，左侧胸腔少量积液回声（图4-5-8，图4-5-9）。

诊断： 急性胰腺炎伴腹膜后积液及腹水（符合有SAP倾向，超声危急值）。

诊断分析： 患者目前腹痛明显，结合血尿淀粉酶均升高，再根据超声表现，如胰腺肿大、回声不均和周围明显积液渗出，可诊断为急性胰腺炎。胰腺周围及胸腔存在积液，腹腔大量积液，说明该患者伴有局部并发症。通过生化系列发现：白细胞计数升高，说明合并感染；氨基转移酶和肌酐升高，说明肝功能、肾功能存在损伤，患者伴有器官功能障碍，综合上述表现判断该患者为有SAP倾向，符合超声危急值。临床对于腹水进行超声引导诊断性穿刺，为淡红色液体。决定行超声引导下胰腺周围、腹水及胸腔积液置管引流术，将患者腹腔内大量毒性代谢产物、炎性介质等液化成分引流至体外，进而减少多器官功能衰竭的发生，加快患者肠道功能恢复，改善患者预后，同时还能有效控制感染，提高患者的治愈率。引流后患者各项指标明显好转，对症支持治疗后痊愈出院。

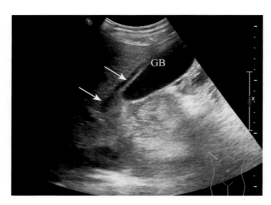

图4-5-6　病例展示超声图像

胆囊大小正常，胆壁不厚，胆囊周围可见液性暗带。箭头所示为胆囊周围条带状积液，GB.为胆囊

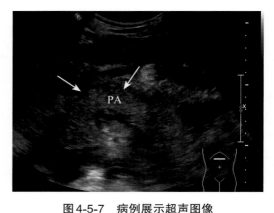

图4-5-7　病例展示超声图像

胰腺形态饱满增大，轮廓不清，回声减低不均匀，有少部分局限性高回声区，周围可见条带状积液回声。箭头所示为胰腺周围积液，PA.为胰腺

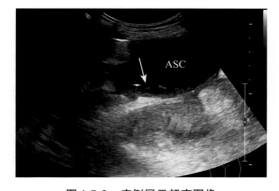

图4-5-8　病例展示超声图像

胃周可见无回声液性区，内可见低回声絮状沉积物回声。箭头所示为积液内絮状物，ASC.积液

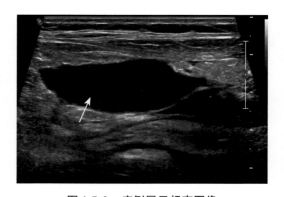

图4-5-9　病例展示超声图像

可见右侧腹膜条带样液性回声，箭头所示为积液范围

第四部分：测试

　　患者女性，36岁，无明显诱因出现急性上腹痛，似刀割样，疼痛向背部放射，伴寒战高热、恶心、呕吐。辅助检查：血淀粉酶明显升高（图4-5-10，图4-5-11）。

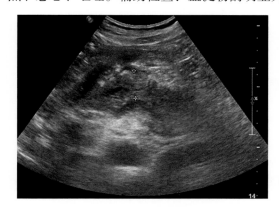

图4-5-10　测试病例超声图像

胰腺回声减低、粗糙、不均匀，表面不规则
✢所示为胰腺轮廓

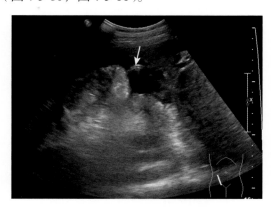

图4-5-11　测试病例超声图像

右侧腹膜后可见低-无回声区，箭头所示为引流管回声

　　问题1：请描述所见超声图像并做出可能的超声诊断？
　　答案：超声报告描述，胰腺饱满增大，回声减低、粗糙、不均匀，表面不规则。胰腺周围可见少量条带状低-无回声区。右侧腹膜后可见液性无回声，超声诊断：胰腺弥漫性改变，伴周围少量渗出，右侧腹膜后积液，考虑急性胰腺炎伴积液形成。

　　问题2：如何判断此病例是否符合超声危急值，下一步应做什么处理？
　　答案：根据患者临床症状及声像图表现，该患者诊断为急性胰腺炎，而且同时伴有腹膜后积液，即伴有局部并发症，另外患者寒战高热，考虑合并感染，虽然没有其他血液检查，但仍考虑为有SAP倾向，符合超声危急值。根据临床综合分析，进行相关检查的同时，建议尽快行超声引导下腹膜后积液置管引流，引流积液，减轻感染，改善患者预后。

（孙佳威　韦　虹　周显礼）

主要参考文献

[1] Banks P A, Bollen T L, Dervenis C, et al. Acute Pancreatitis Classification Working Group, Classification of acute pancreatitis—2012: revision of the Atlanta classification and definitions by international consensus. Gut, 2013, 62（1）: 102-111.

[2] Kapoor V K. Acute Pancreatitis: An A-Z. UIm, Germany CRC Press, 2017.

[3] 杜奕奇，陈其奎，李宏宇，等. 中国急性胰腺炎诊治指南（2019年，沈阳）. 临床肝胆病杂志，2019，35（12）: 2706-2711.

[4] Roberts S E, Morrison-Rees S, John A, et al. The incidence and aetiology of acute pancreatitis across Europe. Pancreatology, 2017, 17（2）: 155-165.

[5] Panzironi G, Franceschini L, Angelini P, et al. Role of ultrasonography in the study of patients with acute pancreatitis. G Chir, 1997, 18（1-2）: 47-50.

［6］Sakagami J，Kataoka K，Sogame Y，et al. Ultrasonographic splanchnic arterial flow measurement in severe acute pancreatitis. Pancreas，2003，24（4）：357-364.

［7］Silva-Vaz P，Abrantes A M，Castelo-Branco M，et al. Multifactorial Scores and Biomarkers of Prognosis of Acute Pancreatitis：Applications to Research and Practice. Int J Mol Sci，2020，21（1）：338.

［8］Leppäniemi1 A，Tolonen M，Tarasconi A，et al. 2019 WSES guidelines for the management of severe acute pancreatitis. World J Emerg Surg，2019，14：27.

［9］Boxhoorn L，Voermans R P，Bouwense S A，et al. Acute pancreatitis. Lancet，2020，396（10252）：726-734.

第六节　急性梗阻性化脓性胆管炎

第一部分：提示和强调

急性梗阻性化脓性胆管炎的危急值分类为"红色"，需出具报告后10分钟内通报临床医生。

急性梗阻性化脓性胆管炎是急性胆管炎的严重阶段，也称急性重症胆管炎。本病发病急骤，病情进展迅速，死亡率高达30%。若超声检查发现肝内胆管及胆总管扩张、管壁增厚、管壁回声增高或减低甚至模糊不清等征象时，要想到急性化脓性胆管炎的可能，因此及早地诊断与上报至关重要。

第二部分：分析与说明

【概述】　急性梗阻性化脓性胆管炎的男女发病比例接近，多见于中年或老年人。多数患者有反复胆道感染病史和（或）胆道手术史。各种原因引起胆道阻塞，病原微生物经血管或淋巴管侵入血液循环或其毒素被吸收入血，导致菌血症、毒血症、败血症甚至脓毒败血症，可在肝、肾、肺、脑等处发生多发性脓肿。若胆道梗阻未解除，感染没有得到控制，患者可在短期内死亡。

治疗原则是立即解除胆道梗阻并引流。可选择经皮肝穿刺胆道引流减压、减黄，缓解症状，改善全身情况，进行择期手术，增加手术安全性，减少并发症，降低死亡率。

【病因】　本病的发病基础是胆道梗阻及细菌感染。在我国，最常见的病因是肝内外胆管结石，其次为胆道寄生虫和胆管狭窄。近年随着手术及介入治疗的增加，由胆肠吻合口狭窄、PTC、ERCP置放内支架等引起者逐渐增多。

【症状体征】　典型表现为腹痛、寒战高热和黄疸，称为夏科三联征。腹痛发生于剑突下及右上腹部，多为绞痛，呈阵发性发作或持续性疼痛伴阵发性加剧，可向右肩背部放射。体温可高达39～40℃，易发生胆源性肝脓肿、脓毒血症、感染性休克、DIC等。肝外胆管结石导致的黄疸常呈现间歇性和波动性。

若嵌顿没有解除，炎症进一步加重，患者在夏科三联征基础上出现神志障碍、休克则称为雷诺五联征。

【超声检查】

（1）肝内胆管及胆总管扩张，管壁增厚，回声增高或减低甚至模糊不清（图4-6-1），胆管内胆汁透声不好，可见点状或片状回声。

（2）胆总管结石者，于胆总管内可见强回声，后方伴声影。

（3）胆囊多肿大，胆囊壁增厚、腔内可见沉积性脓性胆汁，可随体位改变缓慢移动。胆汁较稠厚时，结石回声显示模糊或声影不清晰。

（4）肝大，肝内回声增强、不均匀或合并小脓肿。

【其他检查方法】

1.实验室检查　白细胞计数升高，中性粒细胞百分比升高。肝功能损害，凝血酶原时间延长。

2.CT检查　胆管内结石可见钙化性高密度影，胆管肿瘤可见自壁向腔内生长的软组织肿块。

3.MRI检查　可以提供有关急性胆道疾病的病因、炎症程度、有无坏死和脓肿及其他并发症的具体信息。结石在T_2WI上表现为胆汁内的低信号充盈缺损，肿瘤则显示为胆管内软组织信号的充盈缺损。

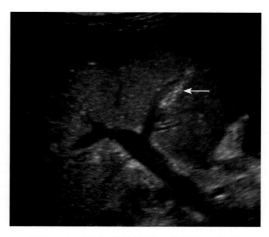

图4-6-1　肝内胆管炎的二维超声声像图

管壁增厚，回声增高（箭头所示为增厚的胆管壁）

4.磁共振胰胆管成像（MRCP）　可提供梗阻部位周围的详细信息。急性化脓性胆管炎的特异表现为胆管内化脓性物质，在T_2WI上低信号，和（或）在脂肪抑制T_1WI中等信号。胆管结石表现为扩张胆管内的低信号影，在胆总管末端呈倒"杯口"状充盈缺损，胆道肿瘤所致充盈缺损的边缘不规则。

5.经内镜逆行胆胰管造影（ERCP）　诊断由肝外胆管结石导致急性梗阻性化脓性胆管炎的阳性率最高，并可行内镜下Oddi括约肌切开和取石术，同时达到诊断和治疗的目的。

【诊断及鉴别诊断】

1.诊断　根据典型的腹痛、寒战、高热和黄疸临床表现，结合血清总胆红素和直接胆红素增高实验室检查，影像学检查若发现胆道系统扩张及胆管内有结石、肿瘤、蛔虫等证据，即可确定诊断。

2.鉴别诊断

（1）急性胆囊炎伴穿孔：一般好发于老年人，行超声检查可发现胆囊壁连续性中断、胆囊窝积液，但肝内外胆管未见明显扩张。

（2）急性黄疸型肝炎：肝大，胆囊充盈差或不充盈，肝内外胆管不扩张。

（3）胆管癌：左右肝管汇合处或胆总管远端可见肿块，肝内胆管或和胆总管上段扩张，黄疸进行性加重，一般不伴寒战高热。

（4）胰腺癌：胰头可见低回声肿块，胰管扩张，肿块周围血管受浸润，肝内外胆管可扩张，一般不伴寒战高热。

（5）原发硬化性胆管炎：肝内外胆管进行性纤维化狭窄，呈串珠样节段性狭窄，肝内外胆管走行僵硬变细。

（6）其他继发性胆管炎：如缺血性胆管炎、艾滋病相关胆管炎等。

第三部分：病例展示

患者男性，88岁，无明显诱因腹痛4天，上腹部显著，发热1天，有寒战，无恶心呕吐，无反酸胃灼热。查体：皮肤、巩膜黄染。

实验室检查：白细胞计数 $12.2×10^9/L$，中性粒细胞百分比89.0%，谷丙转氨酶56U/L，谷草转氨酶111 U/L，总胆红素188.6μmol/L，直接胆红素163.5μmol/L，γ-谷氨酰转移酶94U/L，碱性磷酸酶153U/L。尿胆红素（＋＋），尿胆原（＋＋＋），糖类抗原CA19-9偏高：145.78U/ml，糖类抗原CA125偏高：57.0 U/ml，癌胚抗原CEA：7.96 ng/ml，甲胎蛋白AFP偏低：0.88ng/ml，肝炎系列（－）。

CT检查：肝内多发低密度灶，胆总管下端略扩张，胆囊不大，胰腺、脾正常。

磁共振水成像：胆道系统扩张，胆囊内及胆总管内信号不均，不除外泥沙样结石可能。胆总管上段周围区信号欠均匀。

超声表现：肝多发混合性占位，胆管管壁增厚，胆汁淤积。

超声报告描述：肝实质内可见多发囊性为主混合性占位，囊性部分透声不好，较大者位于右叶，大小约29mm×24mm。肝内胆管管壁增厚。胆囊大小78mm×39mm，胆囊内可见沉积物回声。门静脉主干及右支内充满稍高回声栓子，内未见明显血流信号。超声检查见图4-6-2～图4-6-5。

治疗过程：该患者于第2日行超声引导下胆囊造瘘术，一日后复查超声发现肝内多发混

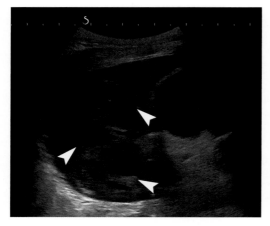

图4-6-2　病例展示超声图像
肝右叶多发混合性占位，如箭头所示

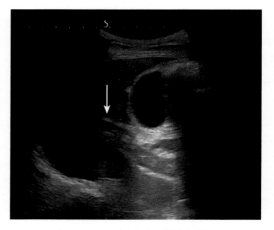

图4-6-3　病例展示超声图像
右前叶上段肝内胆管管壁回声增高，如箭头所示

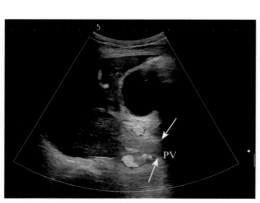

图4-6-4　病例展示超声图像
门静脉主干及右支栓子内未见明显血流信号。
PV.门静脉主干

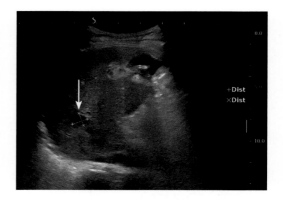

图4-6-5　病例展示超声图像
胆囊造瘘后1日，肝内混合性占位数量明显减少，大小也明显缩小（14.2mm×12.0mm）。如箭头所示

合性占位明显减少并减小，感染症状得到缓解。

超声诊断：

（1）肝多发占位伴液化坏死，考虑肝脓肿可能性大。

（2）门静脉及其分支内栓子，考虑血栓可能。

诊断分析： 该患者于第 2 日行超声引导下胆囊造瘘术，一日后复查超声发现肝内多发混合性占位明显减少并减小，感染症状得到缓解。证实了肝多发占位是胆源性肝脓肿而不是转移灶。虽然该患者肿瘤标志物 CA19-9、CA125 和 CEA 均升高，容易考虑到肝转移的可能，但是胰腺炎、胆囊炎、淤积性胆管炎等也可引起肿瘤标志物的升高。

门静脉栓子是怎么形成的呢？感染和高凝状态的患者容易形成门静脉血栓。

据文献报道，夏科三联征对急性胆管炎诊断的敏感度低（26.4%），特异度高（95.9%）。虽然该患者的超声、CT、MRCP 影像学检查虽未明确梗阻性黄疸的病因，但均显示胆道系统扩张，结合实验室检查结果和典型夏科三联征的病史，应该想到急性化脓性胆管炎的诊断。

第四部分：测试

患者女性，37 岁，胆囊切除术后 1 年，上腹部间断性疼痛 3 月余，疼痛加重 10 天，发热 2 天伴寒战，无恶心呕吐。查体：皮肤、巩膜轻度黄染。

实验室检查： 白细胞计数 $11.2 \times 10^9/L$，中性粒细胞百分比 87.0%，谷丙转氨酶 87U/L，谷草转氨酶 213 U/L，总胆红素 201μmol/L，直接胆红素 169.8μmol/L，γ-谷氨酰转移酶 101U/L，碱性磷酸酶 251U/L。

CT 检查： 肝内胆管扩张、积气。肝内胆管结石，胆囊切除术后，脾大。

超声检查： 见图 4-6-6 ～图 4-6-8。

问题 1： 此病例考虑何种疾病？

答： 此病例考虑肝内胆管结石，胆道梗阻，

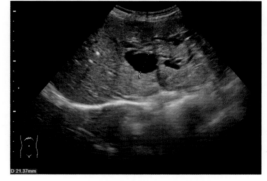

图 4-6-6 测试病例超声图像

左肝肝内胆管扩张，肝总管囊状扩张，内径 21mm

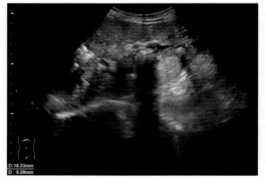

图 4-6-7 测试病例超声图像

肝左叶肝内胆管扩张，内可见多发强回声

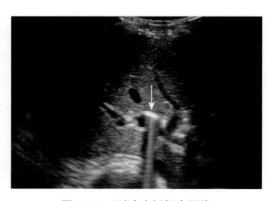

图 4-6-8 测试病例超声图像

肝右叶胆管内可见游离气体样强回声。如箭头所示

胆管炎。

问题2：致病原因是什么？

答：这个病例的致病原因是胆囊切除术后胆肠吻合狭窄。术中记录可见肝与周围组织粘连。肝左叶纤维化。肝左叶可扪及多发结石，胆总管增粗，胆总管末端与十二指肠球部吻合，吻合口可见狭窄。

（韦　虹　薛伟力　万　明）

主要参考文献

［1］陈孝平，汪建平，赵继宗. 外科学. 9版. 北京：人民卫生出版社，2018.

［2］步宏，李一雷. 病理学. 北京：人民卫生出版社，2018.

［3］葛均波，徐永健，王辰. 内科学. 9版. 北京：人民卫生出版社，2018.

［4］耿兰溪，项阿夫. 急性化脓性胆管炎超声图像探讨. 中国超声医学杂志，1990，2：93.

［5］Minaga K，Kitano M，Imai H，et al. Urgent endoscopic ultrasound-guided choledochoduodenostomy for acute obstructive suppurative cholangitis-induced sepsis. World J Gastroenterol，2016，22（16）：4264-4269.

［6］Watanabe Y，Nagayama M，Okumura A，et al. MR imaging of acute biliary disorders. Radiographics. 2007，27（2）：477-495.

［7］Kiriyama S，Takada T，Strasberg S M，et al. New diagnostic criteria and severity assessment of acute cholangitis in revised Tokyo Guidelines. J Hepatobiliary Pancreat Sci，2012，19（5）：548-556.

［8］Spârchez Z，Radu P. Role of contrast enhanced ultrasound in the assessment of biliary duct disease. Med Ultrason，2014，16（1）：41-47.

［9］Kiriyama S，Takada T，Strasberg S M，et al. TG13 guidelines for diagnosis and severity grading of acute cholangitis（with videos）. J Hepatobiliary Pancreat Sci，2013，20（1）：24-34.

第七节　胆道蛔虫

第一部分：提示和强调

胆道蛔虫的危急值分类为"红色"，需出具报告后10分钟内通报临床医生。

胆道蛔虫病起病急，发作时以胆绞痛为主要症状，患者十分痛苦，症状与体征不符，即症状重而体格检查等阳性发现少或较轻；病程中可能出现梗阻性黄疸、胆绞痛、胆囊炎、胆管炎，胰腺炎，肝内脓肿甚至败血症等严重并发症；晚期可出现不同程度的脱水和酸中毒，甚至危及生命。故需及时通知临床医生，早期做好患者的安抚工作，及时补充水、电解质，预防离子紊乱；给予抗生素治疗，预防胆道感染；尽早行手术或内镜治疗，解除病因。

第二部分：分析与说明

【概述】　胆道蛔虫病是肠道蛔虫病中最严重的一种并发症，是指蛔虫进入胆总管、肝内胆管和胆囊所引起的疾病。本病二十世纪六七十年代较多见，随着人民生活水平的提高，卫生意识的加强，目前已较少见。本病的发生率与当地蛔虫感染率相关，世界范围内蛔虫感染率可达33%。胆道蛔虫病多见于儿童和青少年，尤以7岁以上儿童最为多见。一年四季均可发生，农村发病率最高。

【病因】　蛔虫主要寄生于空肠和中段回肠，当机体内环境失调、消化功能紊乱、胃酸分泌减少、肠道蠕动失调、胆系内环境pH改变，便可引起寄生在肠道内的蛔虫运动活跃、上窜，并钻入胆总管、肝内胆管和胆囊而出现的急性上腹痛或胆道感染。

【症状体征】

1.腹痛　剑突下突发性剧烈绞痛、疼痛持续时间不等，而疼痛过后可如常人。

2.恶心、呕吐　呕吐物多为胃内容物，可含胆汁，也有可能吐出蛔虫。

3.寒战、发热　胆道蛔虫病患者的体温多在正常范围之内。当出现肝内脓肿或败血症时可出现寒战高热。

4.黄疸　初期较少见，当虫体完全堵塞胆管时可出现黄疸。

5体格检查　单纯性胆道蛔虫病一般仅剑突下或稍右方有轻度压痛。

【超声检查】　超声检查是本病的首选检查方法，显示为胆管或胆囊内有平行强回声带，偶可见蛔虫在胆管内蠕动，有确诊价值。

胆道蛔虫的典型超声表现主要是扩张的胆管内平行双线状强回声带（图4-7-1），内夹带状无回声区，彩色多普勒于带状无回声区内未探及血流信号。环中环、同心圆、环内圆点、环内双环、扩张的胆管内"小等号"样回声是诊断和鉴别诊断的重要依据，而胆囊内蛔虫主要表现为胆囊内麻花样或弧形线条样高回声带（图4-7-2，图4-7-3），活体蛔虫可见其蠕动。胆道蛔虫病初期，蛔虫欲钻入时，患者临床症状明显而超声检查却无明显的异常所获，易漏诊，应在必要时复查超声。

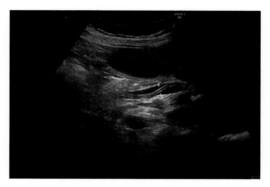

图4-7-1　胆总管内蛔虫，平行双线状强回声带

【其他检查方法】

1.血常规　外周血白细胞计数轻度升高，嗜酸性粒细胞比例增多。

2.找虫卵　大便集卵可查到蛔虫卵。

3.ERCP检查　能清楚地了解胆管内有无蛔虫及其位置、形态和数量，同时还能在内镜直视下进行取虫治疗。此外，还能直接观察十二指肠乳头区附近有无蛔虫。

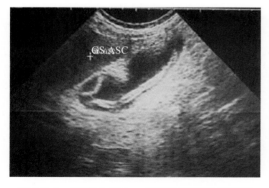

图4-7-2　胆囊内蛔虫，呈现为弧形线条光带

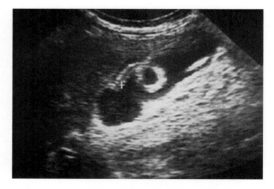

图4-7-3　胆囊内蛔虫，呈现为麻花样光带

4.静脉胆道造影 存在胆道显影不良或不显影，十二指肠低张造影无法诊断完全钻入胆道内的蛔虫，故目前上述两种检查方法应用较少。如疑有合并肝脏、胆囊、胰腺并发症时，可进行相应检查。

【诊断及鉴别诊断】

1.诊断

（1）右上腹或剑突下阵发性绞痛，尤其伴有"钻顶痛"，缓解期如常人者。

（2）腹部剧痛时伴恶心、呕吐，少数患者有吐蛔虫或便蛔虫史。

（3）症状重体征轻，仅在剑突下和右季肋部压痛。

（4）超声检查可见胆管扩张，内有线条状游动的虫体。

（5）ERCP示胆道内蛔虫，或内镜直视下见十二指肠乳头有蛔虫嵌顿。

2.鉴别诊断 胆道蛔虫病如有并发症，则应与胆囊炎胆石症、急性腹腺炎、胃十二指肠溃疡病急性穿孔、肠蛔虫病、泌尿系结石、肠痉挛等相鉴别，对上述疾病的鉴别，须仔细询问胆道蛔虫病早期的"症征不符"的特点和绞痛忽起忽止、止后若无其事的特征。

第三部分：病例展示

患者女性，67岁。因右上腹阵发性"钻顶样"疼痛3小时来我院就诊。查体体温36.5℃，血压90/60mmHg。患者神志清晰，精神不振，大汗淋漓，面色苍白，四肢冰冷；腹部未见异常，皮肤及巩膜未见黄染。既往胆囊结石病史约6年，未经系统治疗。实验室检查未见明显异常。

超声报告描述：胆囊大小50mm×25mm，囊壁厚3mm，胆壁毛糙，囊内可见液性回声，囊内可见泥沙样强回声光团，后方伴声影，囊内还可见呈等号样强回声团，最大10mm。肝内外胆管未见扩张。

诊断：慢性胆囊炎、胆囊泥沙样结石。胆囊多发等号样强回声（胆道蛔虫？建议进一步检查）（图4-7-4）。

诊断分析：胆囊蛔虫引起腹痛是目前临床上很少见的病例之一，由于蛔虫在肠道内受到刺激，钻入十二指肠壁上的壶腹孔进入胆总管至胆囊，使胆道口括约肌与胆总管痉挛。在这一过程中患者表现为上腹部阵发性"钻顶样"疼痛。使用超声检查，声像图显示为胆总管或胆囊内可见等号样强光带，前方圆钝，边缘清晰光整，中心呈贯穿的液性暗带，后方无声影，

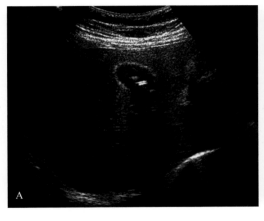
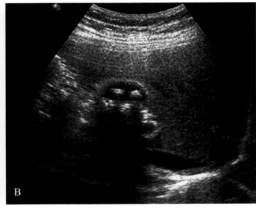

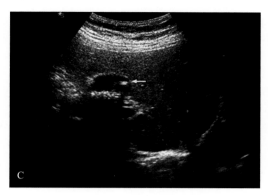

图4-7-4　病例展示超声图像
胆囊内多发等号样强回声

偶尔还可见蛔虫蠕动,这时患者疼痛加剧。

第四部分:测试

问题:超声检查时还应注意哪些疾病需与胆道蛔虫病进行鉴别?

答:超声检查时应注意以下情况。

(1)管道重叠,肝门区内有动静脉等多个管道系统,扫查中可以出现重叠现象,有时候类似蛔虫的声像,应多切面探查,尤其注意其解剖走向,另外,血管通道内均为透声好的无回声影,有时可见血液的流动,必要时可用彩色多普勒血流显像易于鉴别。蛔虫位于胆道内,胆道内是没有血流的,且虫体腔内一般都有稀疏点状弱回声。

(2)胆道引流管也呈双线索条状结构,但图像有僵硬感,而且一般有手术史。

(3)胆道结石,蛔虫不动或失去活力后,因回声较强,有时易与结石混淆,但蛔虫一般后方无声影且呈二条平行线状。

(4)胆囊内残存虫体团块应与胆囊癌相鉴别,胆囊癌绝无隐约可见的双线状结构,如果有,即可排除胆囊癌。

(万　明　孙佳威　周显礼)

主要参考文献

[1] 姜玉新,张运.超声医学.北京:人民卫生出版社,2015.

[2] 曹海根,王金锐.实用腹部超声诊断学.2版.北京:人民卫生出版社,2005.

[3] 陈孝平.外科学.2版.北京:人民卫生出版社,2010.

[4] 陈孝平,汪建平.外科学.8版.北京:人民卫生出版社,2013.

[5] Bundela V. Gastrointestinal:An unusual cause of biliary colic:Biliary ascariasis, J Gastroenterol Hepatol, 2018,33(5):975.

[6] Khuroo M S, Rather A A, Khuroo N S, et al. Hepatobiliary and pancreatic ascariasis. World J Gastroenterol, 2016,22(33):7507-7517.

[7] Wu S, Sonographic findings of ascaris lumbricoides in the gastrointestinal and biliary tracts. Ultrasound Q, 2009,25(4):207-209.

[8] Absi M A, Qais A M, Katta M A, et al. Biliary ascariasis: the value of ultrasound in the diagnosis and management. Ann Saudi Med, 2007, 27（3）: 161-165.

[9] Hui J Y, Woo P C, Kan P S, et al. Ultrasonographic features of pseudotumorous form of ascariasis. Eur J Radiol, 2001, 39（3）: 188-193.

[10] Mani S, Merchant H, Sachdev R, et al. Sonographic evaluation of biliary ascariasis. Australas Radiol, 1997, 41（2）: 204-206.

[11] Das A K. Hepatic and biliary ascariasis. J Glob Infect Dis, 2014, 6（2）: 65-72.

[12] 刘进衡，王妍亭，易斌，等. 胆道蛔虫症合并胆囊结石1例. 中国现代普通外科进展，2017，20（10）: 829.

第八节　急性胃肠道穿孔

第一部分：提示和强调

　　急性胃肠道穿孔的危急值分类为"红色"，需出具报告后10分钟内通报临床医生。

　　急性胃肠道穿孔是临床常见的急腹症之一，具有发病急、进展快和病情重的特点，因为其病死率高，及时、快速诊断尤为重要。一旦延误了急诊剖腹探查术的时机，将会导致患者临床状况的进一步恶化甚至死亡。虽然，超声检查不是诊断胃肠道穿孔的首选方法，但可以作为X线片的重要补充，经常是评估急腹症患者的初始诊断工具，对发现腹腔的游离气体具有很高的敏感性，特别是小的穿孔，超声可发现X线检查没有发现的肝上前间隙气体。对胃肠道穿孔后腹腔内积液的显示，超声比X线要敏感而准确，对于有进针路径的积液还可行超声引导下穿刺抽液进行定性诊断。因此，急性胃肠道穿孔被列为超声危急值，一经诊断需10分钟内报告。

第二部分：分析与说明

　　【概述】　胃肠道穿孔是指胃肠道管壁局部全层连续性中断，出现一个穿透性孔洞，导致管腔内的食物或粪便通过孔洞泄漏至腹腔。病变多由于胃肠道急慢性炎症导致胃肠壁的水肿、坏死、溃疡形成，坏死组织可深达肌层及浆膜层，当胃肠腔压力增高时，可致穿孔。胃肠道穿孔可分为急性、亚急性和慢性3种类型。其中，急性胃肠道穿孔是一种常见的消化系统疾病，也是急性腹痛的常见原因之一，约占急诊病例的1%，病死率高。它起病急、变化快、病情重，严重者可导致感染性休克，甚至死亡，需要紧急处理。

　　【病因】　消化性溃疡、憩室炎、伤寒、克罗恩病、急性胃扩张、梗阻、坏死、缺血性肠病、外伤、医源性因素、异物、肿瘤等均可导致胃肠道穿孔。其中消化性溃疡引起的穿孔较为常见。消化性溃疡好发于胃和十二指肠，十二指肠溃疡穿孔多发生在球部前壁，而胃溃疡穿孔多见于胃小弯。溃疡穿孔后胃肠内容物和细菌进入腹腔后，立即引起化学性腹膜炎，大量气体逸入腹腔则形成气腹。腹膜受到刺激会引起腹痛、产生大量清亮浆液性渗出液，6～8小时后细菌开始繁殖，并出现大量的巨噬细胞、中性粒细胞，加以坏死组织、细菌和凝固的纤维蛋白，使渗出液浑浊而成为脓液，逐渐形成化脓性腹膜炎。常见的引起化脓性腹膜炎的致病菌为大肠埃希菌和链球菌。大量液体加上细菌毒素吸收，可造成休克。

【症状体征】 急性穿孔时，由于胃肠内容物流入腹腔，导致急性弥漫性腹膜炎，患者以骤然发作的持续性上腹部剧痛为特点，呈"刀割样"，腹痛迅速蔓延至脐周，以至全腹，因胃肠漏出物刺激膈肌，故疼痛可向肩背部放射。如漏出物沿肠系膜根部流入右下腹腔时，可致右下腹疼痛而疑似急性阑尾炎穿孔。腹痛可因翻身，咳嗽等动作而加剧。

查体时患者腹式呼吸减弱或消失，早期压痛以穿孔处最重，随病情发展可有全腹压痛、反跳痛，腹肌紧张呈"板状腹"，肠鸣音可减低或消失，肝浊音界消失，表示有气腹存在。

【超声检查】

（1）腹膜腔内游离气体回声：研究显示，7～15MHz线阵探头能更好地观察腹腔内小气泡及区分腹腔内气体和肠腔内气体，仰卧位时上腹部、左右季肋部及左侧卧位时右季肋部更容易发现腹腔内气体回声（图4-8-1）。

（2）腹水：游离的腹水显示为有明显边界的无回声区。腹腔内的出血、渗血或化脓性腹水、含肠内容物的腹水则显示为内部有点状或絮状稍高回声或弱回声。穿孔后的胃酸与胆汁通常先积存于右肝下间隙，随着渗出的增加，可流向肝肾间隙，并经右结肠外侧沟下行至盲肠周围和盆腔。超声在以上区域可显示不规则低至无回声区，由于液体内混有胃肠内容物，或形成脓肿，所以有时回声增高或杂乱，容易误认为肠内积液，此时注意鉴别。膈下游离腹水的声像图表现为盆腔、肝肾隐窝或者肠袢附近含有点状高回声的无回声区，提示有化脓性或者含粪便的腹水，有时无回声区见点状强反射提示有气体。胃十二指肠后壁穿孔，容易与胰腺被膜粘连，漏出的胃液与腹膜渗出液常局限于小网膜囊，或者其附近，形成该处局限性的无回声或低回声（图4-8-2）。

（3）胃肠道穿孔通常可见病变局部胃肠道管壁增厚、回声减低，周围肠系膜脂肪增厚、回声增强。且往往伴有肠蠕动减弱或消失，肠腔积气等声像图表现。

（4）如果胃肠道穿孔较大，则仔细进行实时超声扫查，偶尔可直接观察到穿孔的部位和大小，以及胃内容物向腹腔流动的现象，表现为贯穿管壁内外的不规则强回声带，周围可见包绕或散在分布的强回声。但是这种征象较为少见。

（5）穿孔被局限者，可形成脓肿或边缘模糊、回声不均的炎性包块。

（6）超声引导下腹腔穿刺：如超声检查有腹腔透声差的积液，虽然未见腹腔游离气体，但仍怀疑有消化道穿孔可能时，可行超声引导下诊断性穿刺抽液，如穿刺液有胃肠道内容物，

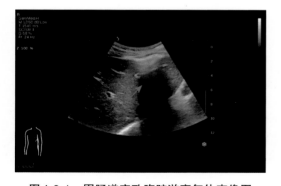

图4-8-1 胃肠道穿孔腹腔游离气体声像图

上腹部肋间斜切面扫查，肝脏前缘和腹壁之间可见增厚带状高回声，后方伴振铃伪像及宽大声影（箭头）

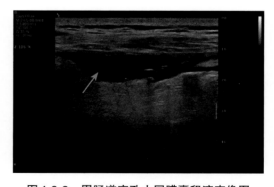

图4-8-2 胃肠道穿孔小网膜囊积液声像图

上腹部横切面扫查，小网膜囊区域局部可见片状无回声区，无回声区内隐约可见点、条状高回声

可帮助诊断。

【其他检查方法】

1.实验室检查　周围血白细胞总数和中性粒细胞增多，严重的穿孔患者或溃疡穿透累及胰腺时，血清淀粉酶浓度可增高，但一般不超过正常值的3倍。

2.影像学检查

（1）腹部X线片：胃肠穿孔患者经坐位或立位X线检查可明确显示膈下游离气体，呈新月状透亮区，进一步提示有气腹。可因体位的转换而改变其位置和形态，不过并非所有胃肠道穿孔在X线片上都有气腹的表现，对少数进入腹腔气体较少的穿孔者，或在穿孔前已与肝或膈肌等邻近器官粘连者，也可不出现腹腔游离气体，所以无膈下游离气体并不能排除穿孔的存在。

（2）CT检查：CT不仅对气腹诊断敏感度高，而且对腹膜后间隙的异常气体敏感度也较高，可以显示常规X线片不能发现的少量游离气体。

【诊断及鉴别诊断】　既往有相关病史，突发腹部刀割样剧痛，加上典型的"板状腹"腹部体征和X线检查的膈下游离气体、超声见腹膜腔内的游离气体回声等，可以确定诊断。

高龄、体弱及空腹小穿孔的患者，临床表现和腹部体征可以表现不典型，需要详细询问病史和仔细体格检查进行鉴别。鉴别诊断主要与急性阑尾炎、急性坏死性胰腺炎和急性胆囊炎穿孔并发腹膜炎等进行鉴别。

1.急性阑尾炎　溃疡穿孔后消化液可沿右结肠旁沟流到右下腹，引起右下腹痛和腹膜炎体征，可与急性阑尾炎相混。但阑尾炎一般症状比较轻，体征局限于右下腹，阑尾炎在超声下显示阑尾形态增粗，回声不均匀，周围可有液性回声，阑尾炎穿孔，气体比较局限，超声腹膜腔内的气体回声的位置有助于鉴别。

2.急性胰腺炎　腹痛发作一般不如溃疡急性穿孔急骤，腹痛多位于上腹部偏左并向背部放射。腹痛有一个由轻转重的过程，肌紧张程度较轻。血清、尿液和腹腔穿刺液淀粉酶明显升高。超声检查，该病一般无游离气体，可见胰腺肿胀，周围渗出，严重的可有胰腺坏死的改变。

3.急性胆囊炎、胆囊穿孔　其症状表现为右上腹绞痛或持续性疼痛阵发性加剧，疼痛向右肩放射，伴畏寒发热。右上腹局部压痛、反跳痛，可触及增大的胆囊，墨菲征阳性。在胆囊的严重化脓性感染基础上，出现腹痛加剧，胆囊显著肿大，高热及白细胞计数显著增高时，高度提示有胆囊穿孔的可能。胆囊坏疽穿孔时有弥漫性腹膜炎表现，但X线及超声检查无游离气体。超声提示胆囊炎或胆囊结石，胆囊形态不规则，回声不均，周围可有渗出的改变（详见急性胆囊炎并发胆囊穿孔章节）。

第三部分：病例展示

患者男性，45岁，主诉：间断腹痛2年余，加重伴发热2日。

现病史：患者约2年前出现进食后突然出现上腹部疼痛，为隐痛，未予系统诊治，2日前腹痛加重，为刀割样疼痛，有发热，体温最高达38℃，伴有腹胀、恶心，无呕吐。

既往史：胃溃疡病史2年。

查体：体温37.6℃，脉搏112次/分，呼吸20次/分，血压140/90mmHg，急性病容，腹部饱满、腹壁紧张度高，有全腹部压痛，反跳痛及肌紧张，肠鸣音2次/分。

实验室检查：白细胞计数23×10⁹/L，中性粒细胞百分比90%。

$实验室检查：白细胞计数23×10^9/L，中性粒细胞百分比90%。$

影像学检查：腹部立位X线片可见膈下游离气体。

超声报告描述：肝近膈面和圆韧带裂处可见条状强回声光带，随体位移动，胃窦部胃壁不均匀增厚，可见连续性中断，上腹腔可见包裹性液性回声，透声差，内有点状强回声浮动（图4-8-3），在超声引导下抽出约20ml黄绿色液体（图4-8-4）。

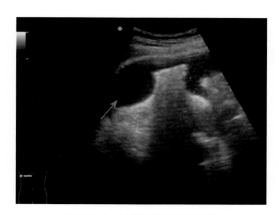

图4-8-3　病例展示超声图像

上腹部横切面扫查，可见不规则的无回声区，内透声差，有细密的点状稍高回声弥漫分布

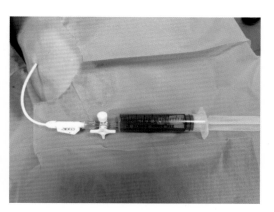

图4-8-4　超声引导下穿刺抽液

诊断：胃穿孔；腹水。

诊断分析：该患者为青年男者，间断进食后疼痛多年，突然出现上腹部疼痛加重，伴有发热，既往有胃溃疡病史，腹部立位X线片和超声发现腹腔游离气体，考虑有消化道穿孔，超声检查发现胃窦部胃壁连续性中断，超声引导下腹腔穿刺抽出黄绿色胃内容物。故可明确诊断为胃穿孔。

第四部分：测试

患者男性，36岁，因"间断性腹痛1年，加重1日"来院就诊，有十二指肠球部溃疡病史。查体：体温38℃，心率110次/分，血压90/60mmHg，呼吸20次/分，腹部平，腹壁紧张度高，有压痛、反跳痛及肌紧张。

实验室检查：白细胞计数14.2×10⁹/L，中性粒细胞百分比89%。

$实验室检查：白细胞计数14.2×10^9/L，中性粒细胞百分比89%。$

影像学检查：腹部CT可见腹腔游离气体，超声检查发现右侧腹小肠肠壁增厚，周围伴有透声差的局限性低-无回声区，其余腹腔肠间可见少量透声良好的游离性无回声液体。

问题1：该疾病最可能的诊断是什么？

答：消化道穿孔（考虑为小肠）。

问题2：诊断思路是什么？如何判断穿孔部位？

答：该患者为青年男性患者，因急性腹痛加重就诊，既往有十二指肠球部溃疡病史，查体有腹膜刺激征。结合实验室检查白细胞计数升高，CT及发现腹腔有游离气体，考虑有消化道穿孔，超声检查发现右侧腹小肠肠壁增厚，周围伴有透声差的局限性低-无回声区，考虑穿孔部位为右侧腹小肠，虽然其余腹腔肠间也有液体回声，但是透声较好且为游离性，考虑为腹膜受到刺激而产生的渗出液。

（吕成倩　张　磊　韦　虹）

主要参考文献

[1] 葛均波，徐永健，王辰. 内科学. 9版. 北京：人民卫生出版社，2018.
[2] 陈孝平，汪建平，赵继宗. 外科学. 9版. 北京：人民卫生出版社，2018.
[3] 王文平，黄备建，丁红译. 急诊超声医学. 2版. 人民军医出版社，2014.
[4] 曹海根，王金锐. 实用腹部超声诊断学. 北京：人民卫生出版社，1994.
[5] 富京山，富玮. 胃肠疾病与常见超声诊断学. 北京：人民军医出版社，2012.
[6] 周知长，丁峰，徐夫仅. 对胃肠道穿孔致腹腔游离气体的B超观察. 中国超声诊断杂志，2004，3（1）：26-27.
[7] 曹晖. 胃肠穿孔影像学诊断价值研究. 实用医技杂志，2014（6）：627-629.
[8] Hollerweger A，Maconi G，Ripolles T，et al. Gastrointestinal Ultrasound（GIUS）in Intestinal Emergencies-An EFSUMB Position Paper. Ultraschall Med，2020，41（6）：646-657.

第九节　急性肠梗阻

第一部分：提示和强调

肠梗阻当出现腹膜炎、肠壁缺血或绞窄时的危急值分类为"红色"，需出具报告后10分钟内通报临床医生。

急性肠梗阻占所有急腹症的2%～8%。虽然肠梗阻的总体死亡率不到3%，但其并发症的发生率较高，约有30%的患者可能出现肠缺血、坏死。因此临床医生必须权衡手术风险和不适当的非手术治疗所带来的后果。肠梗阻在临床上非手术治疗的成功率为40%～70%，非手术治疗时限通常在24～48小时，超过此时间范围，并发症的风险显著增加。因此及时甄别需要手术的患者，对于降低并发症和病死率至关重要。而绞窄性肠梗阻，病情常发展迅速，容易发生肠壁缺血、坏死甚至穿孔，需要立刻手术治疗。因此，在给出肠梗阻诊断后，要评估患者的情况是否稳定、肠管蠕动及肠壁血运情况及是否存在绞窄性肠梗阻，这些情况对于临床治疗及患者的预后都尤为重要。

超声由于其无创、操作灵活在肠梗阻的诊断和动态观察中有重要意义。当检测到腹腔肠管扩张，蠕动缓慢或逆蠕动出现时，超声提示肠梗阻，若此时观察到肠管蠕动减弱或消失、肠壁血流减少、短时间腹水量明显增加及超声引导下诊断性穿刺抽出血性腹水时应考虑绞窄性肠梗阻或肠壁缺血，此时超声应提示危急值。

第二部分　分析与说明

【概述】 急性肠梗阻是指各种原因引起的肠腔内容物不能正常运行或通过障碍，属外科常见急腹症，占急腹症总量的2%～8%。其中以绞窄性肠梗阻最为凶险。因肠系膜血管或肠壁小血管发生血栓或栓塞，导致肠管血液循环障碍，失去蠕动能力，肠内容物停止运行而出现肠麻痹现象。其病情发展迅速，可继发病变肠段急性缺血，引起肠坏死、穿孔。

【病因病理】

1.机械性肠梗阻　最常见，原因有既往手术粘连（小肠最常见，占60%～75%）、肿瘤、疝肠套叠、肠扭转、腹腔内脓肿、胆结石和异物等。

2.动力性肠梗阻　神经抑制或毒素刺激导致肠壁肌肉运动紊乱，使肠内容物不能通过，常由药物、代谢紊乱等原因引起。

3.血运性肠梗阻　系绞窄性肠梗阻，肠管由于血运障碍可迅速发生坏死，需临床紧急处理。

肠梗阻主要影响水、电解质平衡及肠壁血运。梗阻近端肠腔扩张，梗阻远端肠腔空虚、塌陷。肠壁水肿、肠道吸收功能丧失及肠腔内的液体积聚。若肠管严重或持续扩张，壁内压升高和血容量减少使肠壁灌注减少，可导致肠缺血或坏死。

【临床表现】　肠梗阻的临床表现多变，临床症状无特异性。病因不同，临床症状也有显著差异。

1.症状　肠梗阻的共同的临床表现：①腹痛伴肠鸣音亢进；②呕吐；③腹胀；④停止排气和排便。

2.体征　出现肠型和肠蠕动，肠鸣音亢进。绞窄性肠梗阻或单纯性肠梗阻晚期，出现肠壁坏死、穿孔致腹腔内感染时，表现为腹膜炎体征。

3.若出现下列表现者，则应考虑绞窄性肠梗阻

（1）腹痛发作急骤，初始即为持续性剧烈疼痛，或在阵发性加重之间仍有持续性疼痛。

（2）病情发展迅速，早期出现休克现象。

（3）有腹膜炎的征象。

（4）腹胀不对称，腹部有局部隆起或触及有压痛的肿块——孤立胀大的肠袢。

（5）呕吐出现早而频繁，呕吐物、胃肠减压抽出液、肛门排出物为血性。腹腔穿刺抽出血性液体。

（6）经积极的非手术治疗后症状、体征无明显改善。

【超声检查】

1.肠管扩张伴积气、积液：小肠梗阻时扩张的肠管内径一般在25～30mm以上，且长度至少有2～3个肠袢或大于100mm（图4-9-1，图4-9-2）。结肠内径多超过45mm，可显示扩张肠管内的液体、气体及肠内容物（图4-9-3，图4-9-4），因肠管内积液、积气，纵切扫查可见

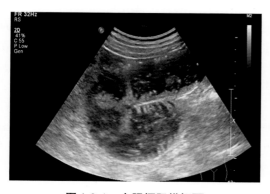

图4-9-1　小肠梗阻纵切面

肠管扩张，肠壁可见小肠黏膜皱襞—"琴键"征，肠腔内可见肠内容物

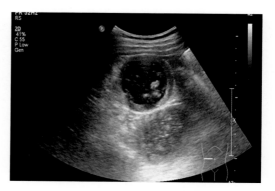

图4-9-2　小肠梗阻横切面

肠腔扩张，肠壁增厚，回声减低

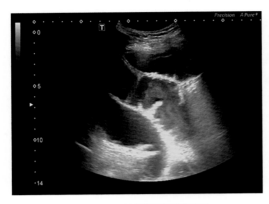

图 4-9-3　结肠梗阻纵切面

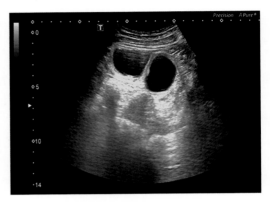

图 4-9-4　结肠梗阻横切面

"气液平面"。

2.肠黏膜皱襞：由肠壁向肠腔内延伸，称为"琴键"征。

3.肠蠕动异常：①梗阻近端扩张的肠管蠕动活跃，伴有肠内容物往返流动，梗阻远端肠管塌陷，此为机械性肠梗阻的重要征象，这个过渡点也是肠梗阻病因所在之处；②肠管蠕动减弱或消失，可见局限性界限较清晰的包块样低回声或无回声区，动态观察无明显肠蠕动；③绞窄性小肠梗阻时肠蠕动由强变弱，蠕动波幅度由大变小，最后可无蠕动。

4.肠管张力状态的改变：扩张的肠管外壁光滑、圆润、有弹性感。肠坏死时局部肠管膨胀性及张力下降，肠管壁塌陷，管壁线平直，弹性感消失。

5.腹水。

【其他检查方法】

1.实验室检查　通常无特异性，包括电解质和酸碱平衡、肝肾功能及血液灌注和感染等全身情况的各种检查。

2.X线检查　是诊断肠梗阻的常规方法。典型征象是立位片上显示阶梯状气液平面，卧位片上评估胀气肠袢的分布或扩大程度。绞窄性肠梗阻的征象：有孤立的积气、积液肠袢，呈假肿瘤征或咖啡豆征；多个小跨度卷曲肠袢，呈"C"字形、"8"字形或花瓣形，并出现腹水征等。

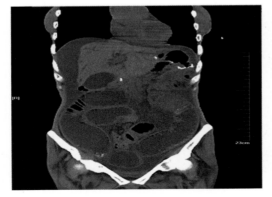

图 4-9-5　小肠梗阻CT图像冠状位
可见肠管普遍扩张

3.CT检查　肠管扩张是CT诊断肠梗阻的直接征象（图4-9-5）。扩张与凹陷肠管的交界处为移行带，是诊断机械性肠梗阻最直接和重要的依据。肠管壁厚度及密度的变化，可提示肠管壁水肿及缺血情况。

增强CT在提示肠梗阻肠壁缺血的预后上有一定价值。评估肠壁是否强化是判断患者预后情况的一项重要指标。

【诊断及鉴别诊断】

1.诊断　典型肠梗阻的诊断多不困难，其临床诊断要点：有腹痛、腹胀、呕吐，停止排气排便4项主要症状；以及腹部检查可见肠型，压痛、肠鸣音亢进或消失。

2.鉴别诊断　肠梗阻的鉴别诊断主要是临床上常见的一些急腹症。

（1）胃十二指肠溃疡穿孔：患者一般有溃疡病史，突发持续的上腹部剧烈疼痛，并迅速扩散至全腹，常伴有轻度休克症状。超声检查见膈下游离气体。

（2）急性胆囊炎：常在进食物后起病，右上腹部剧烈绞痛，放射至右肩及右背部。右上腹部有压痛和肌紧张，Murphy征阳性。超声检查显示胆囊增大、壁厚，并偶可见结石。

（3）急性胰腺炎：常于暴饮暴食或饮酒后发病，上腹偏左侧腹痛，持续剧烈，可向肩部放射，恶心、呕吐后腹痛不缓解。血或尿淀粉酶明显升高。超声检查胰腺弥漫性肿大，回声不均，胰腺坏死时，胰周及腹膜后积液。

（4）急性阑尾炎：具有转移性腹痛和右下腹压痛、反跳痛的临床特点。超声示右下腹肿大阑尾，周围可伴有增厚的网膜及液性渗出。

第三部分：病例展示

患者男性，72岁，主诉：12小时前无明显诱因出现腹胀腹痛，呈间断性发作胀痛，有嗳气，症状进行加重。脉搏92次/分，呼吸16次/分，血压120/92mmHg。手术瘢痕：右下腹陈旧瘢痕，愈合良好。下腹部有压痛，反跳痛（−），腹肌紧张（−）。有气过水声，肠鸣音亢进。X线：腹部见多个呈阶梯排列的气液平面，肠管扩张积气。

超声报告描述： 腹腔小肠肠管普遍扩张（图4-9-6，图4-9-7），最宽处位于右侧腹，外径40mm，肠管蠕动不好，扫查期间可见逆蠕动出现，右下腹回盲部可见片状低回声区（图4-9-8），边界不清晰，形态不规则，与周围组织粘连。腹腔可见游离性无回声区，盆腔深径约25mm。

超声诊断：

（1）肠梗阻声像图伴右下腹片状低回声区，与周围组织粘连。

（2）腹腔少至中等量积液。

超声引导下诊断性腹腔穿刺，抽出血性腹水（图4-9-9），超声提示危急值：肠壁缺血。

术后诊断： 粘连性肠梗阻伴部分肠壁缺血坏死。

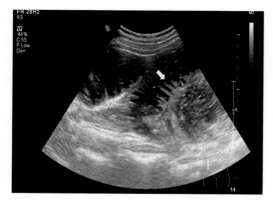

图4-9-6　病例展示超声图像
右侧腹纵切面，箭头示小肠黏膜皱襞"琴键"征

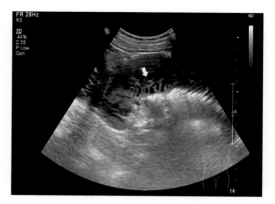

图4-9-7　病例展示超声图像
右侧腹纵切面，箭头示小肠肠腔内容物

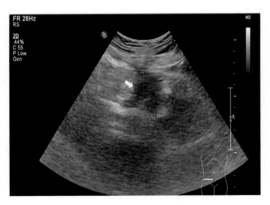

图 4-9-8　病例展示超声图像

右下腹横切面，箭头所示低回声为粘连处

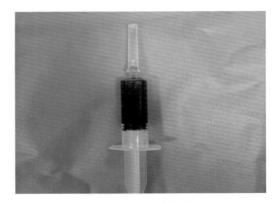

图 4-9-9　血性腹水

　　诊断分析：肠梗阻最常见的病因是粘连性肠梗阻，结合临床表现和患者有手术史不难诊断。超声检查显示腹腔小肠肠管普遍扩张，图 4-9-6 示肠黏膜皱襞由肠壁向肠腔内延伸，与肠壁近乎垂直的长短不一的肠黏膜皱襞的线状回声，呈"琴键"征。图 4-9-7 可显示扩张肠管内的液体及肠内容物，呈液性伴低回声及中强点状回声。并观察到图 4-9-8 示右下腹片状低回声区结合患者病史诊断肠梗阻伴周围粘连。另外患者腹腔内见少至中等量的腹水，应用超声引导下诊断性穿刺抽出血性腹水，可进一步诊断肠壁缺血可能，此时超声提示危急值。

　　对于腹腔内液体较少，无法诊断性穿刺的患者，可观察肠管蠕动及肠壁血流情况，并动态观察腹水有无增加情况，若观察到肠管蠕动减弱或消失、短时间腹水量增加时可考虑绞窄性肠梗阻，提示危急值，及时通知临床医生采取治疗措施。

第四部分：测试

　　患者女性，69 岁，主因"间歇性下腹绞痛 5 天，呕吐 3 天，疼痛加剧并持续呕吐"入院就诊。一般状态：体温 36.3℃，脉搏 83 次 / 分，呼吸 19 次 / 分，血压 136/89mmHg。专科查体：腹部膨隆，有肠型。无手术瘢痕。无振水声。下腹部有压痛，并辐射到右大腿内侧，反跳痛（－），腹肌紧张（－）。未触及腹部包块。肝区叩痛，无移动性浊音。肠鸣音（＋）。

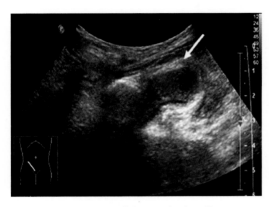

图 4-9-10　病例展示超声图像

右侧腹股沟区低回声团，如箭头所示

　　超声报告描述：小肠扩张伴蠕动活跃，腹腔内可见大量游离性无回声区。右侧腹股沟扫查见耻骨肌和股总血管的深处一个低回声肿块，高频超声显示该处肠壁增厚，回声减低（图 4-9-10 ～图 4-9-12）。

　　问题 1：根据上述临床表现及超声描述，超声诊断是什么？

　　答：考虑闭孔疝继发小肠梗阻

　　问题 2：此类疾病的危急值如何界定，哪些疾病应与之相鉴别？

　　答：密切观察患者生命体征及腹腔情况，若出现肠壁蠕动减弱，血流减少，腹腔内液体渗出

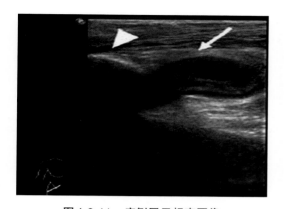

图4-9-11 病例展示超声图像

高频超声显示肠壁回声，如箭头所示；肠内气体
回声，如三角所示

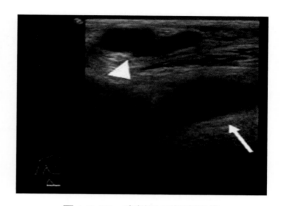

图4-9-12 病例展示超声图像

高频超声显示软组织内肠管回声，如三角所示；
腹腔内肠管回声，如箭头所示

增多等情况，应将危急值界定为红色，此时肠壁可能出现缺血情况，须及时处理；若一般情况稳定，则在全面评估后给予治疗。需要鉴别的疾病有急性阑尾炎、急性胆囊炎、输尿管结石等。

（董雪迎　万　明　孙佳威）

主要参考文献

[1] Long B，Robertson J，Koyfman A．Emergency Medicine Evaluation and Management of Small Bowel Obstruction：Evidence-Based Recommendations．J Emerg Med，2019，56（2）：166-176．

[2] Jackson P，Vigiola Cruz M．Intestinal Obstruction：Evaluation and Management．Am Fam Physician，2018，98（6）：362-367．

[3] 陈孝平，汪建平，赵继宗．外科学．9版．北京：人民卫生出版社，2018：358-361．

[4] 任卫东，常才．超声诊断学．3版．北京：人民卫生出版社，2013：352-353．

[5] Rashid F，Thangarajah T，Mulvey D，et al．A review article on gastric volvulus：a challenge to diagnosis and management．Int J Surg，2010，8（1）：18-24．

[6] 张延龄，吴肇汉．实用外科学．3版．北京：人民卫生出版社，2016：582-587．

[7] Millet I，Orliac C，Alili C，et al．Computed tomography findings of acute gastric volvulus．Eur Radiol，2014，24（12）：3115-3122．

[8] 梁长虹，胡道予．中华影像医学．消化道卷．3版．北京：人民卫生出版社，2019：382．

[9] Del Gaizo A，Lall C，Allen B C，et al．From esophagus to rectum：a comprehensive review of alimentary tract perforations at computed tomography．Abdom Imaging，2014，39（4）：8020-8234．

[10] Lee N K，Kim S，Jeon T Y，et al．Complications of congenital and developmental abnormalities of the gastrointestinal tract inadoledcents and adults：evaluation with multimodality imaging．Radiographics，2010，30（6）：1489-1507．

[11] 中华医学会放射学分会腹部学组．腹部CT扫描规范指南（试用稿）．中华放射学杂志，2007，41（9）：999-1004．

[12] Gore R M，Silvers R I，Thakrar K H．Bowel obstruction．Raadio Clin North Am，2015，53（6）：1225-1240．

[13] Hollerweger A，Maconi G，Ripolles T，et al．Gastrointestinal Ultrasound（GIUS）in Intestinal Emergen-

cies-An EFSUMB Position Paper［published online ahead of print，2020 Apr 20］. Ultraschall Med，2020，41（6）：646-657.

［14］ Bower K L，Lollar D I，Williams S L，et al. Small Bowel Obstruction. Surg Clin North Am，2018，98（5）：945-971.

［15］ Jackson P G，Raiji M T. Evaluation and management of intestinal obstruction. Am Fam Physician，2011，83（2）：159-165.

［16］ Kuehn F，Weinrich M，Ehmann S，et al. Defining the Need for Surgery in Small-Bowel Obstruction. J Gastrointest Surg，2017，21（7）：1136-1141.

［17］ Xue H，Fu Y，Cui L G. Small Bowel Obstruction Secondary to Obturator Hernia Preoperatively Diagnosed by Ultrasound. Chin Med J（Engl），2016，129（4）：490-491.

第十节　肝内门静脉积气

第一部分：提示和强调

肝内门静脉积气的危急值分类为"红色"，需出具报告后10分钟内通报临床医生。

肝内门静脉积气在临床中少见，一直被视为是一种预示严重疾病的征象，主要见于肠系膜静脉栓塞和肠壁缺血坏死，其中肠壁缺血坏死出现门静脉积气者死亡率高达75%。门静脉积气征象的出现对于临床寻找原发病因及进一步治疗有一定意义。超声检查对门静脉积气检测及其随访非常敏感，可用作初始筛查手段，且对于寻找病因也有很高的价值。

第二部分：分析与说明

【概述】　肝内门静脉积气是指门静脉及其肝内分支和胃肠道属支的各级血管内出现气体，常为一过性，不是一个独立的疾病，而通常是伴随消化道疾病出现的一种征象，随着辅助检查的发展及早期干预，该疾病死亡率虽然有所下降，但是仍然维持在一个较高的水平，与其相关的死亡率高达56% ~ 90%。

【病因】　病因多样，可以从良性疾病到致死性疾病，最常见的是肠壁缺血和坏死。败血症、腹部感染等非消化道病变也会出现该征象。从以往文献报道发现各种原因及所占比例：肠缺血和肠系膜血管病变（61.44%）、胃肠道炎症（16.26%）、梗阻和扩张（9.03%）、败血症（6.60%）、医源性损伤和创伤（3.01%）、癌症（1.80%）、原发性肝内门静脉积气（1.80%），并且在性别方面无差异。有研究发现，肝内门静脉积气也与其他潜在的疾病进程相关，包括憩室炎、肝移植、炎性肠病、化疗、获得性免疫缺陷综合征、近期内镜操作、腹部外伤等。

【病理生理】　虽然近年来有很多文章报道该疾病，但是肝内门静脉积气的发生机制并不是十分清楚。有文献研究显示，肝内门静脉积气气体主要来源包括肠腔内气体、产气微生物产生的气体及部分医源性操作的体外气体进入体内。目前的文献报道显示有3种主要的病理生理机制：①胃肠壁黏膜屏障的破坏：黏膜的破坏和（或）黏膜通透性增加使肠腔内的空气可进入壁内小血管，从而进入门静脉循环导致肝内门静脉积气，如溃疡性结肠炎、克罗恩病、肠缺血、内镜下检查及操作等。②胃肠道管腔扩张、肠腔内压力增大：由于管腔扩张、腔内压力增大，肠壁黏膜层水肿、甚至缺血坏死导致黏膜的细微破坏，气体进入血管，如肠梗阻、腹部外伤等。③脓毒症：可能的原因有门静脉系统的静脉炎、败血症；产气微生物的形成；肠道细菌发酵产生的气体被吸收进入门静脉系统；结肠系膜脓肿与结肠系膜下的穿透与腹膜的异常路径进入门静脉体系，如肝移植、脓毒性静脉炎、腹腔脓肿、胆管炎等。这3种诱因中以胃肠壁黏膜的破坏及肠道扩张较多见。

【症状体征】　肝内门静脉积气并不是一种特殊的疾病，而是急腹症患者的一个诊断线索。因此，其临床表现不具有特异性，具体表现与病因有密切关系。常见症状包括腹痛、恶心、呕吐、腹胀、腹泻，还伴有便血、畏寒、发热等，如毒素吸收或细菌移位时可出现腹膜炎、败血症、感染性休克、酸中毒等表现；体征有腹膜刺激征、肠鸣音减弱或消失、脱水等。

【超声检查】　超声特点：①肝内门静脉积气典型的超声表现为门静脉管腔可见小的点状强回声顺血液流动方向向肝内快速移动，肝被膜下更易被发现；气体量较多时，除门静脉较大分支内的气体外，声像图上还可见肝实质内弥漫分布的小的点状或斑片状强回声，边界不清晰，多位于肝脏的非下垂部分（nondependent part），代表门静脉末梢、肝血窦或小静脉内的气体（图4-10-1）。②如果积气量较少只能在门静脉内观察到点状强回声，随着积气量的增加，气体会在肝左叶门静脉内积聚形成条索状强回声（图4-10-2）。③门静脉血流频谱上可出现间断性高强度"毛刺样"信号，这是由于在处理这些气体强回声信号时，多普勒接收器"过载"产生的伪像（图4-10-2）。④M型超声上门静脉积气显示为特征性的"流星雨"状倾斜的点线样高回声。此种点线样回声代表门静脉内气泡沿M型声束方向的实时运动轨迹（图4-10-3）。腹部外伤患儿脾静脉内亦可出现静脉积气。

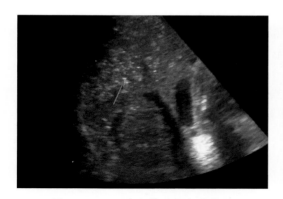 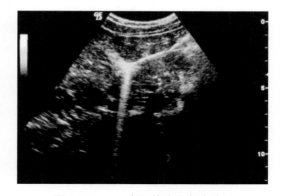

图4-10-1　肝内门静脉积气声像图

肝被膜下近场肝实质内见弥漫分布的小的点状或斑片状强回声（箭头）

图4-10-2　肝内门静脉积气声像图

左肝内门静脉分支内见呈树枝状分布强回声，其后方伴振铃样伪像

（病例提供者：瑞金医院超声科詹维伟团队）

【其他检查方法】

1.腹部X线片　腹部X线片门静脉可见门静脉充气征，肝可见自肝门向肝内沿门静脉走行的条形或树枝状透亮影，门静脉积气的识别以前主要依靠X线片检查，但是X线片的分辨率低，敏感度也很低。

2. CT检查　CT所见肝内门静脉积气表现为密度减低的管状影，延续或局限于肝包膜下2cm内。CT是检出肝内门静脉积气的一种敏感方法，还有助于明确病因，增强CT对于发现肠系膜动静脉血栓及其他器官的缺血敏感度很高。

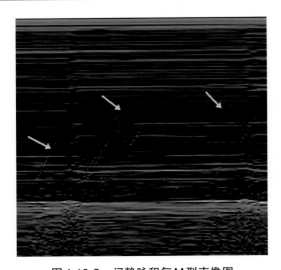

图4-10-3　门静脉积气M型声像图

M型背景上清晰地显示"流星雨"状倾斜的点线样高回声

【诊断及鉴别诊断】　肝内门静脉积气不是一个单独的疾病,是多种疾病中的一个伴随表现。超声及CT是目前用来诊断肝内门静脉积气的重要手段。但超声检查需要与胆道积气相鉴别,与胆道积气可从两方面进行鉴别:①胆道系统积气主要分布于肝中央部,常位于在肝门区域,以左右肝管为主,沿胆道分支走行呈线条状强回声,边界清晰,伴"彗星尾"征。多为分散不连续的气体影,由于胆汁的向心方向流动使得胆道积气多位于肝中心部位,多伴有胆系手术或胆系感染病史。而肝内门静脉积气多位于肝边缘和左叶,可能由于肝内门静脉离心方向的血液流动使得气体多位于外周。②门静脉的气体随血流快速流动,而胆道积气的位置相对较固定。③门静脉积气M型显示为特征性的"流星雨"样点线回声,胆道积气的M型图像上没有此特征表现。

第三部分:病例展示

　　患者男性,65岁,主诉:腹痛伴便血3日。

　　现病史:患者约3日前无明显诱因出现腹痛,为全腹胀痛,继而出现便血,为暗红色血便,共便血5次,总量约200ml,伴有恶心,无呕吐,有发热,体温最高达38℃。

　　既往史:心房颤动病史10余年。

　　查体:体温38℃,脉搏120次/分,呼吸22次/分,血压110/70mmHg,急性病容,腹部膨隆、腹壁紧张度高,全腹压痛,有反跳痛、肌紧张,见图4-10-4、图4-10-5。

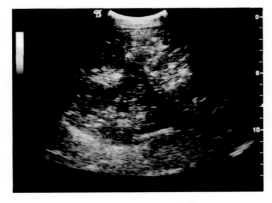

图4-10-4　病例展示声像图

肝内见弥漫性的不均匀分布的斑点状强回声,正常肝实质回声无法显示

(病例提供者:瑞金医院超声科詹维伟团队)

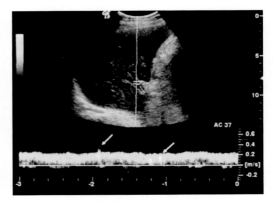

图4-10-5　病例展示声像图

肝门静脉脉冲多普勒血流频谱图上可见间断出现高强度毛刺状信号

(病例提供者:瑞金医院超声科詹维伟团队)

超声报告描述：肝内门静脉内可见点状强回声，沿门静脉快速移动，肝被膜下较多，门静脉血流频谱呈毛刺样改变；肠系膜上静脉内可见低回声团块，CDFI：未探及明显血流信号。

小肠壁增厚，回声减低，肠壁未探及血流信号，局部肠壁内可见气体样强回声，肠间可见少量液性无回声区。

诊断：肝门静脉积气，肠系膜上静脉血栓形成，小肠壁增厚伴肠壁积气，考虑肠缺血坏死可能。

诊断分析：老年患者，有腹痛伴便血，超声检查发现肝内门静脉积气及肠系膜上静脉血栓形成，结合患者有心房颤动病史，考虑患者肠缺血坏死可能，仔细扫查肠管发现小肠肠壁增厚、回声减低、肠壁未探及血流信号，肠壁内积气，证实我们的诊断，说明病情危重，需要紧急报告。

（吕成倩　张　磊　张婷婷）

主要参考文献

［1］Liebman P R，Patten M T，Manny J，et al. Hepatic-portal venous gas in adults：etiology，pathophysiology and clinical significance. Ann Surg，1978，187（3）：281-287.

［2］Sebastià C，Quiroga S，Espin E，et al. Portomesenteric vein gas：pathologic mechanisms，CT findings，and prognosis. Radiographics，2000，20（5）：1213-1224.

［3］Nelson A L，Millington T M，Sahani D，et al. Hepatic portal venous gas：the ABCs of management. Ann Surg，2009，144（6）：575-581.

［4］Cammarota G，Piscaglia A C. Free Peritoneal Gas Accumulation Caused by Pneumatosis Coli After Diagnostic Gastrointestinal Endoscopy. Clin Gastroenterol Hepatol，2009，7（8）：A18.

［5］Abboud B，Hachem J E，Yazbeck T，et al. Hepatic portal venous gas：Physiopathology，etiology，prognosis and treatment. World J Gastroenterol，2009，15（29）：3585-3590.

［6］Calcroft R M，Joynt G M，Kew J. Ischaemic bowel detected as hepatic portal venous gas on a chest X-ray. Hong Kong Med J，1999，5（3）：303.

［7］刘灵军，于洋，李肖. 门静脉积气临床与影像学研究进展. 中华临床医师杂志（电子版），2011，5（23）：7061-7063.

［8］黄亮辉，赵艳平，刘强. 肝门静脉积气的研究进展. 江西医药，2019，54（3）：108-110.

［9］王晓东，刘洋，徐刚. 门静脉积气的CT影像表现及临床意义. 中国医疗前沿，2012，7（9）：67.

第十一节　急性胃肠道扭转

第一部分：提示和强调

急性胃肠道扭转的危急值分类为"红色"，需出具报告后10分钟内通报临床医生。

急性胃肠道扭转起病急，症状重，能够很快进展为胃肠道绞窄坏死，易并发全身的水电解质紊乱和酸碱失衡，进而威胁患者生命。故将急性的消化道扭转危急值定位"红色"，需要在发现10分钟内通知临床医生，及早制订治疗方案，防止病情进一步进展；而慢性扭转和大网膜扭转一般不会造成恶性后果，故不需定义为危急值。

第二部分：分析与说明

【概述】 急性消化道扭转可分为胃扭转及肠扭转，后者又可分为小肠扭转、盲肠扭转、结肠扭转等。

急性胃扭转为胃正常位置的固定机制障碍或其邻近器官病变导致胃移位，使胃本身沿不同轴向发生全胃或部分胃异常扭转移位致形态发生变换。急性胃扭转不常见，一旦发病进展迅速，诊断不易，常延误治疗。

肠扭转是肠管的某一段肠袢沿一个固定点旋转而引起，常是因为肠袢及其系膜过长，肠扭转后肠腔受压而变窄，引起梗阻、扭转与压迫影响肠管的血液供应，因此，肠扭转所引起的肠梗阻多为绞窄性。饱餐后体力劳动或剧烈运动常是肠扭转的诱发因素，为一种闭袢型梗阻。扭转肠袢极易因血液循环中断而坏死，是机械性肠梗阻中最危险的一种类型，大多数肠扭转发生在小肠。小肠扭转好发于20～40岁的青壮年，盲肠扭转好发于40岁以下的成年，而乙状结肠扭转则好发于40～70岁的中老年。男性的发病率高于女性。

【病因】

1.急性胃扭转 急性胃扭转的病因分为先天性的因素及后天性因素，先天性因素主要在婴幼儿时期致病，且多数可随婴儿生长发育而自行矫正。而后天性因素又包括解剖学异常及其他原因，成人胃扭转多数存在解剖学因素，在不同的诱因激发下而致病。胃的正常位置主要依靠食管下端和幽门部的固定，肝胃韧带和胃结肠韧带、脾胃韧带也对胃大小弯起了一定的固定作用。较大的食管裂孔疝、膈疝、膈膨出及十二指肠降段外侧腹膜过度松弛，使食管裂孔处的食管下端和幽门部不易固定。此外，胃下垂和胃大、小弯侧的韧带松弛或过长等，均是胃扭转发病的解剖学因素。其他包括急性胃扩张、急性结肠胀气、暴饮暴食、剧烈呕吐和胃的逆蠕动等可以成为胃的位置突然改变的动力，故常是促发急性胃扭转的诱因。

2.急性肠扭转 引起急性肠扭转的主要原因有如下3种。

（1）解剖因素：如手术后粘连，乙状结肠冗长，先天性中肠旋转不全等。

（2）物理因素：在上述解剖因素基础上，肠袢本身有一定的重量，如饱餐后肠腔内有较难消化的食物、肠管肿瘤、乙状结肠内存积干结粪便等，都是造成肠扭转的潜在因素。

（3）动力因素：强烈的肠蠕动或体位的突然改变，肠袢产生不同步的运动，使已有轴心固定位置且有一定重量的肠袢发生扭转。

【症状体征】

1.急性胃扭转 急性胃扭转起病较突然，发展迅速，其临床表现为上腹部（膈下型）或左胸部（膈上型）疼痛。膈下型胃扭转患者上腹部显著膨胀而下腹部保持平坦和柔软；而膈上型胃扭转患者出现胸部症状而上腹部可以是正常的。胸痛可放射至臂部、颈部并伴随呼吸困难，故常被误诊为心肌梗死。患者常有持续性的干呕而呕吐物甚少，很少出现呕血，若有呕血通常提示黏膜缺血或食管裂伤，典型的三联征。

（1）突然发生的严重而短暂的胸部或上腹部疼痛。

（2）持续性的干呕，很少或无呕吐物。

（3）胃内难以插入胃管；如扭转程度较轻，临床表现则可能很不典型。

2.急性肠扭转 肠扭转因扭转部位不同其临床表现亦不尽相同，现分述如下。

（1）小肠扭转：多见于重体力劳动青壮年，饭后即进行劳动，姿势体位突然改变等病史。临床表现为突发持续性剧烈腹痛，伴阵发性加重，可放射至腰背部，早期腹痛在上腹和脐周，肠坏死、腹膜炎时有全腹疼痛，呕吐频繁，停止排气排便。扭转早期常无明显体征，扭转肠袢绞窄坏死时出现腹膜炎和休克。

（2）结肠扭转：患者多是急性发病，开始表现为突发腹痛，继而腹胀、恶心、呕吐和肛门无排气、排便；扭转的肠袢使腹部呈不对称表现，有时可见肠型或蠕动波，腹部压痛。以中腹或右下腹痛为主，有时可扪及右下腹扩张盲肠的胀气包块，能闻及高调肠鸣音和气过水音，出现腹膜炎时有腹肌紧张和反跳痛，肠鸣音消失；当脉搏加快，体温升高，有了腹膜炎体征，甚至血性腹水时，是肠缺血坏死的常见表现，可很快发生休克。横结肠扭转则表现为中上腹痛、腹胀。乙状结肠扭转发病呈多样化，可急性发作，也有的患者呈亚急性或慢性起病，多有便秘病史，或反复的肠扭转梗阻病史，有的能自行缓解。

（3）盲肠扭转：中腹或右下腹急性腹痛，阵发性加重，恶心呕吐，不排气排便。右下腹可触及压痛，腹部不对称隆起，上腹部触及一弹性包块，扭转早期肠鸣音活跃。

【超声检查】肠系膜内血管扩张，局部血管走行呈"漩涡"征改变，如肠系膜上动脉与肠系膜上静脉的血管位置关系改变，肠系膜上静脉位于肠系膜上动脉的左侧或前方，可诊断肠旋转不良，出现"漩涡"征则可诊断肠旋转不良合并肠扭转，多普勒超声可测及肠系膜上动、静脉血流信号及频谱图形，准确提供动静脉的位置关系，能提高诊断率（图4-11-1～图4-11-3）。

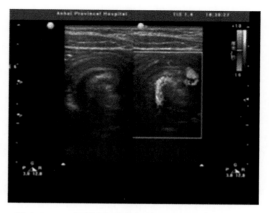

图4-11-1　不均质回声包块，呈现"漩涡"征

摘自胡春梅，隋秀芳，何年安，等.彩超诊断成人肠旋转不良合并肠扭转1例.安徽医学，2015，36（11）：1432-1433

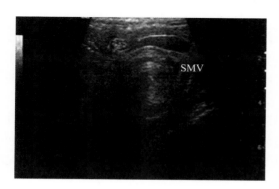

图4-11-2　分支血管沿主干旋转

摘自岳文胜，赵兴友，余秀琼.超声诊断成人小肠扭转1例.中华超声影像学杂志，2005，14（5）：337

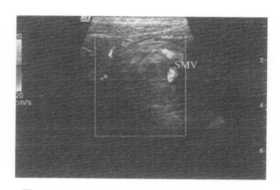

图4-11-3　不均质回声包块，呈现"漩涡"征

摘自岳文胜，赵兴友，余秀琼.超声诊断成人小肠扭转1例.中华超声影像学杂志，2005，14（5）：337

【其他检查方法】

1.胃扭转其他常用的检查

（1）X线检查　站立位胸腹部X线片可见两个液气平面，1个位于左半膈之下的近端胃，另1个位于心后纵隔的远端胃内，若出现气腹则提示并发胃穿孔。

（2）上消化道钡剂检查：系膜轴型扭转患者可见胃食管连接处位于膈下的异常低位，而远端胃位于头侧，胃体、胃窦重叠，贲门和幽门可在同一水平。器官轴型扭转则可见胃上下颠倒，胃大弯位于胃小弯之上，胃底液平面不与胃体相连，胃体变形，幽门向下，胃黏膜皱襞可呈扭曲走行。食管下端梗阻，呈尖削阴影。

（3）内镜检查：胃扭转时内镜检查有一定难度，可见胃的前后壁或大弯、小弯的位置改变，有些患者可发现食管炎、肿瘤或溃疡。

2.对于肠扭转，根据扭转部位的不同所采取的辅助检查及征象亦不同。

（1）小肠扭转

X线腹片：全部小肠扭转，仅见胃十二指肠充气扩张，而小肠充气不多见，部分小肠扭转见小肠普遍充气，并有多个液平面，或者巨大扩张的充气肠袢固定于腹部某一部位，并且有很长的液平面。

（2）结肠扭转

1）血常规：如出现腹膜刺激征和（或）肠坏死，血白细胞计数增高。

2）X线表现：立位腹X线片可见扩张肠管内大量气液平存在，卧位腹平片能观察到扩张的结肠。

3）CT：对诊断结肠扭转具有重要意义。盲肠扭转CT下可见盲肠和小肠扩张，有"漩涡"征；同样乙状结肠扭转在扩张的乙状结肠闭袢下也有系膜的静脉扩张和"漩涡"征。

4）低压灌肠：如不能灌入300～500ml盐水，表示梗阻在乙状结肠的可能。

5）纤维结肠镜：不但可以协助诊断，也是非手术治疗的一种方法。

【诊断及鉴别诊断】

1.诊断

（1）胃扭转诊断：根据患者的典型症状，即干呕频繁、突然发生的严重而短暂的胸部或上腹部疼痛、胃内难以插入胃管，较易获得诊断。

（2）小肠扭转诊断：以急性完全性肠梗阻为特点，于体位改变后出现突发性剧烈腹部绞痛可伴腰背部牵涉痛；随时间的推移，腹胀明显并逐渐加剧，有时呈不对称性腹胀，腹部压痛和肌紧张，强迫体位。腹部X线检查符合绞窄性肠梗阻的表现，可见空肠和回肠换位，或排列成多种形态的小跨度蜷曲肠袢等征象。

（3）结肠扭转诊断：对有腹痛、腹胀、便秘症状，结合病因和病史初步判断结肠扭转并不困难。结肠扭转常伴有恶心、呕吐，查体有腹胀表现，腹部压痛及腹部不对称、肠积气包块、肠鸣音亢进、体温升高、腹膜炎体征、休克等，再结合相关的辅助检查一般可以做出结肠扭转诊断。

2.鉴别诊断

（1）胃扭转需与以下疾病相鉴别

1）急性胃扩张：本病腹痛不严重，而以上腹胀为主，有恶心及频繁无力的呕吐，呕吐物含有胆汁，呕吐量大；可插入胃管并抽出大量的气体及液体。患者常有脱水及碱中毒征象。

2）食管裂孔疝：主要症状为胸骨后灼痛或烧灼感，伴有嗳气或呃逆。此病多发生于餐后

1小时内，可产生压迫症状，如气急、心悸、咳嗽等。但有时可合并胃扭转，X线钡剂检查有助于鉴别。

3）心肌梗死：多发生于老年患者，伴严重的心律失常，发作前有心悸、心绞痛等先兆，有特征性的心电图表现可与胃扭转相鉴别。

4）胃癌：上腹部疼痛较轻，腹部肿块多在上腹偏右近幽门处，呈结节状。通过X线征象或内镜检查可与胃扭转相鉴别。

5）幽门梗阻：多有消化性溃疡病史，可呕吐宿食，呕吐物量较多，X线检查发现幽门梗阻，内镜检查可见溃疡及幽门梗阻。

6）慢性胆囊炎：非急性发作时，患者表现为上腹部隐痛及消化不良的症状，进油腻食物诱发。右季肋部有压痛，向右肩部放射，但无剧烈腹痛及恶心、干呕。可以顺利插入胃管，十二指肠引流及胆囊造影可有阳性发现。

7）粘连性肠梗阻：患者多有腹部手术史，表现为突然阵发性腹痛，排气排便停止，呕吐物有粪臭味，全腹均有胀痛；可见肠型，肠鸣音早期亢进，晚期减弱。胃管能顺利插入，X线腹部透视可见肠腔呈梯形的液平。

（2）小肠扭转应注意与胃十二指肠溃疡穿孔等其他急腹症相鉴别。还需与其他原因如粘连性肠梗阻、肠套叠等病情进展所致的绞窄性肠梗阻相鉴别。另外，应注意与结肠扭转如乙状结肠扭转和盲肠扭转相鉴别。一般来讲，不论是全小肠扭转或部分小肠扭转，术前通常只能做出绞窄性肠梗阻的诊断，它的确切病因只有在剖腹探查时才能明确。

（3）结肠扭转需与以下疾病进行鉴别

1）急性假性结肠梗阻：大多数急性假性结肠梗阻的患者在50岁以上，最明显的症状是进行性腹胀，持续3～4天。50%～60%的患者有恶心和呕吐。一些患者可有顽固性便秘。绝大多数患者有肠鸣音，一般无高调肠鸣音。典型的腹部X线片表现为盲肠、升结肠和横结肠明显扩张，远段结肠常缺乏气体。可以通过结肠镜检查排除机械性肠梗阻而获得确诊。

2）缺血性结肠炎：大部分坏疽型缺血性结肠炎起病急，腹痛剧烈，伴有严重的腹泻、便血和呕吐。临床表现与乙状结肠扭转相似，早期即可出现明显的腹膜刺激征，病变广泛的患者还可伴明显的麻痹性肠梗阻。结肠镜检查是诊断缺血性结肠炎最有效的检查方式。

3）结肠癌：盲肠、横结肠及乙状结肠或直肠癌都有可能表现低位肠梗阻，但病史都较长，通常无突然腹痛史。结肠癌的肿块坚硬，边界清晰。而结肠扭转则是膨胀的肠管，触诊时质地较软，边界不清，较易区别。当然钡剂灌肠可以确诊。

（4）盲肠扭转：位于盲肠部位的结肠扭转尚需与以下疾病进行鉴别。①急性阑尾炎：急性阑尾炎一般有转移性右下腹痛，右下腹压痛较局限、固定，白细胞计数增加较显著。②急性胃扩张：盲肠扭转腹部X线片显示单个卵圆形胀大肠袢，有气液平，其部位及形状提示有可能为胀大盲肠。位于上腹的游离盲肠当胀气积液重时，X线影像有可能被误认为是急性胃扩张。但经鼻胃管抽吸后，影像无改变。

第三部分：病例展示

患者男性，54岁，于1天前无明显诱因出现腹胀、腹痛，腹痛呈持续性胀痛，阵发性加剧，以脐周为著，伴恶心呕吐，呕吐物为胃内容物，呕吐后患者自诉腹痛、腹胀可略缓解，曾就诊于当地医院，行对症支持治疗，具体药物及剂量不详，患者症状无明显缓解。今为求进一步诊治就诊于我院，于门诊行腹部立位X线片示："腹部液气平面"，CT：右中下腹部分小肠走行不规则，不除外肠扭转，盆腔略高密度影，血性积液可能急诊以"急性肠梗阻肠扭转可能"收入我科，病程中睡眠差，无明显发热、呼吸困难、意识障碍等病史，患者未进食，小便正常，曾腹泻，体重无明显减轻。

超声报告描述：

三维腹部超声所见：上腹部相当于胰腺下方水平可见肠系膜上静脉主干及肠系膜上动脉主干走行尚可，肠系膜上动脉及肠系膜上静脉分支血管围绕肠系膜上动脉主干及肠系膜上静脉主干旋转，旋转约180°，肠系膜上静脉主干内径9.5mm，肠系膜上动脉主干内径5.9mm，上腹部肠系膜血管周围可见多发低回声淋巴结显示，较大者5.6mm×3.4mm，腹腔肠管未见明显扩张，肠管蠕动缓慢，腹腔可见少量透声不好的无回声液性暗区，盆腔深径21mm，右髂窝深径15mm，左侧腹深10mm（图4-11-4，图4-11-5）。

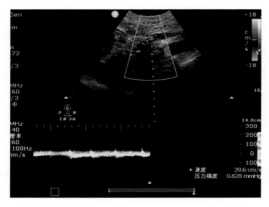

图4-11-4　病例展示超声图像

肠系膜血管主干走行尚可，血流异常

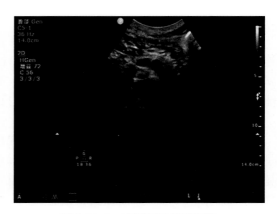

图4-11-5　病例展示超声图像

诊断：肠系膜上动脉及肠系膜上静脉分支血管围绕肠系膜上动脉主干及肠系膜上静脉主干旋转，旋转约180°，考虑肠扭转可能性大，符合超声危急值，腹腔少量腹水。

诊断分析：该患者无明显诱因出现脐周阵发性加剧的持续性胀痛，伴有恶心呕吐，且呕吐后腹胀腹痛可有减轻，提示为急性肠梗阻可能性比较大，辅助检查中CT提示右中下腹部小肠走行不规则，同时提示腹水。这些征象表明可能有小肠的扭转。最后，依靠腹部超声对腹部进行连续动态扫查，发现肠系膜上动静脉的分支血管围绕肠系膜上动静脉主干旋转，因此给出了明确诊断，即肠扭转，属于超声危急值，需于10分钟内提示临床。

第四部分：测试

当患者怀疑为消化道扭转，来超声科进行检查，我们应该如何确定扭转的部位？

诊断思路：确定扭转部位，最为准确的办法首先是向患者的临床医生进行咨询。但由于患者众多原因我们通常难以直接与其主管医生沟通，此时我们可以进行简单的问诊来大致确定部位。如我们可以问："肚子疼了多长时间了？吐没吐？吐了几次？排气排便停止多长时间了？"因为消化道扭转几乎都伴有消化道的梗阻，患者肯定会有肠梗阻的典型的痛吐胀闭表现，确定梗阻部位有利于确定扭转部位，如果梗阻部位比较高，那么呕吐出现较早且频繁，呕吐物多为胃内容物，排气排便停止的现象出现就较晚；反之，如果梗阻部位较低，排气排便停止就会出现得较早，呕吐出现得较晚，且呕吐物多为肠内容物。这样就能很快大致确定扭转的部位了。

（万　明　韦　虹　刘千琪）

主要参考文献

[1] Lee SY, Bhaduri M. Cecal volvulus. CMAJ, 2013, 185（8）：684, doi：10. 1503/cmaj. 120651.

[2] Elsa Valsdottir M D, Marks J H. Volvulus：Small Bowel and Colon. Clin Colon Rectal Surg, 2008, 21（2）：91-93.

[3] Verde F, Hawasli H, Johnson P T, et al. Gastric volvulus：unraveling the diagnosis with MPRs. Emerg Radiol, 2019, 26（2）：221-225.

[4] Xiang H, Han J, Ridley W E, et al. Horseshoe sign：Sigmoid volvulus. J Med Imaging Radiat Oncol, 2018, 62 Suppl 1：85-86.

[5] Fukushima S, Fujioka K, Ashina M, et al. Fetal Primary Small Bowel Volvulus Associated with Acute Gastric Dilatation Detected by Ultrasonography. Kobe J Med Sci, 2019, 64（4）：E157-E159.

[6] Tam A, Phong J, Yong C. Primary small bowel volvulus：surgical treatment dilemma. ANZ J Surg, 2019, 89（11）：1521-1523.

[7] Kadoya Y, Kenzaka T, Oda Y, et al. Sigmoid volvulus and the coffee bean sign. QJM, 2019, 112（1）：59-60.

[8] 胡麦果. 超声对新生儿胃扭转的诊断价值. 中国医疗器械信息, 2019, 25（4）：114-115.

[9] 但汉容, 翁涵, 饶正伟. 急性胃扭转1例. 临床消化病杂志, 2018, 30（6）：388-389.

[10] Ingrid M, Celine O, Chakib A, et al. Computed tomography findings of acute gastric volvulus. Eur Radiol, 2014, 24（12）：3115-3122.

[11] 岳文胜, 赵兴友, 余秀琼, 等. 超声诊断成人小肠扭转1例. 中华超声影像学杂志, 2005, 14（5）：337.

[12] 苗世嵩, 何聪, 徐宏伟. 右侧大网膜扭转一例. 中华普通外科杂志, 2017, 32（10）：900.

[13] 胡春梅, 隋秀芳, 何年安, 等. 彩超诊断成人肠旋转不良合并肠扭转1例. 安徽医学, 2015, 36（11）：1432-1433.

第十二节　肾　外　伤

第一部分：提示和强调

对可疑肾门损伤、持续性出血或存在肾盂、输尿管撕裂的危急值分类为"红色"，需出具报告后10分钟内通报临床医生。

肾外伤在泌尿系统损伤中最常见，占所有外伤的1%～5%。部分肾挫裂伤的患者可通过非手术治疗来挽救肾，但必须明确肾的创伤程度，以权衡手术和非手术治疗给患者带来的风险及获益。对于血流动力学不稳定（收缩压＜90mmHg）、肾周见搏动性血（有持续性出血）

或可疑肾盂输尿管或肾门血管损伤的患者，由于危及生命应立即手术。而对于其他肾挫伤的患者，可动态观察肾的轮廓是否肿大和完整，肾包膜有无局限性膨隆和异常，肾实质和肾窦部结构有无异常。对肾实质裂伤和肾盏撕裂，应动态观察肾内血肿和包膜下血肿的位置和范围，并仔细寻找肾撕裂口的位置与大小。同时还应注意检查其他脏器，如肝、脾及胰腺等有无合并创伤，以便临床采取相应的治疗措施。

超声对于肾外伤检查的优势：①动态观察创伤后肾是否继续出血，或对肾创伤经非手术治疗后的转归情况进行观察；②超声既能显示肾内和肾周围血肿的大小与范围，还可以同时检查有无合并其他脏器的创伤，并做出诊断和鉴别诊断。此外对于无法明确有无活动性出血的患者，应用超声造影不但可以迅速而准确地判断有无活动性出血及挫裂伤的程度，还可根据声像图特征进行病理分型，为临床选择合理的治疗措施提供依据。

第二部分：分析与说明

【概述】 肾外伤是指肾受到外来暴力的打击导致肾及其血管不同程度的破坏。发生率占所有外伤的1%～5%，占所有腹部外伤的10%。在泌尿系损伤中最常见，多见于中、青年男性，男女患者比例约为3:1。

【病因病理】 绝大多数肾外伤（90%～95%）是由于钝器损伤，最常见的是机动车辆碰撞、高空坠落、袭击和运动相关的损伤，少数（5%～10%）是由于穿透性损伤，如枪伤和刺伤。偶然的医疗操作如肾穿刺、泌尿外科腔内检查或治疗也可发生肾损伤。美国创伤外科协会（AAST）肾器官外伤分级（OIS）见表4-12-1。

表4-12-1 美国创伤外科协会肾器官外伤分级（2018年修订版）

级别	类型	具体损伤情况
Ⅰ级	血肿/挫伤	包膜下血肿和（或）无撕裂的实质挫伤
Ⅱ级	血肿/裂伤	（A）肾周血肿局限于肾筋膜 （B）肾实质撕裂伤深度≤1cm，无尿外渗
Ⅲ级	裂伤/血管伤	（A）肾实质撕裂>1cm，无尿液外渗 （B）有局限在肾筋膜内的有活动性出血 （C）局限在肾筋膜内假性动脉瘤/动静脉瘘
Ⅳ级	裂伤、尿外渗/血管伤	（A）实质撕裂伤延伸至集合系统伴尿液外渗 （B）肾盂撕裂和（或）完全性输尿管肾盂断裂 （C）节段性肾静脉或动脉假性动脉瘤/动静脉瘘 （D）活动性出血超出肾筋膜至腹膜后或腹腔 （E）节段性动脉血栓所致的节段性或完全性肾梗死，无活动性出血
Ⅴ级	肾碎裂	失去可辨认的肾实质解剖 肾动脉或肾静脉或肾蒂撕裂，且活动性出血 主要肾动脉或静脉撕裂或门部撕裂

60%～80%的肾外伤伴有其他器官的创伤，临床上常见合并的器官为：肝脏、脾脏、肺、胃和胰腺等。

【临床表现】 肾外伤的临床表现与外伤类型和程度有关，常不相同，有时同一肾脏可同时存在多种病理类型外伤。在合并其他器官外伤时，肾外伤的症状有时不易被察觉。

　　肾外伤的主要临床表现为伤侧腰腹部肿胀、疼痛或强直。约80%的患者伤后有不同程度的镜下血尿或肉眼血尿，但血尿与外伤程度并不一致。由于血肿、尿外渗易继发感染、发热，甚至导致肾周脓肿或化脓性腹膜炎，可伴有全身中毒症状，创伤程度较重者可出现休克。

　　【超声检查】

　　1. 肾挫伤　肾轮廓轻度肿大；实质内见局限性高回声带或较小的低回声与无回声区。肾被膜下可有小血肿回声。

　　2. 肾实质裂伤　肾脏弥漫或局限性肿大，肾包膜局部向外膨出，内为透声不好无回声区。实质内及肾周边显示边缘不规则的低回声或无回声区。

　　3. 肾盏撕裂　肾脏形态明显增大，但包膜连续。实质内见不规则小无回声区。肾窦扩大，外形不规整或回声散乱，与肾皮质分界不清。当肾盂内有积血时，肾盂肾盏不同程度地分离扩张。堵塞输尿管时，肾盂内见无回声区内浮动的点状回声或低回声团块。

　　4. 肾广泛性撕裂　肾脏可完全性断裂或断裂成数块，与肾脂肪囊内血肿和血凝块混杂在一起模糊不清（图4-12-1）。

　　超声造影对肾外伤具有很高的敏感度和特异度，能够很准确地确定创伤部位和程度，并且能观察是否有活动出血。

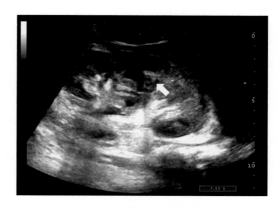

图4-12-1　肾破裂伴肾周血肿

肾中段实质及被膜断裂，如箭头所示，内部血肿形成低回声区

　　【其他检查方法】

　　1. 实验室检查　血尿是肾外伤的重要依据之一，但当肾蒂损伤、动脉血栓形成或肾盂输尿管连接处破裂时，可无血尿。血红蛋白与血细胞比容持续降低提示有活动性出血。白细胞计数增多应考虑存在感染。血清碱性磷酸酶的变化对早期肾损伤有一定帮助。此外，还应监测肾功能变化，及早防治肾衰竭。

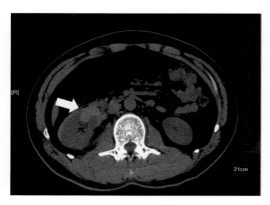

图4-12-2　CT示右肾挫伤伴被膜下血肿

右肾上段实质内高密度挫伤区，如箭头所示，肾周围的高密度带为肾周血肿

　　2. X线检查及静脉肾盂造影　肾轻微挫伤和出血在肾内或肾包膜下时，肾外形多无明显改变，当肾周围血肿时肾区和腰大肌上部均模糊不清，并有腰椎健侧侧凸。当血流进入腹膜腔后，可引起刺激症状并继发感染，产生胃肠道反射性积气及麻痹性肠梗阻的表现。同侧膈肌运动可限制。

　　静脉尿路造影不仅能显示损伤肾的情况，也可观察对侧肾的形态及功能。

　　3. CT　CT平扫及增强可清晰显示肾实质裂伤程度、尿外渗和血肿范围，以及肾组织有无活力，并可了解与其他器官的关系（图4-12-2）。CT尿路成像（CTU）可发现患肾造影剂排泄减少，造影剂外渗，可评价肾外伤的范围和程度。CT血管成像（CTA）可显示肾动脉和肾实质外伤的情况，也可了解有无肾动静脉瘘创伤性肾动脉瘤，若伤侧肾动脉完全梗阻，提示有外伤性血栓形成。

4. MRI　可显示肾皮质及髓质的断裂部位、程度和血肿范围，并有助于肾内血肿的分期。

5. 动脉造影　适用于尿路造影未能提供肾损伤的部位和程度，尤其是伤侧肾未显影，选择性肾动脉造影可显示肾动脉和肾实质损伤情况。

【诊断及鉴别诊断】

1. 诊断　根据患者外伤史，并结合患侧腰部肿胀、疼痛并伴有血尿等临床表现，结合影像学检查，临床可诊断肾外伤。

2. 主要的鉴别诊断　以超声为主。

（1）肝、脾破裂：患者有外伤史，肩部放射性疼痛提示肝或脾存在损伤。此外，肝破裂常伴有肝内胆管断裂，胆汁沾染腹膜，因此，腹膜刺激症状较明显，结合超声及CT检查，肝、脾破裂的诊断不难鉴别。

（2）输尿管结石伴尿外渗：患者有肾结石病史，患侧肾盂积水伴输尿管扩张，输尿管远端显示结石影。

（3）肾肿瘤破裂：患者有肿瘤病史，多无外伤史，常突发腰部疼痛。超声显示患侧肾内见实性占位，内部可见丰富血流信号。

第三部分：病例展示

患者男性，19岁，约10小时前于高墙上跌落，右侧躯体着地，伤后出现右侧腰腹部疼痛，当即入院就诊，痛苦面容，平车推入病房。心律齐，心率110次/分，腹部膨隆，腹软稍胀，右侧腹部压痛明显，下腹部有反跳痛、肌紧张。右侧肾区叩痛阳性。双侧腹股沟区局部未见明显红肿发绀。

超声报告描述： 右肾形态饱满增大，肾中段大部分连续性中断（图4-12-3、图4-12-4，纵断面及横断面），实质回声欠均匀，彩色血流显示中断处未见血流信号（图4-12-5）。肾周可见较大范围的透声不好的无回声区。

超声提示： 右肾破裂声像图伴肾周包裹性积液。

诊断分析： 结合患者外伤病史及超声检查，可临床诊断肾破裂。在此基础上，要观察破裂位置，有无活动性出血及有无肾蒂的损伤。如果动态观察血肿范围增加或肾门处血流显示不佳或减

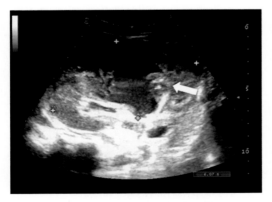

图4-12-3　病例展示超声图像
肾中段实质中断伴血肿形成，如箭头所示

少，此时提示存在活动性出血或肾蒂损伤，为超声危急值，须及时通知临床医生。

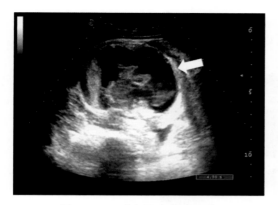

图 4-12-4　病例展示超声图像

肾内血肿形成，如箭头所示

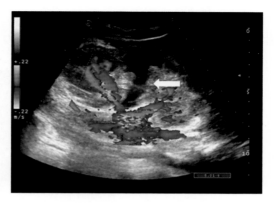

图 4-12-5　病例展示超声图像

中断处无血流信号，如箭头所示

第四部分：测试

　　患者男性，42岁，一日前被机动车撞倒，左侧着地，于今日左侧腰部疼痛，入院就诊。查体：左侧腹部压痛明显，下腹部有反跳痛、肌紧张。左侧肾区叩痛阳性。实验室化验结果显示血红蛋白下降2g/dl。行急诊超声检查如图4-12-6、图4-12-7。

　　问题1：结合患者病史及超声图像，超声报告该如何书写？

　　答：超声报告描述：左肾大小形态正常，肾被膜连续性尚可。左肾周可见较大范围不均匀类实性回声，内可见小无回声（图4-12-6）。CDFI：该类实性回声内未见明显血流信号，但可见自左肾中上段血流入该类实性回声区内（图4-12-7）。

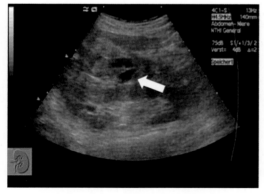

图 4-12-6　测试病例超声图像

肾周不均匀类实性回声，内伴无回声，如箭头所示

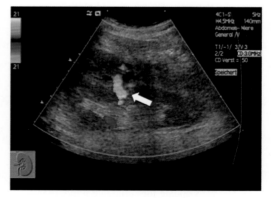

图 4-12-7　测试病例超声图像

CDFI见血流信号自肾内向肾外走行，如图所示

　　超声诊断：肾裂伤伴肾周血肿。

　　问题2：对于该患者还应注意哪些情况？

　　答：根据患者的明确病史和超声检查，对于诊断肾裂伤伴肾周血肿并不难，但应动态观

察出血情况，如果不能明确是否有动态出血，可以进行超声造影检查，造影剂外溢，是活动出血的典型影像（图4-12-8），另外超声造影还可以观察到肾外器官是否有损伤出血。

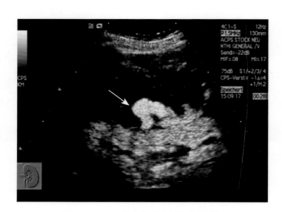

图4-12-8 测试病例超声图像

超声造影显示存在活动性出血并显示具体位置，如箭头所示，周围无增强为血肿范围［引自 Stock K，Kübler H，Maurer T，et al．Innovativer Ultraschall：Kontrastverstärkter Ultraschall der Nieren．Aktuelle Urol，2017，48（2）：120-126］

（董雪迎 韦 虹 吕成倩）

主要参考文献

［1］张延龄，吴肇汉．实用外科学．3版．北京：人民卫生出版社，2016：1684-1687．

［2］那彦群，叶章群，孙颖浩，等．2014版中国泌尿外科疾病诊断治疗指南手册．北京：人民卫生出版社，2014：469．

［3］Szmigielski W，Kumar R，Al Hilli S，et al．Renal trauma imaging：diagnosis and management，a pictorial review．Pol J Radiol，2013，78（4）：27-35．

［4］Smithson L，Morrell J，Kowalik U，et al．Correlation of computed tomographic signs of hypoperfusion and clinical hypoperfusion in adult blunt trauma patients．J Trauma Acute Care Surg，2015，78（6）：1162-1167．

［5］张泽键，王细生，陈栋，等．多层螺旋CT增强扫描对肾损伤的诊断价值．中华腔镜泌尿外科杂志（电子版），2019，13（5）：321-324．

［6］Brandes S B，McAninch J W．Renal trauma：a practical guide to evaluation and management．Scientific World Journal，2004，4 Suppl 1：31-40．

［7］Chien L C，Vakil M，Nguyen J，et al．The American Association for the Surgery of Trauma Organ Injury Scale 2018 update for computed tomography-based grading of renal trauma：a primer for the emergency radiologist．Emerg Radiol，2020，27（1）：63-73．

［8］Santucci R A，Bartley J M．Urologic trauma guidelines：a 21st century update．Nat Rev Urol，2010，7（9）：510-519．

［9］Stock K，Kübler H，Maurer T，et al．Innovativer Ultraschall：Kontrastverstärkter Ultraschall der Nieren．Aktuelle Urol，2017，48（2）：120-126．

［10］Chouhan J D，Winer A G，Johnson C，et al．Contemporary evaluation and management of renal trauma．Can J Urol，2016，23（2）：8191-8197．

第十三节　膀胱破裂

第一部分：提示和强调

膀胱破裂的危急值分类为"红色"，需出具报告后10分钟内通报临床医生。

膀胱破裂是泌尿外科急症，若合并休克或其他腹部器官损伤，膀胱破裂的症状易被掩盖，造成误诊。延误处理，可诱发腹膜炎、脓毒血症、尿毒症、失血性休克等危重并发症。膀胱破裂常见于钝性盆腹腔创伤，发生率为1%～6%，死亡率可达22%。

以下情况应高度怀疑膀胱破裂：下腹部、臀部和（或）会阴部创伤，尤其合并骨盆骨折者，出现排尿困难、血尿及腹水。此时，应对全腹进行详细扫查。首先排除实性器官破裂出血。之后，多切面扫查膀胱，若膀胱部分充盈，则用探头轻压下腹部膀胱区，膀胱壁连续性中断，出现局部缺损，同时膀胱内尿液向外流动形成"涌泉状"回声，可高度提示膀胱破裂。若膀胱充盈不良或不充盈时，可采用超声下膀胱灌注试验来提高诊断准确性。

其诊断价值大，对基层医生、急诊医生尤为实用。

第二部分：分析与说明

【概述】　膀胱破裂是指膀胱壁发生裂伤，尿液和血液流入腹内所引起的以排尿障碍、腹膜炎、尿毒症和休克为特征的一种膀胱疾病。根据膀胱裂口与腹膜位置可分为腹膜外型和腹膜内型。腹膜外破裂者，膀胱壁破裂，但腹膜完整；腹膜内破裂者，裂口与腹腔相通，尿液与血液流入腹腔，出现尿腹水，当腹膜重吸收尿液后，会出现血肌酐、尿素氮浓度升高、高钾血症、代谢性酸中毒等无法解释的血清电解质代谢异常。

【病因】　常见病因：①钝性创伤，占膀胱破裂的67%～86%，主要由机动车事故造成，70%～97%的患者会伴有骨盆骨折；②穿透性创伤，占膀胱破裂的14%～33%，通常由刺伤或枪伤引起；③医源性损伤，常发生于妇科及泌尿外科手术期间，如经阴道子宫切除术、经尿道膀胱切除术等；④自发性膀胱破裂，常见于膀胱癌、膀胱炎、膀胱憩室及尿潴留等。膀胱破裂危险因素：盆腔恶性疾病、盆腔放射治疗史、阴道分娩史、糖尿病、大量饮酒、骨盆骨折、创伤等，其中酒精可引起膀胱扩张，增加机动车事故相关钝性创伤的风险。对于存在上述危险因素的患者，就诊时应高度怀疑膀胱破裂的存在。

【症状体征】　膀胱破裂的临床表现多样，多数患者伴随膀胱破裂三联征：血尿、耻骨上疼痛、排尿困难，根据破裂部位可分为腹膜外型（图4-13-1）与腹膜内型（图4-13-2）。

1.腹膜外膀胱破裂　外渗的尿液与血液积聚于盆腔内膀胱周围，致患者下腹部膨胀、疼痛、伴有骨盆骨折时疼痛更加剧烈，可放射至会阴及下肢，还可出现会阴部和大腿部水肿、骨盆血肿等。合并其他器官损伤者或骨盆骨折出血严重者，易发生失血性休克。

2.腹膜内膀胱破裂　随着尿液渗入腹腔，疼痛由下腹部蔓延至全腹，出现腹肌紧张、压痛、反跳痛等腹膜刺激征。腹腔内尿液过多时，可出现腹胀、移动性浊音、腹腔内脓肿、肠鸣音消失等体征。

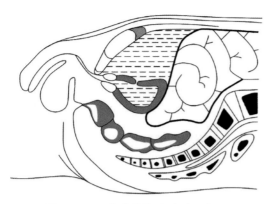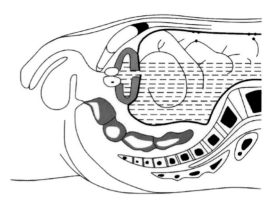

图4-13-1　腹膜外膀胱破裂示意图　　　　　　图4-13-2　腹膜内膀胱破裂示意图

【超声检查】

1.二维超声

（1）膀胱充盈不良，壁局限性增厚、连续性中断。①腹膜内型多在膀胱充盈时发生，破裂口多在膀胱顶部；②腹膜外型多由骨盆骨折所致，破裂口多在膀胱前侧壁和近膀胱颈部。

（2）膀胱周围可见游离液性无回声区，并弱点样回声漂浮。①腹膜内破裂者，积液常分布于膀胱周围间隙、膀胱直肠隐窝、可扩散至结肠旁沟，甚至肝脾周围；②腹膜外破裂者，积液常位于膀胱前间隙及周围间隙插入可延伸至前侧腹壁皮下。

（3）膀胱破裂口处可见形态不规则的高回声血凝块。

2. CDFI　超声检测下经导尿管向膀胱内注入生理盐水，加压后观察到破裂口处彩色血流伪像，可确诊为膀胱破裂（图4-13-3）。

3.造影　经尿道逆行造影是紧急成像时的理想选择，当裂口小或裂口被膀胱内血块阻塞，造影剂无法穿过破裂口时，可通过静脉造影观察膀胱壁的连续性。并根据造影剂灌注情况，来鉴别膀胱内血块与实性肿物。它的典型表现如下所述。

（1）经尿道膀胱造影：可见造影剂向盆腔弥散（图4-13-4）。

（2）经静脉膀胱造影：膀胱壁连续性中断、膀胱内血块无造影剂灌注（图4-13-5，图4-13-6）。

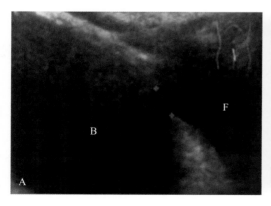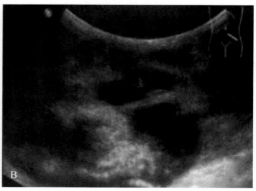

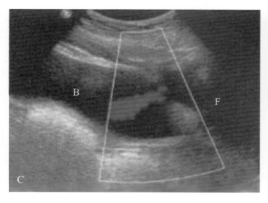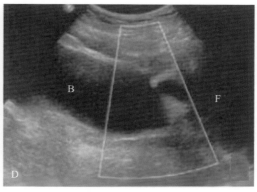

图4-13-3 膀胱破裂的彩色多普勒图像

A.膀胱左侧壁连续性中断（B）膀胱左旁间隙液性暗区（F）与膀胱相通；B.左前下侧腹壁可见皮下分隔积液，深面与膀胱左旁间隙积液相通；C、D.膀胱破裂口处加压可见"喷尿现象"

图片摘自张琼，彭玉兰.膀胱破裂的彩色多普勒超声检查及诊断.华西医学，2012，27（01）：51-53

【其他检查方法】

1.实验室检查

（1）血生化检查：血肌酐、血尿素氮、血钾浓度升高。

（2）尿常规检查：红细胞满视野。

（3）血常规：白细胞计数升高。

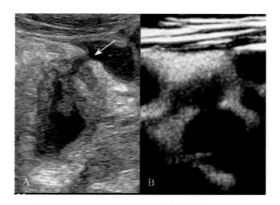

2.腹腔穿刺术 腹水中肌酐、尿素氮、钾水平高于血清的异常生化表现及大量腹水时伴有氨味提示尿腹水，可辅助确诊膀胱破裂。

3.导尿及膀胱灌注试验 顺利插入尿管仅导出少量血尿或未导出尿液，应高度怀疑膀胱破裂，须做膀胱灌注试验。灌注生理盐水300～400ml，抽出液体量与灌入不符提示膀胱破裂。应注意灌注量不宜太少，否则会出现假阳

图4-13-4 膀胱破裂的经尿道膀胱造影声像图

A.膀胱壁连续性中断（箭头示），周围可见局限性无回声区；B.经导尿管注入造影剂后，见造影剂渗入肠间隙

性结果。若裂口小，膀胱逼尿肌收缩，血块或组织阻塞裂口，或裂口周缘水肿等，也可出现假阴性结果。

4.影像学检查

（1）X线逆行膀胱造影：是膀胱破裂的主要成像技术，其对膀胱破裂的敏感度为95%，特异度为100%。该检查需充分扩张膀胱、变换体位来获得完整膀胱造影图像，此过程所需时间长，有严重并发症者做此检查可能会失去抢救时机，且变换体位会使合并骨折的患者极其痛苦。故该检查更适用于基础状态稳定的患者，也多用于临床随访。典型表现为造影剂呈斑片状外溢。

（2）CT造影检查：是评估膀胱外伤的最佳检查，该检查诊断膀胱破裂的敏感度、特异度与逆行膀胱造影相同。但CT可以判断破裂发生的位置，并评价软组织的损伤程度及骨折解剖结果，多适用于血流动力学稳定的患者。不过当膀胱未完全充盈、裂口小或血肿压迫膀胱壁抑制造影剂外溢时，可出现假阴性结果。其典型表现如下：①膀胱壁连续性中断；②低密度的尿液、高密度的造影剂渗漏到膀胱周围组织；③盆腔与腹腔内游离积液、血肿。

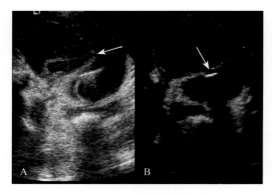

图 4-13-5　膀胱破裂的经静脉超声造影声像图

A.膀胱右侧见不规则无回声区，膀胱壁似见连续性中断（箭头示）；B.经静脉注入造影剂后，可见膀胱壁连续性中断（箭头示）

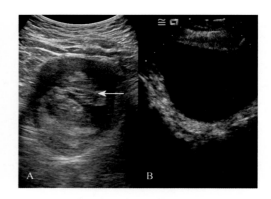

图 4-13-6　膀胱内血块的经静脉超声造影声像图

A.膀胱内见中等回声团（箭头示），超声难以判断是否为实性肿块；B.注入造影剂后，膀胱内中等回声团未见增强，考虑为血块

图片摘自梁彤，任杰，石星，等. 常规超声及超声造影联合应用在膀胱损伤中的诊断价值. 中国超声医学杂志，2014，30（06）：555-557

【诊断及鉴别诊断】　膀胱破裂所引起的内环境紊乱时间相对较晚，故诊断大多是根据快速高效的影像学检查，结合肉眼血尿、耻骨上疼痛、排尿困难、腹部血肿等临床症状，并合并外伤、医源性损伤等病史来做出。另外，膀胱破裂需要与以下疾病相鉴别。

1.后尿道断裂　骨盆骨折或下腹部外伤史伴排尿困难、下腹疼痛、会阴水肿及失血性休克是二者的相同点。但后尿道断裂的患者因不能排尿及尿道括约肌痉挛而表现为膀胱充盈、尿潴留、下腹膨隆。直肠指诊时前列腺上移，有浮动感。后尿道断裂常合并于骨盆骨折，或与膀胱破裂同时发生。超声下行膀胱注水试验观察导尿管球囊的位置有助于鉴别诊断。若导尿管插入受阻，位于断裂口处，则为后尿道断裂或后尿道断裂合并膀胱破裂可能。若导尿管顺利插入膀胱内，则排除后尿道断裂，可避免膀胱破裂误诊为后尿道断裂。

2.腹腔脏器损伤　主要为肝脏、脾脏破裂。表现为腹痛、出血性休克等危急症状。有明显的腹膜刺激症状与体征，但无排尿困难和血尿症状。腹腔穿刺抽出血性液体。尿检无红细胞。其声像图表现为器官被膜的连续性中断、腹腔内游离液性回声、膀胱壁完整连续。结合导尿或膀胱内注水试验有助于鉴别诊断。

第三部分：病例展示

患者男性，18岁，1日前过度饮酒后出现下腹部胀痛伴有呕吐，无法排尿而前来就诊。既往无任何医疗史，手术或用药史。自述"无外伤或跌倒"。查体：体温36.7℃，心率116次/分，呼吸22次/分，血压106/63mmHg，有下腹部压痛，反跳痛，肠鸣音减低，皮肤检查未见血肿，擦伤或割伤，尿道口无血，此时插入导尿管，导出400ml血尿。超声表现：腹腔可见大量液性无回声区，膀胱未充盈，壁张力下降。实验室检查：尿素氮32mg/dl，肌酐2.50mg/dl，钾4.3mmol/L。

超声报告描述：膀胱充盈差，壁张力降低，通过导尿管注入生理盐水时，膀胱穹隆处可见膀胱壁回声失落，生理盐水通过缺损流入腹。CDFI：加压可见破裂口处膀胱液体向外流动所产生的彩色血流伪像。

　　腹腔可见游离液性无回声区，右上腹：肝与右肾之间的液性无回声区。左上腹：左肾与脾之间可见液性无回声区，且可见弱点样回声漂浮。

　　诊断：膀胱壁连续性中断（腹膜内膀胱破裂不除外）；腹水。

　　诊断分析：该患者过度饮酒后出现膀胱破裂三联征，因患者记忆缺失而无法准确提供有无外伤史。实验室检查发现血肌酐、血尿素氮和血钾浓度升高，高度怀疑膀胱破裂可能。常规经腹超声探查发现其他器官无损伤。而膀胱充盈差，壁张力下降，超声动态观察下行膀胱灌注试验发现膀胱壁连续性中断，确诊为膀胱破裂。

　　过度饮酒是膀胱破裂的危险因素之一，醉酒后患者自控力丧失，动作不协调易摔伤、这显著增加了膀胱破裂风险。酒精的过度摄入及其渗透性利尿作用使膀胱内尿量迅速增加，膀胱出现过度充盈、膨胀、壁变薄。此时患者变换体位、呕吐均可使膀胱内压骤然升高，造成自发性膀胱破裂。醉酒后患者叙述病史困难，对病史回忆模糊不清，这给诊断带来一定困难，极易造成误诊。因此，对醉酒患者突然出现下腹部疼痛或其下腹部受到外力损伤，并伴有排尿困难、血尿时，应高度怀疑膀胱破裂。

第四部分：测试

　　患者男性，41岁，车祸撞伤下腹部1小时后入院，查体：血压80/60mmHg，心率88次/分，下腹部压痛，可扪及断裂耻骨，会阴部淤血，不能排尿，积极给予抗休克治疗患者状态稳定，留置导尿时导尿管插入受阻，引出200ml血性液体，初步诊断为骨盆骨折致尿道断裂，欲行耻骨上膀胱造瘘术。但急诊超声检查发现该患者膀胱未充盈，无尿潴留表现，盆腔可见液性暗区。短时间密切观察后发现，膀胱仍无法充盈，下腹部膨隆，并出现局限性压痛、反跳痛等腹膜刺激征。

　　诊断：骨盆骨折后尿道断裂合并有膀胱破裂。

　　诊断思路：该患者伤后初期膀胱未充盈，在休克纠正后尿量恢复正常下短时间严密观察，超声检查发现膀胱仍未充盈并盆腔较多积液，结合患者出现下腹部局限性腹膜炎表现，我们怀疑该患者骨盆骨折后尿道断裂合并有膀胱破裂。由于尿道断裂，导尿管无法插入膀胱内，难以行超声下膀胱灌注试验或X线膀胱逆行造影，故经静脉注入造影剂行超声造影检查观察膀胱壁的连续性，发现膀胱壁连续性中断。确诊为骨盆骨折后尿道断裂合并有膀胱破裂。符合超声危急值征象，立即向临床汇报，临床医生急诊手术探查，证实了我们对该病的诊断。

（王思琪　张　聪　张婷婷）

主要参考文献

[1] Trinci M，Cirimele V，Cozzi D，et al. Diagnostic accuracy of pneumo-CT-cystography in the detection of bladder rupture in patients with blunt pelvic trauma. Radiol Med，2020，125（10）：907-917.

[2] Fouladi D F，Shayesteh S，Fishman E K，et al. Imaging of urinary bladder injury: the role of CT cystography. Emerg Radiol，2020，27（1）：87-95.

[3] Mahat Y，Leong J Y，Chung P H. A contemporary review of adult bladder trauma. J Inj Violence Res，2019，11（2）：101-106.

［4］Lal M，Kumar A，Singh S．Intraperitoneal urinary bladder rupture diagnosed with ultrasound：An uncommon image．Indian J Urol，2019，35（4）：307-308．

［5］Matsumura M，Ando N，Kumabe A，et al．Pseudo-renal failure：bladder rupture with urinary ascites．BMJ Case Rep，2015，2015：bcr2015212671．

［6］Mizumura N，Imagawa A，Kawasaki M，et al．Ascitic fluid with ammonia odor as a symptom of bladder rupture．Acute Med Surg，2015，3（2）：152-154．

［7］梁彤，任杰，石星，等．常规超声及超声造影联合应用在膀胱损伤中的诊断价值．中国超声医学杂志，2014，30（6）：555-557．

［8］张琼，彭玉兰．膀胱破裂的彩色多普勒超声检查及诊断．华西医学，2012，27（1）：51-53．

［9］Daignault M C，Saul T，Lewiss R E．Bedside ultrasound diagnosis of atraumatic bladder rupture in an alcohol-intoxicated patient：a case report．Crit Ultrasound J，2012，4（1）：9．

［10］Wu T S，Pearson T C，Meiners S，et al．Bedside ultrasound diagnosis of a traumatic bladder rupture．J Emerg Med，2011，41（5）：520-523．

［11］关宏，侯运河，孙杰．超声诊断膀胱破裂的价值．中国医学创新，2008，5（30）：123．

［12］颜冰，付杰新，谢光宇，等．B超诊断外伤性膀胱破裂．中国临床医学，2008（5）：695-696．

［13］Gomez R G，Ceballos L，Coburn M，et al．Consensus statement on bladder injuries．BJU Int，2004，94（1）：27-32．

［14］王风，石峻，张全，等．膀胱破裂47例报告．临床泌尿外科杂志，1995（1）：33-34．

［15］覃永平．醉酒后膀胱破裂X线造影诊断价值（附10例报告）．右江医学，2010，38（6）：741-742．

［16］范治璐，李传刚，孙卫兵，等．骨盆骨折后尿道断裂．医师进修杂志，2004，27（4）：58-59．

第十四节　急性肾动脉血栓或栓塞

第一部分：提示和强调

急性肾动脉主干（特别是孤立肾）血栓或栓塞的危急值分类为"红色"，需出具报告后10分钟内通报临床医生。

急性肾动脉血栓或栓塞引起的肾实质缺血或梗死，可在数小时内造成不可逆的肾损害。大多数急性肾动脉血栓或栓塞（如肾段、叶动脉或分支小的病变）可采取非手术治疗，动态观察病情变化，采取对症治疗。当肾动脉主干出现病变，特别当患者为孤立肾时，由于肾功能急剧损害可危及生命，应及时与临床沟通，积极采取措施。

超声检查是一种无创、方便的成像技术，不仅可用于显示肾动脉血流动力学变化的位置、分布、程度，还可动态监测病情的进展情况。

第二部分：分析与说明

【概述】　急性肾动脉血栓或栓塞是指肾动脉主干或较大分支由于各种因素导致栓塞，可引起肾缺血梗死及肾功能损害等一系列临床症状。发病率随年龄增长而增加，60岁左右发病率最高。

【病因病理】　心房颤动是肾动脉栓塞的主要病因，约占64%。血液高凝状态、血管内治疗对肾血管的损伤、肾动脉剥离、动脉粥样硬化性肾动脉狭窄或血管壁受累也是导致急性肾动脉血栓或栓塞的主要因素。

由于不同病因造成肾动脉阻塞的程度和范围不同，可导致肾不同程度的缺血甚至梗死，梗死区域缺血性坏死（锥形或楔形区域坏死），其周围组织充血和出血，继而坏死区萎缩和纤维化。

【临床表现】　临床表现常是多样的，可有急性发作的腰部或背部持续性疼痛，向大腿部放射，部分向肩背部放射，常有发热、呕吐、恶心，血压可能急剧升高，肾动脉主干闭塞时可出现高血压危象。

缓慢形成的血栓可出现慢性肾功能不全，急性栓塞可出现急性肾功能不全，而双肾动脉或孤立肾的肾动脉栓塞则出现急性恶化的肾衰竭。

肾动脉较大分支或主干出现急性闭塞，可出现明显的临床表现，但较细小的肾动脉分支闭塞更易漏诊和误诊。因此应提高警惕，凡有下述情况应谨慎：①有肾梗死的致病因素（如有心脏病、主动脉疾病、肿瘤病史，或在手术、创伤、造影术后）；②持续性腰痛伴恶心呕吐、发热，肾区叩击痛及压痛；③突然出现的血尿；④不明原因的进行性加重的氮质血症及难治性高血压；⑤不明原因的血清酶学增高；⑥肾动脉造影或放射性核素检查阳性；⑦超声检查肾缩小。一旦出现上述表现，应行有关影像学检查以协助诊断，确诊须行肾动脉造影。

【超声检查】　根据动脉阻塞部位和程度不同，肾动脉栓塞的超声表现可归纳为3种类型：①完全无血流信号的楔形低回声或高回声区；②灰阶成像正常回声，局灶性血流信号消失；③灰阶成像正常，局灶性血流信号稀疏，此外，同侧肾主动脉PSV的下降可能提示肾动脉栓塞进展。

当肾动脉部分闭塞时，受累的肾主动脉变细，PSV降低，肾内血流减少，可见动脉波形。当肾动脉完全闭塞时，可观察到肾内无血流信号或"小慢波"动脉波形。此外，超声造影有助于提高对肾微血管的识别，观察小血管的灌注缺损情况。

【其他检查方法】

1.实验室检查

（1）血液检查：白细胞计数升高；血清乳酸脱氢酶水平增高；血浆氨基转移酶水平轻度升高；血中肾素-血管紧张素升高，肾衰竭时肾功能明显异常。

（2）尿液检查：血尿及蛋白尿，常为中度蛋白尿、镜下血尿。

2.影像学检查

（1）X线：①腹部X线片；②静脉肾盂造影：对诊断急性肾动脉栓塞很有价值；③肾动脉造影：为确诊本病的首选方法，但因具有一定的创伤性，一般不作为首选。

（2）核医学检查：^{99m}Tc-DTPA肾动态显像显示患侧肾血流灌注曲线低平，无灌注峰，患肾显影淡而且低于周围组织，形成"黑洞"；后期侧支循环形成，则出现不均匀显像，晚期肾动脉未获再通者，则出现肾萎缩。

（3）CT或MRI：显示肾实质缺血坏死改变，增强CT则可表现出楔形或圆形的低密度梗死灶（图4-14-1）。CT血管造影及MRI血管造影可以清晰地显示供应病变区域的血管闭塞和肾动脉血栓，可以作为肾动脉栓塞的首选诊断方法。

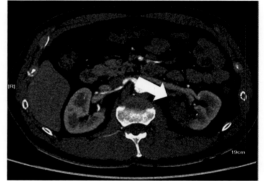

图4-14-1　左肾动脉血栓伴灌注不良，如箭头所示

【鉴别诊断】

1.本病须与输尿管结石、急性胆囊炎、胰腺炎等常见急腹症相鉴别 输尿管结石与急性肾动脉血栓或栓塞临床表现相似，X线片及静脉肾盂造影可发现结石的阴影并显示造影剂排泄受阻，超声上可见患侧肾积水，输尿管内强回声团嵌顿；急性胆囊炎患者查体墨菲征阳性，超声可见胆囊炎症或胆结石的图像；急性胰腺炎腹痛可呈"腰带状"，血、尿淀粉酶的增高及动态曲线有确诊意义。自发性肾破裂也可以表现为突发性的腰部疼痛，可伴有恶心、呕吐，患侧腰部可触及肿块、肌紧张，压痛合并严重出血时还可出现休克症状，可以出现镜下血尿乃至肉眼血尿。

2.与其他部位动脉栓塞相鉴别 肠系膜动脉栓塞引起肠缺血坏死的早期表现与急性肾动脉血栓或栓塞相类似，但腹痛重而无固定压痛及反跳痛是其特点，病情进展可出现血便或呕血。

不典型的急性心肌梗死症状也易与急性肾动脉血栓或栓塞相混淆，动态观察心肌酶和心电图的演变很重要，另外核素心肌热区显像如发现节段性心肌异常浓聚可以辅助诊断，选择性动脉造影是确诊的金标准。

第三部分：病例展示

患者男性，79岁，因突发性左侧腹持续疼痛6小时入院，初为隐痛，后为持续性钝痛，无恶心呕吐，无肉眼血尿。既往有冠心病病史15年余，心房颤动病史4年余，有高血压病史。入院查体：体温36.3℃，血压149/86mmHg，心率80次/分，第一心音强弱不等，心律绝对不齐，左侧腹轻度压痛。入院后化验：血常规白细胞计数$7.1×10^9$/L，中性粒细胞百分比73.5%，尿常规红细胞17.2个/μl，尿白细胞正常，隐血＋。生化：LDH 584 U/L，CK-MB 74 U/L，BUN 4.95mmol/L，Scr 81μmol/L，eGFR 73.4ml/min。

超声报告描述：左肾大小形态正常，肾被膜连续性良好，实质回声欠均匀。CDFI：肾血流分布不均匀，左肾上段未见明显血流信号（图4-14-2），左肾中下段下极血流信号分布正常（图4-14-3），左肾主干动脉的PSV为12.5cm/s（图4-14-4），频谱形态呈高阻样改变，血流明显低于右肾动脉的PSV（74.2cm/s）。[图片来自Cai S，Ouyang YS，Li JC，et al. Evaluation of acute renal artery thrombosis or embolism with color Doppler sonography. Clin Imaging，2008，32（5）：367-371.]

超声诊断：左肾血流分布异常（考虑肾上段动脉或分支动脉栓塞）。

诊断分析：根据病史、实验室检查及超声检查，基本排除外伤、肾结石、输尿管结石等疾病。通过彩色血流显示血流分布不均匀，上段实质内未见血流信号，考虑急性缺血所致可能。观察肾主干动脉显示低速高阻的血流频谱形态，进而增加诊断信心，诊断为急性肾段或分支动脉栓塞。

为进一步明确诊断，对于肾功能良好的患

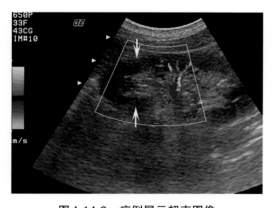

图4-14-2 病例展示超声图像

CDFI示左肾上段未见明显血流信号，范围如箭头所示

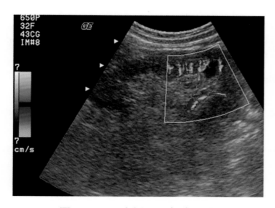

图 4-14-3　病例展示超声图像

CDFI 示右肾中下段血流信号分布正常

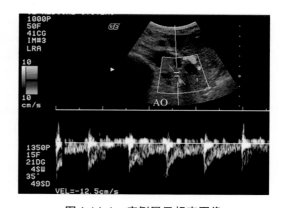

图 4-14-4　病例展示超声图像

频谱多普勒示左肾动脉主干血流速度减低，频谱
形态呈高阻样改变

者，可行 CT 或 MRI 增强检查，但对于肾功能不全或对造影剂过敏的患者，可应用超声造影检查，明确梗死范围及程度。

考虑到对侧肾动脉血流情况良好，超声动态观察，若病变进一步进展至肾动脉主干，则超声提示危急值，及时与临床医生沟通，积极处理。

第四部分：测试

问题： 急性肾动脉血栓或栓塞的声像图特征及血流动力学表现是什么？什么情况为超声危急值？

答： 根据动脉阻塞部位和程度不同，肾动脉栓塞的超声表现可归纳为 3 种类型。

①完全无血流信号的楔形低回声或高回声区；②灰度成像正常回声，局灶性血流信号消失；③灰阶成像正常，局灶性血流信号稀疏。

此外，同侧肾主动脉 PSV 的下降可能提示肾动脉栓塞进展，累及大面积肾实质，超声在肾动脉小分支的阻塞上的敏感度及特异度低，但在监测病情进展上有一定价值。当肾动脉部分闭塞时，受累的肾主动脉变细，PSV 降低，肾内血流减少，出现动脉波形；当肾动脉完全闭塞时，可观察到肾内无血流信号或动脉频谱呈"小慢波"改变。

当急性肾动脉主干栓塞时，特别是孤立肾患者，由于肾功能损害急剧，危及生命，为超声危急值。

（董雪迎　张婷婷　王顺章）

主要参考文献

[1] 钱桐苏. 肾动脉血栓形成和肾动脉栓塞. 新医学，2006，37（5）：289-290.

[2] Cai S, Ouyang Y S, Li J C, et al. Evaluation of acute renal artery thrombosis or embolism with color Doppler sonography. Clin Imaging，2008，32（5）：367-371.

[3] Kansal S, Feldman M, Cooksey S, et al. Renal artery embolism: a case report and review. J Gen Intern Med，2008，23（5）：644-647.

[4] Ganju N, Sondhi S, Kandoria A. Acute renal artery embolisation: role of local catheter-based intra-arterial

thrombolysis. BMJ Case Rep，2018，2018：bcr2018224767.

[5] Oh Y K，Yang C W，Kim Y L，et al. Clinical Characteristics and Outcomes of Renal Infarction. Am J Kidney Dis，2016，67（2）：243-250.

[6] Correas J M，Claudon M，Tranquart F，et al. The kidney：imaging with microbubble contrast agents. Ultrasound Q，2006，22（1）：53-66.

[7] Silverberg D，Menes T，Rimon U，et al. Acute renal artery occlusion：Presentation，treatment，and outcome. J Vasc Surg，2016，64（4）：1026-1032.

[8] Stock K，Kübler H，Maurer T，et al. Innovative Ultrasound：Contrast-Enhanced Ultrasound of the Kidneys，Aktuelle Urol，2017，48（2）：120-126.

第十五节　胃肠道嵌顿性疝和绞窄性疝

第一部分：提示和强调

嵌顿性疝和绞窄性疝的危急值分类为"红色"，需出具报告后10分钟内通报临床医生。

嵌顿性疝和绞窄性疝实际上是一个病理过程的两个阶段，临床上很难截然区分。此类患者通常有易复性疝病史，而疝发生嵌顿后，根据疝入物的不同其临床症状亦不尽相同，但均可表现为疝内容物难以通过手法或胃肠减压等内科方法回纳。虽然有文献报道，肠管缺血48小时后恢复血供仍可恢复活性，但此时若不尽快解除嵌顿的病因，则很容易由无血供障碍的嵌顿性疝发展为有血供障碍的绞窄性疝，进而导致肠管坏死，出现严重感染而导致患者死亡。故在检查时一旦发现疝有嵌顿甚至绞窄迹象，如探头加压疝内容物不能回纳或彩色多普勒显像发现肠管壁上血流信号减少甚至消失时，均应及时与临床医生沟通，辅助临床制订治疗计划，以免延误病情。

第二部分：分析与说明

【概述】 疝即人体内某个器官或组织离开其正常解剖位置，通过先天或后天形成的薄弱点、缺损或孔隙进入另一部位。本病的发病因素有很多，包括各种增加腹壁额外压力的动作或活动，如长期咳嗽、喷嚏、用力过度、腹部肥胖、用力排便、妇女妊娠、小儿过度啼哭、老年腹壁强度退行性变等。大部分疝是由于人体内有长期存在的薄弱区，通常薄弱区域是与生俱来的，会随着年龄的增长，遭受创伤或手术切口变得更薄。如疝内容物难以回纳甚至发生血运障碍可导致严重后果。

【病因】 各种原因导致疝内容物难以回纳即形成嵌顿性疝，如嵌顿疝未解除，疝内容物发生血运障碍则进展为绞窄性疝。

1.嵌顿性疝（incarcerated hernia） 疝囊颈较小而腹内压突然增高时，疝内容物可强行扩张疝囊颈而进入疝囊，随后因疝囊颈的弹性收缩，又将内容物卡住，使其不能回纳，这种情况称为嵌顿性疝。疝发生嵌顿后，如其内容物为肠管，肠壁及其系膜可在疝囊颈处受压，先使静脉回流受阻，导致肠壁淤血和水肿，疝囊内肠壁及其系膜渐增厚，囊内可有渗液积聚。于是肠管受压情况加重而更难回纳。肠管嵌顿时肠系膜内动脉的搏动可扪及，嵌顿如能及时解除，病变肠管可恢复正常。

2.绞窄性疝（strangulated hernia）　肠管嵌顿如不及时解除，肠壁及其系膜受压情况不断加重可使动脉血流减少，最后导致完全阻断，即为绞窄性疝。此时肠系膜动脉搏动消失，肠壁逐渐失去其光泽、弹性和蠕动能力，最终坏死。疝囊内渗液变为血性。若有继发感染，疝囊内的渗液则为脓性。感染严重时，可继发疝外被盖组织的蜂窝织炎。

积脓的疝囊可自行穿破或误被切开引流而发生粪瘘或肠瘘。

嵌顿性疝和绞窄性疝实际上是一个病理过程的两个阶段，临床上很难截然区分。肠管嵌顿或绞窄时，可导致急性机械性肠梗阻。嵌顿的内容物通常多为一段肠管，但有时嵌顿肠管可包括几个肠袢，或呈"W"形（图4-15-1），疝囊内各嵌顿肠袢之间的肠管可隐藏在腹腔内，这种情况称为Maydl疝，是一种逆行性嵌顿疝。

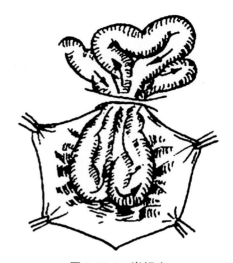

图4-15-1　嵌顿疝

摘自陈孝平. 外科学. 2版. 北京：人民卫生出版社，2010

逆行性嵌顿一旦发生绞窄，不仅疝囊内的肠管可坏死，腹腔内的中间肠袢也可坏死；甚至有时疝囊内的肠管尚存活，而腹腔内的肠袢已坏死。

【症状体征】　疝的症状轻重不一，与疝的类型、疝内容物情况、有无嵌顿及绞窄等因素有关。嵌顿性疝常发生在强力劳动或排便等腹内压骤增时，临床上常表现为疝块突然增大，并伴有明显疼痛。平卧或用手推送肿块不能使之回纳，肿块处紧张发硬，且有明显触痛，此时可伴随出现相应的全身症状。若疝内容物为小肠、结肠则可出现阵发性腹痛、腹胀、恶心、呕吐、肛门停止排便排气等肠梗阻症状。若疝内容物为膀胱、肾脏则可出现明显的泌尿系统症状，如尿频、尿急、尿痛、血尿、腰部疼痛等。若疝内容物为输卵管、卵巢或大网膜，可有腹部钝痛、腰骶部钝痛及食欲缺乏、消化不良、肠道胀气等非特异性消化道症状。疝内容物绞窄时，则出现不同程度的全身中毒症状，如发热、白细胞计数升高、水和电解质紊乱及酸碱失衡，甚至发生休克，疝内容物为胃肠道时肠梗阻症状更为严重，可出现频繁呕吐，呕吐物含咖啡样血液或出现血便；不对称腹胀、腹膜刺激征、肠鸣音减弱或消失。疝一旦嵌顿，自行回纳的概率较小；多数患者的症状逐步加重，如不及时处理，终将成为绞窄性疝。

【超声检查】　当疝发生嵌顿时，超声下观察疝环可发现疝环痉挛或缩窄，疝内容物如为肠管则可蠕动减弱，肠管壁水肿增厚，回声减低（图4-15-2），彩色多普勒超声显示血流正常或减少（图4-15-3）。

当嵌顿疝进一步进展成为绞窄疝时，可发现肠管壁明显水肿增厚，血流信号消失，肠管呈僵硬不蠕动的状态（图4-15-4），周围可有渗出液，

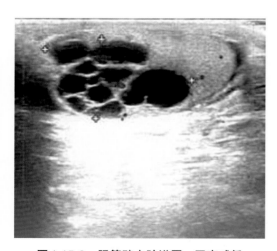

图4-15-2　肠管壁水肿增厚，回声减低

摘自梁燕，王思逸，廖明松，等. 嵌顿性腹股沟疝的急诊超声检查价值. 声学技术，2018，37（4）：101-103

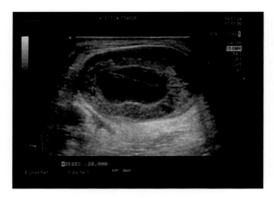

图4-15-3 血流信号减少

摘自梁燕，王思逸，廖明松，等. 嵌顿性腹股沟疝的急诊超声检查价值. 声学技术，2018，37（4）：101-103

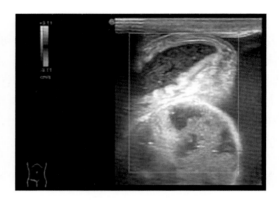

图4-15-4 肠管壁明显水肿增厚，血流信号消失

摘自梁燕，王思逸，廖明松，等. 嵌顿性腹股沟疝的急诊超声检查价值. 声学技术，2018，37（4）：101-103

如病程较长，可能会观察到肠管壁浆膜甚至黏膜层的破损。疝内容物如为网膜或其他组织器官时亦会出现相应的变化。

【其他检查方法】

1.立位X线片：嵌顿性疝显示肠胀气、阶梯状气液平等肠梗阻征象，有助于明确诊断。

2.腹腔穿刺或灌洗出血性液体。

3.实验室检查：疝内容物继发感染时，血常规检查示白细胞计数和中性粒细胞百分比升高；粪便检查显示隐血试验阳性或见白细胞。

【诊断及鉴别诊断】

1.诊断 根据患者的临床表现及辅助检查，诊断一般不困难。

疝内容物突然不能回纳，发生疝块局部疼痛、触痛明显，则提示易复性疝已发展为嵌顿疝。

而出现以下情况则表示疝内容物已发生绞窄、坏死。

（1）腹痛剧烈且呈持续性。

（2）呕吐频繁，呕吐物含咖啡样血液或出现血便。

（3）不对称腹胀，腹膜刺激征，肠鸣音减弱或消失。

（4）腹腔穿刺或灌洗为血性积液。

（5）X线检查见孤立胀大的肠祥或瘤状阴影。

（6）体温、脉率、白细胞计数渐上升，甚至出现休克体征。

2.鉴别诊断

（1）睾丸鞘膜积液：鞘膜积液所呈现的肿块完全局限在阴囊内，可清楚扪及上界；用透光试验检查肿块，鞘膜积液多为透光（阳性），而疝块则不能透光。应该注意的是，幼儿的疝块，因组织菲薄，常能透光，勿与鞘膜积液混淆。腹股沟斜疝时，可在肿块后方扪及实质感的睾丸；鞘膜积液时，睾丸在积液中间，故肿块各方均呈囊性而不能扪及实质感的睾丸。

（2）交通性鞘膜积液：肿块的外形与睾丸鞘膜积液相似。于每日起床后或站立活动时肿块缓慢地出现并增大。平卧或睡觉后肿块逐渐缩小，挤压肿块，其体积也可逐渐缩小。透光试验为阳性。

（3）精索鞘膜积液：肿块较小，在腹股沟管内，牵拉同侧睾丸可见肿块移动。

（4）隐睾：腹股沟管内下降不全的睾丸可被误诊为斜疝或精索鞘膜积液。隐睾肿块较小，挤压时可出现特有的胀痛感觉。如患侧阴囊内睾丸缺如，则诊断更为明确。

（5）急性肠梗阻：肠管被嵌顿的疝可伴发急性肠梗阻，但不应仅满足于肠梗阻的诊断而忽略疝的存在；尤其是患者比较肥胖或疝块较小时，更易发生这类问题而导致治疗上的错误。

（6）其他：此外，还应注意与以下疾病相鉴别，如肿大的淋巴结、动（静）脉瘤、软组织肿瘤、脓肿、圆韧带囊肿、子宫内膜异位症等。

第三部分：病例展示

患者男性，39岁，急诊入院，2小时前弯腰拾取重物时突发脐周疼痛，进行性加剧，病程中恶心，但无呕吐，既往体健，无不良嗜好。查体：血压143/101mmHg，BP 71次/分，呼吸18次/分，腹中线脐上处可触及大小约40mm×40mm质软肿块，无反跳痛，实验室检查未见明显异常。

超声报告描述：

腹扫所见： 下腹部正中近脐处白线连续性中断，最宽处宽径约20mm，并可见囊性回声凸向腹壁外，囊内可见肠管回声，蠕动欠佳，肠壁血流信号分布未见明显减少。

诊断： 白线疝伴嵌顿。

诊断分析： 本例患者既往体检，无疝相关病史，除弯腰持重物外也无疝的高风险因素，诊断只能依靠体格检查及相应的辅助检查，此时即体现出超声检查方便快捷的优势，立即对患者进行了床头的腹部扫查，并发现患者白线连续性中断，并有肠管突出至腹腔外，且难以回纳，但蠕动及血运尚可，意味着尚未发生绞窄，故可以诊断为白线疝伴嵌顿。后患者在充分镇静镇痛的条件下试行手法复位，肠管顺利回纳腹腔，疼痛立刻得到缓解，且短期观察及远期随访均未见不适。

第四部分：测试

患者女性，74岁，以"腹胀腹痛伴排气排便停止1日余"夜间急诊入院，该患者于1日前无明显诱因突发腹胀腹痛伴排气排便停止，呈持续性伴阵发加重，伴恶心，未呕吐，约半日前腹痛加重，自行服用藿香正气水及诺氟沙星胶囊（具体剂量不详），腹胀腹痛未见缓解。现为明确诊治故来我院。病程中未进食固体食物，少量饮水，小便正常。既往体健，长期便秘，吸烟58年，平均20支/天。查体：心率103次/分，血压112/77mmHg，呼吸16次/分，痛苦面容，腹部膨隆，腹肌紧张，右下腹压痛及反跳痛阳性，右侧腹股沟区可见大小约40mm×50mm包块，表面光滑，按压不能回纳且压痛明显。自述发病前未见此包块。辅助检查：血常规示 WBC $12×10^9$/L，腹部立位X线片示腹腔肠管内可见多个液气平面。彩超示腹腔肠管胀气明显，盆腔肠管扩张，扫查期间可见逆蠕动（考虑肠梗阻可能性大），腹腔肠间少量积液。

右侧腹股沟区疝声像图，随腹压变化疝囊大小未发生明显变化（考虑嵌顿疝）。

附：彩超报告：

夜间急诊三维肝胆胰脾、泌尿系超声检查：受患者腹腔气体遮挡肝及肾部分切面扫查受限，肝大小形态正常，被膜光滑，实质回声稍粗糙，管状结构清晰，胆囊大小70mm×28mm，囊壁厚3mm，胆壁毛糙，囊内胆汁透声良好。肝内外胆管未见扩张，脾厚径28mm，被膜完整，实质回声均匀，胰腺受患者胃肠道气体影响显示不清，双肾大小细条正常，被膜光带连续性良好，实质回声正常，肾窦区，光点排列规则，集合系统未见分离，双侧输尿管未见扩张，膀胱尿少。

结论：肝轻度弥漫性改变；慢性胆囊炎；脾未见明显异常；胰腺受患者胃肠道气体影响显示不清；双肾目前未见明显异常；双侧输尿管未见扩张；膀胱尿少。

夜间急诊三维腹部扫查：腹腔肠管胀气明显，超声扫查受限，盆腔肠管扩张，最宽处内径39mm，扫查期间肠管蠕动缓慢，可见逆蠕动出现，腹腔肠间可见少量透声尚可的无回声液性暗区，最深径27mm，右侧腹股沟区可见疝囊回声，大小36mm×24mm，疝囊颈部宽度为8mm，疝囊内容物为肠管及少量液性回声，肠管蠕动不好，肠壁目前可，探及少量血流信号，随腹压变化疝囊大小未发生明显变化。

结论：腹腔肠管胀气明显，超声扫查受限；盆腔肠管扩张，扫查期间可见逆蠕动（考虑肠梗阻可能性大）；腹腔肠间少量积液；右侧腹股沟区疝声像，随腹压变化疝囊大小未发生明显变化。附图（图4-15-5，图4-15-6）。

问题：该病例诊断思路应该是什么？请简要陈述。

诊断思路：腹痛（痛）、恶心但未呕吐（吐）、腹胀（胀）、排气排便停止（闭），是肠梗阻的典型表现。那么是什么原因导致的肠梗阻呢？首先，右侧腹股沟区的体表包块提示腹股沟疝的可能；同时患者为老年女性，长期便秘，造成腹压持续增大；吸烟近60年，造成弹性纤维的破坏，这些成为疝发生的基础；第三查体发现此包块压痛明显，且不能回纳；最后超声探查到了腹腔肠管积气明显，蠕动差，并且在右侧腹股沟区探查到了明确的疝囊回声，疝囊颈较窄，疝囊内容物为肠管，因此给出了明确的诊断，即腹股沟疝伴嵌顿。并且超声还进一步给出了患者嵌顿肠管的血流情况，表明目前肠管尚未发生坏死，该嵌顿疝尚未进展为绞窄疝。

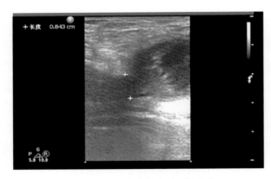

图4-15-5　测试病例超声图像
疝囊颈宽度约8mm

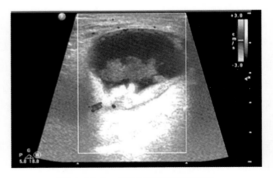

图4-15-6　测试病例超声图像
疝囊及疝内容物血流情况

（万　明　吕成倩　薛伟力）

主要参考文献

［1］陈孝平. 外科学. 2版. 北京：人民卫生出版社，2010.

［2］姜玉新，张运. 超声医学. 北京：人民卫生出版社，2015.

［3］曹海根，王金锐. 实用腹部超声诊断学. 2版. 北京：人民卫生出版社，2005.

［4］苏静. 绞窄性小肠梗阻的超声诊断价值. 内蒙古医学杂志，2004，36（5）：348-349.

［5］梁燕，王思逸，廖明松，等. 嵌顿性腹股沟疝的急诊超声检查价值. 声学技术，2018，37（4）：101-103.

［6］刘华丽. 疝的超声表现及临床分析. 泸州医学院学报，2005，28（3）：256.

［7］Hjaltason E. Incarcerated hernia. Acta Chir Scand，1981，147（4）：263-267

［8］Abdulhai S A，Glenn I C，Ponsky T A. Incarcerated Pediatric Hernias. Surg Clin North Am，2017，97（1）：129-145.

［9］Yeap E，Pacilli M，Nataraja R M. Inguinal hernias in children. Aust J Gen Pract，2020，49（1-2）：38-43.

［10］Siadecki S D，Frasure S E，Saul T，et al. Lewiss，Diagnosis and Reduction of a Hernia by Bedside Ultrasound：a Case Report. J Emerg Med，2014，47（2）：169-171.

第十六节　急性肠系膜缺血

第一部分　提示和强调

急性肠系膜缺血危急值分类为"红色"，需出具报告后10分钟内通报临床医生。

急性肠系膜缺血（acute mesenteric ischemia，AMI）是指肠系膜动脉、静脉急性阻塞或循环压力降低，导致肠道血供急剧减少。AMI是最凶险的外科急腹症之一。该病起病隐匿，如未及时诊治，将迅速进展为危及生命的肠坏死，死亡率可达70%。AMI总体发病率不高，约占急腹症患者的1%。然而，其发病率随年龄增大呈指数增长，在70岁以上的急腹症患者中可达10%，着实不容小觑。随着血管外科理念与技术的发展，AMI病死率已显著降低。争分夺秒，快速诊治是保存肠道功能、挽救患者生命的关键。

AMI临床表现缺乏特异性。主诉剧烈腹痛而腹部体征轻微是早期AMI的经典表现，但也常因体征轻微而导致诊断困难，错过最佳救治时间窗口。此外，大多数患者合并AMI相关风险疾病，如缺血性心脏病、心房颤动、风湿性心脏病、感染性心内膜炎、糖尿病或肾功能不全等。因此，对于突发与体征不符的剧烈腹痛，尤其是合并心血管相关疾病的老年患者，必须警惕AMI。

超声检查能迅速评估肠系膜血管状态，对该病有较高诊断价值。AMI最主要的超声征象是肠系膜上动脉栓塞/血栓（或肠系膜上静脉血栓）及受累血管管腔内血流信号消失；其继发性超声征象还包括肠壁增厚、肠腔狭窄、肠壁积气、腹水等。但是，上述超声征象的显示受肠道气体、血管壁钙化、患者体型等影响很大。尤其是肠系膜上动脉闭塞时肠道通常大量积气，加之腹壁膨隆，超声医生常经过加压、改变患者体位，仍无法清晰显示目标血管。鉴于这些局限性，仅凭超声检查很难完全避免漏诊。

对于超声医生，诊断AMI最大的难点在于提高对此病的认知，同时认识到超声检查的客观局限性。在实际工作中，通过分析临床表现和病史，对不能排除 AMI 的患者（如急性剧烈腹痛且有心房颤动病史的老年患者），超声医生要有自己的判断，即便没有相应医嘱，也应仔细扫查肠系膜血管。需注意，对此类患者，即使未直接发现肠系膜血管病变，仅于脐周探及局限或广泛小肠肠壁增厚，仍不能完全排除 AMI 的可能。而对于高度疑诊 AMI，超声检查却没有特征性发现的患者，也应尽快向临床医生告知实情。此时虽然未能做出极具价值的诊断，至少还可以提供肠道积气、腹水等信息，也便于患者尽快接受其他检查。

第二部分　分析与说明

【概述】 AMI 发生时肠系膜血流量锐减，引起肠壁缺血坏死和肠管运动功能障碍。该病进展快，病情凶险，一度病死率很高。而随着现代诊疗技术的发展，早诊断、早治疗已可获得较好的预后。充分认识该类疾病，是救治患者，降低病死率的关键。CT 血管成像（CTA）是诊断 AMI 的首选方法。超声检查对快速诊断 AMI 也有较高价值。对于症状与体征不符的突发剧烈腹痛患者，特别是合并有心血管疾病的老年人，必须十分仔细检查，警惕 AMI 的可能。

【病因】 AMI 可分为闭塞性和非闭塞性两类。闭塞性 AMI 又可进一步分为肠系膜动脉栓塞、肠系膜动脉血栓形成及肠系膜静脉血栓形成。

1.急性肠系膜动脉栓塞　是最常见的原因，约占 50%。肠系膜上动脉开口较大，呈锐角斜向下走行，栓子顺流而下，易进入其内而造成栓塞。栓子多来自于心房颤动、心肌梗死、瓣膜性心脏病、感染性心内膜炎等心脏疾病所致的心脏附壁血栓，偶见赘生物栓子。发病年龄相对较低。

2.急性肠系膜血栓形成　约占 20%。多发生在动脉粥样硬化的基础上，患者有动脉粥样硬化的危险因素，如老龄，高血压、糖尿病、高脂血症、吸烟史等。此外，动脉瘤、血管炎、夹层也可引起。

3.肠系膜静脉血栓形成　约占 10%。患者多为中年人群。与先天性或获得性凝血障碍有关，如肝硬化、脾切除、腹部手术、充血性心力衰竭、长期口服避孕药等。肠系膜静脉血栓形成多见于肠系膜上静脉。

4.急性非闭塞性肠系膜缺血　约占 20%。由心排血量降低和肠系膜血管痉挛引起，见于心功能不全、低血容量、大量使用血管收缩药等情况。

【症状体征】 AMI 的临床表现缺乏特异性。早期表现为腹痛、恶心呕吐、腹泻、腹胀等。此时的腹痛是肠壁肌肉强烈痉挛所致，表现为异常剧烈的脐周或上腹部绞痛，而查体通常腹软不胀，仅有轻度压痛。AMI 早期，肠管处于生机可逆期，也是临床干预最有益的阶段，但由于症状与体征不符导致诊断存在困难。中晚期出现肠管缺血坏死，腹胀愈发明显，出现严重的腹膜炎、呕血便血、休克、器官衰竭等。

不同病因的 AMI 临床表现各有不同。

1.急性肠系膜动脉栓塞　特点是突发剧烈腹痛并常与心脏病（尤其心房颤动）有关。有学者将急性剧烈腹痛、器质性心脏病和强烈的胃肠道排空症状（如腹胀，反酸，恶心，腹泻等）称为急性肠系膜上动脉栓塞三联征。进展快，缺血几小时就可出现不同程度的肠壁坏死、腹膜炎及全身症状。

2.急性肠系膜血栓形成　疼痛相对较缓，呈阵发性，常具有餐后腹痛、体重减轻的病史。

3.肠系膜静脉血栓形成 呈亚急性发展，早期受累肠道静脉回流障碍，表现为腹痛、厌食、腹部不适、腹胀，可在几天至几周内逐渐发展为透壁肠梗死。约50%患者有深静脉血栓形成或肺栓塞病史。

4.急性非闭塞性肠系膜缺血 发病隐匿，临床症状发生预期外恶化的危重患者应考虑到此病。

总之，伴有主诉与查体不符的剧烈腹痛，且合并相关风险疾病（特别是心血管疾病，如长期心房颤动、心肌梗死、细菌性心内膜炎、瓣膜性心脏病等）的老年患者均需警惕AMI。

【超声检查】 AMI患者由于存在血运性肠梗阻，肠道积气普遍较多，加之患者腹壁隆起，以下超声征象可能受到影响，显示不理想。为尽量降低肠道气体干扰，可嘱患者由平卧位变为侧卧再探查。

1.肠系膜动脉栓塞或血栓形成

（1）动脉栓塞处或血栓形成处及其远段管腔内血流消失。为明确血流状态，当CDFI未显示血流时，还应使用更敏感的PW进一步证实。

（2）血栓多形成于肠系膜上动脉起始处约10mm范围管腔内，局部管腔可见低弱回声充填，动脉管壁常见粥样硬化斑块（图4-16-1）。

（3）栓塞发生在动脉自然狭窄处，有时距离肠系膜上动脉起始段较远，因此近段动脉通畅并不能排除远段动脉闭塞。根据近段高搏动性频谱并结合症状、病史有助于推测远段血管

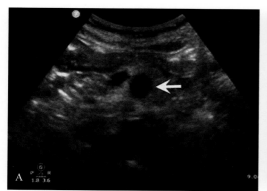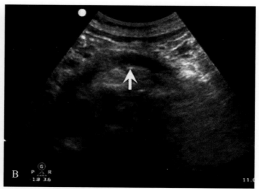

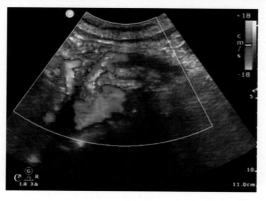

图4-16-1 肠系膜动脉血栓形成超声表现

A、B.肠系膜上动脉（白箭头所示）管径增宽，管腔内可见实质样低回声充填；C.充填处管腔内血流信号消失，另可见起始处管腔内血流速度增快呈花色，提示该处原有动脉粥样硬化所致狭窄

情况。

2.肠系膜静脉血栓形成

（1）灰阶超声显示肠系膜上静脉增宽，管腔内充填血栓回声，CDFI显示该段管腔内无血流信号（图4-16-2）。

（2）多发血栓常见，可合并门静脉、脾静脉，甚至下腔静脉血栓。

（3）门静脉内血流由于肠系膜上静脉回流障碍而减少，多普勒超声见血流束色彩黯淡，流速减低。

3.继发性改变

（1）肠道缺血性改变：主要累及脐周小肠分布区，病变段肠壁增厚，回声减低，同时肠腔狭窄（图4-16-2）。黏膜面溃疡出血表现为黏膜表面断续的强回声。晚期肠缺血坏死时，肠壁内血流信号消失，可伴随肠壁积气和门静脉积气。

（2）可见腹水，通常为少量，分布于肠间隙。

4.检查过程中，适当提高多普勒增益，降低脉冲重复频率和壁滤波，并减小血管声束夹角，有助于显示低速血流，明确管腔内血流状态。

【其他检查方法】

1.实验室检查　目前尚无可用于确诊AMI的特异性实验室指标，但实验室检查有助于证实临床疑诊。各项检验中，最常见的是白细胞计数明显升高，可达20×10^9/L以上，其次是

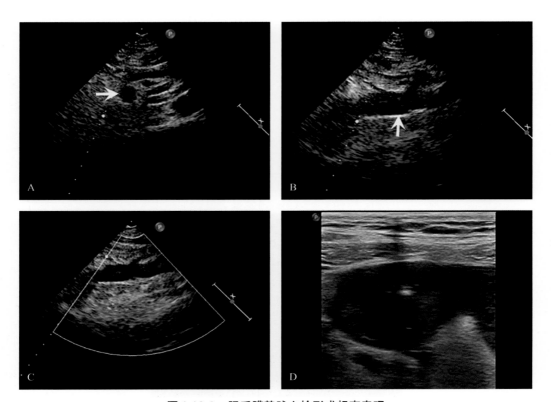

图4-16-2　肠系膜静脉血栓形成超声表现

A、B.肠系膜上静脉（白箭头所示）管径增宽，管腔内可见低回声充填；C.充填部分管腔内血流信号消失；D.受累区域肠壁增厚，回声减低，肠腔狭窄

高乳酸血症。血清淀粉酶、乳酸脱氢酶等指标可升高，但敏感度和特异度不高。D-二聚体是肠道缺血的独立危险因素。据报道，肠脂肪酸结合蛋白（I-FABP）、α-谷胱甘肽-S-转移酶（α-GST）等显示出作为AMI诊断标志物的前景，但仍需进一步研究。

2.影像学检查

（1）X线：可见肠梗阻及腹水，但不具有特异性。

（2）动脉血管造影：具有特异性诊断意义，能鉴别病因，曾被认为是AMI的最佳诊断方法。但其操作复杂且有创，目前通常仅在腔内治疗时使用，很少单纯用于诊断AMI。

（3）CTA：可清晰显示肠系膜动静脉，同时可排除其他急腹症，对AMI的诊断价值很高，是疑诊患者的首选影像学检查。CTA还可根据肠壁强化程度、是否存在肠壁及门静脉积气等判断肠管活力，并借助三维重建，明确远端血管灌注及侧支循环情况，辅助制订更合理的治疗方案。

【诊断及鉴别诊断】　若超声检查发现肠系膜上动脉栓塞/血栓或肠系膜上静脉血栓的直接表现，即可诊断。若仅发现肠壁增厚、回声减低、血供减少等肠道缺血性改变，则需根据与体征不符的突发剧烈腹痛、是否伴随AMI相关风险疾病（尤其是心脏疾病）、患者年龄等综合判断。进一步行CTA检查常是必要的。

未探及有价值的超声征象时，本病原则上需与各种急腹症相鉴别。此处着重以下两点。

（1）肠系膜上动脉栓塞/闭塞有时需与肠系膜上静脉血栓相鉴别。肠系膜上静脉是门静脉的属支，不与大血管相连；而肠系膜上动脉从腹主动脉发出，是大血管的分支。借此关系，鉴别容易。

（2）较大的肠系膜静脉血栓可呈形态不规则的低回声团，需与腹部肿块相鉴别。观察其两端是否与血管管腔延续，利用CDFI观察其两端是否有静脉血流信号，可助鉴别。

第三部分：病例展示

患者女性，74岁。因"突发腹部绞痛伴恶心呕吐1天"就诊。患者1天前无明显诱因出现持续性脐周绞痛，较剧烈，伴恶心呕吐症状，呕吐物为胃内容物。呕吐后腹痛无缓解。自行口服铝碳酸镁片症状未见好转。病程中患者无发热，无血尿症状。既往史：高血压史20年，心房颤动史7年，胃溃疡史10余年，无手术外伤史。查体：心律绝对不齐，腹部平软，无明显压痛，无反跳痛及肌紧张，肠鸣音4次/分。相关影像学检查如图4-16-3所示。入院后患者体温开始升高，最高38.5℃，自觉腹痛减轻，出现暗红色血便一次。查体：全腹压痛，伴反跳痛、肌紧张，肠鸣音消失。急查血常规：白细胞计数$18.6 \times 10^9/L$，中性粒细胞百分比93%。

超声报告描述：腹主动脉管径未见扩张。肠系膜上动脉近段管径略增宽，管腔内可见长约27mm、宽约8mm的不均质低回声充填，CDFI：局部及其远段肠系膜上动脉管腔内未见明显血流信号通过。

超声诊断：肠系膜上动脉栓塞。

诊断分析：本病例诊断为肠系膜上动脉栓塞。诊断依据：①患者腹痛剧烈，但体征轻微，

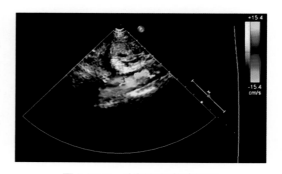

图4-16-3　病例展示超声图像

符合早期AMI的临床特征；②患者高龄，有心房颤动病史，属于AMI危险因素；③超声检查见肠系膜上动脉栓塞，局部及远段管腔内血流中断。

与体征不符的突发剧烈腹痛或呕吐、腹泻是肠系膜上动脉栓塞的经典临床表现，可见于40%～80%的患者。不同的临床表现对应着不同类型AMI的病理生理过程，因此详细的病史采集很有必要。肠系膜上动脉栓塞是AMI最常见的原因，其栓子多来源于心脏，大约33%患者有近期栓塞病史。CTA诊断AMI的敏感度和特异度均较高，疑诊患者在条件允许的情况下均应尽早行CTA检查。

超声检查方便快捷，虽成像质量可能受肠管胀气、患者肥胖等因素干扰，但多数情况下对AMI有较高诊断价值，可作为首选检查方法，为尽早治疗赢得时间。本例超声检查发现肠系膜上动脉栓塞，局部管腔内未见血液充盈，诊断明确。

AMI早期，受累肠管因缺血处于痉挛状态，导致异常剧烈的腹痛。同样由于肠道平滑肌痉挛，导致胃肠道排空症状明显，肠鸣音正常或活跃。此时肠管损伤可逆，是最佳治疗期。如若病程进一步发展，肠壁坏死、运动麻痹，肠鸣音减弱或消失。由于肠黏膜坏死脱落，可出现消化道出血。本例患者入院后自觉腹痛减轻，正是由于肠管痛觉感受器损伤的缘故。随之而来的还有严重的腹膜炎、全身中毒、休克等，预后通常不佳。

第四部分：测试

患者男性，44岁，因"腹痛2天"就诊。患者2天前出现无明显诱因出现上腹部胀痛，病程中患者无发热，无恶心呕吐，无腹泻，无便血，无尿频、尿急、尿痛，无血尿等症状。患者既往体健，有吸烟史20余年，约1支/天；有饮酒史20余年，约1两/天。腹部查体未见明显阳性体征。相关超声检查如图4-16-4所示。

诊断分析： 本病例患者的诊断为孤立性肠系膜上动脉夹层并假腔内血栓形成。诊断依据：①肠系膜上动脉管腔内见剥脱内膜回声，将管腔分为真假两腔；②CDFI：假腔内未见明显血流信号。

孤立性肠系膜上动脉夹层（isolated superior mesenteric artery dissection，ISMAD）是指局限于肠系膜上动脉及其分支，未累及主动脉的夹层病变。该病发生率较低，男性高于女性，中青年多见。该病病因尚不明确，可能病因包括高血压、动脉粥样硬化、吸烟、暴饮暴食、

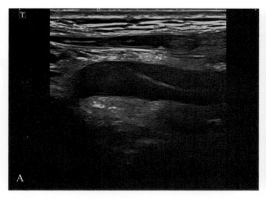 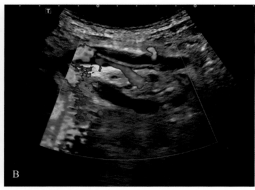

图4-16-4　测试病例超声图像
病例图片引自微信公众号鲁博中超声，感谢博兴县中医医院周艳芳、耿芳径医生惠赠

酗酒、创伤、血管壁发育不良等。由于血流的剪切力，ISMAD破口大多起始于距肠系膜上动脉开口以远15～30mm的动脉前壁处。该病临床表现主要取决于动脉真腔有效内径的大小。ISMAD常以突发腹痛起病，程度不一，以脐周及上腹部为著。症状重者可出现肠缺血、坏死，甚至危及生命。而尚有部分患者无任何症状。ISMAD确诊主要依靠CTA，超声检查也能提供很大帮助。声像图特点：①肠系膜上动脉管径增宽，内可见剥脱内膜回声随心动周期摆动，并将管腔分为真腔与假腔两部分，横切面呈"双环"状；②CDFI：假腔内血流不规则或无血流；③PW：真腔内血流频谱形态类似正常动脉，可有不同程度的狭窄，峰值流速增快；假腔内呈低速血流。对于怀疑有肠系膜动脉供血不足的患者，除排查本节所述的各种类型AMI，也应警惕ISMAD的可能，尽早诊断，尽早处理。

（刘千琪　王思琪　王顺章）

主要参考文献

［1］Hollerweger A，Maconi G，Ripolles T，et al. Gastrointestinal Ultrasound（GIUS）in Intestinal Emergencies-An EFSUMB Position Paper. Ultraschall Med，2020，41（6）：646-657.

［2］Campion E W，Clair D G，Beach J M. Mesenteric Ischemia. N Engl J Med，2016，374（10）：959-968.

［3］中国医师协会急诊医师分会，解放军急救医学专业委员会，中华医学会急诊医学分会，等. 2020年中国急性肠系膜缺血诊断与治疗专家共识. 中华急诊医学杂志，2020，29（10）：1273-1281.

［4］张福先. 急性肠系膜缺血性疾病诊治现代策略. 中国实用外科杂志，2020，40（12）：1373-1375.

［5］Gupta P K，Natarajan B，Gupta H，et al. Morbidity and mortality after bowel resection for acute mesenteric ischemia. Surgery，2011，150（4）：779-787.

［6］何杨燕，张鸿坤. 急性肠系膜缺血笔谈. 中华血管外科杂志，2021，6（3）：152-155.

［7］Kühn F，Schiergens T，Klar E. Acute Mesenteric Ischemia. Visceral Medicine，2020，36（4）：256-263.

第五章

儿科超声危急值

第一节　小儿出血性休克

第一部分：提示和强调

出血性休克的危急值分类为"红色"，需出具报告后10分钟内通报临床医生。

外伤是儿童发病和死亡的主要原因，创伤性失血性休克所致死亡占创伤早期死亡的30%～40%，外伤后超声应该积极寻找出血病因及部位。首先可以根据急诊超声检查流程（FAST）进行检查，然后检查各器官回声及被膜连续性，同时需要注意腹膜后是否有血肿等。当超声发现外伤性出血性休克患儿腹部有大量透声不良的液性回声时，应该立即告知临床医生，及时止血，挽救患儿生命。新生儿出现出血性休克症状时，超声应注意重点检查是否有颅内出血、头皮血肿、肺出血、肾上腺出血等。

各种原因导致的患儿快速大量失血，如治疗不及时患儿病情会急剧恶化，导致患儿死亡，如及时救治则可显著减低病死率，所以早期诊断及治疗尤为重要。

超声在快速确定休克原因、确定出血部位、评估出血量及在监测休克患儿心脏功能等方面都有重要的应用价值。

第二部分：分析与说明

【概述】　出血性休克是由于各种原因导致短时间内大量出血，失血量超过总血量的20%，有效循环血容量明显减少。短时间内大量活动性出血会导致休克，血容量失代偿时，心排血量减少，周围血管收缩，血压下降，组织血流灌注不足，大量红细胞丢失加剧组织缺氧、微循环障碍，进而发生器官功能和代谢障碍。及时准确诊断后，彻底止血才能从根本上治疗失血性休克，挽救患儿生命。

【病因】　多种原因均可导致小儿快速失血，主要包括外伤、颅内出血、心脏外科手术、肺出血、胃肠道出血、遗传性出血性疾病和血小板减少症等。新生儿常见原因为颅内出血、头皮血肿、肺出血、肾上腺出血等。小儿常见原因为外伤导致器官损伤破裂、血管破裂，其中血管损伤是创伤患儿中病死率最高的原因之一，最常损伤的动脉是髂动脉、肾动脉、腹主动脉，其次是肠系膜上动脉和腹腔干，最容易损伤的静脉是下腔静脉、髂静脉和肾静脉。另外小儿消化道畸形也可导致出血，如梅克尔憩室、肠重复畸形、直肠周围血管畸形等，消化道肿瘤破裂也是出血性休克的病因，如肝母细胞瘤、肾母细胞瘤等破裂。

【症状体征】　症状体征与患儿失血速度及失血量相关。①轻度休克：即失血量为全身血量的15%～20%，休克症状可不明显，脉搏稍快，血压正常或稍低。②中度休克：即失血量为全身血量的20%～40%，可表现为如烦躁不安、口渴、呼吸急促、意识模糊、脉搏增快、血压下降、尿量减少等。③重度休克：即失血量为全身血量的40%～50%，可表现为意识模糊，甚至昏迷，瞳孔大小正常或扩大，对光反射迟钝，脉搏快而弱，血压明显降低或测不出，四肢凉、尿量明显减少或无尿等。④危重休克：即失血量超过全身血量的50%，昏迷、脉搏触及不到、无尿、重度发绀。

【实验室检查】　早期可无明显异常，如果失血时间稍长，可表现为血红蛋白增高、血细胞比容上升、尿素氮与肌酐的比例增大等。

【超声检查】　出血性休克的超声表现与病因有关，如外伤导致实质器官破裂会有相应的超声征象，小儿与成人腹部外伤图像并无差异，但大部分小儿腹壁薄，图像显示可以较成人更清晰，如高频探头可清晰显示器官损伤情况及被膜连续性，实质器官出血早期多表现为器官内边界模糊的不均回声区。腹部外伤所致出血性休克超声同时可以观察到腹腔内或腹膜后大量液性回声，内可有点样回声漂浮。

血管损伤超声通常表现为相应供血区内缺血表现或血流信号明显减少或消失，如肠系膜动脉损伤，肠管缺血可表现为肠壁增厚肿胀等，小儿血管损伤多为钝性伤，并且多伴随邻近器官的损伤。

新生儿重度颅内出血Ⅳ级时超声表现为脑室扩张、脑室内出血及脑实质出血。新生儿肾上腺出血为肾上腺区混合回声包块。新生儿肺出血的超声表现主要包括碎片征、肺实变伴支气管充气征及胸腔积液、肺不张、胸膜线异常等。

小儿消化道畸形出血量通常不大，有相应畸形的超声表现，如梅克尔憩室表现为黏膜形态异常的肠袢，一端盲端、一端与回肠相连，肠重复畸形表现为有平滑肌结构的囊性结构。

小儿消化道肿瘤破裂可以看到相应部位的肿瘤超声征象，如肝母细胞瘤、肾母细胞瘤、神母细胞瘤等。虽然病因不同，但所有快速大量出血的超声表现通常有透声不良的液性回声。

【其他检查方法】

1.中心静脉测压　可表现为中心静脉压和肺动脉楔压降低，心排血量降低，静脉血氧饱和度减低，全身血管阻力增高。

2.计算机断层扫描（CT）　CT检查具有快速扫描，后处理技术水平高的优势，可以对患者器官损伤部位、程度、出血情况等进行全面的检查，然后通过强大的后处理技术将患者损伤情况以清晰图像的形式展现出来，可以为患者的有效治疗提供科学的指导依据，尤其在多器官损伤及脾损伤方面较超声诊断准确率更高。

3.计算机断层扫描血管造影（CTA）　与超声相比，CTA在识别腹膜后腹腔和盆腔血管损伤方面具有更高的准确性，但是，血流动力学不稳定患者不应考虑CTA。动脉期成像可提供最佳的可视化动脉结构，结合门静脉期成像，可帮助区分动脉出血和静脉出血，并可以清晰地识别出与内膜损伤或痉挛有关的局部狭窄区域。

【诊断及鉴别诊断】

1.诊断　休克是临床诊断，需结合病史、临床表现及辅助检查，有外伤史的患儿首先要考虑出血性休克。超声检查可以发现出血部位、估测出血量，为临床确定诊断失血性休克提供可靠依据。

2.鉴别诊断 出血性休克需与其他原因引起的休克相鉴别。①其他外伤性低血容量性休克,可有烧伤病史等,主要根据病史及辅助检查。②分布性休克,如感染性休克,一般有全身炎性反应,血清超敏C反应蛋白、降钙素原等明显增高。③过敏性休克,可有明确的过敏原、过敏史,起病突然,出现呼吸困难、烦躁不安、意识不清、昏迷抽搐等。④心源性休克,通常在心肌受损或心室充盈障碍的情况下,有可能引起休克,如心肌破裂、急性心脏压塞等。

此外,休克的诊断、鉴别诊断也需结合实验室检查,主要包括血常规和血涂片、尿液分析、生化、心电图、胸部X线片、腹部超声、心脏超声等,如怀疑器官(血管)损伤时可行血管造影。

第三部分:病展示

患儿男性,2岁10月,发现左肾肿瘤并腹痛、腹胀、精神差1天。

检查前思路: 该患儿发现有肿瘤病史,精神差,应注意有无轻度出血性休克,虽然肿瘤破裂致出血性休克较少见,但还是应首先观察肿瘤部位是否有破裂,周围是否有积液或血肿,并评估出血量。

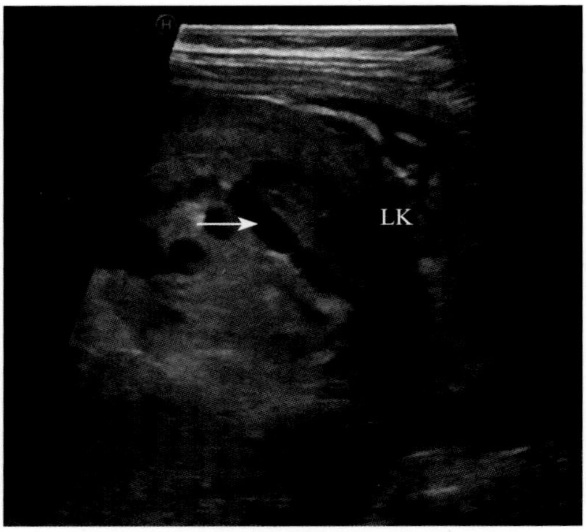

图5-1-1 左肾内囊实性团块
左肾中下部实性为主的混合回声包块,部分囊内透声差,可见点状回声(箭头所示)。LK.左肾
(北京儿童医院惠赠)

超声报告描述: 左肾大小约10.4 cm×7.7cm,中下部可见实性为主的混合回声包块,大小约6.9 cm×8.2 cm×8.1cm,内可见囊性回声,部分囊内透声佳,部分囊内透声差,可见点状回声漂浮,有流动感(图5-1-1)。上极可见残肾组织,大小4.8 cm×2.1cm,与肿瘤呈握球征,肿瘤与周围软组织粘连。下腹腔可见游离液性无回声区,较深处3.6cm,液性回声透声欠佳。

超声诊断: 左肾肾母细胞瘤合并破裂出血。

诊断分析: ①如图5-1-1所示:左肾区混合回声团块,内有囊性回声,需鉴别这是肿瘤内的囊性成分还是脓液或出血。部分囊内透声佳,考虑为肿瘤的囊性成分。部分囊内透声差,可见点状回声漂浮,有流动感,需鉴别是出血还是感染,询问病史患儿无发热等感染症状,血常规检查正常。倾向于出血,但需继续寻找证据。②肿瘤破裂出血,腹腔内应该可见游离液体,探查全腹,下腹腔可见游离液性无回声区,较深处3.6cm,液性回声透声欠佳。腹水液体量稍大,并且透声欠佳,结合病史考虑肿瘤破裂出血。

手术: 左侧肾肿瘤合并破裂出血。

病理提示:(左)肾母细胞瘤。

第四部分:测试

病例一
患儿女性,10岁,车祸伤6小时,心率130次/分。

检查前思路: 对于怀疑出血性休克的患儿,应该首先根据病史初步定位,如果是外伤导致休克，成人针对创伤建立的急诊超声检查流程（FAST）也同样适用于小儿，即先观察腹腔是否有大量积液、心包是否有大量积液、胸腔是否有积液，再做肺脏超声，通过寻找肺点、肺滑动征消失及"条码"征等判断是否有气胸，根据肋骨连续性判断是否有骨折，同时需要注意腹膜后是否有血肿，测量积液范围，估测出血量。

检查过程中思路：本例患儿是车祸伤，可以根据急诊超声检查流程（FAST）进行检查。超声发现腹腔内可见较多积液，透声欠佳，考虑有出血，然后需要寻找确切的出血点。腹部外伤的患儿，应仔细观察：①器官内部回声是否均匀，不均匀区域是否有血流信号，如果器官回声不均匀区无血流信号，为挫伤。②再观察器官被膜连续性是否完整，如果器官被膜连续性中断，为挫裂伤。③最后观察蒂，即脾门、肝门、肾盂，观察器官的大血管有无损伤。外伤最常累及的器官是脾。

胰腺外伤常见于车把撞击造成，且早期容易漏诊，CT检查也可能漏诊，早期胰腺回声可能并无变化，肿胀也不明显，只表现为形态饱满一点，应仔细观察周围是否有一点点液性回声，如果有虽然不能确定胰腺损伤，也应在诊断中描述现象，提示临床复查，既往有一例患儿外伤后，平扫CT未见异常，同时超声检查发现并提示胰腺形态饱满，胰体尾交界部宽约0.1cm的液性回声，建议复查。患儿入院观察3天后复查，胰体尾交界部旁假性囊肿形成，证实了胰腺损伤。

怀疑肠壁损伤时，应同时注意有无腹腔游离气体，即是否合并了肠穿孔。

有文献报道一例6岁患儿外伤后，经大量液体复苏后，仍表现为持续性低血压，急诊超声显示腹腔内大量积液，临床紧急剖腹探查，结果表明腹腔内液体并不是出血，而是由于大量液体复苏导致的腹水，患儿发生了腹腔间隔室综合征。所以超声医生也应该综合考虑患儿的临床表现和复苏的进展，以及外伤的时间做出符合临床及对临床有意义的诊断。如果患儿术前超声引导下做诊断性穿刺，也可以减少误诊。

病例二

患儿女性，胎龄38周＋4，宫内脐带绕颈2周，自然分娩，生后Apgar 1分钟评分3分，5分钟评分8分，出生后3天总胆红素418μmol/L。

检查前思路：新生儿怀疑出血时应首先着重观察肾上腺、肺脏、颅脑等。肾上腺出血多是围生期因窒息缺氧、酸中毒、产伤、应激反应等发生。新生儿肺出血的超声表现敏感度高，但特异度不高，应该结合病史及临床表现做出诊断。新生儿出现肺出血时提示病情比较严重，可能同时合并其他部位出血，甚至DIC。

检查过程中思路：①超声表现右侧肾上腺区混合回声包块，大小47mm×38mm。首先考虑新生儿肾上腺出血，需与肾上腺肿块相鉴别，如神经母细胞瘤、畸胎瘤等（发生时间多较肾上腺出血早）。②可以应用彩色多普勒超声鉴别。本例患儿包块内没有血流信号，结合病史考虑为肾上腺血肿。③注意肾上腺出血患儿血液可以沿着后腹膜流至阴囊内，所以发现肾上腺出血的新生儿不仅要观察腹膜后，还应观察阴囊。

（郭彬彬　韦　虹　吴长君）

主要参考文献

［1］Imamedjian I，Baird R，Dubrovsky A S. False-positive focused abdominal sonography in trauma in a hypotensive child：case report. Pediatr Emerg Care，2015，31（6）：451-453.

［2］Kobayashi L，Coimbra R，Goes A M O Jr，et al. AAST-WSES Guidelines on Diagnosis and Management of Abdominal Vascular Injuries. J Trauma Acute Care Surg, 2020, 89（6）：1197-1211.

［3］Karam O, Russell R T, Stricker P, et al. Pediatric Critical Care Transfusion and Anemia Expertise Initiative（TAXI）；Pediatric Critical Care Blood Research Network（BloodNet）, and the Pediatric Acute Lung Injury and Sepsis Investigators（PALISI）Network. Recommendations on RBC Transfusion in Critically Ill Children With Nonlife-Threatening Bleeding or Hemorrhagic Shock From the Pediatric Critical Care Transfusion and Anemia Expertise Initiative. Pediatr Crit Care Med, 2018, 19（9S Suppl 1）：S127-S132.

［4］刘良明, 白祥军, 李涛, 等. 创伤失血性休克早期救治规范. 创伤外科杂志, 2017, 19（12）：881-883, 891.

［5］肖云峰. CT对腹部实质脏器闭合性外伤的诊断研究. 系统医学, 2020, 5（5）：82-84.

［6］于学忠. 休克的诊断及鉴别诊断思路. 中国临床医生, 2000（6）：7.

第二节　小儿消化道穿孔

第一部分：提示和强调

消化道穿孔的危急值分类为"红色"，需出具报告后10分钟内通报临床医生。

当儿童出现突发性剧烈如刀割样持续性或阵发性加重的腹痛并迅速扩散，局部或全腹性腹膜炎时，要警惕消化道穿孔。消化道穿孔可引起急性腹膜炎、休克、肠梗阻、多器官衰竭、肠瘘等，严重影响患者生活质量，甚至威胁生命。肠腔外气体是超声诊断消化道穿孔的最重要的征象。透声不良的游离性或包裹性腹水，也是高度提示临床医生怀疑肠穿孔患儿已经发生消化道穿孔的重要征象。发现上述征象超声医生应立即告知临床医生，引起临床医生的重视。

因为消化道穿孔起病急，病情进展迅速，而小儿网膜及系膜等发育不完善，对于包裹和局限穿孔部位的能力远不如成人，其预后取决于是否能及时确诊并进行处理，所以早发现、早诊断、早治疗至关重要。

消化道穿孔的游离性气体多位于较高的位置，如果患儿立位，可位于膈下，如果卧位也可以位于肝前缘或前腹壁，后方有"彗星尾"征；除游离气体外，穿孔的气体也可呈包裹性，多位于穿孔局部，周围可有积液及局部粘连。

第二部分：分析与说明

【概述】　消化道穿孔是各种原因导致的从食管到结直肠的某段肠壁出现破损穿孔，肠内容物及消化液漏入腹腔，肠腔内细菌及其产生的大量毒素进入腹腔造成急性腹膜炎，被腹膜吸收入血后，引起全身中毒。超声检查不但有助于消化道穿孔的诊断，在确定穿孔部位及诊断病因方面，也较X线有明显优势。并且具有快速诊断、无辐射等优点，尤其适用于小儿患者。

【病因】　新生儿消化道穿孔多发生于胃，主要是由于胃壁肌层发育异常，胃壁肌层缺损。其次是小肠，多见于引起肠壁缺血缺氧或感染损伤的疾病，如坏死性小肠结肠炎（多发生于早产儿，最严重的并发症是肠穿孔，常见于回肠远端或结肠近端，是新生儿消化道穿孔的最常见的原因）、消化道畸形（如肠闭锁，它的发生是由于胚胎早期子宫内血管损伤引起的。小肠闭锁是消化道闭锁的最常见类型，其中空肠闭锁比回肠闭锁更常见。小肠闭锁宫内穿孔的发生率高于胎粪性肠梗阻）、胎粪性肠梗阻、胎粪性腹膜炎。而结肠穿孔可见于肛门闭锁、先天性巨结肠等。

儿童消化道穿孔常见病因为先天性畸形，如梅克尔憩室，是胚胎发育过程中卵黄管肠端未闭合形成的，为末段回肠憩室样突起。异物进入憩室，或憩室颈部狭小，憩室腔和梗阻形成炎症，造成憩室肠壁坏死、穿孔；或憩室内异位的胃黏膜和胰腺组织分泌盐酸及消化酶，腐蚀肠壁黏膜产生溃疡，引起出血、穿孔。研究表明，10%～15%的梅克尔憩室患者可出现穿孔。

消化道穿孔也可由肠旋转不良、肠扭转和腹内疝引起，上述疾病病理表现为近端肠管扩张和静脉淤血回流障碍并逐渐加重，继而动脉供血受阻，局部缺血、坏死和壁完整性的丧失，最终可导致穿孔。

异物也是儿童消化道穿孔较为常见的病因，常见物体为尖锐的玩具、磁力珠或磁性物体、牙签等，虽然异物导致的穿孔可发生在胃肠道的任何地方，但更常见于小肠。

内科疾病如过敏性紫癜、回盲综合征、消化性溃疡也可继发消化道穿孔，胃十二指肠溃疡因为黏膜的酸性消化损伤，导致黏膜糜烂，使深层组织暴露，局部炎症，进而局灶性穿孔。炎症性肠病克罗恩病、溃疡性结肠炎也可继发消化道穿孔，其中克罗恩病最常见，可累及胃肠道的任何节段，但最常累及的部位是末端回肠。如果炎症透壁性扩展，则可发生窦道或脓肿等并发症。发生在肠管的淋巴瘤在化疗过程中可以发生肠穿孔。

肠套叠是小儿常见急腹症，较少发生自发性穿孔，多是灌肠治疗过程中发生的并发症。

外伤也可引起消化道穿孔，外伤是儿童发病和死亡的主要原因。约80%的外伤是由于钝器外伤造成的，腹部是第二常受累及的部位。但小儿腹部外伤导致肠损伤相对少见。肠壁损伤可导致肠壁血肿或全层损伤，发生肠穿孔。外伤性肠破裂最常发生在回肠。

消化道肿瘤导致的穿孔和医源性穿孔（如胃镜、肠镜检查，组织活检、穿刺）在成人更为常见，在儿童相对并不多见。

【症状体征】 新生儿消化道穿孔多见于低出生体重儿及早产儿，出生后突然出现进行性腹胀、呕吐、拒食伴呼吸困难。病情迅速恶化，进入中毒性休克状态。而空肠闭锁导致消化道穿孔的新生儿通常首先表现为腹胀和胆汁性呕吐。

儿童典型表现为突发性剧烈腹痛并迅速扩散，如刀割样，呈持续性或阵发性加重，胃十二指肠穿孔的临床表现通常是腹部疼痛突然发作。局部或全身性腹膜炎是消化性溃疡穿孔的典型特征，但并非所有患者都出现以上症状，可伴有发热、恶性呕吐、四肢冰凉、脉搏快、呼吸浅及感染性休克症状。对于胃十二指肠穿孔的患儿，腹膜炎的体征可能并不明显，尤其是空腹穿孔或穿孔被局限包裹时。

梅克尔憩室炎也可继发穿孔，患儿通常在10岁之前发病，主要表现为右下腹的非特异性症状，包括腹痛，呕吐和发热，有些患儿既往有黑色黏液便病史。梅克尔憩室患儿最常见的临床表现是消化道出血，但是患儿也可能只表现为右下腹疼痛，经常被误诊为急性阑尾炎。

【超声检查】 肠腔外气体是诊断消化道穿孔的最重要的征象。游离性气体多位于较高的位置，如肝前缘或膈下，后方有"彗星尾"征；包裹性气体多位于穿孔局部，周围可有积液及局部粘连。需要注意的是，有些肠穿孔可能并不显示游离的气体，所以高度怀疑肠穿孔的患儿，超声显示透声不良的游离性或包裹性腹水，也是提示已经发生肠穿孔的重要征象。穿孔局部肠管周围肠系膜增厚粘连。穿孔局部肠壁可以有不同程度增厚、管壁连续性中断，中断处内容物溢出等超声表现。

不同病因导致的肠穿孔多有各自原发疾病的表现。新生儿肠闭锁导致肠梗阻继发的消化道穿孔，超声可以观察到闭锁近端连续扩张的肠管张力明显较高，远端肠管萎瘪的典型的肠梗阻征象。

新生儿坏死性小肠结肠炎，在起病的 6～24 小时超声表现根据疾病的严重程度而有所不同，从肠管扩张到肠壁积气、门静脉气体及最终腹腔内出现游离气体。需要注意的是，建议在起病 48 小时内连续复查两次超声，因为这是最容易发生穿孔的时间段。

小儿急性阑尾炎首选超声检查，穿孔时典型超声表现为阑尾管壁僵硬、连续性中断，阑尾腔张力不高，腔内也可见粪石，阑尾周围脓肿形成，右下腹肠间隙渗出液。

梅克尔憩室炎穿孔，超声通常表现为右下腹回肠远端周围一段黏膜形态异常的肠袢，有盲端，周围伴随炎症表现，部分患儿憩室内或腹腔内可见异物回声。

肠套叠首选超声检查，典型表现是横切呈"同心圆"征，纵切呈"套袖"征，穿孔多发生在灌肠治疗时，超声可观察到腹腔游离液体增多。

克罗恩病超声表现为末段回肠或结肠节段性、跳跃性分布的肠壁全层增厚，层次清晰，局部肠系膜增厚呈高回声。

非霍奇金淋巴瘤是儿童最常见的肠道恶性肿瘤，最常累及回肠，超声表现为肠壁回声明显减低、不均匀增厚，肠壁层次不清，部分呈结节状。

【其他检查方法】

1. X 线 胸部 X 线片上膈肌下方的游离气体是诊断消化道穿孔的特异性征象。X 线对消化道金属异物敏感性也高。复杂胎粪性肠梗阻和产前穿孔的患儿，X 线片可能表现出胎粪腹膜炎特征性表现，即胎粪溢出形成的钙化灶，肠袢分离征象，假性囊肿周围钙化灶或沿腹膜表面分布的不规则点状钙化。与腹腔内钙化类似，男婴阴囊内钙化也是胎粪性腹膜炎的有力指标。需要注意的是，胎粪腹膜炎并不是胎粪性肠梗阻的特异征象，也见于产前肠穿孔。

空肠闭锁的新生儿 X 线有典型的表现，即胃、十二指肠和空肠近端形成所谓的"三泡"征。回肠闭锁的患儿，X 线为低位肠梗阻的表现。

2. CT CT 已经成为成人急腹症的首选，上腹腔内游离气体、游离液体及脓肿均是肠道穿孔的 CT 特征，同时 CT 对于穿孔的病因大部分也可以做出明确的诊断。但是对于小儿来说，由于辐射剂量较大，应该选择性应用，如果在有腹部外伤但没有实体器官损伤的患儿中观察到腹水，则应考虑应用 CT 查找胃肠道穿孔。CT 对小肠穿孔的敏感度和特异度分别为 92% 和 94%。

【诊断及鉴别诊断】 气腹是诊断消化道穿孔的重要征象。但气腹并不全是消化道穿孔引起的，也并非都是急腹症，需要与以下疾病相鉴别。

1. 真性气腹 人工气腹、腹部术后残留气体、腹腔穿刺、产气性腹膜炎等。

2. 假性气腹 多为胸腔来源如肺气肿、膈下脓肿、正压通气、肺泡破裂、哮喘等。

小肠和结肠的穿孔通常需要手术治疗（微穿孔除外）。微穿孔的腹膜污染通常很小，并且可以自发密封。

找到穿孔的根本原因（如远端梗阻）很重要，如果明确了穿孔的部位，则可不必破坏正常的解剖结构（如胃周围韧带）。

第三部分：病例展示

新生儿男性，4 天，反应差，腹胀 5 小时。腹部膨隆，腹壁发红，腹壁韧，听诊肠鸣音消失。

超声报告描述： 中上腹部肠道外可见大量游离气体，遮挡后方结构，腹腔内大量浑浊液性无回声，肝周、脾周、双肾周围均可见，盆腔浑浊游离液体深径 22mm。盆腔肠腔萎瘪，肠壁增厚，肠壁可见气体（图5-2-1）。

超声诊断提示：消化道穿孔，气腹。

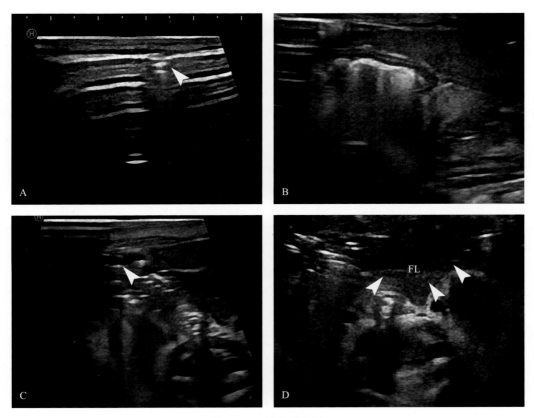

图5-2-1 消化道穿孔

A.中上腹部肠道外可见游离气体（箭头所示），遮挡后方结构；B.肠道外游离气体（箭头所示）；C.肠壁增厚；D.腹腔内浑浊游离液体。FL.液体（北京儿童医院惠赠）

诊断分析：患儿发病时间早，起病急，病情进展快。腹胀明显，肠鸣音消失。超声所见：腹腔内游离气体。腹腔大量浑浊积液。

消化道穿孔最具特征的超声表现是肠道外气体，让患儿侧卧位，在腋中线上界探查，能提高游离气体显示率。有效鉴别腹腔游离气体与肠道内气体、肺内气体也有助于消化道穿孔的诊断，另外一部分患儿（如钝性创伤）即使存在消化道穿孔，超声可能也无法观察到游离气体，由于诊断上的困难可能会增加胃肠道穿孔的病死率和发病率，因为透声不良的腹水也是肠穿孔非常重要的征象，所以当超声未见实质器官损伤却发现游离积液，应高度怀疑消化道穿孔，应进一步行CT检查。

超声对于部分穿孔部位显示困难，但仍可大致判断消化道穿孔的病变部位（来源于上消化道或下消化道）。新生儿上、下消化道穿孔诊断特点：①胃穿孔多发于出生3～5天，回、结肠穿孔多发于出生1周后；②上消化道穿孔气腹出现早，迅速，气体量大，进行性加重，下消化道穿孔气腹出现晚，气体量较少，持续性加重；③上消化道穿孔时短期内多次观察气体明显增多，下消化道穿孔气体量则随着病情发展逐渐增多；④下消化道穿孔多发生肠梗阻，上消化道穿孔一般无梗阻特征；⑤上消化道穿孔胃腔充盈差，部分沿着穿孔部位渗入腹腔，胃周积液短时间内明显增多，下消化道穿孔一般出现胃腔大量积气或积液，逆蠕动明显；⑥腹水：上消化道穿孔大多直接流入腹腔内（肝前、胆囊周边），胃后壁穿孔可聚集小网膜囊，积液量多；下消化道穿孔病变区域积液量较多，透声差。当发生肠梗阻，穿孔部位检出率提高，可能因梗阻段肠管明显扩张、积液，有利于解剖位置跟踪，寻找解剖病变部位。

手术：术中诊断乙状结肠穿孔，弥漫性腹膜炎。

临床诊断：①乙状结肠穿孔；②弥漫性腹膜炎；③新生儿坏死性小肠结肠炎；④新生儿败血症；⑤新生儿休克（感染中毒性）；⑥弥散性血管内凝血；⑦多器官功能衰竭；⑧高钾血症；⑨失代偿性混合性酸中毒；⑩高氯血症；⑪先天性遗传代谢病。本例患儿病情较重，最终死亡。

追寻本例患儿病史，该患儿有同胞有类似病史，出生后3天腹胀、黄疸，病情进行性加重，出生后17天死亡。该患儿起病急，进展迅速，考虑有先天性遗传代谢病，所以患儿发病时间较早、病情较重。胃肠道穿孔的病死率取决于肠管穿孔的部位、腹腔污染程度、伴随的器官损伤、诊断和治疗时间及创伤的严重程度。小儿消化道穿孔是小儿外科急腹症，其治疗原则是维持内环境稳定下尽早进行手术治疗。超声诊断对消化道穿孔部位的确定有重要意义，有助于减小手术切口及损伤。消化道穿孔处的肠壁有不同程度的增厚，回声连续性中断、周围系膜增厚并形成粘连，是定位穿孔部位的常用方法。

第四部分：测试

患儿男性，15岁，上腹部剧烈疼痛7小时。

超声所见：肝前游离气体；腹腔少量积液；胃窦前壁局限性增厚；壁连续性中断。

问题：请给出超声诊断。

诊断分析：大龄儿童上消化道穿孔，首先应注意消化性溃疡，当超声医生发现肠穿孔征象时，应向家属详细了解病史，除了按照危急值制度及时与临床医生沟通检查结果外，还应仔细寻找穿孔的可能部位及判断穿孔的病因。

（郭彬彬　张　聪　吴长君）

主要参考文献

［1］贾立群，王晓曼. 实用儿科腹部超声诊断学. 北京：人民卫生出版社，2009.

［2］Ali M A，Jabbour S；Alrajaby，S. ACUTE ABDOMEN systemic sonographic approach to acute abdomen in emergency department：a case series. Ultrasound J，2019，11（1）：22.

［3］Coppolino F，Gatta G，Di Grezia G，et al. Gastrointestinal perforation：ultrasonographic diagnosis. Crit Ultrasound J，2013，5 Suppl 1（Suppl 1）：S4.

［4］Oztürk H，Onen A，Otcｑu S，et al. Diagnostic delay increases morbidity in children with gastrointestinal perforation from blunt abdominal trauma. Surg Today，2003，33（3）：178-182.

［5］陈晓康，陈泽坤，吕国荣，等. 超声在新生儿消化道穿孔中的诊断价值. 中国超声医学杂志，2019，3（12）：1140-1142.

［6］Langell J T，Mulvihill S J. Gastrointestinal perforation and the acute abdomen. Med Clin North Am，2008，

　　　　92（3）：599-625，viii-ix.

［7］Fisher J G，Sparks E A，Turner C G B，et al. Operative indications in recurrent ileocolic intussusception.J Pediatr Surg，2015，50：126-130.

［8］Schooler GR，Davis JT，Lee EY. Gastrointestinal Tract Perforation in the Newborn and Child：Imaging Assessment. Semin Ultrasound CT MR，2016，37（1）：54-65.

第三节　小儿绞窄性肠梗阻

第一部分：提示和强调

　　绞窄性肠梗阻的危急值分类为"红色"，需出具报告后10分钟内通报临床医生。

　　当小儿出现急性剧烈持续性腹痛时，需要高度警惕可能危及生命及合并严重并发症的疾病。小儿绞窄性肠梗阻就是其一，短时间内病情可明显加重，如腹内疝继发的绞窄性肠梗阻典型超声表现为"十字交叉"征，如肠扭转继发的绞窄性肠梗阻特异性的超声征象是"漩涡"征。如果患儿有急腹症的临床表现，有"十字交叉"征或"漩涡"征，并机械性肠梗阻，肠蠕动减少或消失，肠管明显扩张，张力高，腹腔较多积液，透声差时，要高度怀疑绞窄性肠梗阻，需立即告知临床医生，及时展开治疗。

　　继发性绞窄性肠梗阻由于肠管两端及其系膜血管同时阻塞，肠壁血运障碍，有快速穿孔和并发败血症等风险。文献报道，一旦绞窄性肠梗阻发生并发症，病死率高达40%，所以绞窄性肠梗阻需要急诊手术治疗，早期诊断可减少医疗纠纷挽救患儿生命。

　　有时超声医生因为小儿超声诊断经验不足，对"十字交叉"征认识不够，无法确定患儿腹痛原因是腹内疝，可能只发现局部肠管扩张，而无法判断病因。这样的患儿因为病情进展迅速，一定提示患儿家长及临床医生短期复查，一旦发现腹水量短期快速增加，诊断性穿刺出血性腹水，可指导临床立即手术治疗，挽救患儿生命。

第二部分：分析与说明

　　【概述】　肠梗阻是小儿外科常见的急腹症。绞窄性肠梗阻由于梗阻点近端肠管扩张或机械性因素压迫肠壁静脉和动脉，静脉回流受阻，受累肠壁会出现淤血、缺血，并导致毛细血管、淋巴管回流障碍，肠壁水肿，肠壁渗透性及毛细血管通透性增加，大量血浆、血液成分、组织液渗出，进入肠壁肠腔和腹腔，有效循环量锐减，水和电解质紊乱。动脉受压肠壁供血明显减少或阻断，肠壁缺血缺氧、绒毛膜脱落、变性坏死、穿孔。当肠壁通透性增加或肠壁穿孔时，肠内细菌产生的大量毒素进入腹腔可被腹膜吸收，引起全身中毒，严重时呼吸、循环系统均可受累。所以绞窄性肠梗阻属于严重可危及生命的疾病，但是临床早期诊断困难。所以超声应快速准确诊断绞窄性肠梗阻，为临床及时准确治疗提供可靠依据。

　　【病因】　新生儿肠梗阻的病因多为先天性疾病。如先天性肥厚性幽门狭窄、十二指肠狭窄、闭锁、环形胰腺、先天性肠旋转不良、胎粪性肠梗阻，肠闭锁、巨结肠、先天性肛门闭锁等。小儿后天常见的肠梗阻的病因是肠套叠、异物、斜疝、粪石、囊肿型肠重复畸形、腹内疝。既往有手术史（尤其并发腹膜炎）的小儿肠梗阻的病因多为粘连性。粘连性肠梗阻是腹部手术、腹部炎症后的常见并发症，占肠梗阻的20.0%～63.0%，是儿童肠梗阻常见原因。

绞窄性肠梗阻的常见病因是腹内疝和肠扭转。

【**症状体征**】 病因不同，肠梗阻的临床表现不尽相同，但与成人相似，小儿机械性肠梗阻的主要症状也是痛、吐、胀、闭。

1.疼痛（哭闹） 通常开始表现为突然发作的间歇性的腹部绞痛，婴幼儿表现为间歇性哭闹，如果疼痛（哭闹）特征有变化，如从间歇性疼痛（哭闹）变为持续性疼痛（哭闹）可能表明出现了严重的并发症，如肠壁坏死或穿孔。

2.呕吐 呕吐时间及内容物与梗阻部位相关，十二指肠降部胆总管汇入十二指肠乳头以上部位梗阻，呕吐时间早，只呕吐胃内容物；十二指肠降部胆总管汇入十二指肠乳头以下部位的梗阻，开始呕吐胃内容物，然后出现黄绿色的胆汁，最后为绿褐色的胆汁，并具有特征性的臭味。新生儿结肠梗阻或肛门闭锁呕吐时间晚，可以呕吐粪便，患儿全腹胀，拒绝进食。

3.腹胀 大部分患儿有腹胀。低位肠梗阻时肠管弥漫性扩张，腹胀明显，但出现时间相对较晚。高位肠梗阻时，肠管扩张主要局限于上腹部，梗阻点位于胃幽门、十二指肠或小肠近端时，腹胀较少。急性机械梗阻的特征是肠蠕动增加，肠鸣音明显，随着梗阻时间的延长，肠蠕动可能减少，肠鸣音减弱。

4.排气排便减少或消失 胎粪性肠梗阻的新生儿临床表现通常是在出生后48小时内未能排出胎粪，腹胀明显。

5.腹膜刺激征 肠梗阻出现绞窄后腹膜炎体征明显，压痛、反跳痛。

6.脓毒血症 发热、心动过速、白细胞计数增多和代谢性酸中毒等败血症休克的特征，提示可能有肠壁缺血、坏死或穿孔。

除此以外，肠梗阻的临床表现还包括自身疾病（病因）相应的临床表现。

【**实验室检查**】 白细胞计数明显升高，是肠梗阻发生绞窄的重要指标。

【**超声检查**】 超声医生在接诊临床疑似肠梗阻的患儿时，应首先判断是否有肠梗阻，然后判断梗阻位置、确定梗阻病因，最后确定有无绞窄，为临床及时准确诊治提供可靠依据。

（1）梗阻近端连续扩张的一段肠管，小肠管径并不绝对也不十分重要，最重要的是扩张肠管的张力高。急性机械梗阻早期在梗阻近端小肠蠕动明显，肠内容物呈往返运动。梗阻远端肠管萎瘪是肠梗阻的另一个重要超声表现，即远端肠管内没有内容物或很少内容物。

（2）在扩张肠管与萎瘪肠管的交界处即为梗阻点。这对判断病因及外科选择手术方式有一定意义。

（3）部分病例在梗阻点处可以观察到肠梗阻的病因，如十二指肠隔膜、环形胰腺、肠旋转不良合并中肠扭转（"漩涡"征）、肠闭锁、肛门闭锁、肠套叠（"同心圆"征）、异物、斜疝、粪石、囊肿型肠重复畸形、腹内疝（"十字交叉"征）及粘连索条等，每种疾病有各自相应的超声表现。这些表现均位于扩张与萎瘪肠管交界部，其中粘连索条比较难以显示。

（4）当肠梗阻有绞窄时，可以有以下征象：腹内疝继发的绞窄性肠梗阻典型超声表现为"十字交叉"征，如肠扭转继发的绞窄性肠梗阻特异性的超声征象是"漩涡"征，即肠管、系膜及静脉围绕肠系膜根部肠系膜动脉旋转。机械性肠梗阻并绞窄时，肠蠕动减少或消失，肠管可呈闭袢、明显扩张、张力高，腹腔内较多游离液体，肠壁厚度>4 mm，或厚薄不均，多普勒超声检查或静脉造影剂（CEUS）检查肠壁灌注减少或消失，以及肠壁穿孔时腹腔内游离气体。

【**其他检查方法**】

1.X线 放射线在传统的肠梗阻筛查中被广泛应用，发挥着重要的作用，床旁X线对不能转运的新生儿也是诊断、动态观察很好的检查方法。新生儿十二指肠狭窄或闭锁、环形胰腺均可表现为"双泡"征，或"三泡"征。空肠闭锁梗阻时可表现为"鱼肋"征，扩张肠腔内见环状皱襞，位于左中上腹部。回肠中远段闭锁梗阻时表现为扩张的肠管占满腹腔，立位腹部X线片显示液平面位置高低不平，呈阶梯状排列。典型的绞窄性小肠梗阻可表现为"咖啡豆"征、"假肿瘤"征等。麻痹性肠梗阻的X线表现为肠管散在、多发的小液平，也可出现广泛扩张、宽窄不等的液平；透视显示肠蠕动明显减弱或消失。

消化道造影可以较准确判断梗阻部位，通过"线样"征等特有征象，在诊断腔内或隔膜性梗阻病因方面有更高的价值。可以为临床选择是否手术治疗提供线索。但对于机械性梗阻患儿，由于存在腹胀，容易诱发绞窄、穿孔等并发症，消化道造影的应用受到了一定程度的限制。

2. CT扫描　是诊断肠梗阻的最佳检查。同时可以显示梗阻病因、梗阻部位及肠壁缺血的情况，可以更好地指导治疗。典型的表现为梗阻近端肠管扩张，内见气液平面，梗阻远端肠管萎瘪。绞窄性小肠梗阻CT表现：肠壁环形对称性增厚；增强扫描后病变处肠壁无强化或强化减弱；肠扭转时呈鸟嘴样改变；肠系膜密度增高、模糊、云雾状；腹水。

研究表明，超声在小肠梗阻的诊断中的准确性与CT相当，优于普通X线，在确定阻塞部位的准确性可能在CT扫描和腹部X线检查之间。

【诊断及鉴别诊断】

1. 诊断　典型的临床表现为"痛、吐、胀、闭"，典型的超声表现：近端肠管连续扩张、远端肠管萎瘪是诊断肠梗阻的重要依据，当腹腔内较多游离液体，肠壁厚度＞4 mm，或厚薄不均，多普勒超声检查或静脉造影剂（CEUS）检查肠壁灌注减少或消失，要警惕绞窄性肠梗阻。

2. 鉴别诊断　胃十二指肠溃疡急性穿孔剧烈腹痛和急性腹膜炎与绞窄性肠梗阻症状相似，超声及X线可以鉴别。

第三部分：病例展示

新生儿女性，出生后4天呕吐。

超声报告描述：贲门位于膈下，胃、十二指肠、空肠较多内容物，回肠近中段扩张，较宽19mm，远段萎瘪，结肠、直肠细小、萎瘪，升结肠管径0.42cm，降结肠管径0.50cm，直肠管径5mm（图5-3-1）。

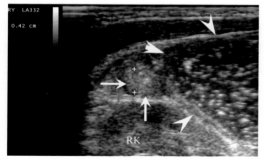

图5-3-1A　升结肠萎瘪

近端小肠（粗箭头）扩张，肠腔内液性回声充填，张力高，而升结肠（细箭头）管径细小、管腔空虚萎瘪，呈"胎儿型"结肠

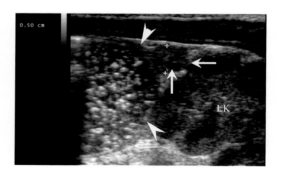

图5-3-1B　降结肠萎瘪

近端小肠（粗箭头）扩张，肠腔内液性回声充填，张力高，而降结肠（细箭头）管径细小、管腔空虚萎瘪，呈"胎儿型"结肠，LK.左肾

超声诊断：回肠远段闭锁继发低位肠梗阻。

诊断分析：首先，新生儿出生后4天呕吐，首先应该是判断是否有肠梗阻，即确定是否有连续扩张的一段肠管，远端肠管是否萎瘪。小肠梗阻时远端肠管一般指结肠，所以超声首先要区分小肠与结肠，正常时可以从4个方面区分二者，第一是解剖位置，升降结肠位于腹腔的最侧方，升结肠位于最右侧，降结肠位于最左侧；第二是管径，结肠管径比小肠宽；第三是结肠有结肠袋；第四是肠内容物，小肠内空虚或很少内容物为低回声，结肠内为高回声的气便。当发生小肠梗阻时，小肠内液性回声充填，张力高，管径比位于腹腔最外侧的结肠宽，结肠内空虚或很少的气便。如图所示：升结肠及降结肠均细小，呈"胎儿型"结肠，内侧小肠管径较结肠宽，张力高，可以确诊为肠梗阻。

其次，寻找梗阻部位。可以分为三步初步评估梗阻位置的高低，①上腹部：评估胃；②左中腹部：评估空肠和降结肠；③右下腹：评估回盲肠交界处。通常认为十二指肠及空肠上段为高位肠梗阻，空肠下段或回肠为低位肠梗阻。理论上，可以根据空肠黏膜皱襞比回肠多来判断小肠梗阻的水平位于空肠还是回肠。如果患儿有手术史，首先应在手术切口区域寻找梗阻点。

大约判断梗阻位置后，再在肠管张力最高的部位通过追踪扩张与萎瘪肠管交界点确定梗阻点，在梗阻近端，肠内容物可能与气体混合而表现为高回声，也称为"粪便"征，有助于判断梗阻部位。本例患儿为新生儿，结肠萎瘪，扩张与萎瘪肠管交界区在右下腹，所以考虑梗阻水平是回肠远端或末端回肠。

然后，在梗阻的部位仔细寻找病因。因为肠梗阻不是一种疾病，而是小儿腹部多种疾病的共同表现，需区分机械性肠梗阻还是麻痹性肠梗阻。机械性肠梗阻观察扩张与萎瘪肠管交界部的回声。有过腹部手术史的患儿，粘连是肠梗阻最常见的病因，腹壁粘连可通过观察正常内脏随呼吸滑动减弱或消失来诊断，但是腹腔内粘连显示困难。因为肠梗阻检查可能会忽略腹股沟包块，所以病因为腹股沟疝时容易漏诊，避免漏诊的方法是肠梗阻的患儿常规检查一下腹股沟，或追踪扩张与萎瘪肠管交界部在下腹部时探查一下腹股沟区。腹内疝所致肠梗阻病情发展迅速，需要快速诊断及治疗，超声典型表现为"十字交叉"征。继发于传染性病毒性肠炎的麻痹性肠梗阻可表现为结肠腔内大量液性内容物，结肠梗阻必须与某些功能性疾病（如粪便压迫和假性阻塞）进行区分。本例患儿梗阻点部位肠管呈盲端结构，且结肠呈"胎儿型"结肠，符合小肠闭锁。

最后，超声医生应该有意识判断肠梗阻患儿肠壁是否缺血，因为肠壁缺血的肠梗阻需要早期手术，这一点对临床治疗有一定的指导意义。观察肠壁是否增厚，肠壁血流，是否有腹水，腹水的量及透声情况也很重要。如果有腹水超声引导下穿刺为血性，对于诊断绞窄性肠梗阻有重要意义。本例患儿肠壁未见增厚，肠壁可见血流信号，未见腹水，不考虑为绞窄性肠梗阻。

第四部分：测试

病例一

患儿女性，出生后1天呕吐。

检查前思路：出生后1天呕吐，呕吐时间早说明梗阻位置较高。

检查所见：胃内较多内容物，十二指肠球部、降部扩张，内容物呈往返运动。小肠及结肠均空虚萎瘪，无内容物，仅直肠内少许气便（图5-3-2）。

检查思路： 胃及十二指肠扩张，远端肠管萎瘪，除直肠外，完全无内容物，符合完全性肠梗阻诊断。扩张与萎瘪肠管交界部位于十二指肠降段，梗阻点位于十二指肠降段，并且远端肠管完全萎瘪，考虑梗阻病因为十二指肠闭锁。

超声诊断： 十二指肠降段闭锁。

年轻的新生儿内科医生对超声检查结果提出了疑问，因为患儿有少许胎粪排出。

手术结果： 十二指肠闭锁。

反思： 十二指肠狭窄比十二指肠闭锁更为常见，但闭锁比狭窄更容易做出诊断，因为肠

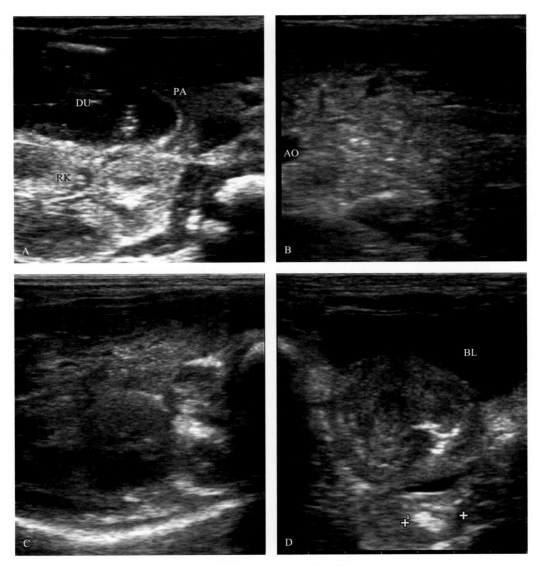

图5-3-2 测试病例超声图像

A.十二指肠降部扩张。十二指肠降部较多液性内容物，张力高。DU.十二指肠；PA.胰腺；RK.右肾。B.肠萎瘪，左侧腹小肠及降结肠空虚萎瘪，无内容物。AO.腹主动脉。C.肠萎瘪，右侧腹小肠、升结肠空虚萎瘪，无内容物。D.直肠内少许气便。BL.膀胱

闭锁后为完全性肠梗阻，远端可能完全没有内容物，诊断更确切。该病例见直肠内气便，量非常的少，可能是肠闭锁前形成的或肠腔分泌物，所以十二指肠远端的小肠和结肠肠腔完全萎瘪就可以确诊为肠闭锁。

病例二

患儿男性，10岁，持续剧烈下腹痛。

检查前思路：学龄期儿童最常见的急腹症是阑尾炎，超声首先要观察阑尾。

检查思路：超声观察到阑尾全程管径正常，管壁不厚，周围系膜不肿。第一次检查全腹超声未见明显异常。继续询问患儿最痛点，为下腹部偏左侧。仔细扫查该处超声显示膀胱左侧部分肠管局限性扩张，长度约100mm，管径28mm，张力稍高，结直肠内可见较多气便。少量腹水，深径10mm，透声可。因为肠管扩张段比较短，并且张力不是很高，结直肠内较多气便，所以并不能确定为肠梗阻，但是患儿疼痛特别明显，所以诊断报的超声征象，建议复查。

第一次超声报告描述：贲门位于膈下，胃内可见内容物，十二指肠走行未见异常，近段小肠未见扩张，膀胱左侧部分肠管局限性扩张，长度约100mm，管径28mm，张力稍高，结直肠内可见气便。少量腹水，深径8mm，透声可。

第一次超声诊断提示：患儿疼痛最明显处膀胱左侧部分肠管局限性扩张，建议复查。少量腹水。

患儿因"腹痛待查"收住入院观察，计划如果腹痛对症治疗不缓解则第2或3日行腹腔镜探查。入院当晚患儿出现呕吐复查超声，夜班急诊超声发现：膀胱左侧扩张肠管管径38mm，张力明显高，扩张远端肠管萎瘪，扩张段肠管呈闭祥，呈"十字交叉"征，腹水量前后径为31mm，透声差，当时考虑腹内疝，电话通知临床医生，临床医生在超声引导下腹水穿刺，抽出血性液体，急诊手术，术中证实患儿为腹内疝。

反思：患儿第一次检查漏诊客观原因是病程早期，肠管扩张段比较短，且张力不是很高，并且结直肠内较多气便，并没有确定为肠梗阻，主观原因是医生经验不足，没有仔细观察扩张肠管为闭祥，没有观察血流，对"十字交叉"征认识不足，但是医生比较负责，观察到患儿疼痛特别明显，仔细询问疼痛处后发现局部肠管稍宽，在诊断中提示并建议复查。患儿第二次检查医生经过两次超声表现对比发现患儿短时间内病情进展迅速，尤其腹水量明显增加，及时通知临床医生并引导穿刺抽出血性液体，为临床准确诊断、及时治疗、改善预后争取了时间。

（郭彬彬　张　聪　吴长君）

主要参考文献

[1] 贾立群，王晓曼. 实用儿科腹部超声诊断学. 北京：人民卫生出版社，2009：175-176.

[2] 赵正，席红卫. 53例腹内疝及肠扭转所致小儿绞窄性肠梗阻诊治体会. 中国小儿急救医学，2018，25（10）：781-784.

[3] 迪力夏提·阿布地热木，邓大伟. 预防术后粘连性肠梗阻的研究进展. 临床医学研究与实践，2018，3（7）：191-193.

[4] Maung A A, Johnson D C, Piper G L, et al. Eastern Association for the Surgery of Trauma. Evaluation and management of small-bowel obstruction：an Eastern Association for the Surgery of Trauma practice management guideline. J Trauma Acute Care Surg，2012，73（5 Suppl 4）：S362-S369.

[5] Sun C, Hu X, Huang L. Intestinal obstruction due to congenital bands from vitelline remnants：sonographic features and review of the literature. J Ultrasound Med，2012，31（12）：2035-2038.

第四节　小儿先天性胆总管囊肿合并破裂

第一部分：提示和强调

小儿先天性胆总管囊肿合并破裂的危急值分类为"红色"，需出具报告后10分钟内通报临床医生。

先天性胆总管囊肿在临床上较为罕见，该病在亚洲地区的患病率在1/13 000左右，其中多为女性病例，先天性胆总管囊肿破裂发病率为1.8%～7%，常继发胆汁性腹膜炎，病情危重。尤其是此病好发于婴儿期，患儿缺乏表达能力，病史常模糊，对诊断该病增加了难度。对于一个剧烈腹痛患儿，超声检查提示胆管扩张、腹水，实验室检查提示血脂肪酶、淀粉酶、胆红素升高，要考虑先天性胆总管囊肿合并破裂的可能，避免误诊、延误治疗。超声可清晰显示出先天性胆总管囊状扩张症发生的具体范围、部位、形态与程度，超声可为此类患者手术治疗与预后提供参考依据。本病一经确诊应尽早手术，否则危及患儿生命。

第二部分：分析与说明

【概述】　先天性胆管扩张发病率约占胆道良性疾病的1%，先天性胆管扩张症是小儿常见的胆道畸形，可发生于肝内、肝外胆管的任何部分，因好发于胆总管，也称为先天性胆总管囊肿。胆管的直径根据儿童的年龄而异（表5-4-1），任何大于年龄上限的胆管直径都应考虑异常。

根据胆管扩张的部位、范围和形态，分为五种类型（表5-4-2）。在日本和东南亚国家的发病率（1/1000）显著高于欧美国家（1/150 000～1/100 000），女性发病率为男性的3～4倍，

表5-4-1　不同年龄儿童的胆总管直径范围和平均值

年龄（岁）	直径范围（mm）	平均直径（mm）
≤4	2～4	2.6
4～6	2～4	3.2
6～8	2～6	3.8
8～10	2～6	3.9
10～12	3～6	4.0
12～14	3～7	4.9

表5-4-2　先天性胆总管囊肿的Todani分型

Ⅰ型	胆总管囊性扩张	最常见，约占90%，可累及全部或部分肝总管、胆总管，胆管呈球状或葫芦状扩张，直径最大可达250mm，扩张部远端胆管严重狭窄，胆囊管一般与囊状扩张汇合，其左右肝管及肝内胆管正常
Ⅱ型	胆总管憩室样扩张	为胆总管侧壁局限性扩张呈憩室样膨出，少见
Ⅲ型	十二指肠壁内胆总管末端扩张	胆总管末端十二指肠开口附近囊性扩张，囊状扩张进入十二指肠腔内致胆管部分梗阻
Ⅳ型	多个肝内外胆管扩张	肝内胆管有大小不一的多发性囊性扩张，肝外胆管亦呈囊性扩张
Ⅴ型	肝内胆管扩张（Caroli病）	肝内胆管多发性囊性扩张伴肝纤维化，肝外胆管无扩张，是一种罕见的常染色体隐性遗传病

多发病于婴幼儿时期和儿童期，约20%发病于成年期。随着腹部超声和CT、MRI等影像学检查的普及，10%～36%的确诊患儿为无症状患儿，胆管扩张的诊断率明显升高。

【病因】 先天性胆管囊肿的患儿随着年龄的增长，囊肿破裂及发生癌变的可能性增大。自发性穿孔是胆管扩张的罕见并发症，据报道胆总管囊肿破裂在儿童期的发生率明显高于成人期，破裂的高发年龄小于4岁，好发部位在囊肿与胆总管交界处。其病理机制不明，推测可能与胆总管远端神经肌肉发育不良、胆管壁先天性薄弱、胆总管远端狭窄、胰胆管合流异常、胆管内反流的胰液刺激其黏膜及胆管病毒感染有关。

【症状体征】 先天性胆管扩张合并囊壁破裂可导致胆汁性腹膜炎。腹部压痛、腹肌紧张和反跳痛是腹膜炎的典型体征。患儿腹痛的位置在中腹或右上腹，继而延及全腹。腹膜受到刺激，可引起反射性恶心、呕吐及感染中毒症状等。约70%的患儿有黄疸，90%的患儿右上腹可以触及包块。极少部分患儿可因形成包裹性积液而腹膜炎症状不明显。

【超声检查】

1.先天性胆管囊肿可发生于任何部位，多以胆总管囊肿多见，囊肿多呈椭圆形、球形或呈纺锤形，可延至肝门或胰头等部位，表现为胆总管或肝内胆管出现局限性或节段性扩张的无回声区。有时可见囊壁局部连续性中断，是该病的直接征象。但是当破裂口较小时，超声通常不能明确显示。

2.腹水：破裂口较小时，扩张的胆管周围可形成包裹性积液。严重者腹腔可见大量积液。

【其他检查方法】

1.实验室检查 白细胞计数及中性粒细胞百分比增高。病情险恶或机体反应能力低下的患儿，白细胞计数不升高，仅中性粒细胞百分比升高。血脂肪酶和淀粉酶可升高。

2.CT检查 能很好地显示病变胆管大小、形态、范围及其与周围结构的关系，是否存在并发症，但其胆管显示效果差于MRCP检查。

3.MRCP检查 具有无创、敏感度（70%～100%）和特异度（90%～100%）高等优势，可清楚、立体显示胆管树全貌和胰胆汇合部异常。

4.诊断性腹腔穿刺 合并腹水患儿，可行超声引导下腹水诊断性穿刺，若抽出胆汁样液体，有助于诊断本病。

5.胆道造影检查 术中行胆道造影联合胆道镜检查、肝内胆管及胆总管远端探查，可提高诊断准确率，有效减少术后并发症。

【诊断及鉴别诊断】

1.诊断 患儿上腹部疼痛剧烈、恶心呕吐，超声检查可见肝内胆管及胆总管扩张，腹腔可见积液，则高度怀疑胆总管囊肿合并破裂可能。如果超声引导下诊断性穿刺腹水为胆汁样液体，则可证实该诊断。

2.鉴别诊断

（1）小儿囊肿型胆道闭锁：超声检查发现肝门区囊性占位时，需考虑胆道闭锁可能。胆囊形态、囊肿大小、肝内胆管是否扩张和囊肿与肝内胆管是否相通有助于两者的鉴别。如胆囊小或未显示，形态僵硬，囊肿较小，肝内胆管无扩张多提示胆道闭锁，反之多考虑胆总管囊肿。

（2）肝多发囊肿：肝的多发囊肿之间互不相通，且没有沿胆管走行的分布特点，可用于鉴别诊断Caroli病。

（3）胰腺囊肿：胰头区的囊肿可能误认为胆总管囊肿，可观察囊肿与胆管之间的关系，两者是否相通。

（4）胃十二指肠溃疡穿孔：既往有消化性溃疡病史，表现为腹痛、压痛、腹肌紧张硬如板状，腹部立位X线检查可见膈下游离气体。

（5）急性胰腺炎：小儿急性胰腺炎多见于4岁以上儿童，有暴饮暴食或胆囊结石病史，可查血尿淀粉酶相鉴别。

（6）急性胆囊炎伴穿孔：超声检查可发现胆囊窝积液、胆囊壁缺损，但是胆总管壁的完整性良好。

（7）肝破裂：一般有外伤史，腹腔穿刺可抽出不凝血，而先天性胆管扩张破裂腹腔穿刺可抽出胆汁样液体。

（8）十二指肠重复畸形：壁可见肌层结构，常发生在十二指肠降部。

第三部分：病例展示

患儿女性，10个月，无明显诱因腹胀5天，发热1天入院。体格检查腹胀明显，无水肿。查体：体温37.9℃，脉搏140次/分，血压87/55mmHg。

超声表现： 肝内胆管及胆总管上段扩张，腹腔大量积液。

实验室检查： 白细胞计数$8.1×10^9$/L，中性粒细胞百分比27.7%，淋巴细胞百分比60.8%，血红蛋白91g/L，γ-谷氨酰转移酶580U/L，碱性磷酸酶201U/L，总胆红素46.8μmol/L，直接胆红素31.3μmol/L。

超声报告描述： 肝内三级胆管未见明显扩张，左肝管内径7.3mm，右肝管内径7.8mm，肝总管内径14.2mm，胆总管上段内径15.1mm，胆总管中下段显示不清，胆总管内透声欠佳。腹腔大量游离液性无回声，透声欠佳（图5-4-1，图5-4-2）。

诊断：

（1）左右肝管、肝总管及胆总管近段扩张，胆总管中下段显示不清。

（2）腹腔大量积液。

以上改变考虑胆管先天发育异常，胆总管囊肿破裂可能性大。

诊断分析： 10个月女孩，腹部膨隆。超声检查可见腹腔大量积液，但肝、脾被膜完整，可除外肝、脾破裂可能；胆囊大小正常，胆囊壁连续完整，可除外胆囊穿孔可能；左右肝管

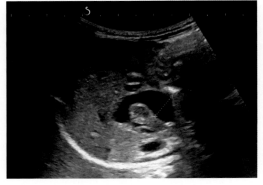

图5-4-1 病例展示超声图像

肝内胆管扩张，胆总管上段扩张内径15.1mm

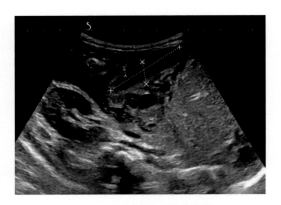

图5-4-2 病例展示超声图像

胆囊大小正常，胆囊壁增厚，胆囊周围可见液性暗区，透声欠佳

及胆总管上段扩张，胆总管远端未见明显占位，可除外其他占位引起的胆道梗阻，该患儿10个月，处于胆管囊肿破裂的高发年龄段，所以大量腹水考虑囊肿破裂所致。与临床沟通后行超声引导下诊断性穿刺，抽出黄褐色胆汁样液体，证实了胆总管囊肿破裂的诊断。

第四部分：测试

患儿女性，3岁半，阵发性腹痛1个月，皮肤黄染2周。粪便发白1周。

实验室检查： 白细胞计数$11.6×10^9$/L，中性粒细胞百分比84.0%，总胆红素98μmol/L，直接胆红素76μmol/L，γ-谷氨酰转移酶309U/L，碱性磷酸酶281U/L。

超声所见： 胆总管呈梭形扩张，最宽处内径19mm，内透声。肝门区及肝前间隙可见透声不好的包裹性积液。

问题： 根据病史及超声所见首先考虑什么疾病？

答： 该患儿胆总管梭形扩张伴有肝周包裹性积液，首先考虑先天性胆总管囊肿伴破裂可能。

（韦 虹 郭彬彬 吴长君）

主要参考文献

［1］陈孝平，汪建平，赵继宗. 外科学. 9版. 北京：人民卫生出版社，2018.

［2］中华医学会外科学分会胆道外科学组. 胆管扩张症诊断与治疗指南（2017版）. 中华消化外科杂志，2017，16（8）：767-774.

［3］曹月敏，孟翠巧. 先天性胆管扩张症的诊治现状. 中国微创外科杂志，2013，13（3）：193-196.

［4］田雨霖. 先天性胆总管囊肿手术治疗值得注意的几个问题. 中国实用外科杂志，2012，32（3）：183-185.

［5］梁力建. 先天性胆管扩张症诊治中值得注意的问题. 中国实用外科杂志，2012，2（3）：181-182.

［6］Ando K, Miyano T, Kohno S, et al. Spontaneous Perforation of Choledochal Cyst：A Study of 13 Cases. Eur J Pediatr Surg, 1998, 8（01）：23-25.

［7］Shah O J, Shera A H, Zargar S A, et al. Choledochal Cysts in Children and Adults with Contrasting Profiles：11-Year Experience at a Tertiary Care Center in Kashmir. World J Surg, 2009, 33（11）：2403-2411.

［8］Ando K, Miyano T, Kohno S, et al. Spontaneous perforation of choledochal cyst：a study of 13 cases. Eur J Pediatr Surg, 1998, 8（1）：23-25.

［9］Arda I S, Tuzun M, Aliefendioglu D, et al. Spontaneous rupture of extrahepatic choledochal cyst：two pediatric cases and literature review. Eur J Pediatr Surg, 2005, 15（5）：361-363.

第五节　小儿急性胰腺炎

第一部分：提示和强调

小儿急性出血坏死性胰腺炎和（或）小儿重症急性胰腺炎的上报时限未见相关指南报道，根据笔者及儿科临床医生经验，建议将其定为"橙色"，需出具报告后尽快通报临床医生。

小儿急性胰腺炎是小儿较为少见的急腹症之一，其病因复杂，临床表现欠典型，临床医生早期常难以做出明确诊断。根据病理改变，急性胰腺炎可分为间质水肿型和出血坏死型。后者起病隐匿，进展迅速，病程早期即可出现广泛体液渗出，进而引起大量体液丢失与血管活性物质的产生，在二者共同作用下，患儿极易出现休克及多器官功能衰竭，整体病情凶险，病死率可达24%～27.5%。当患儿在具备急性胰腺炎的临床表现和生化改变的基础上，同时伴有持续超过48小时的单（或多）器官功能衰竭时，可被诊断为重症急性胰腺炎，此时病死率可进一步升高至36%～50%。鉴于此，我们推荐将小儿急性胰腺炎纳入小儿腹部危急值范畴。

多个小儿胰腺炎诊治指南均推荐"经腹超声检查"作为小儿急性胰腺炎的首选影像学检查。然而受部分患儿肥胖、肠道积气/便等因素影响，超声在显示胰腺方面敏感度略低，其对小儿急性胰腺炎的诊断敏感度为24%～86%。对于疑似急性出血坏死性胰腺炎或重症急性胰腺炎的患儿，超声医生应在充分了解其临床资料的基础上，结合声像图表现，给予临床及时、准确的诊断提示。此外，当小儿出现严重脓毒血症、急性坏死型肝炎、难治性呕吐伴上腹痛、特发性腹胀、原因不明的多器官功能衰竭等症状拟行超声检查时，即使患儿血清脂肪酶和（或）淀粉酶不升高，超声医生也应主动扫查胰腺，以排除并发重症急性胰腺炎的可能。

超声医生对急性胰腺炎的精准识别、正确诊断、及时上报不仅有助于疾病的早期临床干预，还有利于防止轻症胰腺炎向重症胰腺炎发展，可在一定程度上降低小儿急性胰腺炎的病死率。

第二部分：分析与说明

【概述】　急性胰腺炎是由多种病因导致胰腺组织中的胰酶被激活，引起胰腺组织自消化、水肿、出血、坏死的一系列炎症反应。小儿急性胰腺炎的发病率在过去20年中呈上升趋势，目前年发病率为（3～13）/10万，多见于5岁以上儿童，其严重程度在各年龄段儿童中相似，病死率总体低于5%。目前，小儿急性胰腺炎尚无循证支持的诊断指南。根据国际儿童胰腺炎研究小组、欧洲胰腺俱乐部、匈牙利胰腺小组等定义标准，小儿急性胰腺炎的诊断标准与成人基本一致，即需至少符合以下3项特征中的2项：①与急性胰腺炎相关的腹痛症状；②血清淀粉酶和（或）脂肪酶超过正常值上限的3倍；③腹部影像学检查符合急性胰腺炎的影像学特征。

【病因】　引起小儿急性胰腺炎的常见原因有特发性、创伤（机动车辆事故、自行车车把撞击、打架、家庭虐待等）、肥胖（高脂血症、体重指数≥25kg/m²）、暴饮暴食、胆道疾病（胆道梗阻、胆道结石、胆道感染等）等。药物（如抗癫痫药丙戊酸，化疗药物巯嘌呤、门冬酰胺酶，抗生素复方磺胺甲噁唑、美沙拉秦等）是小儿急性胰腺炎的常见危险因素。此外，也有多个国内研究表明，流行性腮腺炎是小儿急性胰腺炎的重要诱因。

【症状体征】　腹痛和（或）易激惹是小儿急性胰腺炎的常见临床症状，其次是恶心、呕吐、发热。患儿的腹痛表现差异较大，多为上腹痛，也可为脐周痛、上腹痛伴背部放射痛等。当腹腔炎症渗出明显时，可波及全腹出现弥漫性腹痛并伴有腹膜刺激征。部分婴幼儿患者症状可不明显，当出现心率加快、低热、拒绝触碰腹部、肠鸣音消失、烦躁或进食不耐受时，应提高警惕、考虑本病的可能。

【实验室检查】

1.血清脂肪酶和淀粉酶　是诊断急性胰腺炎的主要生化指标，相较于淀粉酶，脂肪酶更为敏感和特异，二者常被用于小儿急性胰腺炎的初筛。多个诊疗指南提及患儿血清脂肪酶和（或）淀粉酶超过正常值上限3倍是胰腺炎的诊断标准之一，但二者的表达水平与胰腺炎的严重程度无关，也无益于区分急性胰腺炎的病理类别。也有国外研究提示，24小时血清脂肪酶测定数值超过正常值上限7倍，预示疾病向重症急性胰腺炎进展。除胰腺炎外，肝衰竭、肾衰竭、肠道炎症（包括乳糜泻和炎性肠病）、腹部创伤、糖尿病酮症酸中毒等疾病也可引起血清脂肪酶和（或）淀粉酶的升高，临床医生应予以鉴别。

2. C反应蛋白（CRP）　血清CRP水平在轻症胰腺炎患儿入院72小时后下降明显，而在重症胰腺炎患儿组该指标变化不明显。患儿入院后动态监测血清CRP水平有助于疾病临床分型的风险预测。

【超声检查】　小儿急性胰腺炎的声像图表现常与该病的临床分型相关。①小儿轻症急性胰腺炎：一般情况下可见胰腺肿大，边缘光滑，回声多均匀或增强，可伴有胰管扩张、小网膜增厚及胰周、小网膜腔、胸腔、盆腹腔积液；②小儿重症急性胰腺炎：多可见胰腺不同程度肿胀，部分形态失常，轮廓模糊不清，边缘不光滑，实质回声多不均匀，可增强或减低（急性出血坏死型胰腺炎腺体内可见液性暗区），胰管扩张较少见，胰周、小网膜腔、胸腔、腹盆腔多可见积液，胰腺假性囊肿形成较多见，少数患儿上腹部胰周可见反应性增大的腹腔淋巴结。

此外，小儿重症急性胰腺炎的声像图表现也与病因关系密切，如外伤性重症急性胰腺炎常有胰腺形态失常，实质回声改变多不明显；感染引起者胰腺多以回声改变为主，形态发生变化者少见；外伤性引起者与特发性者均可形成胰腺假性囊肿，而感染引起者多无假性囊肿形成。

【其他检查方法】

1.增强CT　是胰腺炎的影像学诊断标准，但其在小儿急性胰腺炎的诊疗中通常是不必要的。在一些急性胰腺炎诊断不明确的病例中［如患儿临床表现出现较晚和（或）血清学标志物水平较低时］，可做增强CT确诊。在轻症病例中，增强CT常可见胰腺均匀增强，胰周脂肪炎性改变或胰周积液。在重症病例中，增强CT可见胰腺不均匀增强，胰腺内坏死或胰周组织增厚。

2. MRI/MRCP　通常不作为早期急性胰腺炎患儿的影像学检查方式，其常用于疾病胆源性诱因的分析及晚期并发症的评价。

3.超声内镜检查　超声内镜可清晰地显示胆总管远端及胆道微结石，其更适用于诊断因胆系结石、胰腺肿瘤引起的急性胰腺炎，但目前超声内镜还不认为是小儿急性胰腺炎的常规诊断方式。

【诊断及鉴别诊断】　根据以上临床表现、血清学检查及影像学检查可较明确诊断小儿急性胰腺炎。小儿急性胰腺炎还需与以下疾病相鉴别。

1.急性阑尾炎　因小儿急性胰腺炎的腹痛与发热表现缺乏典型性，需与部分急性阑尾炎亚型相鉴别。急性单纯性阑尾炎早期易表现为中上腹及脐周疼痛，与急性胰腺炎腹痛相似，超声检查可见阑尾增粗、肿大，较易鉴别；急性穿孔性阑尾炎可伴有弥漫性腹膜炎，引起弥漫性全腹痛，与重症急性胰腺炎引起的腹痛易于混淆，超声检查急性穿孔性阑尾炎可见右下腹阑尾周围及肠间不规则的条片状低回声，周围肠系膜回声增强，结合患者病史进行分析，可鉴别。

2.急性肠系膜淋巴结炎　该病典型者表现为上呼吸道感染后有咽痛、发热、腹痛、呕吐，部分可伴腹泻。腹痛常为该病最早出现的症状，疼痛部位多以右下腹为主，也可为上腹部、全腹，腹痛性质不固定，可为隐痛或阵发性痉挛痛。结合患者上呼吸道感染史及超声表现（同一区域的肠系膜上有2个以上淋巴结显像，且淋巴结最大切面的长轴直径＞10mm、短轴直径＞5mm、长短径比值＜2）易与急性胰腺炎相鉴别。

（巴　黎　孙重阳　吴长君）

主要参考文献

［1］吕俊．小儿急性胰腺炎的外科诊治探讨．中国药物与临床，2020，20（21）：3650-3651.

［2］Vege S S，Gardner T B，Chari S T，et al. Low Mortality and High Morbidity in Severe Acute Pancreatitis Without Organ Failure：A Case for Revising the Atlanta Classification to Include "Moderately Severe Acute Pancreatitis". Am J Gastroenterol，2009，104（3）：710-715.

［3］Abu-El-Haija M，Kumar S，Quiros J A，et al. Management of Acute Pancreatitis in the Pediatric Population：A Clinical Report From the North American Society for Pediatric Gastroenterology，Hepatology and Nutrition Pancreas Committee. J Pediatr Gastroenterol Nutr，2018，66（1）：159-176.

［4］Párniczky A，Abu-El-Haija M，Husain S，et al. EPC/HPSG evidence-based guidelines for the management of pediatric pancreatitis. Pancreatology，2018，18（2）：146-160.

［5］Park A J，Latif S U，Ahmad M U，et al. A Comparison of Presentation and Management Trends in Acute Pancreatitis Between Infants/Toddlers and Older Children. J Pediatr Gastroenterol Nutr，2010，51（2）：167-170.

［6］Bai H X，Lowe M E，Husain S Z. What Have We Learned About Acute Pancreatitis in Children?. J Pediatr Gastroenterol Nutr，2011，52（3）：262-270.

［7］Orkin S H，Trout A T，Fei L，et al. Sensitivity of Biochemical and Imaging Findings for the Diagnosis of Acute Pancreatitis in Children. J Pediatr，2019，213：143-148. e2.

［8］Coffey M J，Nightingale S，Ooi C Y. Diagnosing acute pancreatitis in children：What is the diagnostic yield and concordance for serum pancreatic enzymes and imaging within 96 h of presentation?. Pancreatology，2014，14（4）：251-256.

［9］Waller A，Long B，Koyfman A，et al. Acute Pancreatitis：Updates for Emergency Clinicians. J Emerg Med，2018，55（6）：769-779.

［10］Husain S Z，Srinath A I. What's unique about acute pancreatitis in children：risk factors，diagnosis and management. Nat Rev Gastroenterol Hepatol，2017，14（6）：366-372.

［11］赵志强，席錾，闫鹏飞．血清脂肪酶、血清淀粉酶与血清降钙素原在儿童急性胰腺炎诊断中的意义．中国临床药理学与治疗学，2017，22（11）：1265-1268.

［12］Morinville V D，Husain S Z，Bai H，et al. Definitions of Pediatric Pancreatitis and Survey of Present Clinical Practices. J Pediatr Gastroenterol Nutr，2012，55（3）：261-265.

［13］Sweeny K F，Lin T K，Nathan J D，et al. Rapid Progression of Acute Pancreatitis to Acute Recurrent Pancreatitis in Children. J Pediatr Gastroenterol Nutr，2019，68（1）：104-109.

［14］钟瑞，徐欢，彭燕，等．105例小儿急性胰腺炎临床及预后特点分析．临床肝胆病杂志，2019，35（10）：2240-2245.

［15］张晶，徐樨巍，丁召路，等．小儿急性胰腺炎51例病因及临床诊治分析．医学综述，2011，17（18）：2838-2840.

［16］余溪洋，徐兵. 小儿急性胰腺炎65例临床特点及诊治分析. 安徽医学，2015，36（05）：576-579.

［17］Park A，Latif S U，Shah A U，et al. Changing Referral Trends of Acute Pancreatitis in Children：A 12-year Single-center Analysis. J Pediatr Gastroenterol Nutr，2009，49（3）：316-322.

［18］席栋，郑玉花. 小儿慢性胰腺炎的研究进展. 发育医学电子杂志，2020，8（1）：92-96.

［19］袁丽，刘文彬. 儿童急性胰腺炎28例临床分析. 西南国防医药，2009，19（11）：1089-1090.

［20］刘文彬，袁丽，王太森，等. 小儿急性胰腺炎28例临床分析. 西南国防医药，2005（5）：506-507.

［21］金国达. 小儿急性胰腺炎18例临床分析. 浙江实用医学，2003，8（2）：84-85.

［22］Raizner A，Phatak U P，Baker K，et al. Acute Necrotizing Pancreatitis in Children. J Pediatr，2013，162（4）：788-792.

［23］Abu-El-Haija M，Kumar S，Szabo F，et al. Classification of Acute Pancreatitis in the Pediatric Population：Clinical Report From the NASPGHAN Pancreas Committee. J Pediatr Gastroenterol Nutr，2017，64（6）：984-990.

［24］Top P C，Tissing W J E，Kuiper J W，et al. L-asparaginase-induced severe necrotizing pancreatitis successfully treated with percutaneous drainage. Pediatr Blood Cancer，2005，44（1）：95-97.

［25］Coffey M J，Nightingale S，Ooi C Y. Serum Lipase as an Early Predictor of Severity in Pediatric Acute Pancreatitis. J Pediatr Gastroenterol Nutr，2013，56（6）：602-608.

［26］曹友红，孔文涛，王小平，等. 降钙素原、CRP联合Balthazar分级对急性胰腺炎患者临床风险预测的意义. 新医学，2013，44（9）：626-628.

［27］杨芳，陈文娟，张杰，等. 小儿急性胰腺炎的超声表现. 中国医师杂志，2014，16（6）：800-802.

［28］杨芳，廖锦堂，陈文娟，等. 小儿重症急性胰腺炎的超声表现. 中国普通外科杂志，2014，23（3）：320-323.

第六节　小儿卵巢畸胎瘤合并蒂扭转

第一部分：提示和强调

　　小儿卵巢畸胎瘤合并蒂扭转的危急值分类为"红色"，需出具报告后10分钟内通报临床医生。

　　小儿妇科急腹症种类较多，如何准确、快速地做出鉴别诊断是非常重要的，在一系列超声诊断卵巢扭转的研究中，超声诊断的阳性预测值为87.5%，特异度为93.3%，证实了超声快速诊断卵巢扭转的可能性。有报道称，延误诊断可能会导致严重的并发症，包括附件或卵巢丢失、致命性血栓性静脉炎或腹膜炎。因此及早地诊断与上报至关重要。经直肠超声和经阴道超声检查方法诊断的准确度比经腹超声检查方法更好，小儿可酌情选择。

第二部分：分析与说明

　　【概述】　卵巢肿瘤在所有儿科肿瘤中占比不足1%，大部分小儿卵巢肿瘤是良性肿瘤，卵巢囊性畸胎瘤是儿童期及青少年期最常见的卵巢肿瘤，占卵巢良性肿瘤的90%。因此，卵巢肿瘤蒂扭转最常见的肿瘤是良性成熟囊性畸胎瘤。发病初期，受影响的卵巢悬韧带的血管蒂扭转，影响了静脉和淋巴回流，并且因为动脉壁较厚，不易塌陷，所以导致卵巢弥漫性肿大，随着时间的推移，会导致卵巢包膜肿胀，继而形成动脉血栓，最终导致卵巢的缺血和梗死。

如果扭转不治疗，可能发生全身感染。治疗原则是一经确诊，尽快手术。

【病因】 正常卵巢和小的畸胎瘤不易发生扭转，然而青少年的输卵管或输卵管系膜明显活动、盆腔韧带延长、输卵管痉挛、剧烈运动或腹内压的突然变化可能引发正常卵巢的扭转。若合并大的畸胎瘤，更容易使卵巢在其血管蒂上摇摆发生扭转。

【症状体征】 良性肿瘤较小时多无症状，常在妇科检查时偶然发现。肿瘤进一步增大时，腹部可扪及肿块，并可出现尿频、腹胀、便秘等症状。

蒂扭转的典型症状是体位改变后突然发生一侧下腹剧痛，常伴恶心、呕吐甚至休克。

【超声检查】

（1）卵巢畸胎瘤扭转的蒂血管扭转后多表现出"漩涡"征、"麻花"状，移动探头动态扫查子宫与畸胎瘤之间，扭转的蒂部可有旋转感。蒂部血管扭转的程度与血流信号的有无及频谱类型相关。蒂部血管能否清晰显示也受到患儿的肥胖程度及机器的分辨率的影响。

（2）依据卵巢畸胎瘤内毛发、皮脂、浆液、钙化或脂肪所占的比例不同，声像图表现各不相同。特征性超声表现包括声影、脂液分层、"面团"征等。液性无回声内可有明显强回声光点或光团。良性畸胎瘤多以囊性成分为主，恶性畸胎瘤多以实性成分为主，壁不规则，分隔较厚，可有多个乳头突起。

（3）腹腔一般可探及游离液性无回声。

（4）与健侧卵巢对比，患侧卵巢体积明显增大。

（5）探头和病灶相接触时可有触痛感。

【其他检查方法】

1.实验室检查 如果畸胎瘤是恶性的，可伴有甲胎蛋白水平升高。

2.CT检查 盆腔可见混杂密度肿块，内有脂肪性密度，内可见钙化、牙或骨组织，易于诊断。

3.磁共振成像 很少用于卵巢扭转，常见的非特异性表现为子宫扭曲侧血管充盈、盆腔腹水和脂肪平面的消失。

【诊断及鉴别诊断】

1.诊断 患儿若为体位改变后突然发生一侧下腹剧痛伴有恶心、呕吐等症状，并且超声检查下腹部可见畸胎瘤图像及附件血管蒂形成典型的"漩涡"征，则高度提示卵巢畸胎瘤蒂扭转可能。

2.鉴别诊断

（1）黄体囊肿破裂：无停经史、无阴道流血，多发生在月经后期，黄体破裂后卵巢呈花球状，周围可见凝血块回声及游离液性暗区。血、尿HCG阴性。

（2）异位妊娠破裂：附件区可见团块状高回声，腹盆腔可见积液，停经史和血HCG增高可鉴别。

（3）输卵管系膜囊肿或卵巢囊肿蒂扭转：临床表现与畸胎瘤合并蒂扭转相同，附件区可见无回声囊肿，边界清晰，包膜完整，张力较高，输卵管根部可见"漩涡"征。

（4）急性阑尾炎伴周围脓肿：阑尾增粗，阑尾根部可见粪石回声，阑尾周围可见透声不好的液性无回声，周围可见高回声网膜组织包裹。

（5）卵巢蒂扭转：患侧卵巢肿大，卵巢周边可见大小不一的圆形无回声，这可能是原发性卵巢蒂扭转的特征性表现。当卵巢包膜下出现无回声液体时，常提示扭转卵巢坏死可能，病情较严重，急需手术切除。

第三部分：病例展示

患儿女性，13岁，无明显诱因下腹部剧痛2小时入院。既往月经规律。实验室检查：白细胞计数$1.9×10^9$/L，中性粒细胞百分比70%，血红蛋白110g/L。尿妊娠试验（－）。

超声表现： 子宫及右侧卵巢大小正常，左侧卵巢未探及，子宫后方可见混合回声，大小约148mm×74mm，边界不清，内部可见多条短线状强回声，周边可见团块状高回声（图5-6-1）。CDFI：内部及周边未探及明显血流信号。该混合回声与子宫之间可见条索状高回声旋转，呈"麻花状"。条索内部未见明显血流信号。腹腔可见少量游离液性暗区。

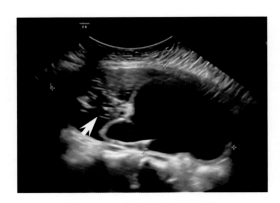

图5-6-1　病例展示超声图像

卵巢畸胎瘤二维声像图，白色箭头所指为多条短线状强回声

诊断：

（1）左卵巢畸胎瘤合并蒂扭转可能性大。

（2）腹腔少量积液。

诊断分析： 卵巢畸胎瘤以囊内面团征、囊内脂－液分层和囊内线状强回声最具特异性，该病例图像比较典型，具备畸胎瘤的特异性表现。患儿既往月经规律，结合患儿突发剧烈腹痛，首先考虑卵巢畸胎瘤合并蒂扭转的可能。

该病例病理结果：囊壁样组织伴出血坏死，仅见少量高度退变上皮、皮脂腺组织及毛发，符合囊性畸胎瘤伴蒂扭转。输卵管出血坏死。

术中记录显示肿物与阔韧带后叶、子宫后壁及部分肠管广泛粘连，因此该占位超声表现为边界不清。该占位与子宫之间呈"麻花"状的条索应为输卵管。条索内部未见明显血流信号与输卵管出血坏死相符合。

需要注意的是，经阴式或经直肠超声虽然可清晰显示肿块的内部结构，但是当卵巢占位较大时，须结合腹部超声检查，避免漏诊位置较高的病变。

第四部分：测试

患儿女性，14岁，4日前右后腰部疼痛，间歇发作，伴有恶心呕吐，呕吐物为胃内容物。

3日前转移至右下腹，疼痛不能忍受，并向下腹部放射，卧床可稍缓解。体格检查：右下腹压痛（＋），反跳痛（＋），腹部未触及包块。实验室检查：白细胞计数 $13.1×10^9/L$，中性粒细胞百分比 84.8%。

超声图像如下（图 5-6-2 ～图 5-6-5）。

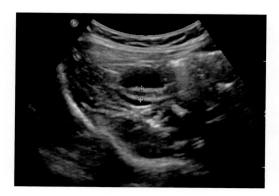

图 5-6-2　阑尾外径 6.5mm，壁厚 1.9mm

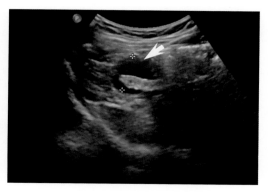

图 5-6-3　阑尾周围少量积液

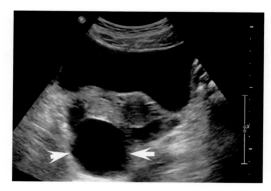

图 5-6-4　右附件区囊性无回声，形态规则，边界清晰

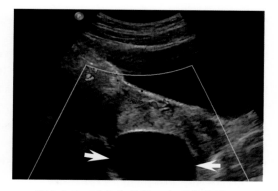

图 5-6-5　彩色多普勒：右附件囊性无回声内未见血流信号

问题1：临床诊断阑尾炎，超声图像支持阑尾炎吗？

答：该患儿右下腹疼痛，且该患儿的白细胞计数及中性粒细胞百分比也增高。临床以阑尾炎收入院。术前行腹部超声检查，我们发现阑尾清晰显示，阑尾外径约达7mm，并且阑尾周围可见液性无回声包裹，的确可疑阑尾炎。但仔细观察阑尾壁，发现层次结构尚清晰，阑尾周围并未见网膜包裹增厚，回盲部肠管也未见水肿增厚，所以不能轻易诊断阑尾炎。

问题2：探头压在阑尾上方患儿并无明显压痛，在全面扫查腹部过程中，发现右附件区囊肿，你能想到哪些可能？

答：附件区囊肿可能为卵巢囊肿、卵巢良性畸胎瘤、卵巢旁囊肿、卵巢冠囊肿等。我们在超声检查过程中要重视探头的压痛部位，该患儿的阑尾区并没有明显的压痛，探头扫查至下腹部可见子宫及右卵巢的后方有一囊性占位，轻压该处，患儿疼痛明显，因此要考虑右附件囊肿扭转的可能。该囊肿是否来源于卵巢，要观察卵巢与囊肿之间是否有相对运动。该患儿的手术病理为右输卵管系膜囊肿扭转。

（韦　虹　郭彬彬　吴长君）

主要参考文献

［1］布鲁恩. 小儿超声必读. 黄品同，陈成春，游向东，译. 北京：人民军医出版社，2012.

［2］Brookfield K F，Cheung M C，Koniaris I G，et al. A population based analysis of 1037 malignant and benign masses. J SurgRes，2009，156（1）：45-49.

［3］Oltmann S C，Garcia N，Barber R，et al. Can we preoperativelynsk stratify ovarian masses for malignancy，J Pediatr Surg，2010，45（1）：130-134.

［4］Koulouris C R，Penson R T. Ovarian stromal and germ cell tumors. Semin Oncol，2009，36（2）：126-136.

［5］Siegel M J. Pediatric Sonography. Fourth Edition. New York：Lippincott Williams Wilkins，2011.

［6］Breech L L，Hillard P J. Adnexal torsion in pediatric and adolescent girls. Curr Opin Obstet Gynecol，2005，17（5）：483-489.

［7］Littman E D，Rydfors J，Milki A A. Exerciseinduced ovarian torsion in the cycle following gonadotrophin therapy：case report. Hum Reprod，2003，18（8）：1641-1642.

［8］Mordehai J，Mares A J，Barki Y，et al. Torsion of uterine adnexa in neonates and children：a report of 20 cases. J Pediatr Surg，1991，26（10）：1195-1199.

［9］Albayram F，Hamper U M. Ovarian and adnexal torsion：spectrum of sonographic findings with pathologic correlation. J Ultrasound Med，2001，20（10）：1083-1089.

［10］Lee E J，Kwon H C，Joo H J，et al. Diagnosis of ovarian torsion with color Doppler sonography：depiction of twisted vascular pedicle. J Ultrasound Med，1998，17（2）：83-89.

［11］Stark J E，Siegel M J. Ovarian torsion in prepubertal and pubertal girls：sonographic findings. AJR Am J Roentgenol，1994，163（6）：1479-1482.

［12］Bayer A I，Wiskind A K. Adnexal torsion：can the adnexa be saved? Am J Obstet Gynecol，1994，171：1516-1510.

［13］Graif M，Itzchak Y. Sonographic evaluation of ovarian torsion in childhood and adolescence. AJR Am J Roentgenol，1988，150（3）：647-649.

［14］Breech L L，Hillard P J. Adnexal torsion in pediatric and adolescent girls. Curr Opin Obstet Gynecol，2005，17（5）：483-489.

［15］Warner M A，Fleischer A C，Edell S L，et al. Uterine adnexal torsion：sonographic findings. Radiology，1985，154（3）：773-775.

［16］Oelsner G，Shashar D. Adnexal torsion. Clin Obstet Gynecol，2006，49（3）：459-463.

［17］Rosado W M Jr，Trambert M A，Gosink B B，et al. Adnexal torsion：diagnosis by using Doppler sonography. AJR Am J Roentgenol，1992，159（6）：1251-1253.

［18］谢幸，孔北华，段涛. 妇产科学. 9版. 北京：人民卫生出版社，2018.

［19］贾立群，王晓曼. 实用儿科腹部超声诊断学. 北京：人民卫生出版社，2009.

［20］夏焙. 小儿超声诊断学. 2版. 北京：人民卫生出版社，2013.

［21］白人驹，徐克. 医学影像学. 北京：人民卫生出版社，2013.

［22］Kimura I，Togashi K，Kawakami S，et al. Ovarian torsion：CT and MR imaging appearances. Radiology，1994，190（2）：337-341.

［23］Mayer C，Miller D M，Ehlen T G. Peritoneal implantation of squamous cell carcinoma following rupture of a dermoid cyst during laparoscopic removal. Gynecol Oncol，2002，84（1）：180-183.

［24］周玲. 超声诊断卵巢囊肿蒂扭转的临床价值及影像学表现分析. 中国实用医药，2019，14（16）：57-58.

［25］吴伟斌，孟家晓，邹映文，等. 多层螺旋CT与超声在妇科急腹症中的诊断价值对照研究及影像表现分析. 现代医用影像学，2016，25（5）：917-919.

第七节　小儿黄体破裂

第一部分：提示和强调

当患儿生命体征不稳，腹腔大量积血或者合并活动性出血时，危急值分类为"红色"，需出具报告后10分钟内通报临床医生。

本病好发于育龄期女性，而青春早期女性比较少见。本病确切发病率国内尚未有报道，黄体囊肿破裂因其缺乏特异性临床表现，临床误诊率较高，尤其是发生于儿童右下腹时，容易误认为阑尾炎。因此，在临床工作中，我们应考虑患儿的年龄与发育程度，对于超过9岁的女性患儿，均应了解其月经史及有关的妇科情况。超声检查是诊断小儿卵巢黄体破裂的主要影像学检查方式。

黄体囊肿破裂因其出血量不同而临床表现不同，出血量较少者可无明显症状，而严重者可引起低血容量性休克，危及患者生命。

第二部分：分析与说明

【概述】　卵巢黄体囊肿破裂是女性月经来潮后特有的疾病，是导致女性自发性腹腔积血最常见的妇科疾病之一，多发生于月经周期第20～26天。卵巢黄体破裂起病急骤，若未能得到及时有效救治，可导致患者丧失生殖功能，甚至危及生命。因此早期确诊尤为重要。

【病因】　黄体是在卵巢周期的黄体期发展起来的功能性囊肿，当其直径超过30mm称为黄体囊肿。黄体囊肿是一薄壁血管结构，由1～2层黄体细胞组成，张力大、质脆而缺乏弹性，内含丰富血管。当囊肿压力过大或遭受外力作用时，则可发生黄体囊肿破裂出血。多发生于月经周期第20～26天，亦有少部分患者发生于月经周期第30～40天。右侧多见，文献报道在64%～94%不等，有学者认为这是因为右侧卵巢动脉由腹主动脉直接分支且动脉压力较高所致。

黄体囊肿破裂常见因素如下。

（1）自发性破裂：正常情况下，黄体内仅有少量出血，当黄体功能不全、先天性或后天性凝血机制异常时，可导致黄体出血增加，囊肿增大，继而发生破裂。

（2）外力性因素：当下腹部受到外力撞击，以及剧烈运动、用力咳嗽或排便时，腹腔内压力突然升高，也可导致囊肿发生破裂。

【症状体征】　卵巢黄体囊肿破裂缺乏特征性临床表现，月经中晚期骤然发生的腹痛是卵巢黄体破裂的主要症状。疼痛程度不一，早期多局限在单侧下腹部，如出血量少，则腹痛可逐渐减轻而痛感消失，如出血量大，则表现为持续性下腹坠痛，甚至出现危及生命的低血容量性休克，表现为皮肤苍白、四肢湿冷、心动过速、呼吸急促。部分患者伴有恶心、呕吐、腹泻、肛门坠胀等消化道症状。

【超声表现】

（1）子宫大小形态多正常，实质回声均匀，内膜线增厚。

（2）盆腔积液：盆腔内有液性无回声，内部可见密集光点回声和云雾状中等回声。当出血量较少时，液性无回声局限于患侧卵巢周围及子宫直肠凹陷内；当出血量较大时，液性无回声可扩展至结肠旁沟、肝肾、脾肾间隙等。

（3）附件区混合性包块：部分患者可见附件区混合性包块，边界不清，形态不规则，可探及卵巢包膜不连续及其内变形的囊性无回声。黄体边缘成角或呈网格样或渔网样结构。

（4）彩色多普勒：黄体周围可见半环状或环状血流信号。

（5）频谱多普勒：阻力指数多为低阻力型。

【其他检查方法】

1. 实验室检查　白细胞计数多不升高或升高不明显，可有血红蛋白下降。血或尿HCG测定阴性，但若妊娠黄体破裂，HCG可阳性。

2. CT检查　附件区囊性低密度灶，囊壁增厚、不连续，部分患者增强CT存在造影剂外溢，提示有活动性出血；盆腔、腹腔可见液性混杂密度影，CT值范围20～65Hu。

3. MRI检查　附件区囊性改变，囊肿内及腹腔内液体在急性期呈T_2WI低信号，在亚急性期呈T_1WI、T_2WI高信号，注入造影剂后，可见明显的造影剂外渗现象。

4. 诊断性穿刺　合并腹水的患者，可行超声引导下诊断性穿刺，若抽出不凝血，有助于诊断本病。

5. 腹腔镜检查　条件允许者可行腹腔镜检查，如术中发现卵巢肿大、有破裂口，即明确诊断，并可在腹腔镜下予以积极止血治疗。

【诊断及鉴别诊断】

1. 诊断　因卵巢黄体破裂缺乏特有症状，很容易误诊，文献报道误诊率可高达79.2%。黄体囊肿破裂的诊断是基于病史，月经中晚期骤然发生腹痛要想到卵巢黄体破裂的可能。超声检查腹盆腔可见积液，附件区可见混合性包块，结合实验室检查，如白细胞计数不高、血红蛋白下降、血或尿HCG阴性，即可明确诊断。

2. 鉴别诊断

（1）急性阑尾炎：腹痛为转移性右下腹痛，初为脐周隐痛，逐渐加重并转移至右下腹，可伴有恶心、呕吐、发热。白细胞计数及中性粒细胞百分比升高，而无血红蛋白下降。

（2）卵巢囊肿蒂扭转：既往有卵巢囊肿病史者要考虑到扭转的可能。影像学表现为由肿大的输卵管及扭转的系膜组成的索状结构，可见典型的"漩涡"征，伴或不伴有腹盆腔少量积液。

（3）异位妊娠：多见于育龄期女性，但在儿科工作中亦不要完全排除此疾病。异位妊娠多有停经史及不规则阴道流血史，血、尿HCG阳性。卵巢内可见异位妊娠囊，囊壁回声较卵巢高。

第三部分：病例展示

患儿女性，13岁，突发右下腹痛3小时入院。无恶心呕吐，无体重减轻，月经初潮12岁。末次月经20天前。实验室检查：白细胞计数$2.1×10^9/L$，中性粒细胞百分比69%，血红蛋白90g/L。尿妊娠试验（－），血HCG（－）。超声表现：子宫及左卵巢正常范围，右卵巢可见包膜不连续，其内可见形态不规则的囊性无回声区。腹腔可见中等量液性无回声区，可见弱点样回声（图5-7-1）。

诊断：

（1）右卵巢包膜不连续，黄体破裂不除外。

（2）腹水（中量）。

诊断分析：该患者突发右下腹痛，要想到阑尾炎、异位妊娠、右输尿管结石等疾病。该患者血尿HCG（-），可除外异位妊娠破裂；白细胞计数不高并且无转移性右下腹痛且超声检查阑尾外径6mm，可除外急性阑尾炎；右肾及右输尿管内未见积水及结石，可除外输尿管结石所致；二维超声可见右卵巢包膜不连续，卵巢内可见不规则无回声，彩色多普勒可见半环状血流信号，该患者腹痛发生在月经第三周，超声图像及病史都支持黄体破裂的诊断。

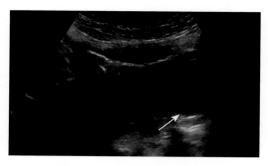

图5-7-1　病例展示超声图像

卵巢周围可见游离积液，卵巢包膜不连续，可见小破裂口，白色箭头所示

第四部分：测试

患儿女性，13岁，1周前无诱因出现阵发性腹痛，无恶心，呕吐，疼痛自行缓解，2日前疼痛加重，左下腹明显压痛，无反跳痛、肌紧张，未触及腹部包块。排尿正常。未排便。子宫大小正常，子宫内膜厚度13mm，实验室检查：白细胞计数$10.1×10^9$/L，中性粒细胞百分比48%，β-HCG＜1.2IU/L超声报告描述：左附件区可见稍高回声不均匀占位，大小约40mm×38mm，边界清晰，内透声不好，内呈网格样回声，边缘可见少许卵巢组织（图5-7-2）。彩色多普勒：占位内部未见明显血流信号（图5-7-3）。

问题：此病例考虑何种疾病？

答：该患者HCG不高，可除外异位妊娠破裂可能。该患者平时月经正常，目前处于月经周期第三周。盆腔可见中等量积液，内可见点状回声，附件区可见混合回声，要考虑黄体破裂出血的可能。该患者术后病理为黄体出血。

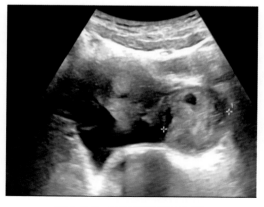

图5-7-2　测试病例超声图像

左卵巢内回声增高不均匀，内可见网格样回声，周边可见部分正常卵巢回声，子宫后方为盆腔积液

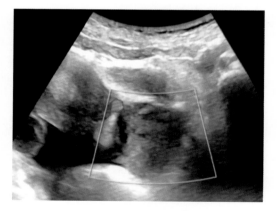

图5-7-3　测试病例超声图像

彩色多普勒显示占位内部未见明显血流信号

（韦　虹　郭彬彬　吴长君）

主要参考文献

［1］Lee J K，Bodur S，Guido R．The management of gynecological hemoperitoneum found to be associated with a ruptured corpus luteum cyst．Gynecological Surgery，2016，13（4）：1-7．

［2］骆效黎．不同年龄段儿童急腹症的临床特点分析．实用儿科临床杂志，2008，23（11）：839-840．

［3］陈辉，樊绮云，黄适贻．彩色多普勒超声对180例妇产科急症的诊断探讨．实用预防医学，2011，18（8）：1477-1478．

［4］郦凡，何英．儿童卵巢疾病10例误诊分析．中国当代儿科杂志，2012，14（2）：150-151．

［5］Fiaschetti V，Ricci A，Scarano A L，et al．Hemoperitoneum from corpus luteal cyst rupture：a practical approach in emergency room．Case Rep Emerg Med，2014，2014：252657．

［6］Gupta N，Dadhwal V，Deka D，et al．Corpus luteum hemorrhage：rare complication of congenital and acquired coagulation abnormalities．J Obstet Gynaecol Res，2007，33（3）：376-380．

第八节　小儿急性阑尾炎

第一部分：提示和强调

　　小儿急性阑尾炎的危急值分类为"橙色"，需出具报告后10分钟内通报临床医生。

　　急性阑尾炎虽然不一定都需要立即手术，但它是小儿外科最常见的急腹症。而且小儿急性阑尾炎发生穿孔的概率比成人高，可能在出现症状后6～12小时即迅速进展至穿孔，婴幼儿被确诊时已经穿孔的发生率更高，而穿孔后就失去了最佳手术时机，并发症及病死率也明显增加，所以如何确定极易穿孔的急性阑尾炎至关重要。

　　阑尾炎的超声表现为阑尾增粗肿胀，周围系膜肿胀。研究表明，超声发现阑尾周围较多渗出液、周围系膜明显增厚肿胀及阑尾黏膜下层的缺失都是阑尾穿孔的重要预测因素，而腹腔游离液体并不是特异性的。另外超声可以有效判断阑尾炎是否穿孔，为临床选择治疗决策提供依据。

　　小儿腹痛极为常见，虽然阑尾炎是最常见的急腹症。但是仍需要与内科疾病相鉴别，减少不必要的手术创伤。超声是诊断小儿阑尾炎的最佳最常用方法之一，超声诊断阑尾炎最为关键的一步是找到阑尾。小儿腹腔超声应常规检查阑尾。

第二部分：分析与说明

　　【概述】　急性阑尾炎是儿科最常见的急腹症，常见于5～15岁的儿童和青少年，其最重要的并发症是穿孔。因为阑尾一旦大范围穿孔就失去了最好的手术时机，所以坏疽性阑尾炎、阑尾腔张力极高的粪石梗阻性阑尾炎、急性阑尾炎穿孔早期或小穿孔均是需要小儿外科紧急处理的急腹症，属于超声危急值的"橙色"部分，一旦发现，应尽早报告给临床，以免延误治疗。穿孔后继发腹膜炎、腹腔粘连可导致肠梗阻，所以早期诊断、早期治疗对于改善患儿预后极为重要。

　　阑尾炎的病理表现与阑尾炎病变阶段相关：急性单纯性阑尾炎黏膜层充血；化脓性阑尾

炎时，阑尾腔内积脓，黏膜破坏，浆膜充血；坏疽性阑尾炎时，累及阑尾壁全层，阑尾壁坏死，周围较多渗出，此时极易发生穿孔。

【病因】　阑尾腔内阻塞是阑尾炎最常见的病因，其中粪石阻塞最为常见，因为小儿阑尾细小，容易发生阻塞及分泌物引流不畅，造成阑尾肿胀，张力增高，继而影响阑尾管壁血运，导致感染发生。其次引起阑尾炎的常见病因是细菌感染，致病菌多为金黄色葡萄球菌、大肠埃希菌，并可合并厌氧菌感染。

【症状体征】

（1）新生儿阑尾炎临床症状仅表现为哭闹、吐奶，或败血症症状。小儿阑尾炎最常见的症状是腹痛，典型的腹痛最早在脐周或上腹，后转移至右下腹，疼痛开始时呈间断钝痛，后来表现为持续剧烈疼痛，发生穿孔后腹痛可有一过性减轻。伴随症状包括恶心、呕吐和发热。

与成人比较，小儿急性阑尾炎呕吐多，恶心少，症状不典型时可仅表现为腹泻和里急后重（在盆腔形成阑尾周围脓肿时），或尿频尿痛（由于阑尾炎症靠近输尿管和膀胱而继发），而腹痛并不明显，也可不发热，症状不典型时容易导致临床误诊。

（2）最常见的体征是腹部压痛。在疾病早期，腹部可能很软，后期麦氏点压痛明显，也可出现反跳痛，如果是盲肠后位阑尾，疼痛可以随着髋关节的伸展而加重。因为小儿网膜发育不完全，不能包裹局限穿孔部位，所以与成人相比，小儿阑尾炎穿孔后更容易发生弥漫性腹膜炎，此时患儿腹部体征加重，通常会有腹部弥漫性压痛。研究表明，症状持续时间长、腹泻和高热与阑尾炎穿孔明显相关。小儿阑尾炎的穿孔率随患儿年龄的增长而降低。

【实验室检查】　急性阑尾炎的实验室检查主要是血常规和C反应蛋白，多表现为白细胞计数和C反应蛋白增高。

【超声检查】　阑尾炎的超声表现与病理类型相关，但无论哪种类型的阑尾炎超声均有周围系膜肿胀，呈片状高回声。

（1）单纯性阑尾炎：阑尾最大外径超过0.6cm，黏膜增厚。

（2）化脓性阑尾炎：阑尾管径全程增宽，外径多大于1cm，阑尾壁早期增厚，后期管腔张力特别高时可变薄，腔内可见脓液，液体透声差，张力高，也可见粪石，阑尾周围可有少量渗出。超声探头压痛最明显的点为阑尾肿胀处，阑尾不可压缩。

（3）坏疽性阑尾炎：超声表现与化脓性阑尾炎类似，炎症累及阑尾全层，部分肠壁发生坏死，阑尾壁分层消失，模糊不清，阑尾周围脓液渗出较化脓性阑尾明显增多。

（4）阑尾周围脓肿：阑尾炎穿孔后，因为积脓流出，阑尾张力明显减低，腔多萎瘪，部分可显示阑尾壁连续性中断，部分阑尾显示不清，阑尾周围可形成脓肿，位置不固定，多在右下腹肠间或盆腔，周围系膜增厚肿胀明显，粪石在阑尾炎穿孔中更为常见，部分患儿可在阑尾腔内或脓肿包块内看到粪石。

化脓性、坏疽性阑尾炎及阑尾周围脓肿多伴阑尾周围肠系膜淋巴结反应性肿大，淋巴结不一定很大，但形态饱满，实质回声更低，淋巴结周围脂肪组织回声增强，周围也可以有少许渗出。

不同于小儿阑尾炎，新生儿阑尾炎发现时多已穿孔，超声表现多不特异，有时可在积液内看到管腔萎瘪、管壁僵硬的阑尾，呈"等号"征。

早期阑尾炎或阑尾炎穿孔后或阑尾位置异常时超声可能会出现假阴性结果。阑尾炎假阴性结果最主要的原因是缺乏肠道超声检查技术和经验。在这种情况下，应全面扫查寻找阑尾炎的间接征象（系膜网膜增厚、积液、肿大淋巴结等）。但是，即使对于有经验的超声医生来说，阑尾有时也很难显示：特别是在阑尾位于盲肠后或盆腔及在非常肥胖的患儿中，在这些情况下，在紧贴右侧腹壁的右侧腹，充分压迫腹壁或让患儿左侧卧位可能探查到阑尾。另外没有显示阑尾全程是导致超声漏诊的另一个常见原因，而局限在尖端的局灶性阑尾炎的发生率约为5%。因此，应全程探查阑尾。有时坏疽性阑尾炎时阑尾壁的气体可能被误认为肠腔内的气体，或阑尾穿孔后周围脓肿形成，阑尾完全坏死是假阴性结果的罕见原因。此时，判断阑尾是否穿孔应结合白细胞计数、C反应蛋白、体温和腹膜刺激征范围是否较前增大等。

阑尾炎假阳性结果见于以下情况：右下腹其他管状结构炎症类似阑尾炎（梅克尔憩室炎、升结肠憩室炎）、周围肠管病变累及阑尾（末段回肠病变、克罗恩病、感染性小肠结肠炎等）。

【其他检查方法】

1. CT扫描成像　对诊断急性阑尾炎具有极高的敏感度，并且可以很好地区分阑尾炎是否穿孔。然而，由于CT的高剂量电离辐射，小儿疑似阑尾炎患者的首选检查方法仍是超声。

2. MRI　是诊断阑尾炎非常好的检查方法。其优点是具有很高的对比分辨率，诊断明确，对超声不能确诊的孕妇和小儿阑尾炎患者尤其有用，可避免CT辐射，缺点是造价高。

【诊断及鉴别诊断】

1. 诊断　典型的症状体征及实验室检查，临床通常可以做出明确诊断，但是当临床不能确定患儿是否存在阑尾炎时，超声检查有一定的诊断和鉴别诊断的作用。

2. 鉴别诊断

（1）梅克尔憩室炎：梅克尔憩室是胎儿出生后肠端卵黄管退化不完全形成的，是胃肠道最常见的先天性憩室，位于远端回肠系膜对侧缘，通常在脐周探及，其内常有异位的胃黏膜及胰腺组织，容易发生溃疡、穿孔等，首发症状通常是便血。当发生炎症时，症状与阑尾炎相似。超声表现为一段黏膜形态异常的肠袢，有盲端，周围系膜肿胀，也可有液体渗出，与阑尾炎的鉴别要点是没有附着在盲肠上。超声检查可以观察到阑尾超声表现正常。

（2）中性粒细胞减少性结肠炎：见于免疫功能低下的中性粒细胞减少症，通常见于血液系统恶性肿瘤化疗中的患儿。主要是由于肠道黏膜损伤，宿主防御能力受损和各种病原体感染导致。超声显示盲肠、升结肠壁增厚肿胀，周围系膜增厚肿胀。超声检查可以观察到阑尾超声表现正常。

（3）继发性阑尾炎：当内科疾病炎性肠病如克罗恩病、溃疡性结肠炎或肠结核等累及阑尾时，阑尾也可表现为增粗肿胀，鉴别要点是继发性阑尾炎病程长，抗感染治疗效果差，超声上多段肠壁受累，阑尾周围系膜肿胀多不如原发性阑尾炎明显等。

第三部分：病例展示

患儿男性，7岁，腹痛伴呕吐4天，发热3天，最高体温39.3℃。

超声报告描述：回盲部位于右下腹，阑尾近端外径0.9cm，张力不高，腔内可见液性回声，透声差，距离阑尾开口5.6cm处可见长径0.8cm的粪石回声（图5-8-1），周围可见局限性液性回声，范围4.8 cm×3.4cm，透声差，周围网膜及系膜包裹，右下腹网膜系膜周围及肠间见条片状低回声。右下腹肠系膜淋巴结较大1.0 cm×0.8cm，形态饱满，回声减低。余腹腔肠管未见增厚肿胀、未见扩张，未见"同心圆"征象（图5-8-2）。

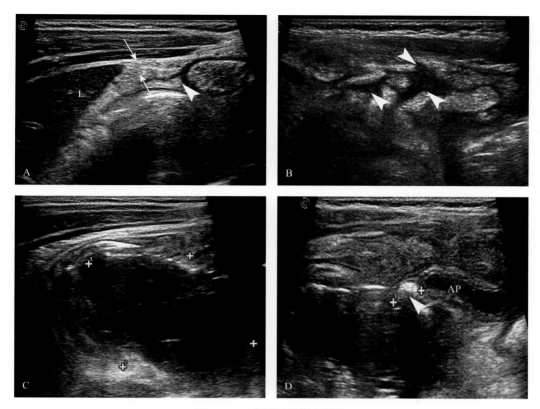

图 5-8-1　病例展示超声图像

A.肝右侧网膜、系膜增厚肿胀（回声增强）；B.增厚肿胀的网膜系膜周围条片状低回声；C.右下腹脓肿包块；D.粪石，近端阑尾张力不高。AP.阑尾

超声诊断： 粪石梗阻性阑尾炎穿孔并阑尾周围脓肿形成。

诊断分析：

1.学龄期儿童，先腹痛，后发热，首先考虑外科疾病，最常见的儿外科急腹症为阑尾炎。当临床怀疑阑尾炎时，以下 3 点是确诊急性阑尾炎的重要超声表现：①阑尾管径增宽；②阑尾周围系膜肿胀；③超声探头加压，阑尾处是腹部最疼的压痛点。超声没有看到阑尾，可以排除阑尾周围脓肿，但不能排除阑尾炎。

患儿体温较高，如果是阑尾炎注意有无穿孔。如果在进行外科手术之前诊断出阑尾炎穿孔，则治疗方法会发生重大变化。非手术治疗穿孔性阑尾炎会减少并发症的发生率。但穿孔小的阑尾需要紧急外科手术。如果阑尾周围仅少量脓肿时首先应用抗生素非手术治疗后，再进行阑尾切除术。大量的阑尾周围脓肿可通过超声引导介入引流治疗，而无须行剖腹手术。因此超声是阑尾穿孔周围脓肿形成时指导临床决策的重要工具。

2.如图 5-8-1 图 A 所示肝右侧网膜、系膜增厚肿胀，表明可能存在炎症，图 B 所示增厚肿胀的网膜系膜周围见条片状低回声，阑尾炎穿孔早期为脓液，后期为粘连索条，图 C 右下腹脓肿包块，因为网膜及系膜包裹，呈局限性，图 D 所示探及粪石，粪石梗阻性阑尾炎容易穿孔，在穿孔性阑尾炎患儿中，也容易发现粪石，阑尾炎穿孔后，近端阑尾张力减低，本例远端阑尾显示不清。

3.网膜及系膜增厚肿胀是腹腔炎症腹膜炎的重要表现，超声表现为片状高回声，初学者有时可能无法确定炎症的原发病，但是可以根据腹腔内片状高回声及患儿临床表现，在报告单结论部分提示考虑腹腔炎症原因待查，减少漏诊及纠纷。但是需要注意的是，婴幼儿阑尾发生穿孔后，由于网膜发育不完全，脓肿不容易局限，容易扩散至整个腹腔。如果大龄儿童腹腔弥漫性脓肿形成，超声同时表现为阑尾炎穿孔，要仔细观察网膜，注意是否有网膜缺如或发育不全。

第四部分：测试

患儿女性，4岁，腹痛、呕吐伴发热4天，腹泻3天。

请给出可能的超声诊断提示

诊断分析：①患儿4岁，腹痛腹泻呕吐及发热，临床需要鉴别内科疾病与外科疾病，主要是肠炎与阑尾炎相鉴别。超声首先需排除小儿最常见的急腹症：阑尾炎。②阑尾炎发病年龄越小，越容易发生穿孔，穿孔后越不容易局限。脓液流到直肠周围可引起腹泻症状。

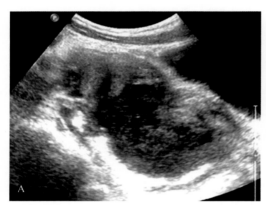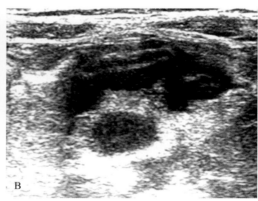

图5-8-2　测试病例超声图像

A.右下腹膀胱右后方局限性液性包块，范围54mm×30mm，透声差。B.回盲部位于右下腹，阑尾近端外径3mm，腔内呈低回声，张力低，呈"等号"征，阑尾周围条片状低-无回声区。阑尾深方肠系膜淋巴结较大10mm×8mm，形态饱满，余腹腔肠管未见增厚肿胀、未见扩张，未见"同心圆"征象

（郭彬彬　陈小雅　韦　虹）

主要参考文献

［1］贾立群，王晓曼．实用儿科腹部超声诊断学．北京：人民卫生出版社，2009：198-199.

［2］Salminen P，Paajanen H，Rautio T，et al. Antibiotic therapy vs appendectomy for treatment of uncomplicated acute appendicitis：the APPAC randomized clinical trial．JAMA，2015，313（23）：2340-2348.

［3］Amin P，Cheng D．Management of complicated appendicitis in the pediatric population：when surgery doesn't cut it．Semin Intervent Radiol，2012，29（3）：231-236.

［4］Dirks K，Calabrese E，Dietrich C F et al．EFSUMB Position Paper：Recommendations for Gastrointestinal Ultrasound（GIUS）in Acute Appendicitis and Diverticulitis．Ultraschall in Med，2019，40（2）：163-175.

［5］Trout A T，Towbin A J，Fierke S R，et al．Appendiceal diameter as a predictor of appendicitis in children：improved diagnosis with three diagnostic categories derived from a logistic predictive model．Eur Radiol，

2015，25（8）：2231-2238.

［6］Gongidi P，Bellah R D. Ultrasound of the pediatric appendix. Pediatr Radiol，2017，47（9）：1091-1100.

［7］Rice H E，Arbesman M，Martin D J，et al. Does early ultrasound affect management of pediatric appendicitis? A prospective analysis. J Pediatr Surg，1999，34（5）：754-759.

第九节　小儿睾丸扭转

第一部分：提示和强调

小儿睾丸扭转的危急值分类为"红色"，需出具报告后10分钟内通报临床医生。

在小儿急性阴囊疼痛和肿胀的病例中，睾丸扭转约占40%。属于小儿外科急症，其治疗原则是尽早复位扭转睾丸。若能在扭转6小时内复位，睾丸获救率在90%以上；在10小时内，则为70%；如不能及时复位，扭转超过10小时，由于精子细胞破坏过多，睾丸获救率仅为20%。所以早期诊断、及时手术治疗是提高治愈率及改善预后的关键。

小儿阴囊疼痛，超声首先要排查是否为睾丸扭转。睾丸扭转典型的超声表现为睾丸形态改变，回声减低伴有明显的非均质性改变，睾丸血流信号明显减少乃至消失，睾丸旁的高回声假性肿块，精索增粗，扭曲成团，呈"漩涡"征。当超声医生发现上述改变并结合临床表现考虑符合睾丸扭转的诊断时，应按危急值制度立即向临床医生汇报结果，让患儿在第一时间得到有效的临床救治，提高睾丸成活率，降低不良结局，并减少后期潜在的医疗纠纷。

第二部分：分析与说明

【概述】　睾丸扭转是指睾丸（精索）沿其纵轴扭转，睾丸扭转后是否发生缺血坏死与扭转程度及时间密切相关。扭转360°，12～24小时发生睾丸坏死；如果扭转720°，2小时即发生睾丸梗死。

超声是判断小儿睾丸是否发生扭转，扭转方向及扭转角度的首选检查方法。

【病因】　睾丸和精索本身的解剖异常导致睾丸活动度增大是发生睾丸扭转的主要病因。而睡眠中迷走神经兴奋使提睾肌收缩、睡眠中两腿经常挤压睾丸使其位置被迫改变是睡眠中或刚起床时发生睾丸扭转的诱因。激烈运动及外伤等偶尔也会诱发睾丸扭转。

睾丸扭转分两种类型：①鞘膜内型，也称睾丸扭转，此型多见，好发于青春期。②鞘膜外型，也称精索扭转，常发生于新生儿和1岁以内婴儿，扭转方向多是外侧向内侧扭转。

睾丸扭转导致睾丸血液循环障碍时，开始由于静脉压力较低管壁易塌陷，静脉回流首先受阻，造成睾丸充血水肿和缺血，因为动脉压力较高不易塌陷，随后才出现血流减少，最后动脉血供被完全阻断，造成睾丸严重缺血坏死并逐渐萎缩或血流再灌注损伤致睾丸功能丧失。

【症状体征】　小儿睾丸扭转通常突然发病。初期主要表现为患侧睾丸和阴囊剧烈疼痛和肿胀。体检可见阴囊肿胀，患儿高度紧张且难以触诊。

新生儿期睾丸扭转，在大多数情况下没有典型体征（发红、发热），阴囊的肿胀和变色很难与生理性皮肤变化及新生儿鞘膜积液区别开来，可能导致延迟治疗。

部分研究表明，幼儿（3～6岁）发生睾丸扭转时，可能临床表现为腹痛、恶心和呕吐，这些非特异性症状可能会导致误诊。

【实验室检查】 白细胞计数和分类可正常或轻度增高。

【超声检查】 睾丸扭转的超声表现与扭转分期及程度分型相关。

（1）二维超声：①急性期患侧睾丸肿大；②患侧睾丸上抬和形态改变；③急性期发病6小时内睾丸回声可无明显异常，随着扭转时间的延长，回声逐渐减低同时可伴有明显的非均质性改变，如放射状的低回声，提示组织坏死，极少数呈现片状或弥漫性回声增强，可能由于合并出血、梗死所致；④附睾可有肿大，表现为睾丸旁的高回声假性肿块等继发性改变；⑤精索增粗，扭曲成团，呈"漩涡"征；⑥鞘膜腔内可有积液；⑦产前发生的睾丸扭转超声表现为睾丸小，回声不均匀。

（2）多普勒超声：患侧睾丸血流信号明显减少乃至消失，这是重要且敏感的超声诊断依据。①当睾丸扭转早期先发生静脉回流障碍时，引起睾丸附睾及周围组织静脉性淤血及水肿，此时超声可探及动脉血流信号，血流信号减少，但并不消失，血流频谱表现为低速高阻。②如未能及时解除或发生完全扭转，静脉与组织肿胀不断加剧，引起睾丸动脉血供障碍，睾丸坏死和萎缩，超声表现睾丸血流信号完全消失。③如果睾丸扭转是扭转松解型，睾丸的血流信号可以增多，但血流频谱呈高速低阻。④当睾丸扭转时间超过24小时，除了睾丸内没有血流外，睾丸周围可能出现环绕血流，形成"晕环"征象。

近年来，随着超声技术的进展，新的检查方法为超声诊断疾病提供了更加多元化的选择，多模态已经广泛地用于疾病诊断及鉴别诊断中。有研究表明，实时剪切波弹性成像（SWE）可以用于睾丸扭转的诊断，睾丸扭转典型的SWE（实时剪切波弹性成像）表现为睾丸呈"硬环"征，精索呈"硬结"征。这一技术用于睾丸扭转的诊断仅仅是一种补充方法，起辅助作用，诊断最重要的超声表现还是二维超声和多普勒超声。

超声检查在诊断睾丸扭转中具有较高的敏感度和特异度，对睾丸扭转的早期诊断具有重要的价值，但仍可能发生假阴性和假阳性的结果，如上所述，睾丸内血流的存在并不能完全排除睾丸扭转。

超声检查过程：可以先横切同时显示两个睾丸，应用彩色多普勒或能量多普勒动态对比观察双侧睾丸回声及血流；再检查患侧，分别横切和纵切睾丸，观察睾丸回声及血流，记录频谱多普勒流速及阻力指数，如果睾丸回声不均匀，睾丸内局灶性血流丰富并局灶性无血流，提示可能存在间断性睾丸扭转；在机器参数设置相同的条件下，再检查健侧睾丸，对比双侧血流：比较双侧睾丸彩色血流及频谱，如患侧睾丸血流阻力指数增高，提示可能有不全扭转。可以描述"患侧睾丸血流略有增加或减少"或"双侧睾丸血流对称或不对称"；最后纵切及横切精索观察。

【诊断及鉴别诊断】

1. 诊断　典型的临床及超声表现可以确诊。超声诊断睾丸扭转及与其他疾病鉴别最重要的表现：①睾丸血流信号减少或消失。②精索扭曲。再次需要强调的是：第一，如果患侧睾丸血流减少不明显，应该注意调节彩色增益、彩色壁滤波、彩色血流速度范围等，避免因仪器调节不当造成的假阴性，并结合能量多普勒检查，提高诊断率；第二，应特别注意识别仍然存在血流的睾丸扭转，如睾丸扭转早期、不全扭转及间断性睾丸扭转；第三，睾丸血流减少不仅见于睾丸扭转，精索扭曲的"漩涡"征也是超声诊断睾丸扭转的重要依据，应寻找有无精索扭曲，但也要注意这一征象在新生儿睾丸扭转中作用有限；第四，与典型的精索扭曲形成的"漩涡"征相比，超声检查更为常见的是附睾区假性肿块的形成。第五，睾丸的回声变化与睾丸扭转的程度、时间、坏死程度及预后相关；第六，阴囊内睾丸缺如的急腹症患儿，要高度怀疑隐睾扭转的存在。

2. 鉴别诊断

（1）睾丸炎和附睾炎：睾丸炎和附睾炎的症状和体征与睾丸扭转相似。超声表现为附睾增大，主要以附睾头增大为主，回声减低或增高，阴囊壁增厚，睾丸正常或增大，局灶性或弥漫性回声均匀减低或增强。多普勒显示附睾及睾丸血流信号丰富。但是当睾丸出现局部或间歇性扭转并反复出现睾丸疼痛，超声上很难鉴别二者，因为睾丸血流可能仍然存在，但与对侧相比有所减少，或与对侧对称。如果与无症状侧相比血流明显减少，则更应考虑诊断为睾丸扭转。

（2）睾丸附件扭转：多发生于学龄期儿童。声像图表现为附件增大，通常位于附睾头与睾丸上极之间，呈高回声结节。通常附睾头增大，睾丸大小正常。多普勒显示附件无血流信号，附睾头血流信号丰富，睾丸血流信号正常。

（3）阴囊血肿：这类患儿一般有明显的外伤史，声像图表现为增厚，鞘膜腔内可有积液，透声差。

（4）腹股沟疝嵌顿：腹股沟部出现不能复位的疼痛性肿块。声像图表现为阴囊内和（或）腹股沟区探查到肠管或网膜，睾丸正常。

第三部分：病例展示

患儿男性，12岁，右侧阴囊痛17小时。

超声报告描述：右侧睾丸较左侧增大，大小3.0cm×1.5cm×1.8cm，回声不均匀减低，可见片状低回声，内未见血流信号。左侧睾丸大小2.5cm×1.5cm×1.5cm，实质回声均匀，血流信号未见异常。右侧附睾头肿大，大小14mm×13mm，呈高回声结节状，回声不均匀。左侧附睾头大小8mm×7mm，回声均匀。右侧精索增粗，扭曲成团，自上而下呈顺时针旋转，角度为360°，呈"漩涡"征（图5-9-1）。

超声诊断：右侧睾丸扭转。

诊断分析：①学龄期儿童阴囊疼痛，首先应注意有无急症，即睾丸扭转。其次考虑与其他阴囊疼痛疾病相鉴别。②超声检查发现"右侧附睾肿大，位于睾丸旁呈高回声结节状，右侧睾丸较左侧增大，回声不均匀减低，血流信号消失"。但是睾丸血流减少不仅见于睾丸扭转，也可以见于嵌顿性腹股沟疝等外源性压迫精索内动脉的疾病，所以除了关注阴囊的超声表现，继续探查精索及腹股沟区，超声发现精索增粗，扭曲成团，呈"漩涡"征。腹股沟区未见异常回声。③上述超声表现，可以诊断睾丸扭转，下一步应用探头追踪精索确定睾丸旋转方向及评估扭转角度，这一结果应该在报告中有所体现，对急诊医生为扭转睾丸做手法复

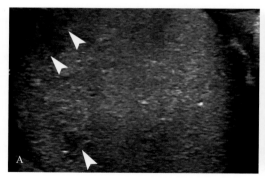
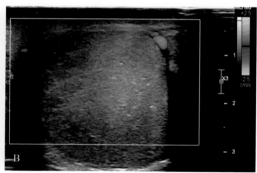

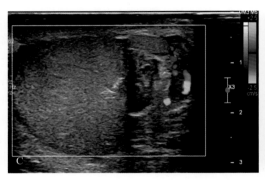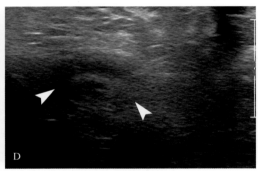

图5-9-1　超声表现

A.二维睾丸超声。睾丸内回声不均匀，片状低回声区（箭头）。B.彩色多普勒超声。睾丸内血流信号消失。C.睾丸旁假性肿块。睾丸旁附睾肿大结节样。D.精索超声。精索扭曲形成的"漩涡"征（箭头）

位时有参考意义，需要强调的是手法复位不能替代手术治疗睾丸扭转，而仅仅是为了尽早再灌注的临时措施，为准备手术留出时间，为提高睾丸成活率争取时间，这一方法尤其适用于需要转院手术治疗的患儿。

第四部分：测试

　　患儿男性，12岁，左侧会阴部疼痛5小时。

　　超声所见：双侧睾丸大小正常，实质回声均匀，血流信号未见异常。双侧附睾大小正常，回声均匀。双侧精索正常，腹股沟区未见异常回声。

　　问题：会阴部疼痛，阴囊及腹股沟正常，下一步检查方向为？

　　思路：应该拓宽检查范围。①观察肛周有无炎症。②左侧髋关节，是否有化脓性髋关节炎。肛周超声未见异常。

　　左侧髋关节周围软组织肿胀，可见积液，透声差。

　　超声诊断： 左侧髋关节炎。

（郭彬彬　韦　虹　吴长君）

主要参考文献

［1］蔡威，孙宁，魏光辉. 小儿外科学. 5版. 北京：人民卫生出版社，2014.

［2］岳林先. 实用浅表器官和软组织超声诊断学. 北京：人民卫生出版社，2011.

［3］Yagil Y, Naroditsky I, Milhem J, et al. Role of Doppler ultrasonography in the triage of acute scrotum in the emergency department. J Ultrasound Med，2010，29（1）：11-21.

［4］Xue E, Yu Y, Lin L, et al. Application value of real-time shear wave elastography in differential diagnosis of testicular torsion. Med Ultrason，2020，22（1）：43-48.

［5］Afsarlar C E, Cakmakci E, Demir E, et al. Novel prognostic grayscale ultrasonographic findings in the testis from a comprehensive analysis of pediatric patients with testicular torsion. J Pediatr Urol，2019，15（5）：480. e1-e480. e7.

［6］Manivel V, Mirmiran B. Ultrasound-Guided Manual Testicular Detorsion in the Emergency Department. J Emerg Med，2019，S0736-4679（19）：30803-0.

［7］Badji N，Abdesslem C，Hadji N E．Strangulated inguinal hernia complicated by testicular ischemia due to permeability of peritoneo-vaginal canal．Pan Afr Med J，2018，29：76.

［8］McDowall J，Adam A，Gerber L，et al．The ultrasonographic "whirlpool sign" in testicular torsion：valuable tool or waste of valuable time? A systematic review and meta-analysis．Emerg Radiol，2018，25（3）：281-292.

［9］夏焙. 小儿超声诊断学. 2版. 北京：人民卫生出版社，2013.

［10］Nussbaum Blask A R，Rushton H G．Sonographic appearance of the epididymis in pediatrictesticular torsion．AJR Am J Roentgenol，2006，187（6）：1627-1635.

［11］Bandarkar A N，Blask A R．Testicular torsion with preserved flow：key sonographic features and v alue-added approach to diagnosis．Pediatr Radiol，2018，48（5）：735-744.

［12］Yağız B，Hancıoğlu S，Balcı Ö，et al．Management of perinatal testicular torsion：experience of two tertiary centers．Pediatr Surg Int，2020，36（8）：959-963.

第十节　新生儿心脏病危急值

新生儿心脏病危急重症包括心脏压塞、心功能不全、危重先天性心脏病、重度肺动脉高压等，鉴于心脏压塞和心功能不全在成人部分已有讲述，本章重点论述新生儿危重先天性心脏病。

新生儿危重先天性心脏病

第一部分：提示和强调

动脉导管依赖型先天性心脏病和房间隔依赖型先天性心脏病均为较危重状态，危急值分类为"红色"，需出具报告后10分钟内通报临床医生。

患儿多数出生后有不同程度的发绀，进食或哭闹时加重，可为全身性，也可为差异性发绀。部分患儿出生后不久出现明显的心力衰竭症状，或者数日内出现进行性缺氧、生长发育迟缓，并有反复呼吸道感染等表现。发绀通常随动脉导管、卵圆孔缩小而迅速加重，一旦完全闭合则出现非常严重的缺氧、发绀、代谢性酸中毒，多数迅速死亡。所以新生儿危重先天性心脏病是新生儿期致死性疾病。

但是由于危重先天性心脏病患儿在出生后早期可能没有明确的特征，多仅表现为发绀，杂音不典型，导致早期诊断困难。超声是诊断新生儿危重先天性心脏病最重要的方法之一：节段分析诊断法是先天性心脏病正确诊断的关键。如果发现患儿为动脉导管依赖型和（或）房间隔依赖型先天性心脏病，则为危重状态。

对于新生儿危重先天性心脏病，积极合理的治疗是挽救生命的唯一方法。准确进行术前评估是制订最优手术方案、把握最佳治疗时机的前提。超声可以鉴别新生儿期危重先天性心脏病，为手术提供合理的建议，有利于临床制订最优的手术方式，可避免延误治疗而危及生命。

第二部分：分析与说明

【概述】　先天性心脏病是指胚胎在母体内发育过程中，由于各种原因导致心血管系统发育异常，婴儿出生时即存在的心血管系统结构畸形和（或）功能异常的病变。新生儿危重先天性心脏病一般是指多发的心脏大血管严重结构畸形，造成血流动力学严重异常，在新生儿期就会表现出症状，致患儿出现难以纠正的低氧血症、酸碱失衡，并进行性恶化，或并发反复呼吸道感染、心力衰竭，内科治疗难见成效，一般需要外科或者介入治疗才能生存。

新生儿危重先天性心脏病主要包括两类：动脉导管依赖型先天性心脏病，房间隔依赖型先天性心脏病。动脉导管依赖型先天性心脏病血液供应多数来自于未闭的动脉导管和（或）其他侧支循环，一旦动脉导管闭合或有闭合趋势，将很快出现严重缺氧及进行性酸中毒，危及生命，迅速导致死亡。动脉导管依赖型先天性心脏病又可分为3类：①依赖动脉导管供应肺部血流的先天性心脏病：包括肺动脉狭窄、室间隔完整型肺动脉闭锁、伴室间隔缺损的肺动脉闭锁、严重的三尖瓣下移畸形、其他心脏复合畸形伴肺动脉闭锁或狭窄（如合并重度肺动脉瓣狭窄的法洛四联症）等右心系统梗阻疾病。②依赖动脉导管供应主动脉血流和冠状动脉血流的先天性心脏病：包括左心发育不良综合征、重度的主动脉狭窄或主动脉弓缩窄、主动脉弓离断、严重的二尖瓣狭窄、Shone综合征等左心系统梗阻疾病。③室间隔完整的完全型大动脉转位：室间隔完整的完全型大动脉转位既是动脉导管依赖型也是房间隔缺损依赖型先天性心脏病。房间隔依赖型先天性心脏病左心房的血液来源为右心房，所以必须有房间隔缺损或卵圆孔开放，使混合于右心房的氧合和未氧合血液得以流入左心房，从而进入体循环动脉，供血身体各部位，否则患儿无法生存。

下面我们就几种相对常见的具体疾病进行讲述。

（一）室间隔完整型肺动脉闭锁

【概述】 室间隔完整型肺动脉闭锁（pulmonary atresia with intact ventricular septum，PA/IVS）是一组少见、严重、复杂的发绀型动脉导管依赖型先天性心脏病，占先天性心脏病的1%～3%。本病患儿在出生后均有发绀，该病自然病死率极高，多在婴儿期死亡，如果不进行药物治疗和手术干预，患儿2周内死亡率达50%，6个月内死亡率为85%。幸存者多并发有心内畸形，如粗大动脉导管未闭和巨大房间隔缺损（图5-10-1）。新生儿期一经诊断即应尽早进行手术治疗，多数情况需要急诊或限期手术。本病的临床诊断和治疗均较为困难，预后极差。

室间隔完整型肺动脉闭锁的患儿肺部的血液供应多数来自于未闭的动脉导管和（或）其他侧支循环，一旦动脉导管闭合或有闭合趋势，将很快出现严重缺氧及进行性酸中毒，危及生命，迅速导致死亡。PA/IVS解剖变异大，病理解剖包括肺动脉瓣的完全梗阻、发育不良且发育程度不等的右心室及三尖瓣、伴或不伴冠状动脉畸形（图5-10-1）。

【症状体征】 多数患儿为足月新生儿，出生时体格发育通常正常，没有明显的临床症状，肤色多数正常。但通常在出生后头1天或者数日内，出现进行性缺氧，一般状态差，喂奶困难，呼吸急促，鼻翼扇动，皮肤苍白厥冷，活动能力低，

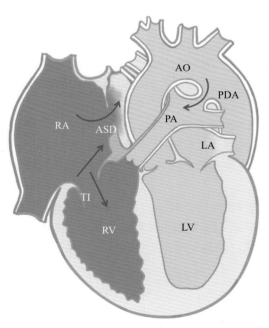

图 5-10-1　室间隔完整型肺动脉闭锁示意图
ASD.房间隔缺损，该处为右向左分流；PDA.动脉导管未闭，该处为左向右分流

生长发育迟缓，体重不增等，少数可猝死。出生后有不同程度的发绀，进食或哭闹时加重。

发绀通常随动脉导管缩小而迅速加重，一旦完全闭合则出现非常严重的缺氧、发绀、代谢性酸中毒，多数迅速死亡。三尖瓣关闭不全和心力衰竭较严重者，通常有周围水肿等。

体检时脉搏多数为正常或细速，伴明显三尖瓣关闭不全者可出现胸前突出，多数有左心室搏动增强，一般没有震颤。可有肺部啰音、周围静脉扩张、水肿和肝大等。

心脏听诊多数无特异性表现，第二心音单一明亮，可有第三心音、第四心音和奔马律，约50%的患儿没有明显的心脏杂音，有的在心前区有较轻而柔和的收缩期杂音或连续性杂音，第一心音之后可有喷射性咯喇音。伴三尖瓣关闭不全者，胸骨左缘靠近剑突部位有全收缩期杂音，可伴震颤。

【超声检查】　超声心动图显示室间隔连续完整，肺动脉瓣闭锁时呈团状或带状强回声，无启闭运动，未探及明确的肺动脉瓣启闭现象，漏斗部严重狭窄或闭塞，右心室内径增大、右心室壁增厚、右心室腔狭小或右心室腔内径在正常范围、甚至扩大。肺动脉主干闭锁者，超声心动图可不显示漏斗部及肺动脉瓣，仅显示动脉导管连于主肺动脉，与左右肺动脉相连。三尖瓣回声增强，关闭不拢或脱垂，部分患者三尖瓣位置下移。三尖瓣口舒张期血流不能显示，或仅显示局限于瓣口微量血流信号，伴有动脉导管未闭的患者，肺动脉端可探及源于降主动脉的左向右的双期连续性的分流频谱，最高峰值流速位于收缩期，而肺动脉瓣口无血流信号通过（图 5-10-2）。伴有房间隔缺损者，可观察到房水平右向左的分流（图 5-10-2）。

另外，超声可以测定三尖瓣与二尖瓣直径的比值，该指标可作为参考指标提供一些右心室发育程度的证据。新生儿三尖瓣与二尖瓣直径的比值 < 0.7，提示右心室发育不良，建议在一期手术时加做体肺分流。

检查主要诊断该病并评估右心室和三尖瓣的发育情况、肺动脉瓣的闭锁类型和肺动脉的发育情况及冠状动脉是否存在畸形，为临床提供确诊和分型的依据，指导外科选择手术方式。

超声不足之处是对于冠状动脉畸形的判断不够准确，应进一步行心导管检查明确。对于没有条件行心导管检查的单位，可根据三尖瓣Z值预测冠状动脉畸形。有证据提示三尖瓣Z值

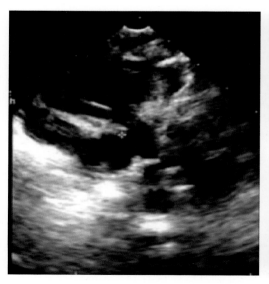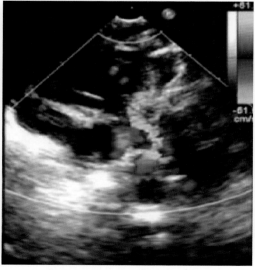

图 5-10-2　胸骨旁大动脉短轴切面示肺动脉瓣膜闭锁及动脉导管供血

图片提供者：哈尔滨市儿童医院超声科 吴明君医生

越小，同时存在冠状动脉畸形可能越大，甚至有学者认为Z值＜-2.5即有助于预测冠状动脉瘘和RVDCC（右心室依赖型冠状动脉循环）。

【其他检查方法】

1.心导管检查　怀疑合并冠状动脉畸形的PA/IVS，建议行心导管检查。能够直观显示冠状动脉畸形及特点，评估冠状动脉瘘的位置和大小，并提供右心室形态学和部分指标，如右心室指数（RVI）、右心室发育指数（RVDI），辅助判断右心室发育情况。

2. CT和MRI　CT和MRI在PA/IVS诊断中不常规使用。CT和MRI可显示肺动脉发育情况和侧支循环建立情况。

【诊断及鉴别诊断】

1.诊断　超声心动图能够清晰显示本病的病理解剖改变及血流动力学变化，是确诊本病的无创诊断方法。

2.鉴别诊断　①三尖瓣闭锁：在三尖瓣闭锁，虽然右心室腔发育极小，右心室壁增厚，与右心室发育不全型的患者的右心室发育极为相似，但所有三尖瓣闭锁患儿均有室间隔缺损，并且肺动脉瓣叶的开放幅度可正常；但是，在部分三尖瓣闭锁患儿，可伴有肺动脉瓣狭窄，肺动脉瓣开放受限，彩色多普勒观察时可见血流通过狭窄的肺动脉瓣口时，血流速度增高。故在检查过程中，如注意到肺动脉瓣的情况，两者不难鉴别。②重症法洛四联症：重症法洛四联症中肺动脉瓣重度狭窄，右心阻力负荷明显增加，右心室明显增厚，右心室腔狭小，主动脉骑跨的程度较轻时易于与本病相混淆，但如注意有无室间隔缺损同时并存，肺动脉瓣口可探及红五彩镶嵌色的高速血流通过，即能将两者相鉴别。

第三部分：病例展示

新生儿女性，26小时，心脏超声CDFI未见肺动脉瓣血流信号，动脉导管供血，呈双期花色血流信号（图5-10-3）。超声心动图显示室间隔连续完整，肺动脉瓣闭锁、未探及明确的肺动脉瓣启闭现象，右心室内径增大、右心室壁增厚。在伴有房间隔缺损者，可观察到房水平右向左分流的蓝色血流。

超声诊断：PA/IVS

诊断思路：当动脉导管分流量较大时，分流束可沿肺动脉的外侧壁达肺动脉瓣水平并出现折返，显示与过肺动脉瓣相同蓝色血流信号，需要仔细辨别，不要误诊为过肺动脉瓣血流。

PA/IVS的肺动脉闭锁多位于瓣膜水平，大动脉位置关系相对正常，主肺动脉及左右肺动脉发育尚可，必定伴有心房水平的右向左分流及未闭合的动脉导管，房水平及动脉导管水平的分流量决定患儿存活时间的长短，一般房间隔缺损及动脉导管直径越大，患儿生存时间相对延长。

动脉导管依赖型先天性心脏病的心脏超声评价：①心脏解剖结构的完整性评估，包括心腔的

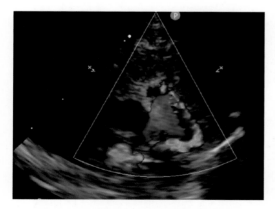

图5-10-3　病例展示超声图像胸骨旁大动脉短轴切面示肺动脉瓣膜闭锁及动脉导管供血

病例提供者：厦门市儿童医院超声科　陈晓康医生

大小，尤其是心室的大小，房室瓣的大小和开放，明显的房室瓣狭窄和相应的心室的发育不良，很可能意味着动脉导管依赖性。②心内缺损大小和分流模式。识别和评价流出道的大小和通畅也能够提示是否为动脉导管依赖性。③肺动脉流出道的狭窄或闭锁，可能是左向右分流的动脉导管依赖型先天性心脏病。④主动脉流出道的狭窄或闭锁，可能是右向左分流的动脉导管依赖型先天性心脏病。

第四部分：测试

第一个病例：新生儿，男，18小时，高频超声肺动脉长轴切面见肺动脉瓣叶增厚（箭头所指处）、闭锁，未见开放（图5-10-4）。

第二个病例：新生儿，男，22小时，A：高频超声示肺动脉瓣结构纤细（箭头所指处），肺动脉主干及分支发育良好；B：CDFI未见明显肺动脉瓣血流信号（图5-10-5）。

问题：第一个病例与第二个病例可以得出怎样的诊断？两者之间的鉴别是什么？

答：第一个病例超声诊断为PA/IVS（真性PA），第二个病例超声诊断为功能性PA（假性PA）。真性PA的肺动脉瓣膜性闭锁，瓣叶增厚，回声增强，未见瓣膜随心脏搏动而启闭活动。功能性PA是结构正常的肺动脉瓣在右心室射血期间不能正常开启，通常与埃布斯坦综合征、马方综合征、三尖瓣瓣膜发育不良和短暂性心肌缺血

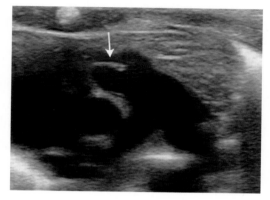

图5-10-4　测试病例超声图像高频超声肺动脉长轴切面见肺动脉瓣叶增厚（箭头所指处）、闭锁，未见开放

病例提供者：厦门市儿童医院超声科　陈晓康医生

伴三尖瓣反流等疾病相关；假性PA高频超声显示肺动脉瓣、主干发育良好，瓣叶纤细，回声未见明显增强，可伴中-重度三尖瓣反流，肺动脉瓣未见血流信号，舒张期右心室流出道可见

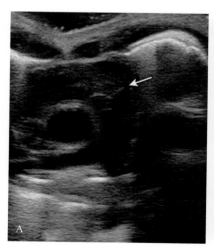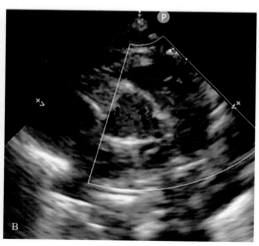

图5-10-5　测试病例超声图像

A.高频超声示肺动脉瓣结构纤细（箭头所指处），肺动脉主干及分支发育良好；B.CDFI未见明显肺动脉瓣血流信号

自肺动脉瓣的反流信号。经临床治疗后短期内复查，瓣膜启闭活动正常。心脏解剖结构正常的新生儿亦可出现功能性PA。功能性PA可能与围生期缺氧导致的肺血管阻力增高相关，部分患儿可有窒息抢救史。其与PA/IVS均表现为发绀，听诊可闻及胸骨左缘3/6级收缩期杂音，即使吸入100%浓度氧气，血氧饱和度也仅能维持在80%～90%。常规床旁超声心动图难以清晰显示瓣膜结构，而高频超声显示肺动脉瓣膜结构及活动情况具有较大优势。PA是罕见的伴发绀的复杂型先天性心脏病，肺循环仅能通过动脉导管和（或）主肺动脉间侧支血管实现供血，应用前列腺素E以维持动脉导管血流、尽早施行手术是治疗的唯一途径。功能性PA则因肺血管阻力升高导致肺动脉瓣无法开启，吸入一氧化氮及扩张肺血管可降低肺循环阻力。动脉导管分流早期可维持肺循环血流，但可能因增加肺循环血流量而使病情进一步恶化；早期准确诊断肺动脉是否为真性闭锁，判断肺动脉主干、左右肺动脉、体-肺动脉间侧支和右心室发育情况对选择治疗方式及评估疗效具有重要意义。

（二）主动脉弓离断

【概述】 主动脉弓离断综合征（interrupted aortic arch，IAA）是一组罕见畸形，系主动脉弓两个节段之间没有血流直接连通，造成主动脉弓缺如或仅残留纤维束，其中，主动脉弓和降主动脉之间完全离断者称为主动脉弓离断或缺如，两者之间仍有残余纤维束而内腔互不通者称为主动脉弓闭锁，二者血流动力学状态无差别。该病占先天性心脏病的1%～4%，虽然发病率低，但属于新生儿危重型先天性心脏病，预后很差，若治疗不及时，约75%出生后1个月内死亡，90%在1年之内死亡。

单纯的主动脉弓离断非常罕见，常合并心内畸形。常见的合并畸形为室间隔缺损、动脉导管未闭，称为"主动脉弓离断三联征"，绝大部分合并动脉导管未闭，极少部分没有动脉导管未闭的病例则通过侧支血管为降主动脉供血。根据升主动脉与降主动脉中断的位置可将主动脉弓离断分为3型：中断的位置在左锁骨下动脉开口以远部位（A型）、在左颈总动脉和左锁骨下动脉之间（B型）、在无名动脉起点和左颈总动脉之间（C型）（图5-10-6）。

【症状体征】 患儿出生后，由于肺动脉的阻力下降，心内的左向右分流量增加，可较早出现明显的心力衰竭，多数有呼吸困难、进食困难、发绀、周围动脉灌注明显减少并发育不良等表现。体格检查时，通常可观察到差异性发绀，四肢的血压和脉搏可有明显差异，部分表现为近心端血压高，远心端血压低，部分出现右上肢血压高而左上肢与双下肢血压低。少数可观察到侧支循环体征。伴有肺动脉高压、心力衰竭或其他合并畸形时，可有相应的体征。

【超声检查】

1.超声检查目的及临床价值 ①明确主动脉弓离断的部位，与无名动脉、左颈总动脉和左锁骨下动脉的远近关系，离断部位距降主动脉的长度。②合并畸形的探查，肺动脉高压情况。③侧支循环情况。④术后评估吻合口通畅情况，关注有无残余梗阻的形成。

2.超声表现

（1）胸骨上窝主动脉弓长轴切面显示正常的升主动脉上升弧度消失，且位置内移，近乎垂直向上延伸，升主动脉与降主动脉的连续性中断。根据中断的位置确定分型，降主动脉借未闭的动脉导管（PDA）与肺动脉相通，动脉导管多粗大，犹如主动脉弓（易误诊为主动脉弓）。

（2）心底大动脉短轴切面显示升主动脉内径明显变细，小于肺动脉内径的40%，左高位

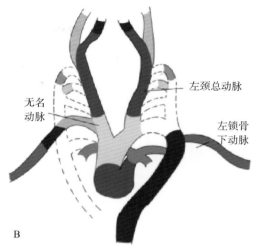

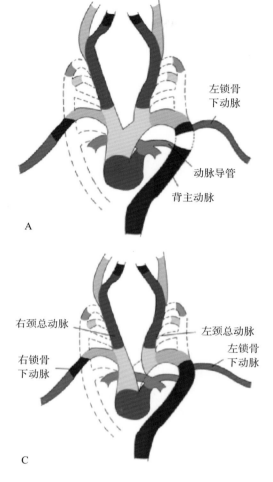

图5-10-6　主动脉弓离断示意图

A. A型，中断位置在左锁骨下动脉开口以远部位；B. B型，中断位于左颈总动脉和左锁骨下动脉之间；C. C型，中断位于无名动脉起点和左颈总动脉之间（图片提供者：中国医科大学附属盛京医院超声科任卫东医生）

切面可见左右肺动脉、动脉导管形成的"三指征"。

（3）四腔心及左心室长轴切面可见左心扩大，左心室壁厚，合并肺动脉高压时，右心室扩大肥厚。并可见较大的室间隔缺损，室水平以左向右分流为主。

（4）CDFI：主动脉弓内血流中断，未闭的动脉导管可见右向左为主的分流信号。

【其他检查方法】

1. 胸部X线　肺血增多，通常主动脉结构显示不清，无名动脉增粗，降主动脉影通常不明显，心脏扩大，肺动脉段突出或呈瘤样扩张。少数可有肋骨压迹等侧支循环的表现。

2. 心导管检查和心血管造影　表现类似于最严重的主动脉缩窄，心导管不能直接通过主动脉近端到达其远端，通常可从肺动脉经未闭的动脉导管进入降主动脉。升主动脉造影可显示离断病变的部位、类型和其他合并畸形。

3. CT和MRI　均可直接显示主动脉弓离断位置，可进行明确诊断，明确主动脉弓部病变累及长度及分支动脉情况。

【诊断及鉴别诊断】

1. 诊断　二维超声心动图可直接显示主动脉弓部离断的病理解剖部位，是诊断本病的主要检查方法。多普勒超声检查有助于显示其血流动力学的变化。对于部分图像质量较差的患儿，超声心动图可进行提示性诊断。

2.鉴别诊断　主动脉严重缩窄时，狭窄远端血管的灌注压力及流量显著下降，这时腹主动脉血流速度下降，加速时间延长，甚至成为持续存在于全心动周期的单相血流，通常与主动脉弓离断合并细小PDA患者的腹主动脉血流改变相同，其在肺动脉与降主动脉之间存在压差。此时，两者需要鉴别，需要特别仔细观察主动脉弓降部看似离断的部分是否还存在着细小、不易显示、走行迂曲的连接或者血流信号。

第一部分：（如上所述P357）

第二部分：（如上所述P357）

第三部分：病例展示

新生儿，女，生后10小时，呼吸急促入院。超声所见：胸骨上窝切面见主动脉弓连续性中断，中断位置位于左侧锁骨下动脉起始部以远处，左心室长轴、大动脉短轴及心尖四腔心切面见室间隔缺损，室水平以左向右分流为主；大动脉短轴及胸骨上窝切面见动脉导管未闭，大动脉水平以右向左分流为主（图5-10-7）。

超声诊断：先天性心脏病主动脉弓离断（A）型；动脉导管未闭；室间隔缺损。

注：本例患儿诊断过程中误将动脉导管当成左肺动脉，并可见大动脉短轴切面的"肺动脉分叉"图像，后仔细扫查发现起源于降主动脉，而左肺动脉发育不良未显示。诊断为合并左肺不张。

诊断分析：术前超声诊断主动脉弓离断或缩窄时，观察重点包括主动脉弓部病变位置及累及长度、分支动脉是否在病变部位发出、心脏功能及主动脉瓣发育情况。

在实际检查过程中，缺乏经验的检查者可能会遗漏主动脉弓离断。原因主要是由于在胸骨上窝探查时，主动脉弓部较细的部位位于扇形图像的"扇尖"部位，其解剖结构显示不全，

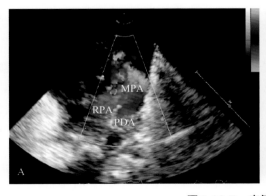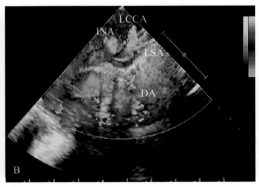

图5-10-7　病例展示超声图像

A.大动脉短轴切面示动脉导管未闭；B.胸骨上窝切面示主动脉弓中断。INA.无名动脉；DA.降主动脉；LCCA.左颈总动脉；LSA.左锁骨下动脉；MPA.主肺动脉；PDA.动脉导管未闭；RPA.右肺动脉（病例提供者：中国医科大学附属盛京医院超声科 任卫东医生）

而扩张的肺动脉-PDA-降主动脉的连接被误认为是主动脉弓降部。在大部分被漏诊的患者，探查通常是由于检查者的经验不足，对主动脉弓离断合并VSD的病理解剖及血流动力学的改变，缺乏深入了解。在胸骨上窝切面探查主动脉弓时，充分显露，尽量使主动脉弓近段、水平段及降部显示完整，彩色多普勒重点观察主动脉弓内血流是否连续。

多数主动脉弓离断患者合并VSD，对于VSD较大的患者，若其升主动脉内径发育细小和（或）二尖瓣器发育异常，肺动脉因流量增大显著增宽，甚至呈瘤样扩张，或在肺动脉压力增高的程度与VSD的大小及患者的病程不相匹配时，应高度警惕，合并主动脉弓离断的可能性。

主动脉弓离断未合并VSD的患者多数合并主-肺动脉窗，因此，在检查主-肺动脉窗患者时，应注意检查主动脉弓，观察其是否存在异常。对肺动脉内径明显增宽、重度肺动脉高压者，升主动脉的血流大量分流入肺动脉内，且血流速度较快者，应考虑主动脉弓离断的可能性。

主动脉弓离断患者如肺动脉高压程度较重，PDA内径较粗，肺动脉向降主动脉的右向左分流灌注压高，腹主动脉血流速度及频谱形态可正常；如PDA细小，肺动脉与降主动脉之间压差显著者，腹主动脉血流速度下降，血流频谱加速时间延长，甚至成为持续存在于全心动周期的单相血流，与主动脉严重缩窄所致腹主动脉血流频谱改变相似，需进一步鉴别。

在B型或C型主动脉弓离断患者，可能出现左锁骨下动脉窃血现象，超声检查发现左椎动脉的血流逆流，而右椎动脉血流方向正常，其血管内径增粗，血流量增大；如出现双侧椎动脉血流逆流，则提示为B型或C型主动脉弓离断合并迷走右锁骨下动脉。

第四部分：测试

新生儿，男，生后2日，呼吸急促4小时。查体：血氧饱和度83%，右上肢血压70/45mmHg，左上肢血压75/50mmHg，双下肢血压均为65/40mmHg。心脏超声显示：房间隔缺损3.5mm，卵圆孔未闭2.5mm，心房水平见左向右为主的双向分流；粗大管型动脉导管未闭直径6.3mm，大动脉水平见右向左为主的双向分流；室间隔缺损6.4mm，心室水平见左向右为主的双向分流；二、三尖瓣少量反流；升主动脉发育不良（内径3mm），远端呈分叉状，依次发出右颈总动脉、左颈总动脉，左颈总动脉未与降主动脉相连，左锁骨下动脉起自降主动脉起始部，右锁骨下动脉起自右肺动脉起始部（图5-10-8）。

问题：请描述超声有哪些阳性所见？如何得出诊断？

答：心脏超声显示升主动脉发育不良，远端呈分叉状，依次发出右颈总动脉、左颈总动脉，左颈总动脉未与降主动脉相连，左锁骨下动脉起自降主动脉起始部，为主动脉弓离断（B型）。右锁骨下动脉起自右肺动脉起始部为右锁骨下动脉异常起源（孤立性右锁骨下动脉）。行CTA明确诊断。孤立性锁骨下动脉为罕见主动脉弓发育异常，锁骨下动脉与主动脉的连续性中断，锁骨下动脉通过未闭的动脉导管与同侧肺动脉相连；常合并其他心脏结构异常及染色体异常。病因可能在于右前主动脉弓、右颈总动脉远端及右后主动脉弓退化，右锁骨下动脉实际起自右动脉导管，伴发B型主动脉弓离断，左锁骨下动脉则由左动脉导管供血，胚胎期双主动脉弓不同位置退化致主动脉弓发育差异。单纯孤立性右锁骨下动脉由右动脉导管供血，右上肢血氧饱和度及血压低于左上肢，常因右动脉导管闭合而引起右上肢严重

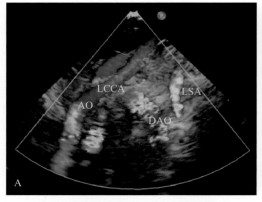
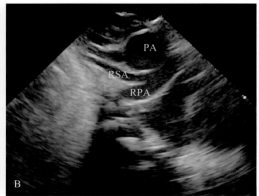
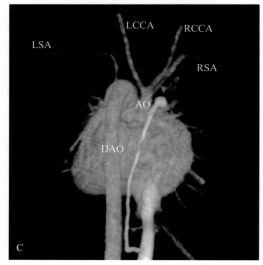

图5-10-8 测试病例超声图像

A.升主动脉发育不良发出左颈总动脉，主动脉弓部未与降主动脉相连，左锁骨下动脉起自降主动脉起始部；B.右锁骨下动脉起自右肺动脉起始部；C.CT血管造影示主动脉弓于左颈总动脉至左锁骨下动脉处中断，左锁骨下动脉起自降主动脉起始部，右锁骨下动脉起源于右肺动脉根部。AO.主动脉；LCCA.左颈总动脉；PA.肺动脉；DAO.降主动脉；RPA.右肺动脉；RSA.右锁骨下动脉；RCCA.右颈总动脉；LSA.左锁骨下动脉（病例提供者：甘肃省妇幼保健院功能检查科李天刚医生）

缺血。因为本病例为B型主动脉弓离断合并孤立性右锁骨下动脉，所以双侧上肢动脉压基本相当，并且高于双侧下肢动脉压。该患儿染色体核型分析结果显示22q11微缺失，家属放弃治疗。

（三）完全型肺静脉异位引流

完全型肺静脉异位引流（total anomalous pulmonary venous connection，TAPVC）是指全部肺静脉未直接引流入左心房，而是直接或间接经体静脉引流入右心房系统（图5-10-9），是一种少见的发绀型房间隔依赖型先天性心脏病，占先天性心脏病的1.5% ～ 3.0%，对血流动力学影响较严重，预后极差，如不采取手术干预，75% ～ 80%的患儿在1岁以内死于充血性心力衰竭。

完全型肺静脉异位引流分为心上型、心内型、心下型及混合型四型，其中心下型和混合型大多数在婴幼儿期死亡。此病均有房间隔缺损或卵圆孔开放，其他并存的心脏血管畸形有动脉导管未闭、主动脉缩窄、永存动脉干等。

【症状体征】 症状体征与TAPVC分型及是否合并引流部位梗阻相关，合并肺静脉严重阻塞者，通常在出生后当日即有明显的临床表现，可出现肺水肿，有明显的呼吸困难和发绀，

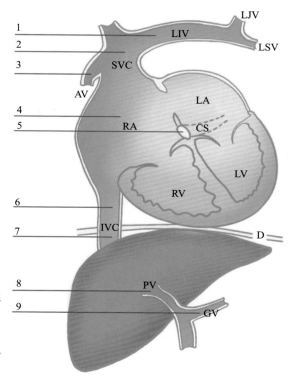

图5-10-9　完全型肺静脉异位引流的肺静脉畸形引流部位

1.左无名静脉（LIV）；2.右上腔静脉；3.奇静脉（AV）；4.右心房；5.冠状静脉窦（CS）；6.膈肌上下腔静脉；7.膈肌下下腔静脉；8.门静脉（PV）；9.胃静脉（GV）；D.膈肌

可出现喂养困难、发绀、呼吸急促、鼻翼扇动、四肢末端湿冷、心率增快等表现，并有反复呼吸道感染。部分患儿出生后不久可出现明显的心力衰竭症状，只有少数患儿没有明显心力衰竭，相对平稳地度过婴儿期，甚至儿童期。无引流部位梗阻性病变且房水平分流量较大者，出现症状晚，发绀通常不明显。发绀可呈间歇性，随体力活动而加重。少数可出现杵状指、趾。有的患者出现左侧胸廓隆起，肝脏肿大。听诊有心音变化及杂音。当患儿胸骨左缘出现连续性杂音，多数提示肺静脉畸形引流部位存在狭窄病变。出现心力衰竭的患者可有相应体征。

【超声检查】

1.主要目的　①明确异位引流的类型；②有无肺静脉梗阻；③心脏大小和伴发畸形；④有无肺动脉高压；⑤术中与术后的随访。

2.TAPVC共同超声表现　左心房小，壁光滑，左心房无肺静脉汇入（肺静脉与左心房不连接），右心房、右心室内径增大，室间隔呈反向运动，伴有房水平右向左分流，肺动脉增宽，患儿因房间隔缺损存活。

3.各型TAPVC超声表现

（1）心上型：超声显示上腔静脉增宽，肺静脉汇合点及其共同肺静脉干。左心室长轴和心尖四腔观可见肺静脉管状回声位于左心房后方，经胸骨上窝或胸骨旁短轴观可显示肺静脉汇合的典型声像图，动态扫查4条肺静脉汇合为共干，肺静脉共干汇入上腔静脉。

（2）心内型：此型肺静脉异位引流经冠状静脉窦时，超声显示左房室沟处冠状静脉窦扩张，胸骨旁左心长轴观显示略向前上方膨突至左心房。CDFI显示扩张的冠状静脉窦与左上腔静脉连接，因血流量增加而出现血流信号增强。如果未显示冠状静脉窦扩张，可追踪显示肺静脉入右心房的位置，诊断肺静脉异位引流至右心房。

（3）心下型：此型肺静脉异位引流经剑突下显示经膈肌的下行静脉声像，肺静脉经心房的后方，向下汇入下腔静脉或门静脉。心下型肺静脉异位引流常有狭窄，导致静脉回流受阻，CDFI可显示局部血流梗阻。

4.彩色多普勒成像重点内容　可发现血流自右心房经ASD向左心房分流，与单纯ASD相反。彩色多普勒成像重点内容：①识别垂直静脉与永存左上腔静脉，其血流方向相反；②识别肺静脉与伪像；③显示异位引流的梗阻，局部狭窄。梗阻部位包括肺静脉总干、垂直引导静脉或限制性房水平分流（小的房间隔缺损甚至卵圆孔未闭）。肺静脉异位引流的患儿常有不同程度的左心发育落后，表现为左心房和左心室小，Z值负值增大，超声心动图应常规检测左心室舒张末期容积、左心室容积指数、左心室质量、每搏量、心排血量等，评价左心室发育。定期超声心动图评价肺动脉压的动态变化，应用三尖瓣反流和肺动脉瓣反流的压差，定量肺动脉压收缩压和舒张压。

【其他检查方法】

1.X线检查　肺纹理增多，肺动脉段突出，右心房、右心室增大。年龄较大的心上型完全型肺静脉异位引流的患儿，位于左上纵隔的垂直静脉和位于右上纵隔的扩张上腔静脉与位于下纵隔的右心房和右心室构成"8"字形心影。

2.心脏造影

（1）右心导管可经过腔静脉系统和右心房直接进入肺静脉，也可由右心房经未闭卵圆孔或ASD进入左心房。

（2）心上型完全性肺静脉异位连接，上腔静脉和无名静脉血氧含量高于股动脉血氧含量，接近肺静脉，下腔静脉血氧含量不高，而右心房血氧含量很高。

（3）心下型完全性肺静脉异位连接的下腔静脉血氧含量高，而上腔静脉低。

（4）肺动脉和肺静脉造影可显示异位肺静脉、垂直静脉的走行。造影可显示位于心脏后方的汇总静脉与腔静脉、右心房或冠状静脉窦等相连，并可显示血流径路及扩张的肺静脉。

3.CT表现　术前CT检查明确肺内静脉发育情况。

（1）增强扫描：CT可清晰显示两心房的形态及上、下腔静脉结构。

（2）三维重建：可以显示异位引流的肺静脉与腔静脉、右心房的连接关系，显示引流部位。直观显示上述细节，有利于手术方案的设计。

4.心电图　提示右心室和右心房肥大。

5.心导管检查　提示右心房压增高，肺血流量与肺动脉压亦增高，周围动脉血氧含量低。

【诊断及鉴别诊断】

1.诊断　在诊断完全型肺静脉异位引流方面，超声心动图已基本上取代了传统的心血管造影，可做出明确诊断，进行分型；但对于混合型及心下型，由于发病率较低，积累的经验较少，容易漏诊。

2.鉴别诊断

（1）无顶冠状静脉窦：冠状静脉窦的顶部缺如，剑下双心房观，其分流与共同肺静脉干的血流通过冠状静脉窦引流入右心房的血流动力学改变极为相似。但在无顶冠状静脉窦患者，多切面观察房间隔，均未能探及房间隔部位的回声中断，仅在剑突下双心房断面，可观察到左心房的血流通过顶部缺如的冠状静脉窦进入右心房。

在引流入冠状静脉窦的心内型TAPVC患者，冠状静脉窦明显扩张，可检出肺静脉形成的共同肺静脉干引流入冠状静脉窦的开口，并同时伴有ASD及房水平的右向左分流。

（2）部分型房室间隔缺损：肺静脉引流入冠状静脉窦的心内型，常容易与部分型房室间隔缺损相混淆。如果检查者缺乏经验，常将扩张的冠状静脉窦壁视为房间隔的残端组织，而误将心内型肺静脉异位引流诊断为部分型房室间隔缺损。应采用多切面、多方向扫查，注意房室瓣环部位有无房间隔残端组织。如在某个角度可探及房间隔残端组织，则应考虑可能是心内型肺静脉异位引流；通过观察有无共同的肺静脉干及冠状静脉窦是否扩张，即可做出鉴别。

第一部分：（如上所述P357）

第二部分：（如上所述P357）

第三部分：病例展示

　　患儿男性，数天，呼吸困难、发绀入院，血氧饱和度减低，需要持续给氧。超声所见：左心室长轴切面示右心室内径明显增大，室间隔与主动脉前壁夹角增大，室间隔连续完整，室水平无分流；大动脉短轴示右室流出道内径明显增宽，主肺动脉内径增宽；四腔心切面示左心房内未见肺静脉开口，右心房室明显增大，CDFI示三尖瓣大量反流，CW示三尖瓣反流跨瓣压差约124mmHg，估测肺动脉收缩压约139mmHg；剑下切面示卵圆孔未闭，约4mm，呈右向左分流，右心房增大，左心房缩小，左心房内未见肺静脉开口，肺静脉汇成共同静脉腔，通过奇静脉汇入下腔静脉，奇静脉增宽，下腔静脉内血流速度增快（图5-10-10）。

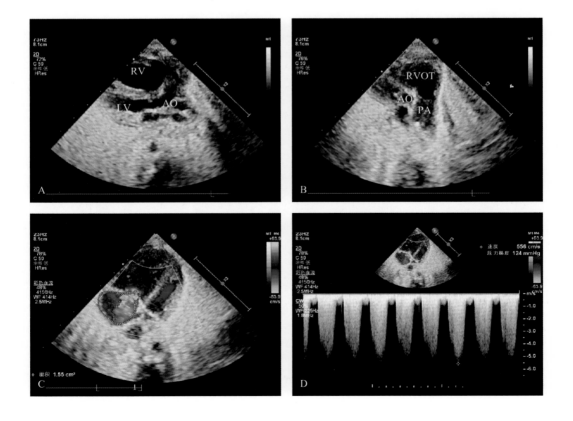

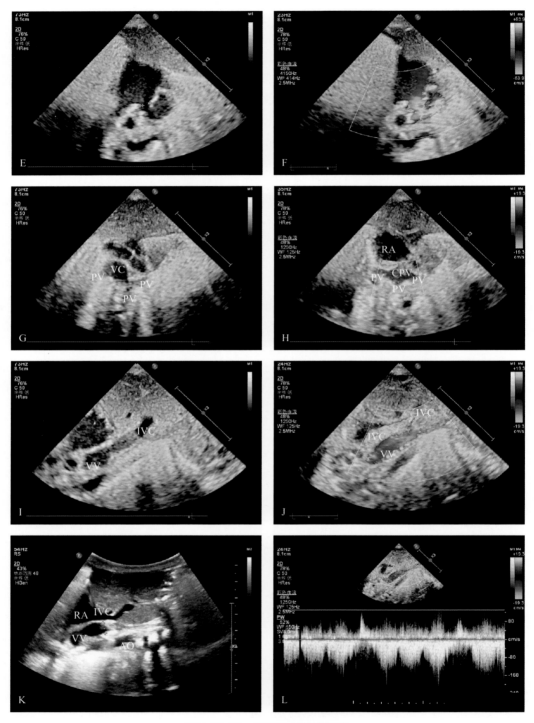

图 5-10-10　病例展示超声图像

A.左室长轴切面示右室内径明显增大，室间隔连续完整；B.大动脉短轴示右室流出道内径明显增宽，主肺动脉内径增宽；C、D.四腔心切面示左房内未见肺静脉开口，右心房室明显增大，CDFI示三尖瓣大量反流，CW示三尖瓣反流跨瓣压差约124mmHg，估测肺动脉收缩压约139mmHg；E、F.剑下切面示卵圆孔未闭4mm，呈右向左分流，右房增大，左房缩小，左房内未见肺静脉开口；G、H、I、J、K、L.肺静脉汇成共同静脉腔，通过奇静脉汇入下腔静脉，奇静脉增宽，下腔静脉内血流速度增快（病例提供者：河南省焦作市人民医院超声科　康素玲医生）

　　超声诊断：先天性心脏病；完全型心下型肺静脉异位引流（引流入下腔静脉）；卵圆孔未闭，房水平右向左分流；三尖瓣大量反流；肺动脉高压。

　　诊断分析：超声心动图超声表现：左心房小，壁光滑，左房无肺静脉汇入（肺静脉与左房不连接），右心房、右心室内径增大，室间隔呈反向运动，伴有房间隔缺损或者卵圆孔未闭，肺动脉增宽。在所有TAPVC患者，彩色多普勒均可观察到房水平以右向左为主的双向分流，或右向左分流（左向右分流显示为红色，右向左分流显示为蓝色）。各类型TAPVC可有不同的多普勒表现。心上型肺静脉异位引流超声心动图显示肺静脉管状回声位于左房后方，经胸骨上窝或胸骨旁短轴图可显示4条肺静脉汇合为共干，肺静脉共干汇入上腔静脉，上腔静脉增宽。心内型肺静脉异位引流左房室沟的冠状窦扩张，或者追踪显示肺静脉入右房。心下型肺静脉异位引流经剑突下显示经膈肌的下行静脉声像，肺静脉经心房的后方，向下汇入下腔静脉或门静脉。心下型肺静脉异位引流常有狭窄，静脉回流梗阻。

　　TAPVC发病率低、畸形复杂，诊断相对困难。当发现右心明显增大、房水平右向左分流，同时新生儿出生即有严重的发绀等缺氧表现，并且难以纠正，要仔细观察肺静脉的引流部位，观察左心房内有无肺静脉开口。心上型会出现上腔静脉增宽，胸骨上窝可以发现降主动脉左侧血流方向向上的垂直静脉；心内型可以发现冠状静脉窦增宽；心下型可以发现增宽的门静脉或下腔静脉等。

　　对于房间隔依赖型先天性心脏病，除了常规检查房室大小、瓣膜结构及大动脉外，应该进一步判断是否存在房间隔缺损，房间隔缺损的分流是左向右分流、右向左分流还是双向分流，新生儿房间隔缺损右向左分流多为复杂畸形。

　　完全型肺静脉异位引流患者的预后与ASD的大小、共同肺静脉的内径、引流途径中有无狭窄有极大的关系，如ASD较小或引流途径中出现狭窄，将会影响患者的预后。

第四部分：测试

　　新生儿，男，数天，发绀，氧分压低，需要呼吸机维持呼吸。超声表现：右心大、肺动脉增宽、房水平右向左分流；室间隔连续完整，室水平无分流；左心房小，左心房内未见肺静脉开口；第二肝门切面示门静脉主干及左右支均明显增宽、流速增快，肺静脉汇成共同静脉腔通过奇静脉汇入门静脉，门静脉入口处血流色彩明亮，血流速度增快（图5-10-11）。

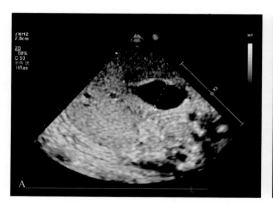
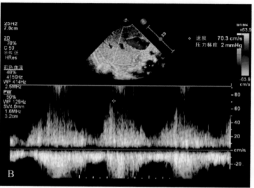

图5-10-11　测试病例超声图像

A.门静脉主干及左右支均明显增宽、流速增快；B.门静脉血流速度增快（病例提供者：河南省焦作市人民医院　康素玲医生）

问题：本病例超声表现有哪些阳性所见？超声诊断是什么？

答：右心增大、肺动脉增宽，表明右心负荷增加，需排除肺动脉瓣狭窄等；室间隔连续完整，室水平无分流，可排除法洛氏四联症等动脉圆锥畸形；房水平右向左分流，不除外房间隔依赖性先天性心脏病；左心房小，左心房内未见肺静脉开口，考虑肺静脉异位引流；肺静脉汇成共同静脉腔通过奇静脉汇入门静脉，门静脉主干及左右支明显增宽、流速增快，门静脉入口处血流色彩明亮，血流速度增快，考虑为完全型心下型肺静脉异位引流（引流入门静脉）。患儿为新生儿，发绀、氧分压低，需要呼吸机维持呼吸也支持这一诊断。

超声诊断：先天性心脏病；完全型心下型肺静脉异位引流（引流入门静脉）；卵圆孔未闭，房水平右向左分流。

（四）完全型大动脉转位

完全型大动脉转位（transposition of great artery，TGA）指心房与心室连接一致，心室与大动脉连接不一致，解剖结构上主动脉与右心室相连，肺动脉与左心室相连。完全型大动脉转位是新生儿期最常见的发绀型先天性心脏病，发病率为0.2‰～0.3‰，占先天性心脏病总数的5%～7%，居发绀型先天性心脏病的第二位。室间隔完整的完全型大动脉转位既是动脉导管依赖型也是房间隔缺损依赖型先天性心脏病。

完全型大动脉转位的预后很差，易发生心力衰竭，死亡率高，如不进行手术治疗，通常早期夭亡，未经治疗者30%于出生后数日内死亡，50%在1个月内死亡，90%在1年内死亡。

完全型大动脉转位的胚胎学形成机制与圆锥动脉干的分隔与旋转异常有关。主动脉下方出现圆锥，与三尖瓣不直接连续，肺动脉下方圆锥消失，与二尖瓣之间为纤维连续，大血管前后的相对关系出现反转，主动脉从原来的后位转为前位，从右心室发出，后位的肺动脉由左心室发出。常见主动脉在肺动脉的右前方，也可见主动脉在肺动脉的正前方、左前方，极少数位于肺动脉的右后方。

完全型大动脉转位形成体循环和肺循环之间相互平行的循环系统，两个循环系统必须依靠室水平、房水平和大动脉水平存在的血流混合维持患儿生命，其血流动力学改变取决于是否伴有其他畸形，左右心血液沟通混合程度及肺动脉是否狭窄。超声可明确诊断，并能判断是否合并其他畸形。根据畸形情况完全型大动脉转位分为3类：完全型大动脉转位并室间隔完整、完全型大动脉转位合并室间隔缺损、完全型大动脉转位合并室间隔缺损及肺动脉狭窄。完整型或仅合并小房室间隔缺损的完全型大动脉转位因混合血少，更危重，更需要及早救治。存活的婴儿，一般都合并大的室间隔缺损或单心室，或同时合并室间隔缺损与肺动脉狭窄，部分患者可仅合并房间隔缺损（图5-10-12）。

【症状体征】 临床表现为发绀，出现早，半

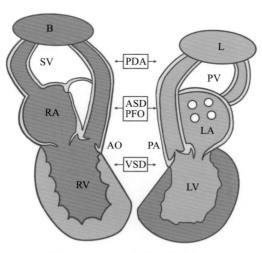

图5-10-12 完全型大动脉转位

体循环与肺循环形成两个并行循环，上、下腔静脉回流的静脉血通过右心进入主动脉供应全身，而肺静脉回流的氧合血则通过左心进入肺动脉到达肺部。患者必须依靠心内交通（卵圆孔未闭、房间隔缺损、室间隔缺损）或心外交通（动脉导管未闭、侧支血管）进行血流混合

数出生时即存在，绝大多数始于1个月内。随着年龄增长及活动量增加，发绀逐渐加重。发绀为全身性，若同时合并动脉导管未闭，则出现差异性发绀，上肢发绀较下肢重。出生后3～4周婴儿出现喂养困难、多汗、气促、肝脏肿大和肺部细湿啰音等进行性充血性心力衰竭等症状。患儿常发育不良，早期出现杵状指、趾。

【超声检查】 超声心动图检查应按节段分析法识别各结构的连接关系，确定大动脉之间的位置关系、动脉干下圆锥（漏斗部）、冠状动脉起源与分支、并发畸形（室间隔缺损、肺动脉狭窄、房间隔缺损、动脉导管未闭等），包括术中经食管超声和术后超声心动图评价，另外需测量左右心室大小，评估室间隔的位置，评估左、右心室压力；测量主动脉、肺动脉内径及两者比值，评估肺动脉高压情况。

二维超声显示房室连接正常，心室大动脉连接不一致，则可确立诊断。完全型大动脉转位在左心室长轴观可见主动脉与肺动脉起始部交叉关系消失呈平行排列，主动脉位于右前方，起自右心室，肺动脉位于左后方，起自左心室，主动脉瓣的位置高于肺动脉瓣；胸骨旁大动脉短轴切面中可显示主动脉与肺动脉根部的位置关系，可见主动脉与肺动脉为两个环状回声，无环绕关系，在绝大多数病例中，主动脉瓣位于肺动脉瓣的右前方，也可见主动脉在肺动脉的正前方、左前方，极少数位于肺动脉的右后方。探头稍朝上，可见位于后方的肺动脉分叉为左、右肺动脉。主动脉主干较长，显示有无名动脉、左颈总动脉、左锁骨下动脉等分支。

剑突下切面可同时显示两侧心室的流出道及大动脉，对诊断完全型TGA特别有价值。

彩色多普勒超声检查有助于心内分流方向、大小的判定及合并畸形的检出。胸骨上窝主动脉弓长轴切面容易显示未闭的动脉导管。在显示肺动脉时，CDFI可见经动脉导管的分流血流。剑突下四腔或双房切面常用于检查有无卵圆孔未闭或房间隔缺损，结合多普勒检查可评估分流量。室间隔缺损常见于流出道间隔及膜周部，胸骨旁左室长轴切面是显示对位不良流出道间隔缺损的最佳切面。术前对冠状动脉解剖类型的正确判断也十分重要。

【其他检查方法】 选择性右心室造影时可见主动脉发自右心室，左心室造影可见肺动脉发自左心室，选择性升主动脉造影可显示大动脉的位置关系，判断是否合并冠状动脉畸形。选择性造影准确显示冠状动脉的起源位置和畸形，TGA常合并冠状动脉畸形，行大动脉调转手术需要移植左、右冠状动脉，左、右冠状动脉的位置与移植的距离有关，移植中任何冠状动脉的扭曲和狭窄都会导致手术失败。单侧冠状动脉畸形可给左、右冠状动脉移植带来困难。

【诊断及鉴别诊断】

1.诊断 超声心动图检查是目前无创检出本病的最佳方法之一。二维超声可清晰显示心房、心室、大动脉位置及其相互之间的连接关系和空间方位。检查时，应按节段分析法的顺序，依序确定心房位、心室袢、大动脉的空间方位及其相互之间的连接关系等。彩色多普勒超声可探及室水平的双向分流。若合并的VSD面积大于主动脉瓣口开放的面积，室水平的分流压差极小，分流通常呈层流状态，血流速度较低。合并肺动脉狭窄者，心室搏入主肺动脉的血流为高速湍流，呈五彩镶嵌色。大动脉转位伴有动脉导管未闭的患者，可于主肺动脉内探及源于降主动脉的双期连续性血流。

2.鉴别诊断

（1）右心室双出口：右心室双出口为部分型大动脉转位，易与完全型大动脉转位相混淆，尤其是右心室双出口的大动脉转位类型。主动脉起源于右心室，而肺动脉骑跨于室间隔之上，大部分从右心室发出，与TGA的主要差别在于大动脉的骑跨。因此，应从多角度、多切面观察，以便对两者进行鉴别。如果超声探测切面的角度不能与检查部位的心脏结构垂直，所获得的骑跨度可出现误差，显示大动脉起源的心室不够满意，容易造成误诊，因此，应反复细致观察，准确判断大动脉的起源部位和骑跨的程度。完全型大动脉转位肺动脉瓣与二尖瓣直接连接且主动脉与肺动脉多呈前后位；而右室双出口的主动脉与肺动脉并列。

（2）肺动脉闭锁合并室间隔缺损：大动脉转位型肺动脉闭锁，主动脉位于右前方，起源于右心室。肺动脉闭锁位于瓣膜水平，尚可观察到主肺动脉腔及左、右肺动脉。若显示肺动脉的起源不清楚，可探查剑突下右心室流出道、双动脉长轴断面，有利于两者进行鉴别。

第三部分：病例展示

早产儿，男，生后1日。出生后口周发绀，哭声响亮，皮肤颜色发绀。

【超声检查】 心脏位置正常，房室连接一致，心室与大动脉连接不一致，主动脉位于右前方，发自解剖右心室，肺动脉位于左后方，发自解剖左心室，右心房、右心室稍增大。房间隔卵圆窝区缺损4.6mm（Ⅱ孔型），左向右分流；室间隔未见明显中断。左位主动脉弓，动脉导管未闭，肺动脉端内径4.9mm，双向分流，收缩期左向右分流速度1.3m/s（图5-10-13）。

超声提示：先天性心脏病：完全型大动脉转位（室间隔完整）；房间隔缺损（Ⅱ孔型）；动脉导管未闭；肺动脉高压。

心脏CT动态增强及CTA提示：完全型大动脉转位；房间隔缺损；动脉导管未闭。

给予抗感染、蓝光照射去黄、静脉营养等对症支持治疗，并给予前列地尔维持动脉导管开放。患儿在第14天行"完全型大动脉转位纠治术＋房间隔缺损修补术＋动脉导管结扎术"，手术治疗后顺利出院。

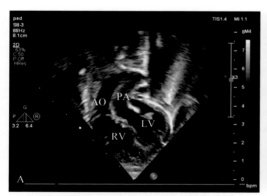
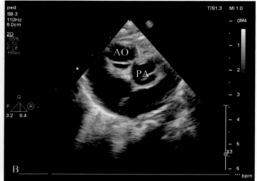
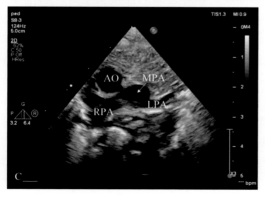

图5-10-13 病例展示超声图像

A.剑突下心室流出道切面示两条大动脉呈左右平行关系，主动脉发自解剖右心室，肺动脉发自解剖左心室；B、C.短轴切面示大动脉失去正常环抱关系，主动脉位于右前方，肺动脉位于左后方。AO.主动脉；MPA.主肺动脉；RPA.右肺动脉；LPA.左肺动脉（病例提供者：郑州大学第三附属医院超声科 栗河舟、姜竹医生）

　　诊断分析：超声检查时应多切面探查室间隔缺损、房间隔缺损及动脉导管，测量大小，判断大动脉是否合并狭窄，有无左室流出道梗阻、肺动脉瓣及瓣下狭窄，显示主动脉弓的位置，除外主动脉缩窄或离断。经主动脉根部及肺动脉根部短轴切面显示冠状动脉起源与走行方向。术前超声心动图检查应进行完整的心脏功能评价，包括左室舒张末期容积、每搏量及射血分数等，有助于选择手术方式和判断预后。

　　完全型大动脉转位患儿处于缺氧状态，所以动、静脉血液混合越多，患儿越安全，如合并大的动脉导管，合并大的室间隔缺损或单心室，或同时合并VSD与肺动脉狭窄。如果动脉导管在新生儿期趋于闭合，虽静脉泵入前列腺素E$_1$，但有时依然难以维持导管开放。当合并较大的室间隔缺损时，较多氧合血可通过室水平分流进入主动脉，提高患儿混合血的氧合度；反之当室间隔完整时，患儿更危重。术前超声诊断完全型大动脉转位时，尤其需要关注室间隔情况，完整型或仅合并小的房间隔缺损、室间隔缺损的完全型大动脉转位更危重，更需要及早救治。

　　对于室间隔完整的完全型大动脉转位患儿必须关注其动脉导管的大小和分流量，动脉导管是体循环和肺循环之间的主要通道，也是患儿赖以生存的生命通道，若出生后动脉导管关闭则切断了体循环和肺循环之间的交通，会出现严重的体循环缺氧而危及生命；如果心内交通不够，需早期手术。完全型大动脉转位合并大的室间隔缺损时，心内交通足够，可不急于手术，但肺血流量增加可导致心力衰竭。完全型大动脉转位合并室间隔缺损及肺动脉狭窄的血流动力学改变类似法洛四联症。

　　常早期出现肺动脉高压，使主动脉血流进入肺动脉血流减少，导致体循环和肺循环之间的血液交通不足也可危及患儿的生存。室间隔突向左心室时提示重度肺动脉高压：完全型大动脉转位可导致肺动脉高压，严重肺动脉高压可出现肺动脉高压危象，危及生命，必须早期行大动脉调转手术。

第四部分：测试

　　患儿，男，生后1日。以孕检发现胎儿心脏结构异常4月余，出生后青紫15分钟入院。超声心动图显示房室连接一致，心室与大动脉连接不一致。主动脉位于右前方，发自解剖右心室，肺动脉位于左后方，发自解剖左心室。房间隔卵圆窝区缺损1.8mm（Ⅱ孔型），左向右分流；室间隔缺损7.8mm（膜周流入道＋小梁），双向分流。动脉导管开放，肺动脉端内径4.0mm，双向分流，收缩期左向右分流速度0.79m/s（图5-10-14）。

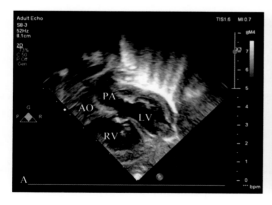
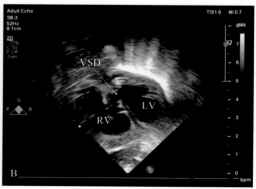

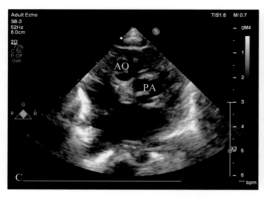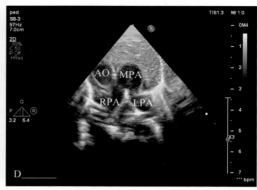

图5-10-14　测试病例超声图像

A.剑突下心室流出道切面示两条大动脉呈左右平行关系，主动脉发自解剖右心室，肺动脉发自解剖左心室；B.剑突下心室短轴切面示室间隔缺损；C、D.短轴切面示大动脉失去正常环抱关系，主动脉位于右前方，肺动脉位于左后方（病例提供者：郑州大学第三附属医院超声科　栗河舟、姜竹医生）

问题：本病例可得出怎样的诊断？

答：先天性心脏病；完全型大动脉转位；室间隔缺损；房间隔缺损（Ⅱ孔型）；动脉导管未闭；肺动脉高压。

该病例CTA提示：完全型大动脉转位；室间隔缺损；房间隔缺损；动脉导管未闭。

本病例诊断明确，无手术禁忌，于出生后23日行完全型大动脉转位纠治术＋室间隔缺损修补术＋房间隔缺损修补术＋动脉导管结扎术，手术顺利，术后给予抗感染、呼吸机辅助呼吸、止血、营养心肌等治疗，患儿顺利出院。

（陈小雅　张　聪　张春梅）

主要参考文献

［1］刘延玲，熊鉴然.临床超声心动图学.3版.北京：科学出版社，2007：530-713.

［2］夏焙.小儿超声诊断学.2版.北京：人民卫生出版社，2013：324-403.

［3］邱芳.动脉导管依赖型先天性心脏病的产前超声诊断分析.齐齐哈尔医学院学报，2011，22（12）：1925-1926.

［4］汪文磊，王慧芳.产前超声诊断动脉导管依赖型先天性心脏病的研究进展.中华医学超声杂志：电子版，2016，13（9）：715-717.

［5］王春丽.胎儿动脉导管正常参考值及其在产前检查中应用价值的初步研究.河北医科大学，2014.

［6］郑景浩，李守军.先天性心脏病外科治疗中国专家共识（四）：室间隔完整型肺动脉闭锁.中国胸心血管外科临床杂志，2020，27（5）：479-483.

［7］Cheung EW，Richmond ME，Turner ME，et al. Pulmonary atresia/intact ventricular septum：influence of coronary anatomy on single-ventricle outcome. Ann Thorac Surg，2014，98（4）：1371-1377.

［8］Ahmed AA，Snodgrass BT，Kaine S. Pulmonary atresia with intact ventricular septum and right ventricular dependent coronarycirculation through the "vessels of Wearn". Cardiovasc Pathol，2013，22（4）：298-302.

［9］孟红，逄坤静，王浩，等.新生儿危重先天性心脏病的超声心动图诊断及外科治疗经验.国循环杂志2018，8（33）：801-805.

［10］Zheng JH，Gao BT，Zhu ZQ，et al. Surgical results for pulmonary atresia with intact ventricular septum：a single-centre 15-year experience and medium-term follow-up.Eur J Cardiothorac Surg，2016，50（6）：

1083-1088.

［11］Elias P，Poh CL，du Plessis K，et al. Long-term outcomes of singleventricle palliation for pulmonary atresia with intact ventricularseptum：Fontan survivors remain at risk of late myocardial ischaemia and death. Eur J Cardiothorac Surg，2018，53（6）：1230-1236.

［12］Shelby Kutty，David A Danford，Gerhard-Paul Diller，Oktay Tutarel. Contemporary management and outcomes in congenitally corrected transposition of the great arteries. Heart. 2018，104（14）：1148-1155.

［13］艾陈晨，贾兵. 新生儿危重先天性心脏病的早期干预. 中华胸心血管外科杂志，2016，32（2）：76-79.

［14］王南，任卫东，张昕彤. 主动脉弓离断患者的超声特征分析. 中国医学影像技术，2018，34（1）：84-85.

［15］戴泽艺，陈泽坤，李玉娟，等. 床旁超声心动图结合高频超声诊断新生儿肺动脉瓣闭锁. 中国医学影像技术，2021，37（5）：694-697.

［16］刘云，吴娟，王新霞，等. 超声心动图在婴儿完全性大动脉转位中的应用. 中国妇幼卫生杂志，2014，5（3）：57-58.

［17］张玉奇，叶宝英，陈树宝，等. 完全性大动脉转位的多普勒超声心动图诊断. 医学影像学杂志，2005，15（9）：778-780.

［18］吴明君，董丽楠，刘畅，等. 超声心动图多切面综合评估肺动脉闭锁的诊断价值. 中国超声医学杂志，2019，35（7）：594-596.

第十一节　新生儿颅脑超声危急值

第一部分：提示和强调

新生儿Ⅲ、Ⅳ级脑室内出血为重症颅内出血，危急值分类为"红色"，需出具报告后10分钟内通报临床医生。

当早产儿、低出生体重儿、机械辅助通气、Apgar评分＜5分、新生儿低血压、高碳酸血症和行ECMO治疗等的新生儿突然出现神经系统症状，如过度兴奋或嗜睡、昏迷，肌张力增高或减弱，吸吮、拥抱反射减弱或消失，惊厥，呼吸节律改变、瞳孔改变、对光反应迟钝或消失和前囟张力增高，皮肤颜色呈苍白或灰色，并进行性恶化，首先要考虑重度脑室内出血的可能。

新生儿颅脑超声显示侧脑室内径增宽，脑室内异常高回声或低回声团，呈絮状、网状或团块状，可延伸至侧脑室前角、下角；也可在侧脑室内显示积液分层现象，分层上方为透声好的液性无回声区，下方为沉淀的血凝块，则为Ⅲ级脑室内出血伴脑室扩张。如果此时在脑室周围脑实质内出现异常不规则高回声区，常位于同侧额顶叶，也可位于基底神经节、颞叶、枕叶、脑干，则为Ⅳ级脑室内出血伴周围白质出血性梗死。

新生儿颅内出血，如能早期发现，临床可予以药物治疗，如止血药物、抗惊厥药物、糖皮质激素、渗透性利尿药、利尿降压药物、脑代谢激活剂等；对部分患儿可行手术治疗，如颅内血肿置管引流术、开颅血肿清除术、介入脑血管栓塞术等；或结合其他治疗，如高压氧治疗、输血、康复治疗等。轻症者及时治疗，可以治愈，一般无明显的后遗症，病情较重者可能留下不同程度的后遗症，如智力低下、偏瘫、脑瘫、视觉障碍、听力障碍等，影响患儿正常生活及寿命。若未能早期发现和及时治疗，患儿可出现脑疝、呼吸衰竭等并发症，甚至死亡。

因此，对于有新生儿颅内出血可能的患儿，应尽早行颅脑超声检查，以明确是否存在颅内出血及其部位、类型、严重程度，尤其是新生儿Ⅲ、Ⅳ级脑室内出血，尽早确诊、合理治疗，对预后具有重要的意义，是改善颅内病变患儿生存质量的关键。

第二部分：分析与说明

【概述】 颅内出血（intracranial hemorrhage，ICH）又称为出血性脑血管病或出血性卒中，是因脑血管破裂使血液外溢至颅腔所致。新生儿颅内出血（intracranial hemorrhage of the newborn，NICH）为新生儿期常见颅内病变，与围生期窒息或产伤密切相关。根据出血部位的不同，新生儿颅内出血包括脑室周围-脑室内出血、硬脑膜下出血、蛛网膜下腔出血及小脑出血等。新生儿颅内出血是引起新生儿死亡和神经系统发育障碍的主要原因之一。颅内出血的类型中，脑室周围-脑室内出血的发生率高且危害最大。早产儿、低出生体重儿、机械辅助通气、Apgar评分＜5分、新生儿低血压、高碳酸血症和ECMO治疗等，均是发生重度脑室内出血的高危因素。无论何种原因所致的新生儿颅内出血，其临床表现有很多相似之处，但预后有很大差异，与病因、出血类型、出血量密切相关，诊断与治疗是否及时也是直接影响预后的关键因素。颅内出血的并发症包括脑积水、认知障碍、脑瘫及惊厥等。在脑室内出血患儿中，通常Ⅰ级和Ⅱ级脑室内出血患儿的预后良好，或有可能较同龄儿略差。Ⅲ级脑室内出血不伴白质损害者，病死率低于10%，存活患儿中认知或运动障碍的发生率为30%～40%。Ⅳ级脑室内出血伴有脑室周围白质出血性梗死和（或）脑室周围白质软化者，病死率接近80%，发生脑瘫和认知障碍等严重神经系统后遗症的发生率达90%。

【病因病理】 新生儿颅内出血的病因可以是单一的，亦可由多种病因联合所致。新生儿颅内出血常见病因为颅脑外伤、新生儿产伤、缺氧，产伤正逐渐减少，缺氧有增加趋势。早产儿所特有的脑室管膜下胚胎生发层基质的解剖学结构，是早产儿好发脑室内出血的主要原因。血小板减少性紫癜、再生障碍性贫血、血友病、白血病、脑肿瘤、晚发性维生素K缺乏症等亦可致颅内出血。

【症状体征】 脑室内出血大多在出生后3日内发生，约有50%的脑室内出血发生在第1日，至出生后第6日90%以上有脑室内出血的发生。

脑室周围-脑室内出血主要发生于胎龄较小的未成熟儿，源于室管膜下的生发层毛细血管的破裂。出生后24～48小时为高发病时段，多数起病急骤，进行性恶化，出生后不久即出现深昏迷、去脑强直与惊厥，易于数小时内死亡；少数患儿症状不典型，伴意识障碍、局限性"微小型"惊厥、眼球运动障碍、肢体功能障碍等，症状时轻时重，生存率较高，但易并发脑积水。

脑实质出血程度差异很大，可分为点片状出血、早产儿多灶性脑实质出血及脑血管畸形所致脑实质出血。单纯点片状脑实质出血临床无明显的神经系统症状，不伴严重神经系统问题。早产儿多灶性脑实质出血常见于孕周和出生体重很小的早产儿，伴神经系统明显异常，预后不良，结局是多灶性脑组织液化。脑血管畸形所致脑实质出血多为突发，可见呕吐及颈强直等脑膜刺激症状，出现呼吸困难、惊厥、抽搐、偏瘫、单瘫等，可有前囟饱满、张力增高、逐渐昏迷，首次出血患儿可部分甚至完全恢复，但以后将会反复出血，可有脑积水，预后与出血灶部位、大小、周围组织受压水肿程度、治疗状况有关。

【实验室检查】

1. 一般检查　血常规、血清胆红素、血细胞比容和生化等检查，新生儿颅内出血可伴贫血、红细胞沉降率加快、周围血白细胞计数增加，如为白血病所致时可见幼稚细胞。任何原因所致的脑出血，均可出现一过性蛋白尿、糖尿及高血糖等变化。

2. 病因学检查　应结合病史与临床表现进行相应检查，如血象、凝血功能、骨髓穿刺等，以鉴别出血原因。

【超声检查】　颅脑超声适用于囟门未闭的婴幼儿，宜作为常规筛查新生儿早期有无颅内出血的首选手段，对新生儿颅内出血的诊断率较高，可以随时了解是否有颅内出血、出血部位、血肿及脑室大小的变化等，也是随访颅内出血转归的最好手段，如了解颅内出血的吸收情况、脑室有无扩张、有无囊腔形成等。

脑室内出血（intraventricular hemorrhage，IVH）超声表现可以分为4级。

（1）Ⅰ级：室管膜下出血（图5-11-1）。声像特征为侧脑室前角和体部下方见团片状回声增强区，经前囟冠状切面显示出血位于侧脑室前角下方，经旁矢状图显示位于丘脑尾状核沟处，出血可位于单侧或者双侧，较大出血灶压迫侧脑室前角使之变形。出血2～3周后，室管膜下出血中心区呈低回声或无回声，周围绕以高回声，形成室管膜下小囊泡。此囊泡随后逐渐吸收消失。

（2）Ⅱ级：室管膜下出血穿破室管膜进入脑室引起脑室内出血（图5-11-2）。声像特征为脑室内出现异常强回声团，以侧脑室三角区及后角最常见，脉络丛增宽、形态不规则或显示孤立小块状高回声。足月儿脑室内出血常见于脉络丛，不伴有室管膜下出血。脉络丛的出血性团块逐渐变为囊泡、吸收减退。

（3）Ⅲ级：脑室内出血伴脑室扩张（图5-11-3）。声像特征为脑室内异常高回声或低回声团合并脑室扩张，显示为侧脑室内径增宽，血凝块在脑室内呈絮状、网状或团块状，侧脑室内可能显示积液分层现象，分层上方为液性无回声区，透声佳，下方为沉淀的血凝块。2～3

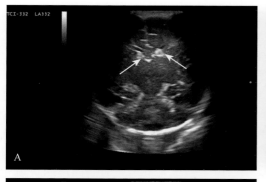
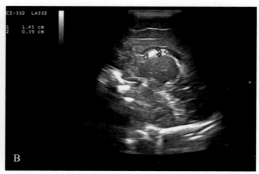
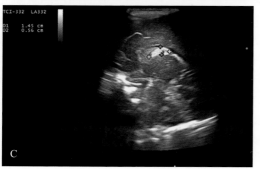

图5-11-1　室管膜下出血

A.经前囟冠状切面显示双侧脑室前角下方见团片状高回声区（箭头所示）；B、C.经旁矢状切面显示丘脑尾状核沟处见团片状高回声区（测量处）

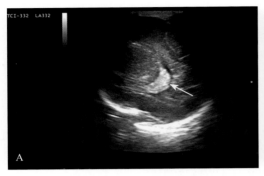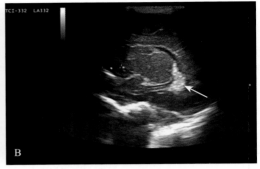

图5-11-2　脑室内出血不伴脑室增宽

A、B.经旁矢状切面显示为双侧脑室脉络丛增宽、形态不规则、呈小块状高回声（箭头所示）

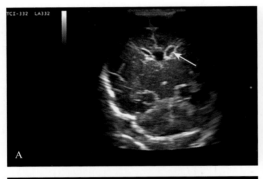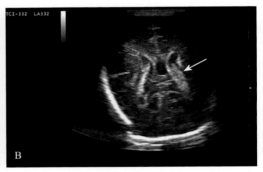

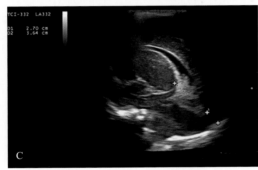

图5-11-3　脑室内出血伴脑室扩张

A、B.经前囟冠状切面显示左侧脑室前角及体部略增宽，其内可见高低回声填充（箭头所示）；C.经旁矢状切面显示左侧脑室后角增宽，其内可见不均质高回声填充（测量所示）

周后复查显示血块回声逐渐增强，中央部出现液化呈无回声。脉络丛上的出血性高回声常与脉络丛回声分界不清，仅表现为双侧脉络丛回声不对称和（或）形态不规则。如果脑室内出血量较少，仰卧位时仅为侧脑室后角和三角区显示回声增强，大量出血时高回声团块填充可延伸至侧脑室前角、下角同时伴有侧脑室扩张。

（4）Ⅳ级：脑室内出血伴周围白质出血性梗死（图5-11-4）。声像特征为脑室扩张，脑室内异常高回声或低回声团合并脑室周围脑实质内异常不规则高回声区，出血常发生在同侧额顶叶，也可位于基底神经节、颞叶、枕叶、脑干。脑实质出血灶逐渐形成囊腔，或与侧脑室相通形成脑穿通畸形。

Ⅰ～Ⅲ级脑室内出血彩色多普勒超声显示脑血管走行分布正常，但受缺氧缺血性损伤影响或颅内压升高、脑组织血流灌注减低，脉冲多普勒检测可显示血流动力学异常。Ⅳ级颅内出血因出血块占位压迫作用及周围脑组织水肿等，导致局部血流信号缺失。

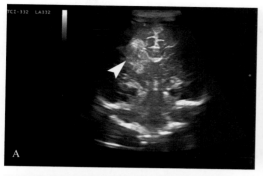
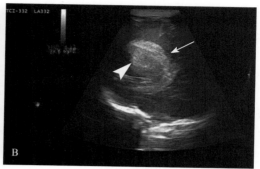
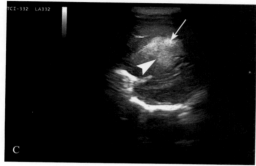

图5-11-4 脑室内出血伴周围白质出血性梗死

A.经前囟冠状切面显示右侧脑室周围的基底神经节区异常不规则高回声区（短箭头所示）；B、C.经旁矢状切面显示右侧脑室内填充不均质高回声（长箭头所示），及其周围基底神经节区异常不规则高回声区（短箭头所示）

【其他检查方法】

1.头颅CT 颅内出血在CT中表现为密度增加。CT可清晰显示脑室内出血、脑实质出血、蛛网膜下腔出血及硬脑膜下出血，但对室管膜下出血、大脑顶部及后颅凹硬脑膜下出血的分辨率偏低。CT可精确判断出血部位、范围，并可估计出血量，显示出血后的脑积水情况。一般CT诊断颅内出血的最佳时间在出生后7～10天。

2.头颅MRI 新生儿颅内病变检查以MRI T_1加权像为主。MRI对新鲜颅内出血分辨率稍差，出血3天后，在T_1加权像上呈高信号而被清晰鉴别。出血2个月左右，在MRI中表现可与新鲜出血时相似而不易鉴别。MRI可清晰显示各种类型颅内出血。磁共振血管成像或脑血管造影是明确出血原因和病变部位最可靠的方法，尤其是脑血管造影即可确定诊断，还可进行介入治疗。

【诊断及鉴别诊断】

1.诊断

（1）病史：多有围生期窒息史、产伤史，或为胎龄<34周、出生体重<1500g的早产儿。

（2）临床症状：出生后不久出现神经系统症状，如意识改变（过度兴奋、嗜睡、昏迷）、肌张力改变（增高或减弱）、原始反射异常（吸吮反射和拥抱反射减弱或消失）、惊厥、脑干征（呼吸节律改变、瞳孔改变、对光反应迟钝或消失）和前囟张力增高。皮肤颜色可呈苍白或灰色等外周灌注不良迹象。早产儿常无明显异常围生史和（或）临床症状。

任何小儿出现上述临床表现时，均应考虑到新生儿颅内出血的可能性。如有出血性疾病史或有外伤等诱因，而无明显颅内感染表现，更应考虑本病。应及时进行影像学检查，明确病因。

2.鉴别诊断

（1）新生儿缺氧缺血性脑病：与颅内出血患儿的病史、临床表现和体征相似，但新生儿缺氧缺血性脑病的围生期窒息史更为明确，出生后不久出现明显的神经系统症状和体征。新生儿缺氧缺血性脑病常可与颅内出血并存。可通过影像学检查进行鉴别。

（2）新生儿败血症：大多无明显症状，有时可表现为反应低下、少动、面色苍白、肌张力低下等非特异性症状，可进行血培养等实验室检查确诊。

（3）早产儿脑室周围白质软化：同脑室内出血相似，均好发于早产儿，但胎龄趋向更低，常无明显临床症状和体征，通过影像学检查进行鉴别。

（4）新生儿低血糖：无症状性低血糖者多见，有时呈非特异性表现，如嗜睡、震颤、激惹、肌张力减低、惊厥等神经系统症状，确诊取决于血糖测定。

（5）其他类型的颅内出血

1）硬膜下出血和蛛网膜下腔出血：硬膜下出血通常分为小脑幕上和小脑幕下两种类型，前者最常见，多因大脑表面的细小桥静脉撕裂出血所致；后者多由于小脑幕撕裂所致。硬膜下出血声像特征为一侧额顶叶与颅骨之间出现梭形回声区。蛛网膜下腔出血声像特征为中脑裂隙增宽或纵列池增宽伴回声增强。蛛网膜下腔出血和大脑表浅硬脑膜下出血患儿的预后大多良好。颅后凹内硬脑膜下出血患儿的预后不良，早期病死率高。颅脑超声检查对硬膜下出血和蛛网膜下腔出血诊断不敏感，可以结合头颅CT和MRI进行鉴别。硬膜下穿刺检查有助于幕上硬膜下出血的诊断，对新生儿和前囟尚未闭合的婴幼儿在前囟的侧角进行硬膜下穿刺即可确诊。脑脊液检查有助于蛛网膜下腔出血的诊断。

2）小脑出血：早产儿、低出生体重儿小脑出血占颅内出血的40%；体重<750g时，小脑出血发生率高达19%。小脑出血可因压迫脑干而出现屏气、呼吸不规则、呼吸浅表、心动过缓、四肢瘫痪、反复窒息发作等，短时间内死亡。较大患儿病程也可进展缓慢，甚至临床症状改善，但不多见。颅后凹小脑内出血患儿的预后不良，早期病死率高。小脑出血时经前囟超声检查不敏感，经颞囟颅后窝超声检查可显示小脑半球或蚓部小块状高回声团，或显示为小脑半球回声弥漫性增强不均匀。出血性团块回声逐渐减低，局部可呈囊泡、吸收减退。可结合头颅CT和MRI进行鉴别。

第三部分：病例展示

患儿男，自主呼吸弱，心率慢，出生后10分钟收入院。其母系第3孕，第1产。胎龄29周＋5天，臀位助产自然分娩，出生体重1425g，出生后1分钟Apgar评分5分，5分钟Apgar评分7分，脐带绕颈一周，胎盘及羊水未提供异常，胎膜早破5小时余，否认宫内窒迫，妊娠早期行唐氏筛查、无创DNA，结果均提示性染色体异常，遂行羊水穿刺，结果提示无异常。母妊娠期健康。患儿出生后自主呼吸弱，心率慢，周身发绀，反应差，肌张力低，立即予以吸痰、吸氧、正压通气、气管插管等复苏抢救，心率恢复正常，肤色较前红润，立即携气管插管，以"早产儿"收入新生儿科。

初步诊断：新生儿呼吸窘迫综合征、极低出生体重儿、早产儿。

入院当天行颅脑超声检查，超声显示：双侧脑室显示欠清、未见增宽，其内可见不均质高回声填充，双侧脑室前角区可见高回声团：右侧范围约16mm×10mm×7mm，左侧范围约12mm×7mm×10mm，双侧脑室脉络丛显示不清。双侧脑室前角旁、双侧额顶叶可见高回声团：右侧范围约21mm×15mm×24mm，边界尚清晰，左侧范围约10mm×5mm×5mm，边界欠清晰（图5-11-5）。诊断意见为考虑双侧脑室内出血（Ⅳ度、累及双侧额顶叶）。

入院第18天复查颅脑超声，超声显示，右侧脑室增宽：前角宽约4mm，体部宽约7.5mm，后角斜径约18mm，比值大于1/2，其内可见不均质高回声填充，延伸至下角，下角显示欠清，前角区高回声团范围约13mm×7mm×7mm，边界欠清晰，右侧脑室脉络丛显示欠清；左侧脑室增宽：前角宽约5mm，体部宽约9mm，后角斜径约26mm，比值大于1/2，下角宽约6mm，其内可见不均质高回声填充，延伸至下角，前角区高回声团范围约24mm×7mm×8mm，边界欠清晰，左侧脑室脉络丛显示欠清；双侧脑室前角旁、双侧额顶叶可见略高回声团，回声欠均匀，右侧范围约30mm×19mm×18mm，边界尚清晰，左侧范围约17mm×9mm×5mm，边界稍欠清晰（图5-11-6）。诊断意见为双侧脑室内出血（Ⅳ度、累及双侧额顶叶），双侧脑室（包括左侧脑室下角）增宽。

入院第42日复查颅脑超声，超声显示双侧脑室前角区可见高回声团，右侧范围约

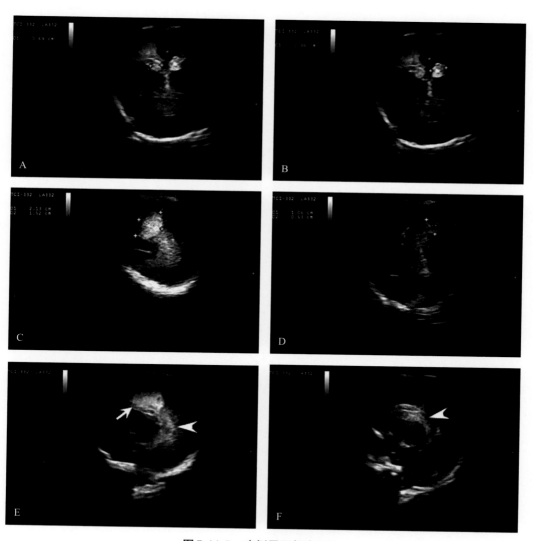

图5-11-5　病例展示超声图像

A、B.经前囟冠状切面显示双侧脑室前角内可见高回声团（测量处）；C、D.旁冠状切面显示双侧脑室前角旁、双侧额顶叶可见高回声团（测量处）；E、F.经旁矢状切面显示双侧脑室显示欠清晰、未见增宽，其内可见不均质高回声填充（短箭头所示），右侧脑室前角旁、额顶叶可见高回声团（长箭头所示）

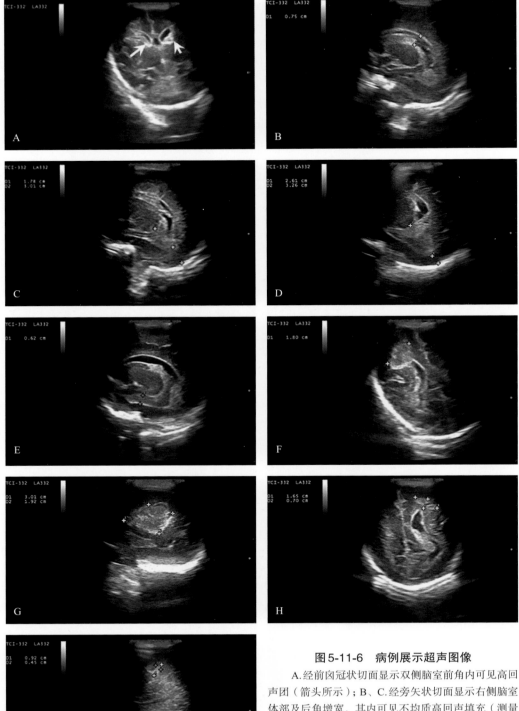

图5-11-6 病例展示超声图像

A.经前囟冠状切面显示双侧脑室前角内可见高回声团（箭头所示）；B、C.经旁矢状切面显示右侧脑室体部及后角增宽，其内可见不均质高回声填充（测量处）；D、E.经旁矢状切面显示左侧脑室后角及下角增宽，其内可见不均质高回声填充（测量处）；F、G.经旁矢状切面显示右侧脑室前角旁、额顶叶可见高回声团（测量处）；H、I.经旁矢状切面显示左侧脑室前角旁、额顶叶可见高回声团（测量处）

7mm×3mm×3mm，左侧范围约6.5mm×3mm×4mm，边界清晰。左侧脑室后角内可见高回声团沉积，范围约13mm×6mm×6mm。左侧脑室下角宽约4mm，其内可见不均质高回声填充。左侧脑室后角斜径29mm，比值大于1/2，余双侧脑室大小及形态尚可，左侧脑室脉络丛外凸增粗，呈高回声团，边界稍欠清晰，右侧脑室脉络丛外凸增粗，呈高回声团，边界清晰。双侧脑室前角旁、双侧额顶叶可见不均质囊性无回声团，边界清晰，形态不规整，呈多个囊腔，右侧范围约3mm×19mm×15mm，囊腔较大者约13mm×6mm，左侧范围约17mm×15mm×10mm，囊腔较大者约5mm×5mm（图5-11-7），诊断意见为考虑双侧脑室内出血（Ⅳ度、累及双侧额顶叶）吸收后改变并双侧额顶叶软化灶形成。

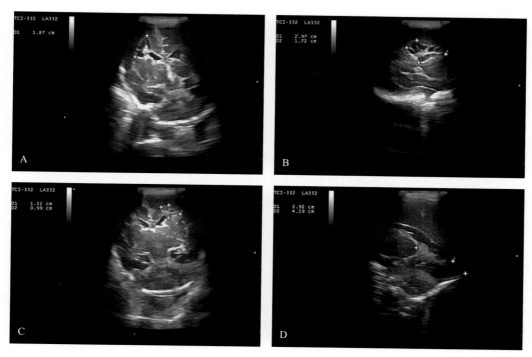

图5-11-7　病例展示超声图像

A、B、C.经前囟冠状切面、经旁矢状切面显示双侧脑室前角旁、额顶叶可见不均质囊性无回声团，边界清晰，形态不规整，呈多个囊腔（测量处）；D.经旁矢状切面显示左侧脑室后角增宽，其内可见高回声团沉积（测量处）

诊断分析：

1.检查前诊断思路的梳理　该患儿为早产儿，臀位助产自然分娩，出生体重1425g，脐带绕颈一周，胎膜早破5小时余，出生后自主呼吸弱，心率慢，周身发绀，反应差，肌张力低，立即予以吸痰、吸氧、正压通气、气管插管等复苏抢救后转入新生儿科，出生后1分钟Apgar评分5分，5分钟Apgar评分7分，有发生重度脑室内出血的可能，宜早期进行颅脑超声检查，判断新生儿有无颅内出血及出血部位、范围及脑室大小等。

2.发现问题，深究机制　入院时颅脑超声检查显示双侧脑室显示欠清晰、未见增宽，其内可见不均质高回声填充，双侧脑室前角区可见高回声团，双侧脑室前角旁、双侧额顶叶可见高回声团，考虑为双侧脑室内出血（Ⅳ度、累及双侧额顶叶）。

3.影响预后的因素　新生儿颅内出血的预后与病因、出血类型、出血量密切相关，并且诊断与治疗是否及时也是直接影响预后的关键因素。脑室周围-脑室内出血的发生率高且危害大，是引起新生儿死亡和神经系统发育障碍的主要原因之一。颅内出血的并发症包括脑积水、认知障碍、脑瘫及惊厥等。Ⅲ级脑室内出血不伴白质损害者，病死率低于10%，存活患儿中认知或运动障碍的发生率为30%～40%。Ⅳ级脑室内出血伴有脑室周围白质出血性梗死和（或）脑室周围白质软化者，病死率接近80%，发生脑瘫和认知障碍等严重神经系统后遗症的发生率达90%。如果能早期发现新生儿颅内出血，临床可以进行药物治疗控制出血量等，部分患儿需要进行手术治疗如颅内血肿置管引流术、开颅血肿清除术等。轻症者可以治愈，一般无明显的后遗症，病情较重者可能留下不同程度的后遗症，或出现脑疝、呼吸衰竭等并发症，甚至死亡。

4.复查过程中的注意事项　在颅脑超声复查过程中，应该重点观察脑室内出血的情况、是否进展、是否合并脑室周围白质出血性梗死、脑室有无扩张、有无囊腔形成等。如果有进一步出血的情况，可以及时提示临床医生积极干预，进行止血、降低颅内压、保护脑细胞、对症支持治疗，甚至进行颅内血肿置管引流术、开颅血肿清除术、介入脑血管栓塞术等外科干预治疗，在治疗的过程中颅脑超声可以监测治疗的效果和患儿颅内出血的转归情况。颅内出血是新生儿脑积水的首要病因，尤其早产儿更容易发生颅内出血、窒息、凝血功能障碍等，所以颅脑超声监测颅内出血治疗的效果和转归情况，需要注意是否有脑积水及其累及的部位、程度及进展情况，判断是否为梗阻性脑积水及其梗阻水平、是否快速进展、是否为重度梗阻性脑积水、是否压迫脑组织引起脑损伤，甚至颅内压升高引起脑疝的可能。有脑室周围白质回声增强增粗的患儿，还需要注意白质损伤，动态观察是否出现脑室旁白质软化。

该患儿入院第18天的颅脑超声复查结果与入院时首次检查比较，双侧脑室增宽，脑室内出血范围增大，双侧额顶叶高回声区范围也增大，表明颅内出血有进展；入院第42天颅脑超声复查结果显示除了左侧脑室后角增宽外，余双侧脑室未见增宽，双侧脑室脉络丛可见，外凸增粗，呈高回声团，双侧额顶叶高回声区转变为不均质囊性无回声团，呈多个囊腔，表明颅内出血已经逐渐吸收，增宽的脑室逐渐恢复正常，未形成脑积水，脑室周围的脑实质出血灶逐渐形成囊腔，为双侧额顶叶软化灶形成。

第四部分：测试

患儿，女，呻吟、发绀、呼吸困难，出生后10分钟收入院。其母系第7孕，第1产，胎龄33周＋6天，试产失败后剖宫产，出生体重2720g，出生后1分钟Apgar评分5分，5分钟Apgar评分7分，脐带、胎盘及羊水未提供异常，有宫内窘迫，母妊娠期健康，胎儿破水后自然分娩，胎心减慢后剖宫产，出生时无呼吸，复苏后缓解，又出现心搏骤停，立即复苏后气囊正压通气后转入，以新生儿窒息收入院。

颅脑超声检查显示双侧脑室前角区均可见高回声团，延续双侧脑室体部至后角可见不均质高低回声填充，双侧脑室脉络丛显示不清；双侧脑室周围白质回声增粗增强（图5-11-8）。

问题1：该病例是否为颅内出血？

答：该患儿为早产儿，有窒息史，试产失败后剖宫产，出生时无呼吸，复苏后缓解，又出现心搏骤停，立即复苏后气囊正压通气后转入，出生后1分钟Apgar评分5分，5分钟Apgar评分7分，有呻吟、发绀、呼吸困难等症状，有发生重度脑室内出血的可能。颅脑超声检查显

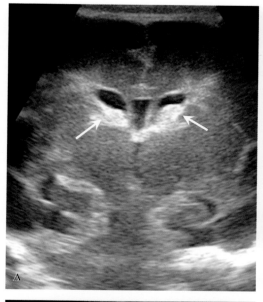 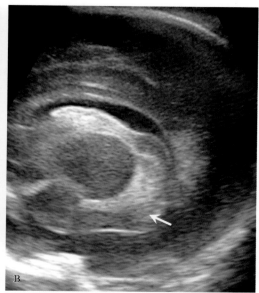

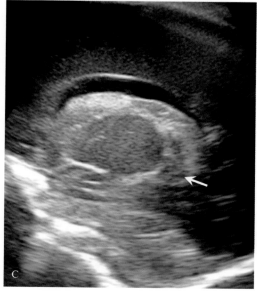

图5-11-8　测试病例超声图像

A.经前囟冠状切面显示双侧脑室前角内可见高回声团（箭头所示）；B、C.经旁矢状切面显示双侧脑室增宽，其内可见不均质高低回声团填充（箭头所示）。

（图片提供者：哈尔滨医科大学附属第一医院超声科洪金玲医生）

示双侧脑室前角区均可见高回声团，延续双侧脑室体部至后角可见不均质高低回声填充，双侧脑室脉络丛显示不清；双侧脑室周围白质回声增粗增强。诊断意见为双侧脑室内出血，双侧脑室周围白质回声增粗增强（考虑脑白质损伤）。考虑为室管膜下出血穿破室管膜进入脑室引起脑室内出血。

问题2：如果为脑室内出血，则超声表现符合几级？

答：颅脑超声检查显示双侧脑室稍宽，第三脑室冠状切面可见侧脑室下角，双侧脑室前角张力稍高，右侧宽约5mm，左侧宽约5.5mm；双侧脑室体部及后角稍宽，右侧体部宽约9mm，右侧后角斜径15mm，比值大于1/2，左侧体部宽约9mm，左侧后角斜径17mm比值大于1/2。第三脑室正常高值，宽约3mm。双侧丘脑基底核区、小脑及其他扫查区域未见明显异常回声。诊断意见为双侧脑室内出血（Ⅲ度），第三脑室正常高限值。

（陈小雅　郭彬彬　张春梅）

主要参考文献

［1］周丛乐. 新生儿颅脑超声诊断学. 北京：北京大学医学出版社，2007：58-84.

［2］夏焙. 小儿超声诊断学. 2版. 北京：人民卫生出版社，2013：49-58.

第六章

浅表器官超声危急值

第一节　急性睾丸扭转

第一部分：提示和强调

　　急性睾丸扭转的危急值分类为"红色"，需出具报告后10分钟内通报临床医生。

　　睾丸扭转是阴囊急症中最严重的一种，在急性阴囊疼痛疾病中占25%～35%。睾丸扭转时间在6小时内为急性期睾丸扭转，在6小时内得到扭转纠正的睾丸挽救率可达90%，12小时内纠正挽救率为50%，24小时内则小于10%。睾丸扭转后缺血持续时间由三部分构成：①患者发病至就诊；②患者就诊至确诊；③确诊至复位纠正。当患者及时就医情况下，就诊至确诊睾丸扭转的时间是决定睾丸缺血时间的最重要因素。

　　超声是目前鉴别急性阴囊疼痛疾病最常用、最高效的检查方法，超声医生对睾丸扭转的诊断准确性至关重要。诊断急性期睾丸扭转时，灰阶超声图像显示睾丸位置上移或呈横位，睾丸和附睾大小、形态和结构改变不明显，或睾丸体积轻度增大、内部回声略减低。CDFI图像示病睾与健侧对比血流信号减少或消失，睾丸动脉流速下降，血流阻力指数升高。精索增粗、呈同心圆结构是睾丸扭转的特异性征象。

　　国内文献报道的睾丸扭转误诊率远高于国外，可达70%以上，主要原因包括以下几个方面：①其症状和体征与急性睾丸炎或附睾炎等类似，临床工作中极易误诊为此类疾病；②睾丸扭转的临床症状多样，患者疼痛时间过长、疼痛泛化，部分病例表现不典型；③超声仪器对血流显示敏感度较差、仪器血流参数调节不佳、睾丸扭转早期血流信号减弱不明显；④临床及超声医生经验不足、对睾丸扭转认识不够。因此，在诊疗过程中，超声医生应对急性睾丸扭转有足够的认识和警惕，严格执行诊疗规范，明确睾丸扭转与其他疾病的鉴别要点，最大程度地避免漏诊和误诊，同时要注意对超声仪器的使用和调节，以保证诊断的准确性。

　　一旦怀疑睾丸扭转，应第一时间复位、急诊手术探查，切除坏死睾丸，对侧睾丸进行预防性固定。术中超声可提供重复检查、动态监测，能提高手法复位成功率，持续观察患侧睾丸血供的恢复情况，评估外科治疗效果。术后可通过超声随访3～4个月，以检测复位后睾丸是否发生萎缩。

第二部分：分析与说明

【概述】 睾丸扭转（acute testicular torsion）又称精索扭转，是由于睾丸和精索本身的解剖异常或活动度加大而引起的扭转，造成精索内血液循环障碍，继而引起睾丸出现缺血性改变。若不能及时纠正，容易导致不可逆的睾丸萎缩及坏死，严重影响患者的生殖功能和生存质量。因此，及时准确地诊断急性睾丸扭转并进行有效的外科干预是该疾病治疗的关键。

【病因】 睾丸按扭转发生的部位可分为鞘膜内型和鞘膜外型。大部分扭转为鞘膜内型，可发生于任何年龄段；鞘膜外型较少见，好发于睾丸未降的新生儿。发生急性睾丸扭转的原因主要包括以下几个方面：①睾丸发育不良、睾丸系膜过长或阴囊过大，鞘膜将睾丸附睾完全覆盖，以上因素增加了睾丸的活动度；②附睾仅与睾丸上、下极的某一极附着，导致二者连接不完全；③睾丸下降不全或异位等解剖结构异常，睾丸呈水平位；④睡眠时迷走神经异常兴奋导致提睾肌收缩增加或睡姿改变压迫阴囊引起扭转；⑤剧烈运动、外伤及环境温度变化等可直接导致提睾肌痉挛、收缩不规律并发生扭转。左侧睾丸发病率高于右侧，可能与左侧精索较长有关。双侧睾丸同时扭转的概率极低。

当精索沿其正常走行方向发生旋转时导致精索内动、静脉血流不同程度扭曲，供应睾丸的血流突然减少或中断，进而导致睾丸的急性缺血。扭转角度为90°～720°不等，角度越大，睾丸缺血症状越明显。按缺血程度分为不全扭转型和完全扭转型。最初为精索静脉受压，睾丸中血液回流障碍，而动脉血流灌注依然持续，此时称为不全扭转期；当精索高度肿胀，压迫睾丸动脉并导致血管内血栓形成，睾丸组织无血流灌注，则称为完全扭转期。睾丸损伤程度与扭转时间和扭转角度密切相关，睾丸扭转4小时即可引起睾丸实质不同程度的缺血、坏死，生精功能受损；超过6小时精子及睾丸上皮细胞大量凋亡，血-睾屏障破坏，精子与血液接触后产生精子抗体，同时睾丸存活概率明显降低，以上病理生理改变都将一定程度上影响患者的生育功能。

【症状体征】 急性睾丸扭转典型的临床表现为突发性一侧阴囊剧烈疼痛，患者常在睡眠中惊醒，或发病于剧烈活动或外伤后。起初通常为隐痛，持续性加重进展为剧烈疼痛，沿精索向上放射至腹股沟、下腹部或腰部，通常伴有恶心和呕吐症状。可出现一过性肉眼血尿。急性期查体患侧阴囊可无明显红肿，睾丸明显肿胀，触痛明显，由于提睾肌痉挛和精索扭转缩短，使睾丸抬高呈横位，甚至提升至腹股沟外环口处，睾丸与附睾的相对位置变化，提睾反射减弱或消失。托高阴囊时，睾丸疼痛加剧，即阴囊托高试验阳性或弱阳性。

【实验室检查】 睾丸扭转患者在血常规检查时白细胞计数可正常或轻度升高。

【超声检查】 超声检查具有无创、特异性高和可重复检查等特点，对急性睾丸扭转具有重要的诊断价值，为其首选的筛查方法。检查过程中双侧睾丸附睾的灰阶、彩色多普勒及频谱多普勒图像特征的对比是诊断该疾病的关键。

1.二维 睾丸扭转的声像图表现因扭转持续时间及扭转程度不同而有所变化。灰阶图像示急性期睾丸和附睾大小、形态和结构大多无明显改变，二维图像与健侧类似。少部分病例见睾丸体积轻度增大及睾丸内部回声略减低（图6-1-1）。随着扭转时间延长，睾丸体积明显增大，实质回声减低、不均匀，见细网状或小蜂窝状结构则提示发生组织坏死。可伴有附睾增大、内部回声不均匀。精索增粗、扭转成团呈同心圆结构是睾丸扭转的特异性征象。

2. CDFI和PW 彩色多普勒和频谱多普勒是诊断急性期睾丸扭转的可靠依据。急性期睾丸呈缺血性改变，与健侧相比血流信号减少或消失（图6-1-1），睾丸动脉流速下降，血流阻力指数显著升高，同侧精索动脉阻力指数也升高。非急性期睾丸扭转彩色多普勒血流成像示患侧睾丸内无明显血流信号或仅有少量血流信号，周围因机体炎性组织反应而血流增多，血流信号丰富呈"环岛"征。

值得注意的是，发生急性期睾丸不全扭转时患侧睾丸回声、血流信号与健侧对比多无明显改变，睾丸位置也可无明显异常，因此按照常规超声观察睾丸回声、血流信号等方法极易造成漏诊。有研究认为，观察到精索组织的漩涡状回声可能是诊断睾丸不全扭转的唯一可靠征象。

3.彩色多普勒能量图（color Doppler energy imaging，CDE） CDE具有血流敏感性高、角度依赖性小及无混叠等特点，在显示睾丸内极低速细小血流及血管走向分布方面优于常规彩色多普勒超声，可更加真实准确地评估扭转急性期睾丸实质内血供情况，同时可以动态观察手术前后睾丸血流变化、评价术后效果。但CDE对图像稳定性要求稍高，不能显示血流的速度和方向，无法判断动、静脉，所以CDE可作为彩色多普勒超声的有效补充而不能独立用于诊断。

4.超声造影 在显示急性睾丸扭转的血流灌注信息方面较常规超声更具优势，睾丸内造

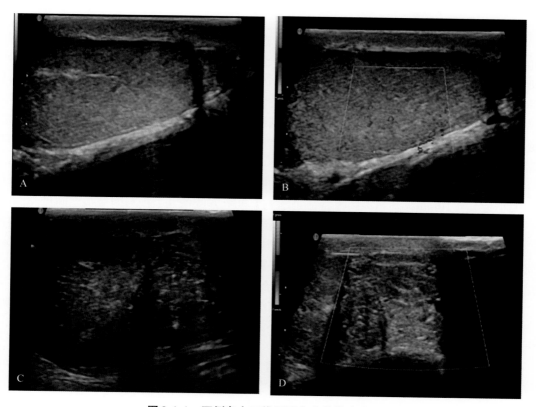

图6-1-1 双侧睾丸二维及彩色多普勒声像图
A.右侧睾丸回声均匀；B.右侧睾丸血供正常；C.左侧睾丸回声减低、不均匀；D.左侧睾丸无血供

影剂增强强度可精准反映其血供情况，干扰因素少，可避免假阳性或假阴性血流对诊断结果产生的影响，尤其在超声诊断不明确的急诊情况下推荐使用。经肘静脉注入微泡造影剂，完全性扭转时患侧睾丸内始终未见造影剂填充，不全扭转时睾丸内造影剂填充不均匀，可见斑片状高回声区及造影剂缺损区，睾丸实质及周边显影时间、达峰时间较对侧正常睾丸延长，峰值强度较低，造影剂消退缓慢。超声造影可提高不全扭转睾丸血流信号的检出率，诊断睾丸不完全扭转的准确率明显高于彩色多普勒超声。

【其他检查方法】

1.磁共振检查　其影像学特征是在精索鞘膜水平出现螺旋形扭转，扭转发生一段时间后可发现睾丸体积增大。但该检查受使用时间、条件及费用的限制，不作为急诊筛查的首选方法。

2.核素锝-99睾丸扫描　急性睾丸扭转后血流明显减少而出现放射性稀疏或缺损，高度提示睾丸血管受损。双侧睾丸对比判断更为直观，目前核素锝-99睾丸扫描是睾丸扭转术前诊断的金标准。但此项检查需要静脉注射且耗时较长，并不适合急诊诊断，且一般在大型医院开展，基层医院难以普及，因此临床上也不作为首选检查。

3.近红外光谱精索氧饱和度监测　利用经皮近红外光谱探针研究和比较双侧精索的血管氧饱和度，发生扭转侧的组织氧饱和度迅速而持续地减低。该新技术的可行性和准确性研究尚在进行中。

4.阴囊镜　对睾丸扭转的诊断具有一定意义，作为有创性检查可直观地评价睾丸情况，比其他检查方法具有更高的准确性，但目前无法在急诊筛查中广泛应用。

【诊断及鉴别诊断】

1.急性附睾炎或急性附睾-睾丸炎　是最常见的造成阴囊疼痛的原因，是最易与睾丸扭转混淆的疾病。多发生于成年人，起病缓慢，常伴有发热和外周血白细胞增多。触诊患处疼痛明显，可触及肿大的睾丸或附睾。阴囊抬高试验是指附睾炎患者抬高患侧阴囊时疼痛减轻。超声声像图表现为睾丸和附睾位置正常，其炎性病变处体积明显增大，内部回声减低伴不均质改变，出现片状的低回声或无回声区，同侧精索增粗，多伴有少量鞘膜腔积液。彩色多普勒超声显示睾丸或附睾内血流明显增加且流速增快，血流阻力明显降低，该特征是其与睾丸扭转相鉴别的重要指标。

2.急性睾丸附件扭转　睾丸附件是胚胎时期米勒管发育过程中的残余。正常睾丸附件有蒂，大小为1～10mm，其超声图像特征是睾丸上极上方或睾丸上极与附睾头之间见类圆形结节，呈低-中等水平回声，内部回声不均匀，彩色多普勒血流成像示其内未见血流信号，伴有明显的阴囊壁水肿和睾丸鞘膜腔积液。而患侧睾丸位置、大小、内部回声和血流信号均未见异常。睾丸附件扭转发病较缓，疼痛轻，是一种自限性疾病，采取非手术治疗即可痊愈，因此结合超声检查确诊后可避免不必要的手术探查。

3.绞窄性腹内疝　腹腔内的睾丸扭转应与绞窄性腹内疝相鉴别。绞窄性腹内疝具有典型的肠梗阻的症状和体征；而腹腔内睾丸扭转不具有肠梗阻体征，而且疼痛点相对较固定，甚至在触诊下可触及腹腔内肿大的睾丸。

4.泌尿系结石　泌尿系结石导致的急性肾绞痛可放射到同侧睾丸，引起同侧睾丸疼痛，但超声显示双侧睾丸附睾外形、大小、回声、血流均正常。结合患者存在腰痛、血尿的病史，以及超声提示肾盂输尿管扩张及尿路结石，可明确诊断。

第三部分：病例展示

患者男性，20岁，5小时前突发左侧阴囊疼痛并持续性加重，伴有恶心呕吐。查体患者阴囊无明显红肿，睾丸及精索触痛明显，提睾反射消失。

超声报告描述：左侧睾丸大小正常，形态规整，实质回声略减低、不均匀，CDFI：左侧睾丸内未见明显血流信号。左侧精索增粗、扭转呈同心圆结构（图6-1-2）。

诊断：左侧睾丸未见明显血供，考虑睾丸扭转可能。

诊断分析：病例中患者以睾丸突发疼痛为主诉，睾丸和精索触痛明显。超声图像显示患侧睾丸大小正常，睾丸内部回声减低、不均匀，彩色多普勒成像示患侧睾丸内未见明显血流信号。该睾丸组织无血流灌注，且精索呈同心圆结构，发病时间5小时，因此考虑为急性期完全性睾丸扭转。

超声诊断急性期睾丸扭转时可依据以下几个方面进行临床工作：①凡是面对突发阴囊部位疼痛的患者，均应考虑到本病的可能，需仔细询问病史、查体，增加扫查范围，包括阴囊、睾丸和精索等；②增加彩色血流增益，但避免出现彩色伪像；③由于睾丸内动、静脉血流速度较低，可适当调节壁滤波、脉冲重复频率，提高探头诊断低速血流的敏感性，建议彩色血流标尺降至10cm/s以下；④重点强调双侧睾丸对比，尤其在相同的标尺与增益条件之下彩色血流信号显示情况的比较；⑤对于睾丸内血供减少不明显而临床症状高度怀疑睾丸扭转的病例，建议超声报告提示结合临床并密切观察，尤其要注意急性期睾丸不全扭转的情况，重点观察精索是否存在走行扭曲呈"同心圆"征；⑥另外，在睾丸扭转后期，睾丸周围出现血流信号增多但睾丸实质内无血流信号，易误诊为炎性病变；⑦对阴囊内睾丸缺如的急腹症患者，

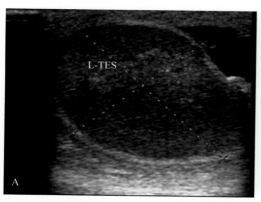

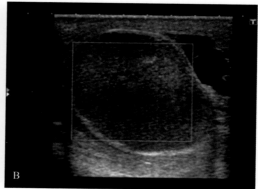

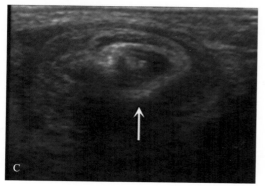

图6-1-2 病例展示超声

A.二维灰阶图像显示左侧睾（L-TES）回声略减低、不均匀；B.彩色多普勒成像显示左侧睾丸内未见血流信号；C.左侧精索呈同心圆结构

要高度怀疑隐睾扭转的可能。

第四部分：测试

　　患者男性，38岁，近3日右侧阴囊隐痛并逐渐加重，无外伤史。体格检查显示右侧阴囊略红肿，阴囊及精索触痛明显，超声表现见图6-1-3。

　　诊断：考虑右侧附睾炎可能。

　　诊断思路：根据病史及症状体征，首先考虑导致阴囊疼痛最常见的病因，包括睾丸扭转、睾丸附件扭转、睾丸-附睾炎性病变和睾丸损伤。但该患者起病相对缓慢且无外伤史，可基本排除睾丸损伤，而睾丸附件扭转疼痛较轻且疼痛局限于某一点，因此诊断倾向为非急性期睾丸扭转或睾丸附睾的炎性病变。超声图像显示右侧睾丸大小正常、实质回声均匀。右侧附睾

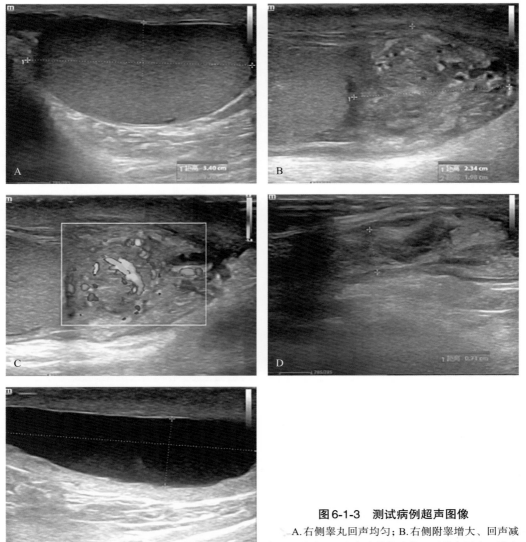

图6-1-3　测试病例超声图像

　　A.右侧睾丸回声均匀；B.右侧附睾增大、回声减低且不均匀；C.彩色多普勒成像显示附睾尾内血供丰富；D.右侧精索增粗肿胀；E.右侧睾丸鞘膜腔积液

尾体积明显增大，内部回声减低、不均匀，见片状低回声区及无回声区，CDFI示附睾尾血供丰富。以上征象是诊断急性附睾炎的特异性标准，且该病例中伴有同侧精索增粗肿胀、鞘膜腔内见渗出液，综合考虑该病的诊断为附睾炎。

（孙重阳　巴　黎　吴长君）

主要参考文献

［1］谢军，李庆，吴令，等. 超声诊断以腹痛为首发症状的睾丸扭转的价值分析. 临床超声医学杂志，2019，21（1）：59-61.

［2］郎金田，陈美元，江昱，等. 以腹痛为首发症状的围青春期男性睾丸扭转. 中国临床医学，2013，20（4）：522-523.

［3］Mor Y，Pinthus J H，Nadu A，et al. Testicular fixation following torsion of the spermatic cord—does it guarantee prevention of recurrent torsion events? J Urol，2006，175（1）：171-173.

［4］刘毅东，吕向国. 睾丸扭转诊治安全共识. 现代泌尿外科杂志，2019，24（6）：434-437.

［5］Vadhwana B，Manson-Bahr D，Godbole H. A rare case：spontaneous bilateral synchronous testicular torsion. Int Urol Nephrol，2015，47（9）：1519-1520.

［6］黄兵旋，夏焙，林洲，等. 儿童睾丸下降不全合并睾丸扭转的超声诊断. 中国超声医学杂志，2016，32（1）：88-91.

［7］Beyazal M，Beyazal Çeliker F，İnecikli M F，et al. The Monitoring of Preoperative External Detorsion with Diffusion-Weighted Imaging in a Patient with Acute Testicular Torsion. Case Rep Radiol，2017：3702873.

［8］Shadgan B，Fareghi M，Stothers L，et al. Diagnosis of testicular torsion using near infrared spectroscopy：A novel diagnostic approach. Can Urol Assoc J，2014，8（3-4）：E249-E252.

［9］Ye H，Liu Z，Wang H，et al. A minimally invasive method in diagnosing testicular torsion：the initial experience of scrotoscope. Journal of endourology，2016，30（6）：704-708.

［10］岳林先. 实用浅表器官和软组织超声诊断学. 北京：人民卫生出版社，2011：359-362.

第二节　睾丸破裂

第一部分：提示和强调

　　睾丸破裂的危急值分类为"红色"，需出具报告后10分钟内通报临床医生。

　　阴囊睾丸损伤多由直接暴力冲撞、挤压所致，阴囊肿胀淤血，睾丸肿大界限不清，临床很难通过病史、体征和触诊来准确判断是否存在睾丸损伤及损伤的程度，因此睾丸破裂常被漏诊或误诊为单纯性阴囊血肿、睾丸挫伤而采用非手术治疗，直接导致睾丸切除或睾丸萎缩等严重后果。睾丸破裂早期手术探查的睾丸切除率仅为9%，而晚期手术的睾丸切除率为45%，非手术疗法治疗睾丸破裂的失败率为45%。

　　对阴囊外侧有血肿者应想到睾丸破裂的可能，应用超声行急诊检查可以早期做出诊断，明确损伤类型、损伤的范围和程度，同时了解对侧睾丸是否正常，有无伴随其他病变。损伤早期临床征象不典型时，超声对睾丸破裂更具有诊断价值。检查过程中应对阴囊及内容物进行多切面扫查，主要观察阴囊壁层次结构，睾丸回声是否均匀，形态有无异常，内部有无肿块，睾丸周围有无积液与血肿，包膜有无中断，CDFI观察睾丸内部及周边血流情况。根据超声表现，睾丸破裂可分为血肿型、裂伤型和碎裂型，血肿型表现为患睾体积增大，外形尚规则，包膜完整，内部回声不均匀，可见不规则低回声区或无回声区，其内未见明显血流显示；裂伤型表现为患睾肿大、形态不规则，包膜回声中断，可见大小不等的裂口，阴囊内大量液性暗区，裂口处及异常回声内部可见少许动、静脉血流信号或未见明显血流显示；碎裂型表现为患睾形态严重失常，睾丸组织明显离断或破碎，睾丸实质回声强弱不均，结构紊乱，周围见大量液性暗区，无血流信号显示。

单纯睾丸内极小血肿可采取非手术治疗，但必须密切观察局部肿胀情况，必要时行超声复查。当睾丸破裂表现为大血肿、裂伤型和碎裂型时必须尽早施行手术探查，清除积血和坏死组织、修复白膜裂口和清除破裂的睾丸组织。超声可以作为监测手段评价患者治疗后恢复情况，对非手术治疗的患者进行动态观察，及时为临床提供有价值的诊断并指导治疗。

第二部分：分析与说明

【概述】　阴囊皮肤薄且缺乏皮下脂肪，因此睾丸组织受外力后抗损伤能力差。单纯通过病史、临床表现及透照法来评估阴囊内容物的外伤程度，很难确切判断有无睾丸损伤、是挫伤还是破裂。睾丸的损伤形式对于确定治疗方案具有重要意义，睾丸破裂如能早期诊断、早期手术探查，可以显著降低睾丸切除率，减少局部感染的形成，有效避免睾丸萎缩及生精障碍的发生。

【病因】　外界直接暴力是造成睾丸破裂的最常见原因，包括踢伤、撞伤、挤压伤、骑跨伤、锐器伤和交通伤等，其损伤程度轻重不等，通常伴有阴囊、附睾、精索及鞘膜组织损伤，多发生于青壮年。

【症状体征】　患者主要临床表现为患侧阴囊壁发绀、肿胀，疼痛剧烈并向大腿根部或下腹部放射，部分病例伴有恶心呕吐，严重者出现休克。查体见阴囊淤血、肿胀、睾丸界限不清，触痛明显。

【实验室检查】　睾丸破裂后，血睾酮水平均有不同程度的下降，同时反馈性引起促卵泡生成素（FSH）、促黄体生成素（LH）的升高，血抗精子抗体（ASAB）升高、精子计数减少和质量下降。测定以上实验室数据，可了解睾丸的损伤程度，同时作为评估日后性功能和生育力的参考指标。

【超声检查】　检查时患者取仰卧位，两腿分开，充分显露会阴部，嘱患者用手提起阴茎，以充分显露和固定阴囊，常规方法探查，注意睾丸大小、形态、包膜连续性、内部回声及鞘膜腔内变化，应双侧对比扫查。

1.二维　根据超声表现，睾丸破裂可分为3种类型：①血肿型，患睾体积增大，但程度不同，形态正常或轻度失常，包膜未见明显中断，内部回声不均，睾丸内可见单个或多个不规则低回声区或无回声区，无回声内透声差，可有絮状物漂动（图6-2-1）；包膜下血肿表现为包膜下液性暗区，呈梭形。②裂伤型，裂伤表现为患睾体积明显增大，形态不规则，失去正常椭圆形态，白膜连续性中断，并见大小不等的裂口，睾丸内部回声不均匀，出现强弱不均、形态不一的团块，裂口周围大片液性暗区或不规则高回声区，如裂口距离＞25mm则裂伤严重。③碎裂型，睾丸形态严重失常，睾丸组织明显离断或破碎，睾丸实质回声强弱不均，结构紊乱，其内可见不规则分布的小片状及条状液性暗区，睾丸周围见大量液性暗区。

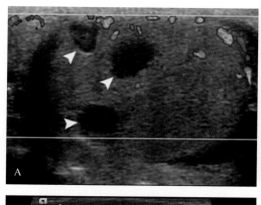
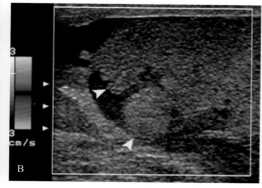
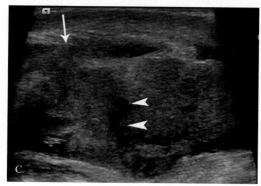

图 6-2-1　睾丸破裂

A.血肿型：睾丸内可见多处无血供的低回声区（箭头所示）；B.裂伤型：睾丸形态不规则、白膜连续性中断（箭头所示），未探及血流信号；C.破碎型：睾丸形态失常、白膜回声中断（长箭头所示），睾丸组织明显离断（短箭头所示）

［摘自 Bhatt S，Dogra V S．Role of US in testicular and scrotal trauma．Radiographics，2008，28（6）：1617-1629］

2. CDFI　①血肿型：低回声或无回声区内未见明显血流显示，周围睾丸组织血流信号增多；②裂伤型：裂口处及异常回声内部可见少许动、静脉血流信号或未见明显血流显示，正常睾丸组织内血流信号稍丰富；③碎裂型：睾丸破碎时实质内无明显血流。

3. 超声造影　与传统的多普勒技术相比，超声造影技术能更好地显示感兴趣区的微血管和血流灌注状态，通过观察阴囊及睾丸内病灶的灌注过程和回声变化来辅助诊断，对睾丸内血肿、缺血、破裂和睾丸外血肿等睾丸损伤的诊断具有重要价值。由于睾丸组织内的血管少且细，造影时表现为周边包膜高增强，内部相对低增强。不同类型睾丸破裂的超声造影表现如下。①血肿型：包膜连续完整，睾丸内见一个或多个不规则的低或无强化区；②裂伤型：睾丸形态失常，包膜回声中断，经包膜破口处见低至无强化的睾丸组织突入鞘膜腔内，鞘膜腔内见无回声区；③碎裂型：睾丸实质结构紊乱，无明显强化。超声造影对睾丸包膜是否完整及睾丸组织缺血区域的评估明显优于常规超声。

【其他检查方法】

1. CT　对睾丸破裂时睾丸形态和血肿情况的显示较为清晰。扫描见睾丸增大、内部密度不均，实质内血肿为低密度区；睾丸裂伤或碎裂时表现为睾丸形态失常，白膜不完整，睾丸组织突出或睾丸断片分离、破碎。当患者存在明显触痛或开放性损伤而难以完成超声检查时，CT对于睾丸破裂的诊断和分类具有重要意义。但CT检查可导致生精功能受损，应尽量避免使用。

2. MRI　对软组织显示能力强，对白膜的观察最具优势。通过多平面成像可准确判断睾丸损伤，且能精确显示睾丸内部出血及鉴别急性期、亚急性期或是陈旧性出血，在评估睾丸破裂预后方面具有较好的价值。但其价格昂贵，检查时间相对较长，目前临床较少应用于睾丸破裂的诊断。

3. 直接睾丸造影法和同位素扫描　即将造影剂直接注入外伤后的睾丸实质内行造影检查，

可明确诊断睾丸破裂，有研究显示其诊断准确率为100%。国外学者报告用同位素扫描也可发现睾丸破裂。但考虑到经济、检查时长及基层医院实际情况，这两种方法应用较少。

【诊断及鉴别诊断】

1.睾丸挫伤　表现为患睾体积正常或较健侧稍增大饱满，形态无异常，包膜完整连续，内部回声欠均或不均，可见线片状无回声区，睾丸周围无或有少量液性暗区，CDFI示睾丸内血流信号正常或稍增加。

2.睾丸破裂引起的鞘膜积血与阴囊壁血肿　前者表现为睾丸周围有大范围液性暗区包绕，睾丸包膜不连续或中断；后者表现为阴囊壁增厚，回声杂乱，血肿区无血流信号。

3.睾丸破裂与睾丸扭转　二者睾丸均可表现为体积增大，但前者一般有明确外伤史，睾丸内可见不规则低-无回声区、实质回声强弱不均、包膜连续性中断等，其周边正常睾丸组织血流信号可增加；后者多夜间急性起病，睾丸实质回声弥漫性减低、不均匀，血流信号明显减少或消失。

4.睾丸破裂与急性睾丸炎　二者睾丸均可不同程度地增大，实质内出现不规则性低回声或无回声区。但CDFI显示前者的低回声或无回声区内无血流信号，而炎症时其内血流信号增加，血流速度加快。

5.睾丸血肿与睾丸肿瘤　二者睾丸均可明显肿大，实质内见团块回声，但前者有明确外伤史，团块多呈低回声或无回声，内部无血流信号，周边血流信号可增加，而后者实质性团块内血流信号一般较丰富，周边血流信号无明显变化。

第三部分：病例展示

男性患者，发生车祸后2小时急诊入院，面色苍白，自述阴囊部剧烈疼痛并向大腿根部放射，伴有恶心、呕吐。体格检查发现阴囊壁肿胀，皮肤见紫黑瘀斑，触诊睾丸界限不清、触痛明显，透光试验阴性。

超声报告描述： 右侧睾丸体积明显增大，为61mm×33mm×23mm，形态失常，下极包膜回声中断，实质回声不均匀，见强弱不均的团块回声，裂口周围鞘膜腔内可见液性暗区。CDFI：睾丸下极裂口处及异常回声内部未见明显血流显示，中上极正常睾丸组织内血流信号稍丰富（图6-2-2）。

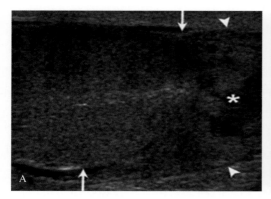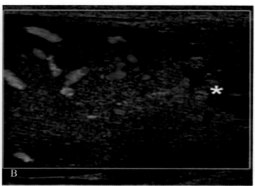

图6-2-2　病例展示超声图像

A.右侧睾丸下极包膜回声中断（箭头所示），实质回声强弱不均（*）；B.CDFI示睾丸下极未见血流信号（*）

[摘自 Bhatt S，Dogra V S. Role of US in testicular and scrotal trauma. Radiographics，2008，28（6）：1617-1629]

左侧睾丸大小正常，为41mm×31mm×20mm，形态规整，包膜回声完整，实质回声均匀，CDFI：左侧睾丸血流信号未见异常。

诊断：右侧睾丸包膜中断、实质回声不均匀，考虑睾丸破裂可能。

诊断分析：病例中该患者有明确的阴囊外伤史，受伤后睾丸剧烈疼痛伴恶心呕吐。结合体格检查发现阴囊肿胀淤血，触痛明显，应考虑到可能合并睾丸外伤。阴囊和睾丸损伤多为复合损伤，超声探查中应多切面、多角度、大范围反复扫查，全面仔细地观察阴囊、睾丸的回声改变情况，注意判断是否有睾丸损伤及损伤程度。阴囊肿胀明显的患者，高频探头可能无法观察到完整的睾丸，可以先用腹部探头扫查睾丸全貌，特别是睾丸白膜的连续性，随后再切换为高频探头观察睾丸局部损伤情况。该患者右侧睾丸纵向灰阶图像显示睾丸白膜回声连续性中断，伴有睾丸形态轮廓异常，睾丸实质回声不均匀，CDFI显示睾丸下极无血流信号，是典型的睾丸破裂的声像图表现，因此超声诊断为右侧睾丸破裂。

当睾丸破裂表现为裂伤型和碎裂型，超声诊断相对容易。但当其表现为血肿型时，应考虑是否有被膜裂口而未被显示的可能。当睾丸破裂的裂口小、阴囊血肿大或探查角度不恰当时，超声检查极易漏诊，此时应注意睾丸形态、血肿大小及部位，结合阴囊内有无血肿或积血来综合判断。据文献报道，80%的创伤性阴囊血肿与睾丸破裂有关，因此短期复查十分必要。此外，当存在阴囊巨大血肿或伤后检查不及时，血肿收缩为血凝块呈强弱不均回声时，易误诊为睾丸破裂，因此应注意睾丸位置和结构的确认以提高诊断准确率。另外，在确诊一侧睾丸破裂后，应注意观察对侧睾丸回声，以免漏诊。值得注意的是阴囊、睾丸损伤患者一般触痛明显，行超声检查时动作要尽量轻柔，探头不可加压，不能随意移动阴囊，以免加重患者的痛苦和阴囊、睾丸的损伤。

第四部分：测试

男性患者，阴囊踢伤24小时后于急诊科就诊，左侧阴囊壁淤血水肿，查体有触痛，右侧阴囊皮肤颜色正常，无明显触痛。临床医生触诊未发现明确异常，为排除睾丸损伤申请行超声检查（图6-2-3）。

诊断：左侧睾丸低回声团，考虑睾丸血肿可能。

诊断思路：阴囊受外界暴力撞击时易形成囊壁血肿，而局部淋巴、血液循环障碍又加重局部组织水肿，或者患者疼痛剧烈时，都会限制局部触诊检查的准确性，此时超声检查结果显得尤为重要。扫查时应自健侧及非创面处向患侧逐点扫查阴囊和睾丸并用彩色多普勒观察血流情况。二维灰阶超声显示该患者左侧睾丸内见圆形低回声团，边界清晰，内部回声不均匀，伴有少量鞘膜腔积液。CDFI显示病变部位无明显血流信号。由于该患者有外伤史，此时考虑为睾丸内血肿可能性大，但不能排除睾丸肿瘤的诊断。随即行超声造影检查进一步明确该病变内部血流灌注情况。超声造影证实低回声团为边界清晰的非增强性病变，内部无明显强化，病灶周围轻度强化（图片中病灶内的点状回声为伪像）。而睾丸内肿瘤一般血流信号较丰富，且周边血流无明显变化。综合以上声像图表现，考虑该病灶为睾丸内血肿，而非肿瘤。

据文献报道，有多达10%～20%的睾丸肿瘤是在阴囊创伤后检查中被发现的，单纯考虑创伤史是导致误诊的直接原因，此时如何区分睾丸内血肿和无症状肿瘤尤为重要。彩色多普勒超声显示实性团块内血管的存在及随访中病变图像无进行性退化性改变时应高度可疑为肿

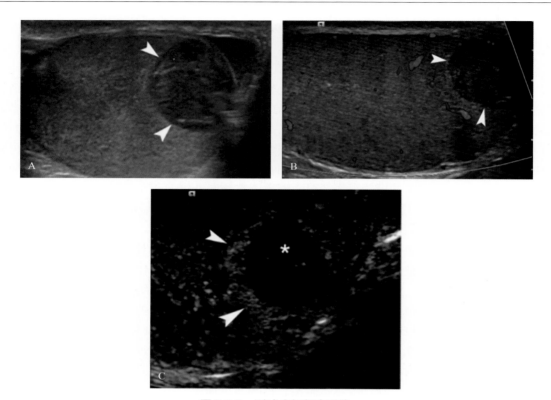

图6-2-3　测试病例超声图像

A.左侧睾丸内见圆形低回声团（箭头所示），伴有少量鞘膜腔积液；B.CDFI示低回声团内未见明显血流信号（箭头所示）；C.CEUS证实低回声团为内部无明显强化（＊），病灶周围轻度强化（箭头所示）

瘤。但彩色多普勒超声对血流显示敏感性差，而超声造影可明确病灶区域是否存在血管及病灶周围轻度的血供增加。另外，超声造影有助于明确血肿的真实大小，显示继发性缺血区域，对治疗方案的确定具有指导意义。

（孙重阳　巴　黎　吴长君）

主要参考文献

［1］Cass A S. Testicular trauma. J Urol，1983，129：299-300.

［2］Lobianco R，Regine R，De Siero M，et al. Contrast-enhanced sonography in blunt scrotal trauma. J Ultrasound，2011，14（4）：188-195.

［3］Hedayati V，Sellars M E，Sharma D M，et al. Contrast-enhanced ultrasound in testicular trauma：role in directing exploration，debridement and organ salvage. Br J Radiol，2012，85（1011）：e65-e68.

［4］温建文，梁峭嵘，梁彤，等. 超声造影对闭合性睾丸损伤的诊断价值. 中国超声医学杂志，2013，29（10）：950-953.

［5］Valentino M，Bertolotto M，Derchi L，et al. Role of contrast enhanced ultrasound in acute scrotal diseases. Eur Radiol，2011，21（9）：1831-1840.

［6］Kim S H，Park S，Choi S H，et al. The Efficacy of Magnetic Resonance Imaging for the Diagnosis of Testicular Rupture：A Prospective Preliminary Study. J Trauma，2009，66（1）：239-242.

［7］Bhatt S，Dogra V S．Role of US in testicular and scrotal trauma．Radiographics，2008，28（6）：1617-1629．

［8］Yusuf G T，Rafailidis V，Moore S，et al．The role of contrast-enhanced ultrasound（CEUS）in the evaluation of scrotal trauma：a review．Insights into Imaging，2020，11（1）：68．

<h1 style="text-align:center">第三节　坏死性筋膜炎</h1>

第一部分：提示和强调

坏死性筋膜炎的危急值分类为"红色"，需出具报告后10分钟内通报临床医生。

坏死性筋膜炎（necrotizing fascitis，NF）是一种少见、起病隐匿、进展迅速、病情凶险、致死率高的重症感染性疾病，属外科危重急症，其治疗原则是早期清创引流、应用广谱或敏感抗生素和全身支持治疗。早期诊断、及时手术并加强围手术期综合支持治疗是提高治愈率的关键。NF一经确诊，必须及早行广泛切开、彻底清创、通畅引流。研究表明，影响NF患者病死率的最重要因素是确诊后首次清创引流的时间和范围，若时间大于24小时，患者的死亡风险将增加9倍。

选择正确的影像学检查对于NF的早期诊断具有重要价值，超声检查具有无创、快速、床边及动态实时等独特优势，在早期NF诊断中具有较高的敏感度和特异度，文献报道可达88%～93%，当超声医生发现符合NF的特征性超声表现时，尚需结合临床表现和实验室检查进行综合思考，如NF的诊断成立，应按危急值制度及时向临床医生汇报结果，有助于让患者在第一时间得到有效的临床救治，提高抢救成功率和治愈率，减少不良结局及后期潜在的医疗纠纷。

第二部分：分析与说明

【概述】　坏死性筋膜炎（NF）又称Fournier坏疽、坏死性丹毒和急性皮肤坏疽，是一种多种细菌混合感染导致、以皮下组织和筋膜坏死为特征的爆发性重症感染性疾病。该病属于少见疾病，主要侵犯皮肤、皮下组织和筋膜，不累及肌肉是其重要特征。NF起病隐匿，进展迅速，病情凶险，延误治疗可导致严重后果，甚至危及生命，有较高的病死率。

【病因病理】　NF可发生于任何年龄，50岁以上居多，男多于女，全身均可发病，以肛周、会阴生殖区和四肢居多。NF多发于糖尿病、肛瘘、免疫抑制状态、肝硬化、慢性肾衰竭和肿瘤等人群，其中糖尿病是NF最常见的伴发疾病。NF发病机制尚不完全明确，发病前通常有病变部位的感染和损伤。

NF由需氧菌和厌氧菌混合感染所致，主要的需氧菌为金黄色葡萄球菌和大肠埃希菌，厌氧菌大多数是消化链球菌。该病的主要病理改变是细菌感染沿皮下组织迅速蔓延，皮下组织充血和水肿，继而堵塞皮下血管，导致供应区域的皮下组织缺血性坏死和化脓性感染，可有局部皮肤坏疽，多不侵犯肌肉。厌氧菌产生大量硫化氢气体，导致皮下积气。

【症状体征】　NF早期临床表现不典型，多以病变处疼痛和肿胀为首发症状，病变局部表现为皮肤红、肿、热、痛（图6-3-1），常被误诊为蜂窝织炎、肛周脓肿等肛周感染性疾病，但疼痛强度与病变区局部外观不成比例，此时应怀疑NF的可能。

NF病情进展迅速，中晚期时病变处胀痛呈进行性加重，并迅速向周围蔓延，可累及外生殖器、双下肢和腹壁。由于血管栓塞，皮肤呈暗红色或黑色，水肿明显者呈橘皮样外观，可出现皮肤水疱和破溃（图6-3-2），破溃后的血性渗液伴有明显臭味。触诊病变处僵硬无波动感，多可触及捻发音。

NF的全身症状在早期即可出现，如寒战、高热、恶心、呕吐、腹泻等，伴有水和电解质紊乱、酸碱失衡、贫血及低蛋白血症，若得不到及时有效的治疗，患者可出现感染性休克，多器官功能衰竭等的表现。

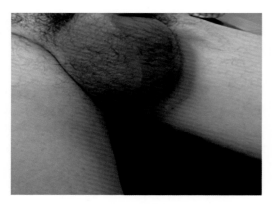

图6-3-1　早期阴囊NF

病变处仅表现为红、肿、热、痛

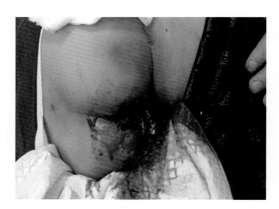

图6-3-2　中晚期肛周NF病变处发生破溃

【超声检查】

1.二维超声显示

（1）皮肤层和皮下组织肿胀、增厚。

（2）皮下组织积液，透声不良。

（3）皮下组织积气，表现为皮下组织内大量气体样强回声（图6-3-3）。

皮下组织的积液即脓液，当皮下组织积气较多时，可通过挤压后有无液体流动来确定有无脓液。皮下的气体即厌氧菌产生的硫化氢气体。上述声像图表现在NF早期即可出现，其中以皮下气体强回声最具特征性，依据此征象，可在超声引导下标记病变范围，为手术清创范围的设定提供重要依据。

2.CDFI　病变区由于缺血坏死无血流信号显示，而邻近的肌层或皮肤层由于炎症反应血供多丰富，无特异性（图6-3-4）。发生于阴囊区域的NF，超声诊断NF的同时，还可以评估睾丸的血供情况，为临床手术方案的制订提供重要信息。

此外，以肛周脓肿和肛瘘为基础的NF应用经直肠超声检查肛管和直肠及周围间隙，诊断NF的同时，还可以确定有无瘘管和内口（图6-3-5，图6-3-6），以期一次治愈。

【其他检查方法】

1.实验室检查　白细胞计数明显增多，可达（$20 \sim 40$）$\times 10^9/L$，核左移。随病情进展，可出现电解质紊乱、酸碱失衡，贫血，低蛋白血症、弥散性血管内凝血等。

2.CT、MRI检查　均可显示皮下组织肿胀和皮下积气，对液体的判定有一定困难，其中MRI较CT敏感度更高，但成像时间长，检查时需要患者配合，多不适用于病情危重者。

【诊断及鉴别诊断】　伤口探查和清创时软组织活检是NF诊断的金标准。NF主要需要与

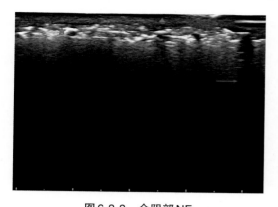

图6-3-3 会阴部NF

A.皮肤层（三角所示）；B.皮下气体（五角星所示）；C.声影（箭头所示）

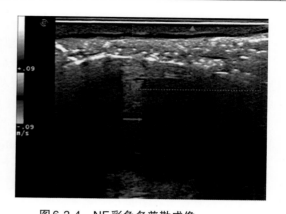

图6-3-4 NF彩色多普勒成像

A.皮肤层（三角所示）；B.皮下气体（五角星所示）；C.声影（箭头所示）

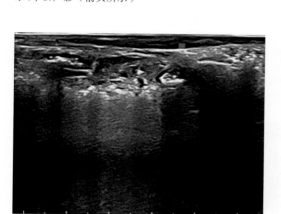

图6-3-5 坐骨直肠间隙NF

A.内括约肌（方形所示）；B.外括约肌（三角所示）；C.气体（五角星所示）；D.坐骨直肠间隙（圆形所示）；E.声影（箭头所示）

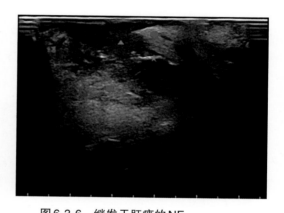

图6-3-6 继发于肛瘘的NF

A.内口（箭头所示）；B.瘘管（三角所示）；C.气体（五角星所示）；D.坐骨直肠间隙（正方形所示）；E.外括约肌（圆形所示）

以下疾病相鉴别。

1.丹毒 局部为片状红斑，无水肿，边界清晰，伴有淋巴管炎和淋巴结病变，有发热，但全身症状较轻，无脓液和皮下积气。

2.蜂窝织炎 为皮肤和皮下组织的化脓性感染，无皮下积气。

3.肛周脓肿 多为腺源性感染，多有瘘管和内口。病变深浅不定，可累及肌肉，多无严重的全身中毒症状，且脓肿处无气体（或少量气体）。

4.气性坏疽 主要继发于火器伤，病变处亦出现皮下积气，可侵犯肌肉是其与坏死性筋膜炎的鉴别要点。

第三部分：病例展示

患者男性，52岁，4日前出现会阴部的红、肿、热、痛，并迅速蔓延至阴囊，1日前破溃。既往有糖尿病病史6年，肛瘘病史2年，近期无外伤史。查体：精神萎靡，体温38.3℃，心率

98次/分，会阴部、阴囊和下腹壁有明显压痛，挤压破溃处有脓血性渗液，伴有明显臭味。实验室检查：白细胞计数17.3×10⁹/L，中性粒细胞百分比93.1%，空腹血糖8.6mmol/L。

　　超声报告描述：线阵探头经体表探查显示会阴部和阴囊红肿处皮下组织见弥漫性分布的大量气体样强回声，挤压后可见液性回声流动，透声不良。另于耻骨联合区的下腹壁亦探及大量气体样强回声，挤压后无明显液性回声（图6-3-7）。

　　腔内探头经直肠探查：会阴部皮下见一直线状管道样低回声，斜行穿过肛管后壁外括约肌浅部，于膝胸卧位12点方向距肛缘约25mm肛管后壁形成内口。

　　超声诊断：①会阴部、阴囊和下腹壁皮下积气、积液，考虑NF。②低位单纯性肛瘘。

　　诊断分析：该患者4日前出现会阴部的红、肿、热、痛，并迅速蔓延至阴囊，1日前破溃，渗出液伴有恶臭，且有糖尿病病史6年，此临床表现和病史高度可疑脓肿或NF。实验室检查白细胞计数和中性粒细胞百分比明显升高，支持感染性疾病。超声检查见会阴部、阴囊和下腹壁皮下积气和积液，符合NF的超声影像表现，结合临床表现、病史和实验室检查，诊断为NF。

　　NF多发于50岁以上男性，绝大多数会阴和生殖区的NF源于肛管和直肠的感染。肛瘘是一种反复发作的、非手术无法治愈的、慢性感染性疾病，因此，肛瘘患者应及早手术治疗。糖尿病患者罹患会阴和生殖区NF概率更高，其原因主要是首先糖尿病患者血液和组织液的葡萄糖浓度增高，是良好的微生物培养基，容易诱发各种病原体感染。其次，由于代谢紊乱、

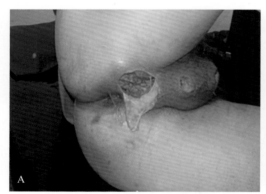
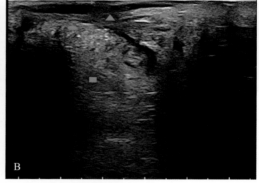
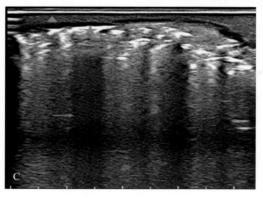

图6-3-7　病例展示超声图像

A.病例外观；B.内口（箭头所示）；瘘管（三角所示）；坐骨直肠间隙（方形所示）；外括约肌（圆形所示）；C.皮肤层（三角所示）；皮下气体（五角星所示）；声影（箭头所示）

微循环障碍和神经病变等，导致糖尿病患者免疫力的低下，容易继发感染。老年糖尿病患者会阴和生殖区出现红、肿、热、痛的感染性病变，且进展迅速时，除了肛周脓肿，还应考虑NF的可能性，及早进行超声检查，以明确诊断，尽早治疗。

第四部分：测试

　　患者男性，65岁，因阴囊和会阴部剧烈疼痛3日伴破溃，自服抗生素无效就诊，无外伤史，既往有酒精性肝硬化病史5年，现已戒酒。查体：阴囊区红肿，会阴部肿胀伴破口（图6-3-8），有明显臭味，触诊伴明显压痛。实验室检查：白细胞计数 $15.2 \times 10^9/L$，中性粒细胞百分比90.6%，空腹血糖6.9mmol/L。

　　超声表现：会阴部和阴囊皮下见大量弥漫性分布的气体强回声，挤压后可见少量液性回声，透声不良（图6-3-8）。经直肠超声于肛管及周围间隙未见明确瘘管和内口。

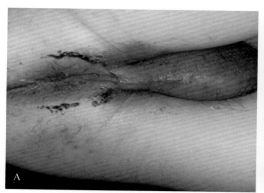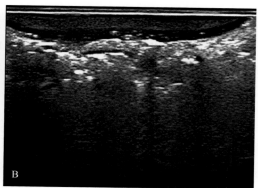

图6-3-8　病例展示超声图像
A.会阴部病变外观；B.会阴部和阴囊皮下见弥漫性分布的气体样强回声

　　诊断：会阴部和阴囊坏死性筋膜炎。

　　诊断思路：该患阴囊和会阴部剧烈疼痛3日伴破溃，说明病情进展非常迅速；查体会阴部和阴囊有红肿伴明显压痛，且白细胞计数和中性粒细胞百分比均明显升高，符合感染性病变；再加上肝硬化病史5年，属于免疫力低下人群，考虑为脓肿或坏死性筋膜炎。超声检查后发现皮下大量积气和积液，符合NF的特征性超声影像表现，综合考虑，NF的诊断成立，应按危急值制度及时向临床医生汇报结果，有助于让患者在第一时间得到有效的临床救治。

（张光晨　孙重阳　吴长君）

主要参考文献

［1］王华，黄骥，钱伟强，等. 坏死性筋膜炎研究进展. 中国矫形外科杂志，2015，23（17）：1594-1596.

［2］张闯，梅雪峰，夏雨果，等. 以阴囊脓肿为主要表现的急性坏死性筋膜炎1例. 临床急诊杂志，2016，17（6）：494-495.

［3］Czymek R，Hildebrand P，Kleemann M，et al. New insights into the epidemiology and etiology of Fournier's gangrene：a review of 33 patients. Infection，2009，37（4）：306-312.

［4］付焱，王自兵，张冰，等. 改良负压封闭引流术治疗肛周坏死性筋膜炎的临床疗效观察. 中华结直肠疾

病电子杂志，2019，8（1）：54-57.

[5] 田升日，朴敏虎. Fournier坏疽的临床分析（附11例报告）. 中华男科学杂志，2020，26（4）：380-383.

[6] 纪晓丹. 超声误诊会阴部坏死性筋膜炎1例. 临床超声医学杂志，2019，21（12）：947.

[7] Singh A，Ahmed K，Aydin A，et al. Fournier's gangrene. A clinical review. Arch Ital Urol Androl，2016，88（3）：157-164.

[8] Huang C S. Fournier's Gangrene. N Engl J Med，2017，376（12）：1158.

[9] Sorensen M D，Krieger J N. Fournier's Gangrene：Epidemiology and Outcomes in the General US Population. Urol Int，2016，97（3）：249-259.

第四节　横纹肌溶解综合征

第一部分：提示和强调

横纹肌溶解综合征的危急值分类为"红色"，需出具报告后10分钟内通报临床医生。

横纹肌溶解综合征（rhabdomyolysis，RM）是指机体横纹肌广泛急性破坏和溶解，肌内容物释放进入全身血液循环而导致的多个组织器官损伤的临床症候群。RM的死亡率为8%～10%，并发急性肾衰竭时死亡率高达42%～51%。早期诊断是避免严重并发症、提高RM抢救成功率的关键。

导致RM误诊漏诊的原因主要包括以下4个方面：病因复杂、临床少见、症状不典型和医生诊断思维局限。目前临床上主要通过追问病史并结合临床表现及相关实验室、影像学检查，从病因诊断、横纹肌溶解的诊断及并发症的诊断3个方面进行综合判断。作为超声科医生应该建立对RM病因、疾病本身和并发症的系统性认知，当患者有引起RM的病因及临床表现时，如肌肉肿胀疼痛、肌无力、茶色尿或其他并发症症状等，须详细问诊、扩大扫查范围并结合实验室检查，有利于及时准确地做出诊断。

超声检查可以快速、实时且动态地显示病变肌肉的范围、肿胀程度、与周围软组织的关系，观察肌纹理回声变化及局部血运情况，根据RM的声像图特征进行诊断。对于局部积液过多时，可行超声引导下抽液治疗，少数病因不明确的病例可行超声引导下肌肉穿刺以确诊。此外，超声检查还可追踪观察疾病变化和治疗效果，对本病的诊断、疗效评价及鉴别诊断具有重要价值。在实际临床工作中，超声声像图通常显示的是多种病变的复合伤，如过度运动引起的RM常伴有肌肉的撕裂伤，横纹肌溶解后坏死物质易形成局部血肿和积液，并发急性肾衰竭时肾出现相应的声像图改变，因此超声医生应该在准确诊断的基础上给予临床多角度提示，为RM的诊治提供更多有效的信息。RM的治疗原则是尽快明确并去除病因，及早给予液体治疗和血液净化治疗，防治危重并发症。

第二部分：分析与说明

【概述】　RM是指各种原因引起的广泛横纹肌细胞坏死、细胞膜完整性破坏、细胞内毒性物质释放至细胞外液及全身血液循环，进而导致体内代谢紊乱、急性肾衰竭及多器官功能障碍的一组临床综合征。RM是一种少见但具有致命性的疾病，其病因复杂、早期临床症状不典型且病情轻重不等，常被临床医生忽视而延误治疗，造成严重不可逆的后果。因此如何及早发现并正确诊治该疾病是减少并发症、改善RM预后的关键因素。

【病因】　RM的病因广泛而复杂，根据横纹肌损伤发生的原因，临床上将其分为创伤性RM和非创伤性RM。创伤性RM是由挤压、创伤、运动等物理因素造成的大面积肌肉损伤或缺血，进而导致的横纹肌溶解，包括直接和间接损伤。非创伤性RM的病因包括药物、毒物、感染、大量饮酒、电解质和渗透压的改变、自身免疫性疾病、遗传学疾病、内分泌及代谢性疾病等非物理因素，非物理性因素主要从能量和代谢方面破坏了骨骼肌细胞的完整性。虽然RM最早是在创伤患者中被发现，但目前非创伤性RM的发病率是创伤性RM的5倍以上。以上病因的致病机制虽有不同或互相重叠，但最终结果均为肌细胞膜损伤和（或）细胞能量代谢障碍，引发细胞外钙离子、钠离子和水内流，钾、磷、嘌呤和肌红蛋白等渗漏到细胞外，钙依赖性蛋白酶及磷脂酶活化后分解肌原纤维、细胞骨架及膜蛋白，发生肌细胞溶解、细胞内毒素释放至细胞外液和血液循环中，从而导致多器官受损的一系列病理生理变化。

【症状体征】　创伤性RM可出现受伤部位的局部压痛、出血、水肿或开放性损伤等，而非创伤性RM存在导致横纹肌溶解的原发病表现。RM本身的临床表现因个体病因差异而症状不同，主要包括肌肉肿胀疼痛、肌无力、发热、恶心呕吐、茶色尿、心动过速、少尿或无尿，其中肌痛、肌无力和茶色尿为其典型三联征，但很少同时出现或最初的症状仅是尿液颜色的改变。广泛性横纹肌坏死可导致一系列并发症，如急性肾衰竭、严重的电解质紊乱、代谢性酸中毒、休克、弥散性血管内凝血、心律失常和呼吸窘迫综合征等多器官功能障碍。但其临床表现都是非特异性的，症状复杂，必须结合病史及实验室检查做出判断。

【实验室检查】　是诊断RM的重要依据。血清肌酸肌酶（CK）、血清肌红蛋白（Mb）增高和尿Mb是特征性改变。此外，谷丙转氨酶、谷草转氨酶、乳酸脱氢酶、醛缩酶等指标非特异性升高。血生化检查可发现电解质及肾功能异常，如高钾血症、低钙血症、高磷血症和代谢性酸中毒等，血肌酐、尿素氮及尿酸升高。血细胞分析、肝功能、血气分析及pH检查有助于监测病情变化。

【诊断标准】　目前国际上尚未制订统一的RM诊断标准，临床医生常以下列指标做出诊断：①有引起RM的病因及临床表现，如肌肉肿胀疼痛、肌无力、茶色尿等；②血清CK升高，大于或等于正常高值5倍（≥ 1000 U/L）；③血、尿肌红蛋白水平明显增高；④尿隐血实验阳性而镜下未见红细胞；⑤除外急性心肌损伤、脑血管意外和肝损害引起的CK及Mb升高。

【超声检查】　以横切和纵切结合的方式对受累肌肉进行扫查，并与健侧相同位置进行比较，二维超声观察病变肌肉的部位、形态、边界、范围以及肌纤维的连续性、肌肉纹理回声，有无液性或液实性肿块；应用彩色多普勒探测病变肌组织内及周边有无血流信号。

1.二维　病灶较小者表现为正常肌肉内局限性梭形均匀低或无回声区，边界较清晰。病变范围较大时，受损肌肉弥漫性肿大、较健侧明显增厚，横纹肌连续性良好，肌纤维纹理模糊不清，回声增强或减低，呈云雾状或毛玻璃样改变，于肌肉内、肌间隙或肌肉与骨表面间见类梭形或不规则形的无回声区。皮下组织层可有水肿增厚。

2. CDFI　急性期病变肌肉和无回声区内一般无血流信号，病灶周围有血流信号显示。经治疗后随病情减轻血运逐渐恢复，彩色多普勒示病变区肌肉血流信号也随之显现和增多。

【其他检查方法】

1. X线检查　X线对软组织分辨率差，很难区分肌肉、肌腱、脂肪和韧带等部位病变的受累范围和程度，但对RM软组织的钙化、机化及合并骨骼损伤有较好的诊断价值。

2. CT检查　多层螺旋CT及三维图像重建技术可以较好地识别骨骼、肌肉、肌腱、韧带及气体和液体。RM的CT图像显示筋膜增厚，受损肌肉肿胀，可见片状低密度坏死灶和水肿区及周围斑片状高密度钙化灶。但CT成像有辐射性且灵活性不如超声技术，因此不作为本病诊断的首选检查方法。

3. MRI　可以进行多方位、多序列成像，其对软组织分辨率高，是评价骨骼肌异常的有效工具。MRI检查可以清晰地显示肌肉受累范围和损伤程度，并指示可能需要活检的部位。典型的MRI表现为皮下脂肪和筋膜肿胀，受累横纹肌肿胀、肌束紊乱、肌间隙模糊，病灶内可见片絮状异常信号，在 T_1WI 呈等信号或稍低信号，T_2WI 呈高信号；T_2WI 脂肪抑制序列上表现为高信号，可明确显示边界及累及范围。但是MRI扫描时间较长，大多数危重患者难以配合。

4. 核医学检查　核素显像可显示横纹肌病变的位置及累及范围，受累肌肉表现为放射性核素异常浓聚。其优势在于可观察全身范围的肌肉损伤，但空间分辨率差。

【诊断及鉴别诊断】　超声诊断RM应与以下疾病相鉴别。

1. 急性骨筋膜室综合征　多累及小腿肌肉，声像图显示患侧肌肉体积增大，包绕肌肉的筋膜呈弓形凸出并明显移位，挤压周围软组织，肌肉内的纤维脂肪隔显示清晰呈强回声。当肌肉内缺血、坏死时肌肉内出现无回声区。

2. 肌肉撕裂　声像图表现为肌纤维连续性部分或完全中断，肌肉收缩，断端呈强回声伴有液性无回声。

3. 肌肉血肿　血肿区域通常呈圆形或梭形，长轴平行于肌束。位于肌腹之间的血肿多呈纺锤形，肌腹周围的血肿表现为无回声区包绕。新鲜血肿呈高回声或高-低混合回声，随血肿溶解逐渐转变为无回声。

4. 化脓性肌炎　患者存在发热、白细胞增高和金黄色葡萄球菌感染。声像图显示早期局部肌肉水肿、回声增强，纤维脂肪隔回声减低，病变区肌纹理回声消失，脓肿无液化时呈等或低回声，发生坏死后出现低-无回声脓腔，内见强回声碎屑或液平面。彩色多普勒超声显示脓腔内无血流信号，脓肿壁及周围软组织内见较丰富的血流信号。超声引导下穿刺可辅助诊断及治疗。

第三部分：病例展示

患者男性，26岁，练习仰卧起坐后2天，自觉腹痛不适，腹部局部有压痛，排尿为茶色尿液。

超声报告描述：右侧腹直肌较健侧明显增厚，肌纤维纹理消失、回声增强，呈毛玻璃样改变。左侧相同水平腹直肌厚度正常，肌纹理清晰，未见明显异常回声（图6-4-1）。

诊断：右侧腹直肌声像图可疑为横纹肌溶解综合征。

诊断分析：该患者存在剧烈运动史，练习仰卧起坐后腹痛不适，排尿为茶色尿。超声声像图显示疼痛部位肌肉弥漫性肿大、较健侧明显增厚，横纹肌连续性良好，但肌纤维纹理模糊不清，回声增强，呈毛玻璃样改变。以上声像图改变与对侧正常腹直肌图像对比鲜明。由病史、症状和超声声像图综合判断，该患者的诊断为可疑横纹肌溶解综合征。

Qi Xu等将超声诊断疑似横纹肌溶解综合征的声像图特征总结为四类：①形态，肌肉增厚；②边缘，筋膜增厚和水肿特征；③肌肉结构，肌纤维结构模糊、毛玻璃样变化；④回声，不均质回声（无回声或低回声区域）。上述声像图特点均与RM的病理学改变密不可分，对其病理变化的理解有助于我们识别和牢记以上要点。RM早期病理改变主要是病变区域横纹肌

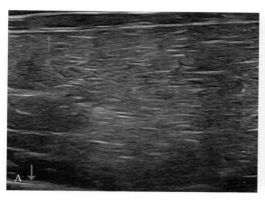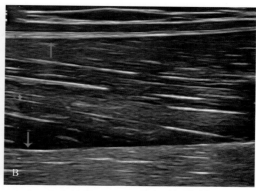

图6-4-1　病例展示超声图像右侧腹直肌

A.右侧腹直肌长轴切面声像图（红色箭头之间区域）显示肌层增厚、肌纤维纹理消失且回声增强，呈毛玻璃样改变；B.左侧同一水平正常腹直肌声像图（红色箭头之间区域）

［摘自 Xu Q，Tian M，Xia J，et al. Application of Ultrasonography in the Diagnosis of Rhabdomyolysis. Ultrasound in Medicine & Biology，2021，47（12）：3349-3355］

细胞弥漫性急性溶解破坏，表现为肌纤维水肿、坏死、形态不规则，肌细胞内大量脂滴沉积；后期改变主要是大量炎性细胞浸润、单核细胞吞噬坏死肌细胞和肌纤维的再生。肌纤维回声模糊、呈毛玻璃状与肌肉损伤后毛细血管壁通透性增高、肌肉水肿及液体积聚于组织间隙相关。急性期病变区域肌肉血流信号显示不佳的原因是肌肉肿胀、血供减少。此外，在检查过程中注意对受累肌肉进行纵、横多方位扫查和双侧对比，对RM诊断有较好的提示作用。

值得注意的是，目前临床上对于RM的诊断主要依据病史、体征和实验室检查。当患者具有引起RM的病因及临床表现，且血清CK升高，出现肌红蛋白血症和肌红蛋白尿时超声医生应高度考虑本病的可能，同时结合病变区域超声声像图特征，从而迅速做出精准诊断。

第四部分：测试

患者男性，85岁，数日前受外伤，右侧大腿肿胀疼痛。触诊患者疼痛部位可扪及包块，质稍硬，边界不清，有压痛，皮肤无发红。超声检查见图6-4-2。

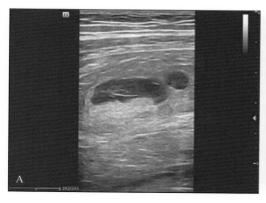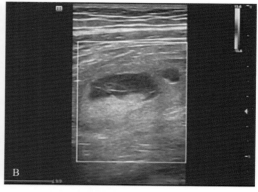

图6-4-2　测试病例超声图像二维灰阶图像显示右侧股

A.二维灰阶图像显示右侧股四头肌增厚、回声增强，其内可见混杂回声团；B.彩色多普勒成像显示混杂回声团未见血流信号

诊断：右侧股四头肌血肿可能。

诊断思路：该患者右侧大腿疼痛部位可触及肿块，可首先考虑为占位性病变或软组织层损伤合并血肿等。结合其外伤史，则更倾向于病因为软组织损伤。超声扫查显示右侧大腿股四头肌增厚、回声增强，其内可见混杂回声团，呈卵圆形，形态规整，边缘尚清晰，其内呈无回声及高回声形成的混杂回声，无回声区透声差，可见密集点样回声。CDFI：其内未见血流信号。超声图像为典型的肌肉内血肿声像图。但应注意与横纹肌溶解综合征形成的肌肉内或肌间隙的液性渗出相鉴别。

肌肉血肿是外伤后常见病，其形成的主要原因是外伤引起的纤维脂肪隔溶解及肌纤维断裂出血。肌肉血肿的发生复杂多样，临床表现各有不同，单靠临床明确诊断较为困难。高频彩色超声对肌肉损伤和肌肉血肿具有较好的诊断效果，可实时、动态地多切面扫查病变的部位、大小、形态、边缘、内部回声及血流，体表标记血肿的范围和深度。另外，超声重复动态观察可追踪血肿的溶解和吸收过程，对于肌肉血肿的诊断和治疗具有重要的临床意义。超声图像显示受损部位肌肉回声中断，损伤区出现血肿，急性期血肿呈高回声，24小时后回声减低，随着时间延长发生血肿机化表现为高回声，内部回声不均匀，病灶周边及内部未见彩色血流信号。另外，对于较大血肿液化后不能吸收的，超声检查还可指导临床医生行超声引导下穿刺抽吸治疗，治疗效果较好且创伤小。

（孙重阳　张光晨　吴长君）

主要参考文献

［1］Chavez L O，Leon M，Einav S，et al. Beyond muscle destruction：a systematic review of rhabdomyolysis for clinical practice. Crit care，2016，20（1）：135.

［2］Zutt R，Van Der Kooi A J，Linthorst G E，et al. Rhabdomyolysis：review of the literature. Neuromuscular Disorders，2014，24（8）：651-659.

［3］Cabral B M I，Edding S N，Portocarrero J P，et al. Rhabdomyolysis. Disease-a-Month，2020，66（8）：101015.

［4］Kim J H，Kim Y J，Koh S H，et al. Rhabdomyolysis revisited：Detailed analysis of magnetic resonance imaging findings and their correlation with peripheral neuropathy. Medicine，2018，97（33）：e11848.

［5］Lu C H，Tsang Y M，Yu C W，et al. Rhabdomyolysis：magnetic resonance imaging and computed tomography findings. J Comput Assist Tomogr，2007，31（3）：368-374.

［6］Watanabe N，Inaoka T，Shuke N，et al. Acute rhabdomyolysis of the soleus muscle induced by a lightning strike：magnetic resonance and scintigraphic findings. Skeletal Radiol，2007，36（7）：671-675.

［7］Xu Q，Tian M，Xia J，et al. Application of Ultrasonography in the Diagnosis of Rhabdomyolysis. Ultrasound Med Biol，2021，47（12）：3349-3355.

［8］张淼，牛冬梅，杨蓓蓓，等. 超声诊断军事训练致横纹肌溶解症2例. 人民军医，2019，62（6）：569-571.

［9］王金瑞，刘吉武. 肌肉骨骼系统超声影像学. 北京：人民卫生出版社，2007：152-153.